"十二五"职业教育国家规划教材
经全国职业教育教材审定委员会审定

供高职高专护理及医学相关专业学生使用

药 理 学

第四版

主　　编　徐　红　李志毅

主　　审　王开贞

副 主 编　李秀丽　毛玉霞　叶　莉　钟辉云　张维霞

编　　者　（按姓氏汉语拼音排序）

陈津禾（昆明卫生职业学院）
党晓伟（承德护理职业学院）
狄婷婷（承德护理职业学院）
范军军（山西医科大学汾阳学院）
蒋红艳（重庆医药高等专科学校）
李秀丽（赤峰学院国际教育学院）
李志毅（商丘医学高等专科学校）
毛玉霞（聊城职业技术学院）
苏　岚（四川护理职业学院）
苏湲淇（重庆医药高等专科学校）
徐　红（滨州职业学院）
叶　莉（宁夏医科大学高职学院）
张　郴（红河卫生职业学院）
张维霞（滨州职业学院）
钟辉云（四川卫生康复职业学院）

科 学 出 版 社

北　京

内 容 简 介

本教材为普通高等教育“十二五”国家规划教材，是在2012年第3版基础上，借鉴近年来高职高专院校课程改革成果及教材使用者的反馈意见而组织修订的。

教材共分19章，系统地介绍了药理学的基本理论、基本知识和基本技能，重点介绍药物的作用、临床应用、不良反应、用药注意事项、禁忌证及药物相互作用等方面的内容。教材采用文字叙述与图表相结合，内容简洁，主次分明，深浅适宜。章节前设有学习目标，正文中插入了链接、用药警戒、案例、数字化教学资源，并特别设置了考点提示和目标检测，可为学生学习和参加执业资格考试提供帮助。

本教材可供高职高专护理及医学相关专业学生使用，也是学生参加国家执业资格考试的参考书，也可供在职护理及医学相关专业人员临床用药和用药护理参考。

图书在版编目 (CIP) 数据

药理学 / 徐红，李志毅主编．—4版．—北京：科学出版社，2016.12
“十二五”职业教育国家规划教材

ISBN 978-7-03-048570-0

Ⅰ.药… Ⅱ.①徐… ②李… Ⅲ.药理学 - 高等职业教育 - 教材 Ⅳ.R96
中国版本图书馆 CIP 数据核字（2016）第123334号

责任编辑：张映桥 / 责任校对：赵桂芬
责任印制：李　彤 / 封面设计：张佩战

科学出版社 出版
北京东黄城根北街16号
邮政编码：100717
http://www.sciencep.com
北京凌奇印刷有限责任公司 印刷
科学出版社发行　各地新华书店经销
*
2003年8月第 一 版　开本：787×1092　1/16
2016年12月第 四 版　印张：23 1/2
2021年11月第三十次印刷　字数：557 000

定价：49.00元

（如有印装质量问题，我社负责调换）

前 言

《药理学》自2003年出版以来，得到了全国高职高专院校师生的充分肯定，2005年被评为“十一五”国家规划教材，2008年进行了第1次修订，2011年进行了第2次修订，2013年被评为“十二五”国家规划教材，本次按照出版社要求对教材进行第3次修订。

在修订过程中，始终坚持体现三基（基本理论、基本知识、基本技能）、五性（思想性、科学性、先进性、启发性、适用性）、三特定（特定对象、特定要求、特定限制）的原则；坚持“学生易学、教师易教”和“终身学习、能力本位、岗位需要、教学需要、社会需要”的教材编写理念，使教材内容更贴近高职高专护理及医学相关专业人才培养目标、更贴近职业岗位需求、更贴近学生现状、更贴近执业资格考试内容。

《药理学》（第四版）在第三版的基础上做了修改和完善，重点介绍药物的作用、临床应用、不良反应及用药注意事项；补充了新理论、新药物、新技术，对临床已经少用或基本不用的药物及较为陈旧的理论予以删略或简写，对临床应用广泛且安全有效的新药酌情予以介绍；改革了部分实践内容，增加了药物一般知识的部分内容，使教材更具有实用性、针对性；本教材框架新颖，正文前设置学习目标，正文中设置链接、用药警戒、案例、考点提示，增设了数字化教学资源进行辅助教学，课后设置小结和目标检测，以更好地帮助学生学习和考试。

本教材收录的药物剂量和用法仅供临床用药参考，不具备法律效力，特此声明。

在编写过程中，我们参考了国内外最新药理学教材及工具书中的有关内容。同时，编写工作还得到了编者所在学校（院）领导的大力支持，在此表示诚挚的感谢。感谢科学出版社的具体指导和帮助。

为了充分体现高等职业教育教材的特色，我们在本教材的格式编排和内容写作上做了一些尝试，尽管编写组各位老师均具有多年的教学经历，经验也较为丰富，但鉴于编者对高等职业教育的理解及学术水平所限，难免有不足之处，敬请各位专家、同行及同学们予以指正。

徐 红

2016年5月1日

目　录

第1章 总　论

第1节 绪　言

学习目标

1. 掌握药物、药理学、药物代谢动力学、药物效应动力学的概念。
2. 了解药理学的学习目的和学习方法。

一、药物和药理学的概念

药物（drug）是指作用于机体用于预防、诊断、治疗疾病或用于计划生育的化学物质。根据来源可分为天然药物、合成药物和基因工程药物三类。药物和毒物之间并无严格界线，用药不当不仅对机体无利，甚至引起毒性反应。

药理学（pharmacology）是研究药物与机体之间相互作用及其规律的一门科学，包括药物效应动力学（pharmacodynamics，药效学）和药物代谢动力学（pharmacokinetics，药动学）两个方面。前者是阐明药物对机体的作用和作用原理，后者是阐明药物在机体内吸收、分布、生物转化和排泄等过程，以及药物效应和血药浓度随时间变化的规律。

药理学是在生理学、病理学、生物化学、免疫学和分子生物学等基础医学的基础上研究药物的作用，并为临床学科的发展提供理论依据，所以，药理学是基础医学与临床医学之间的桥梁学科。

药理学的主要任务在于阐明药物与机体相互作用的基本规律和作用机制，为临床合理用药提供理论依据；为研究、开发新药提供线索；为阐明生物机体的生物化学和生物物理学现象，推动生命科学发展提供重要资料。

二、药理学发展史

从远古时代起，人类在生活和生产实践中积累了丰富的药物方面的知识和防病治病的经验，其中有不少流传至今，如大黄导泻、麻黄止喘、柳皮退热等，但对药物治疗疾病还缺乏科学的认识。药理学的建立和发展与现代科技技术的发展密切相关，大致分为三个阶段。

（一）传统本草学阶段

古代的药物学著作称为本草学，是因为药物中草木类药占绝大部分。我国最早的药物学著作是《神农本草经》，著书于公元一世纪前后，共收载药物365种，并按其作用和毒性进行了分类，这也是世界上最早的药物学著作之一。唐代，本草学有20余种，其中的《新修本草》是我国乃至世界上第一部由政府颁发的药物法典性书籍（药典），记载药物884种。而明代的医药学家李时珍所著的《本草纲目》是一部世界闻名的药物学巨著，全书52卷，约190万字，收载药物1892种，其中植物类药1195种，动物类药340种，矿石类药357种，插图 1160 帧，药方 11 000 余条。已被译成日、法、朝、德、英、俄、拉丁 7 种文本，成为世界性经典药物学文献。

（二）近代药理学阶段

在 18 世纪，化学学科和生理学的迅速发展为药理学的发展奠定了科学基础。19 世纪初实验药理学的创立标志着近代药理学阶段的开始。

化学的发展把植物药从古老的、成分复杂的粗制剂发展为化学纯品。例如，德国药师 F. W. Serturner 首先于 1803 年从罂粟中分离提纯吗啡，随后士的宁、咖啡因、奎宁、阿托品等生物碱相继问世。此外，生理学的兴起对药理学发展发挥了重要作用；19 世纪，生理学家建立了许多实验生理学的方法，并用来观察植物药和合成药对生理功能的影响。1819 年 F.Magendie 用青蛙实验确定了士的宁的作用部位在脊髓。这些工作为药理学创造了实验方法，此后，催眠药、解热镇痛药和局部麻醉药等大量被应用于临床。德国 R. Buchheim 建立了第一个药理实验室，使药理学真正成为一门独立的学科。

（三）现代药理学阶段

现代药理学阶段大约从 20 世纪初开始，利用人工合成的化合物及改造天然有效成分的分子结构作为新的药物来源，发展新的、更有效的药物成为这个时期药物研究的突出特点。

1909 年，德国 P.Ehrlich 发现砷凡纳明可以治疗梅毒，开创了应用化学药物治疗传染病的新纪元；1940 年，英国 H.W.Florey 在 A.Fleming 研究的基础上提取出了青霉素，使化学治疗进入抗生素时代；20 世纪中叶，自然科学技术的蓬勃发展为新药研究与开发提供了理论、技术和方法，使药理学的研究从原来的系统、器官水平发展到细胞、亚细胞及分子水平，对药物作用机制的研究也逐步深入。近几十年来，随着其他学科的发展，尤其是分子生物学技术的应用，药理学的发展更加迅速，现已形成许多各具特色的分支学科及与其他学科相互渗透而形成的边缘交叉学科，如分子药理学、临床药理学、行为药理学、精神药理学、免疫药理学、遗传药理学、生化药理学、量子药理学等。药理学已由过去的经典药理学，逐步发展成为与基础医学和临床医学等多学科密切相关的综合学科。

新中国成立以来，我国在新药开发和新理论的研究方面均取得了飞速发展，不仅药品品种和产量大幅度增长，质量不断提高，而且在研究寻找新药及发掘祖国医药遗产方面取得了可喜的成果，如从青蒿中提取的抗疟药青蒿素、从延胡索中提出并人工合成延胡索素、从砒霜中提取的三氧化二砷、研制成功复方丹参滴丸等，这些成就为世人所瞩目，为现代医药学的发展做出了突出贡献，是传统中医药送给世界人民的礼物，是中国科学事业、中医中药走向世界的一个荣誉。其中，青蒿素的主要研究者屠呦呦荣获 2015 年诺贝尔生理学或医学奖。

临床药理学和临床药学

临床药理学和临床药学这两个姊妹学科是 20 世纪 60 年代新崛起的学科，是药理学的分支，是研究药物在人体内作用规律和人体内药物相互作用过程的交叉学科。临床药理学是研究药物与人体相互作用规律的一门学科，它以药理学和临床医学为基础，阐述药动学、药效学、毒副反应的性质和机制及药物相互作用规律等，以促进医药结合、基础与临床结合、指导临床合理用药，提高临床治疗水平，推动医学与药理学发展为目的。临床药学是研究药物防病治病的合理性、有效性的药学学科，它的主要研究内容是药物在人体内代谢过程中发挥最高疗效的理论与方法，它侧重于药物和人的关系，直接涉及药物本身、用药对象和给药方法，因此也直接涉及医疗质量。

链 接

三、学习药理学的目的和方法

药理学是护理、临床医学及其他医学相关专业的一门重要基础课程，学习药理学的目的在于掌握、理解各类药物的基本作用和临床应用，了解各类药物的不良反应，以便在防治疾病的过程中能更好地发挥药物作用，减少不良反应。

1. 密切联系基础医学知识　有针对性地复习和联系相关人体解剖学、生理学、生物化学、病理学等基础医学知识，有助于理解和掌握药理作用和作用机制。

2. 掌握药物的特点　根据药物分类及代表药，掌握每类药物中代表药物的药理作用、临床应用和不良反应及各类药物的共性，运用归纳比较法找出每个药物的个性特点加以记忆，并正确选用药物。

3. 认识药物作用的两重性　全面掌握药物的治疗作用和不良反应，力求做到安全用药、合理用药，避免或减少药物不良反应的发生。

4. 重视药理学实验　药理学实验不仅可以验证药理学理论，加深对理论知识的理解，而且能够加强动手能力的训练。既有利于提高实验操作技能，同时也能够培养学生观察问题和分析问题的能力，有助于科学精神和创新能力的培养。

四、新药开发与研究

新药是指未曾在中国境内上市销售的药品。已生产的药品改变剂型、改变给药途径、增加新的适应证或制成新的复方制剂，也按新药管理。新药研究和开发是非常严格而复杂的过程，是不断发现和提供安全、高效和适应疾病谱的新药的源泉，对保障人民健康和发展国民经济具有十分重要的意义。现代科学技术的进步推动了医药工业的发展，提高了新药研制水平，加快了新药开发速度。

新药研究可分临床前研究、临床研究和售后研究。临床前研究除药学研究外，还要进行系统的动物实验研究及急慢性毒性观察，同时要测定药物在动物体内的药动学动态变化，并经药物管理部门的初步审批后才能进行临床研究。新药的临床研究可在正常的和有病的人体进行，以研究药物对人体的作用和作用规律，对新药的有效性及安全性作出初步评价，并推荐临床给药剂量。新药在经过临床试验后，方可批准生产、上市。

目标检测

1. 研究机体对药物作用的科学称为（　　）
   A. 药物学　　B. 药效学
   C. 药物化学　　D. 药动学
   E. 配伍禁忌
2. 可作用于机体，用于预防、治疗、诊断疾病和用于计划生育的化学物质称为（　　）
   A. 药物　　B. 制剂
   C. 剂型　　D. 生物制品
   E. 生药
3. 药理学是研究（　　）
   A. 药物效应动力学
   B. 药物代谢动力学
   C. 药物的学科
   D. 药物与机体相互作用的规律与原理
   E. 与药物有关的生理科学

（徐　红）

中英文对照

药物 drug

药理学 pharmacology

药物效应动力学 pharmacodynamics

药物代谢动力学 pharmacokinetics

第2节 药物效应动力学

学 习 目 标

1. 掌握治疗作用、不良反应、副反应、毒性反应、变态反应、精神依赖性、躯体依赖性、极量、治疗量、剂量、受体激动药、受体拮抗药、兴奋作用、抑制作用、药物作用的选择性、局部作用、吸收作用、后遗效应、继发反应、对因治疗、对症治疗、受体部分激动药、亲和力、内在活性的概念。

2. 熟悉量效曲线、半数致死量、半数有效量、效能、效价强度、治疗指数的概念。

3. 了解药物的作用机制。

药物效应动力学（pharmacodynamics）是研究药物对机体作用规律及其机制的科学。

一、药 物 作 用

药物作用（drug action）是指药物与机体大分子之间的相互作用，是药物导致效应的初始反应；药物效应（drug effect）是指继发于药物作用之后的生理、生化功能或形态的变化。药物作用是动因，效应是结果，但由于两者意义相近，故常相互通用。

（一）药物的基本作用

1. 兴奋作用　凡能使机体生理生化功能增强的作用称为兴奋作用（excitation action），如心率加快、酶活性增强、胃酸分泌增加等。

2. 抑制作用　凡能使机体生理生化功能减弱的作用称为抑制作用（inhibition action），如肌肉松弛，腺体分泌减少、酶活性降低等。

在一定条件下，药物的兴奋和抑制作用可相互转化，如中枢神经兴奋过度时，可出现惊厥，长时间的惊厥又会转为衰竭性抑制（超限抑制），甚至死亡。有些药物的兴奋和抑制作用并不是单一出现的，在同一机体内药物对不同的器官可以产生不同的作用，如肾上腺素对心脏呈现兴奋作用，而对支气管平滑肌则呈现舒张作用。

（二）药物作用的主要类型

1. 局部作用与吸收作用　局部作用（local action）是指药物被吸收入血之前，在用药局部所产生的作用，如碘酊和乙醇的皮肤消毒作用、局部麻醉药（局麻药）的局部麻醉作用。吸收作用（absorption action）也称全身作用（systemic action），是指药物进入血液循环后，随血流分布到全身各组织器官所呈现的作用，如卡托普利的降血压作用、阿司匹林的解热镇痛作用。

2. 药物作用的选择性　多数药物在一定剂量下，对某组织或器官产生明显的作用，而对其他组织或器官的作用不明显或无作用，此称为药物的选择作用（selectivity），如治疗量的地高辛对心脏的作用。

药物的选择作用是临床选择用药的基础，大多数药物都有各自的选择作用，在临床选择用药时，尽可能选用那些选择性高的药物。但药物选择性一般是相对的，这与药物剂量有关。随着给药剂量的增加，其作用范围逐渐扩大，选择性则逐渐降低，如尼克刹米在治疗剂量时可选择性兴奋延髓呼吸中枢，剂量过大时，可广泛兴奋中枢神经系统，甚至引起惊厥。所以，临床用药时，既要考虑药物的选择作用，还应考虑用药剂量。

3. 直接作用与间接作用　药物直接作用于组织或器官引起的效应称为直接作用（direct action），也称原发作用（primary action）；而由直接作用引发的其他作用称为间接作用（indirect action），又称继发作用（secondary action）。例如，强心苷能选择性的作用于心肌，使心肌收缩力增强，增加衰竭心脏的排血量，此作用为强心苷的直接作用。在增强心肌收缩力、增加心排血量的同时，可反射性提高迷走神经的兴奋性，使心率减慢，此作用为强心苷的间接作用。

（三）药物作用的两重性

药物既有防治疾病的作用，也可给患者带来不适和危害，故药物作用具有两重性。

1. 防治作用　凡符合用药目的或能达到防治疾病效果的作用，称为防治作用。根据治疗目的不同可分为如下几种。

（1）预防作用（preventive action）：用药目的在于预防疾病的发生，如接种疫苗预防疾病的发生、使用维生素 D 预防佝偻病等。

（2）对因治疗（etiological treatment）：用药目的在于消除原发致病因子，也称治本。例如，抗生素抑制或杀灭体内致病微生物，消除病因，起到防治疾病的作用。

（3）对症治疗（symptomatic treatment）：用药目的在于改善疾病症状或减轻患者痛苦，也称治标。例如，应用解热镇痛药可使高热的患者体温降至正常，起到缓解症状作用。

一般来说，对因治疗比对症治疗更为重要，但在某些情况下对症治疗也是必不可少的。例如，对病因未阐明暂时无法根治的疾病，或治疗某些诊断未明的危重急症如休克、高热、疼痛、惊厥、心力衰竭时，对症治疗比对因治疗更为迫切，这对维持重要的生命指征，为对因治疗赢得时机非常重要。因此，临床药物治疗时，应根据患者的具体情况，遵循“急则治其标，缓则治其本，标本兼治”的原则。

考点：药物的预防作用、对因治疗、对症治疗

2. 不良反应（adverse reaction）　凡不符合用药目的并给患者带来痛苦或危害的反应称为不良反应。少数较严重的不良反应较难恢复，称为药源性疾病（drug-induced disease），如注射庆大霉素引起的神经性耳聋，肼屈嗪引起的红斑性狼疮等。多数不良反应是药物固有的效应，且与药物剂量有关，因此是可以预知的。

考点：药物的不良反应

20 世纪发生在全世界的重大药害事件

世界卫生组织于 20 世纪 70 年代指出，全球死亡患者中有 1/3 并不是死于自然疾病本身，而是死于不合理用药。从此，药害的严重性与普遍性开始公开于全世界人民的面前。仅 1922 ～ 1979 年，国外报道的重大药害事件就有 20 起左右，累计死亡万余人，伤残数万人。例如，含汞药物与肢端疼痛病、磺胺制剂与肾衰竭、氨基比林与白细胞减少症、黄热病疫苗与病毒性肝炎、二碘二乙基锡与中毒性脑炎综合征、三苯乙醇与白内障、氯碘羟喹与亚急性脊髓视神经病、孕激素与女婴外生殖器男性化、己烯雌酚与少女阴道癌、沙利度胺与“海豹畸形”等重大药害事件。

链接

药品不良反应报告和监测管理办法

为加强药品的上市后监管，规范药品不良反应报告和监测，及时、有效控制药品风险，保障公众用药安全，依据《中华人民共和国药品管理法》等有关法律法规，制定了《药品不良反应报告和监测管理办法》，并于2010年12月13日经卫生部部务会议审议通过，自2011年7月1日起施行。

管理办法明确规定了药品生产、经营企业和医疗卫生机构发生、发现的可疑药品不良反应病例的报告程序、报告范围和报告时限要求等。一般病例实行逐级、定期报告，应在发现之日起3个月内完成上报工作。发现新的或严重的药品不良反应/事件，应于发现之日起15日内报告，其中死亡病例须及时向所在省、自治区、直辖市药品不良反应监测中心报告，必要时可以越级报告。

医疗卫生机构要建立药品不良反应报告和监测制度，成立监测机构或指定专（兼）职人员负责药品不良反应监测和报告工作。临床医生在临床用药过程中，要密切观察用药后的不良反应，若发现可能与所用药品有关的不良反应，应详细记录、调查、分析、评价、处理，填写《药品不良反应/事件报告表》，按规定上报，并采取有效措施，减少和防止药品不良反应的重复发生。

链 接

（1）副作用（side effect）：是指药物在治疗剂量时所产生的与治疗目的无关的作用。产生副作用的药理基础是药物选择性低，作用范围广，如麻黄碱在解除支气管哮喘的同时，也兴奋中枢神经系统，并引起失眠。为了减轻或避免不良反应的发生，可同时应用与副作用相反的药物，如麻黄碱和镇静催眠药物配伍。副作用是在治疗剂量时发生的，是药物自身固有的作用，多数较轻微且可预料。

考点：药物的副作用

治疗作用和副作用是可以互相转化的，如阿托品有松弛平滑肌和抑制腺体分泌的作用，用于胃肠绞痛时，松弛平滑肌的作用为治疗作用，而抑制唾液腺分泌引起口干则为副作用；反之，用其作麻醉前给药时，其抑制腺体分泌作用则为治疗作用，松弛平滑肌的作用为副作用。

（2）毒性反应（toxic reaction）：是指用药剂量过大、用药时间过长或机体对药物敏感性过高而引起的对机体的危害性反应。一般是可以预知的，也是可以避免的。例如，应用肝素过量引起自发性出血、组织渗血，可用鱼精蛋白对抗。

考点：药物的毒性反应和三致反应

毒性反应还可根据中毒症状发生的快慢，分为急性毒性（acute toxicity）和慢性毒性（chronic toxicity）。前者是指一次或突然使用过量，立即引起危及机体、生命功能的严重反应，如强心苷过量致心脏中毒，严重时可以致死。后者由于反复长时间用药，进入体内的药量超过排出的量所引起，如应用药物引起的肝、肾损害。致癌（carcinogenesis）、致畸胎（teratogenesis）、致突变（mutagenesis）反应（又称三致反应）也属于慢性毒性范畴。

药物性耳聋

药物性耳聋指的是使用某些药物治疗疾病或人体接触某些化学制剂所引起的耳聋。在我国，由于尚未制定禁止和限制使用耳毒性药物的法律法规，药物致聋已成为我国聋哑儿童的主要发病原因。统计表明，在我国的聋哑儿童中有60%是由于用药导致的，人数多达100多万，还在以每年2万～4万人的速度递增。能诱发药物性耳聋的药物称之为耳毒性药物。主要是抗生素致聋，其中氨基苷类抗生素（常见药品有链霉素、卡那霉素、庆大霉素、阿米卡星等）占80%。

链 接

沙利度胺事件

沙利度胺最早由德国格仑南苏制药厂开发，1957年首次被用作处方药。该药可控制妇女妊娠期精神紧张，防止孕妇恶心，并且有安眠作用。因此，此药又被称为“反应停”。因疗效显著，不良反应少，20世纪60年代前后，欧美至少15个国家广泛应用该药治疗妇女妊娠反应。但随即之而来的是，许多出生的婴儿都是短肢畸形，形同海豹，被称为“海豹肢畸形”。1961年，这种症状终于被证实是孕妇服用“反应停”所导致的。于是，该药被禁用，然而，受其影响的婴儿已多达1.2万名。历史上称这一严重的药害事件为沙利度胺事件。

链接

（3）变态反应（allergy）：指少数人对药物的一种特殊反应，是免疫反应的一种特殊表现也称过敏反应（hypersensitivereaction）。当药物作为抗原或半抗原初次进入体内，刺激免疫机制产生抗体。当药物再次进入机体内，抗原与抗体结合形成抗原抗体复合物，导致组织细胞损伤或功能紊乱，称为变态反应。各药临床表现不同，个体差异很大，且反应与用药剂量无关，不易预知。常见的变态反应有皮疹、发热、血管神经性水肿、支气管平滑肌痉挛、肠痉挛、血管扩张、血压下降，严重的引起过敏性休克。预防药物变态反应，应询问过敏史，有些药物用药前要做皮肤过敏试验。

考点：药物的变态反应

（4）特异质反应（idiosyncrasy）：少数特异体质患者对某些药物特别敏感，反应严重程度与剂量成正比例，药理性拮抗药救治可能有效。这种反应不是免疫反应，故不需预先敏化过程。现已知是一类先天遗传异常所致的反应，如先天性缺乏6-磷酸葡萄糖脱氢酶者应用伯氨喹引起的溶血反应等。

考点：药物的特异质反应

（5）后遗效应（residual effect）：指停药后血药浓度已降至阈浓度以下时残存的药理效应。例如，服用长效类巴比妥药物后，次晨出现乏力、困倦现象；长期应用肾上腺皮质激素停药后引起肾上腺皮质功能低下等。

考点：药物的后遗效应

（6）继发反应（secondary reaction）：是指应用药物治疗疾病而造成的不良后果，如长期应用广谱抗生素时，体内敏感细菌被抑制、不敏感细菌大量繁殖，可致白色念珠菌或抗药葡萄球菌等继发感染发生。

考点：药物的继发反应

（7）停药反应（withdrawal reaction）：是指突然停药后原有疾病加剧，又称回跃反应（rebound reaction），如长期应用可乐定降压药，停药次日血压将明显回升。

考点：药物的停药反应

（8）药物依赖性（drug dependence）：又分为精神依赖性和生理依赖性。

1）精神依赖性又称为心理依赖性或习惯性，是指连续用药突然停药，产生继续用药的强烈欲望，并产生强迫性用药行为，以求获得满足或避免不适。易产生精神依赖性的药物被称为“精神药品”，如催眠药等。

2）生理依赖性又称为身体依赖性或成瘾性，是指反复用药后，一旦停药就会出现戒断症状，表现为烦躁不安、流泪、出汗、疼痛、恶心、呕吐、惊厥等，甚至危及生命。易产生身体依赖性的药物有吗啡、哌替啶等，被称为“麻醉药品”。身体依赖者为求得继续用药，可不择手段，甚至丧失道德人格。对此，我国于1987年颁布实施《麻醉药品管理办法》，对麻醉药品的保管和使用等均有严格的规定，凡接触“麻醉药品”的医、护、药工作者，均需严格遵守。药物依赖性产生后，不但影响用药者的身体健康，还可带来社会危害，临床应用时需特别慎重，以防滥用造成严重后果。

考点：药物的依赖性、精神依赖性和身体依赖性

具有依赖性特性的药物有哪些？

按照国际公约（《1961 年麻醉品单一公约》和《1971 年精神药物公约》）可以将具有依赖性的药物（或物质）分为两大类：一类是麻醉药品，如海洛因、大麻和大麻脂、阿片和吗啡制剂、可待因等；另一类是精神药物，如各种致幻剂和四氢大麻酚、中枢兴奋剂、巴比妥类药物、苯二氮䓬类药物等。此外，还有一些物质如烟草、乙醇、挥发性有机溶剂等，也具有依赖性特性。

链接

二、药物的量效关系

药物的剂量 - 效应关系（简称量效关系）是指在一定范围内，药物剂量或血药浓度与效应之间的规律性变化。通过量效关系的研究，可定量分析和阐明药物剂量与效应之间的规律，有助于了解药物作用的性质，并为临床用药提供参考。

（一）药物的剂量与效应

剂量，即用药的分量。剂量的大小决定血药浓度的高低，血药浓度又决定药理效应。因此，药物剂量决定药理效应强弱，在一定剂量范围内，剂量越大，效应也随之增强。

考点：安全范围

根据剂量与效应的关系（图 1-1），剂量可分为如下几种。①无效量：即药物剂量过小，在体内达不到有效浓度，不能产生明显药理效应的剂量。②最小有效量：刚能引起药理效应的剂量，又称为阈剂量。③有效量：即介于最小有效量和极量之间的量，又称治疗量。在治疗量中，大于最小有效量而小于极量、疗效显著而安全的剂量，为临床常用量。④极量：即能引起最大效应而不至于中毒的剂量，又称最大治疗量。极量是国家药典明确规定允许使用的最大剂量，即安全剂量的极限，超过极量有中毒的危险。除非特殊需要时，一般不采用极量。⑤最小中毒量和中毒量：药物引起毒性反应的最小剂量为最小中毒量。介于最小中毒量和最小致死量之间的剂量为中毒量。一般将最小有效量与最小中毒量之间的剂量范围，称为安全范围（治疗作用宽度），此范围越大该药越安全。⑥最小致死量和致死量：药物引起死亡的最小剂量为最小致死量，用量大于最小致死量即为致死量。

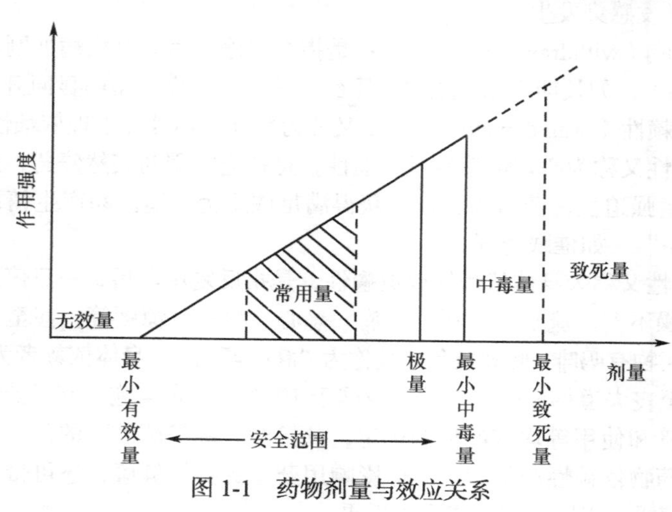

图 1-1 药物剂量与效应关系

（二）量效曲线

以药理效应的强度为纵坐标，药物剂量或血药浓度为横坐标，绘制的曲线称为量效曲线。根据观察指标的不同，可将量效关系分为如下两种。

1. 量反应量效曲线 药理效应的强弱呈连续增减的变化，可用具体的数量或最大效应的百分率表示者，称为量反应，如心率快慢、血压升降等。以药物的剂量或血药浓度为横坐标，以效应强度为纵坐标，可获得直方双曲线；如将对数剂量或对数浓度为横坐标，以效应强度为纵坐标，则曲线呈典型的对称“S”形（图 1-2）。

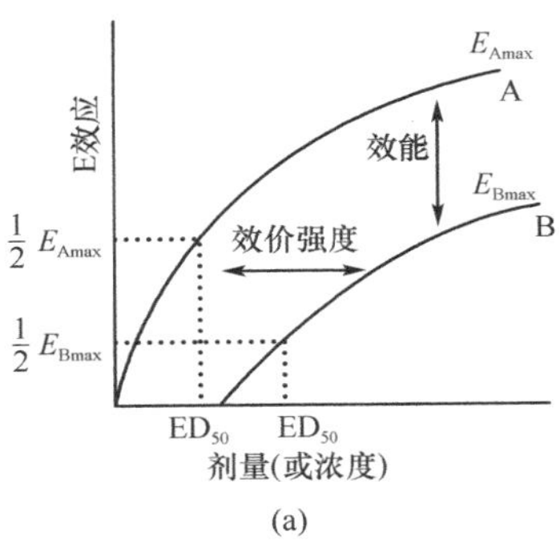

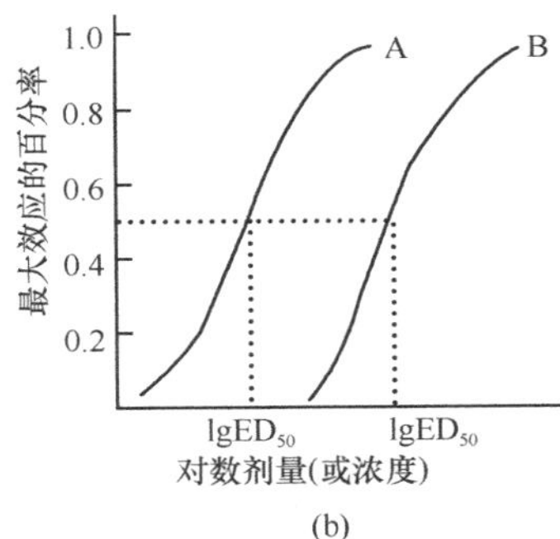

图 1-2 量反应量效曲线

2. 质反应量效曲线 药理效应是以阴性或阳性（如有效或无效、生存或死亡等）表示的变化称为质反应。质反应量效曲线如以阳性反应发生频数为纵坐标，对数剂量（或浓度）为横坐标作图，则为正态分布曲线。当纵坐标采用累加阳性反应发生频率，其曲线也呈典型对称“S”形曲线（图 1-3）。

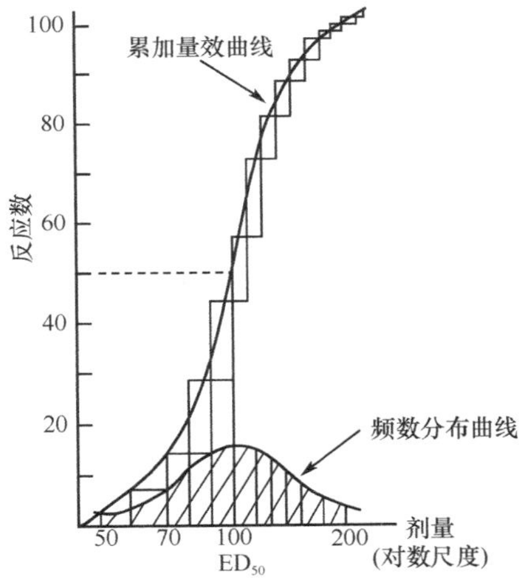

图 1-3 质反应量效曲线

3. 量效曲线的意义 量效曲线在药理学上有重要意义，根据量效曲线可以得出如下几个概念。

（1）效能和效价强度：药物所能产生的最大效应称为效能。效能反映药物内在活性的大小。高效能药物所产生的最大效应是低效能药物无论多大剂量也无法产生的。能引起等效反应的剂量称为效价强度。药效性质相同的两个药物的效价强度进行比较称为效价比。效价强度与效能之间无相关性，两者反映药物的不同性质，在药效学评价中具有重要意义。例如，利尿药以每日排钠量为效应指标进行比较，氢氯噻嗪的效价强度大于呋塞米，但呋塞米的效能远远大于氢氯噻嗪（图 1-4）。在临床治疗时，药物的效能与效价强度可作为选择药物和确定药物剂量的依据。

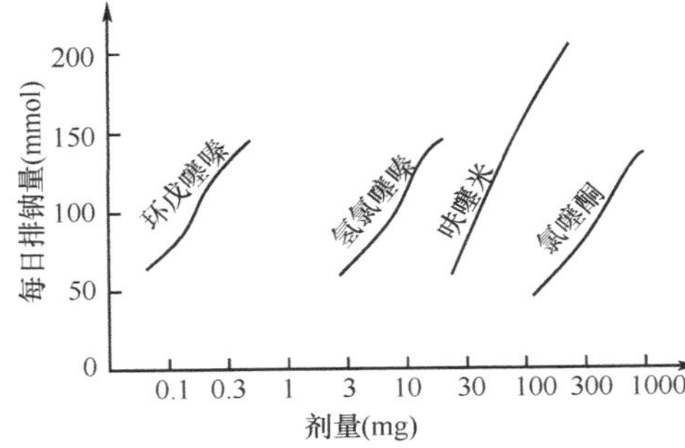

图 1-4 几种利尿药的效价强度和效能比较

（2）半数有效量（ED_{50}）：在量反应中是指能引起 50% 最大反应强度的药物剂量；在质反应中是指引起 50% 实验动物出现阳性反应的药物剂量。半数有效量常以效应指标命名，如果效应指标为死亡，则称为半数致死量（D_{50}）。量效曲线在 50% 效应处的斜率最大，故常用半数有效量（ED_{50}）计算药物的效价强度。

（3）治疗指数（TI）：即药物的半数致死量（LD_{50}）与半数有效量（ED_{50}）的比值。治疗指数可用来评价药物的安全性，治疗指数大的药

考点：半数有效量；治疗指数

物较治疗指数小的药物安全性大，但这仅适合于治疗效应和致死效应的量效曲线相平行的药物。对于两条曲线不平行的药物，还应适当参考 1% 致死量（LD_1）和 99% 有效量（ED_{99}）的比值，或 5% 致死量（LD_5）和 95% 有效量（ED_{95}）之间的距离来衡量药物的安全性。

三、药物作用机制

药物作用机制（mechanism of action）或称作用原理（principle of action），是阐明药物为什么起作用、如何起作用及作用部位等问题的有关理论。药物的种类繁多，化学结构和理化性质各异，因此，其作用机制多种多样。大体可归纳如下。

（一）改变理化性质

有的药物通过改变细胞周围环境的理化性质而发挥作用，如使用抗酸药中和胃酸治疗消化道溃疡、静脉注射甘露醇提高血浆渗透压用于消除脑水肿，降低颅内压。

（二）影响酶的活性

有些药物通过增强或抑制体内某些酶的活性而发挥作用，如新斯的明可抑制胆碱酯酶的活性，使骨骼肌的兴奋作用增强；奥美拉唑不可逆地抑制胃黏膜 H^+-K^+-ATP 酶，抑制胃酸的分泌。

（三）参与或干扰机体的代谢过程

有些药物如维生素、激素等，其本身就是机体生化过程所必需的物质，应用后可参与机体的代谢过程而防治相应的缺乏症。有些药物由于其化学结构与机体的代谢物质相似，可掺入到代谢过程中，但不能产生正常代谢物质的生理效应，从而干扰机体的某些生化代谢过程而产生药理作用，如甲氨蝶呤可干扰叶酸代谢而呈现抗癌作用。

（四）影响递质的释放或激素的分泌

有的药物通过改变机体生理递质的释放或激素的分泌而产生作用，如麻黄碱可促进交感神经释放递质去甲肾上腺素而产生平喘作用；大剂量碘可抑制甲状腺激素的释放，用于甲状腺功能亢进危象。

（五）影响细胞膜离子通道

细胞膜具有选择性地转运物质的功能，特别是对 Na^+、K^+、Ca^{++}、Cl^- 通道的控制，有的药物能影响细胞膜对上述离子的转运功能而发挥作用，如硝苯地平可阻滞血管平滑肌的钙通道，松弛血管平滑肌，使血压下降。

（六）影响核酸的代谢

许多抗癌药通过影响 DNA 和 RNA 的代谢产生抗癌作用；有些抗生素可作用于细菌的核酸代谢过程而产生抑菌或杀菌效应。

（七）影响免疫功能

糖皮质激素能抑制机体的免疫功能，可用于器官移植时的排斥反应。

（八）非特异性作用

有些药物并无特异性作用机制，如消毒防腐药对蛋白质的变性作用，因此只能用于体外杀菌或防腐，不能内用。

（九）作用于受体

分子生物学研究发现，许多药物是通过与受体结合而呈现作用。

1. 受体与配体　受体是细胞的一类特殊蛋白质，能识别、结合特异性配体并产生特定效应的大分子物质。能与受体特异性结合的物质称为配体，如神经递质、激素、自体活性物质和化学结构与之相似的药物等。配体与受体结合形成复合物而引起生物效应。

2. 药物与受体结合　药物能否与受体结合，可否发生生物效应，取决于药物与受体的亲和力和内在活性。亲和力是指药物与受体结合的能力，内在活性是指药物与受体结合后产生效应的能力。药物与受体的结合具有特异性，结合是可逆的，且具有饱和性和竞争抑制现象。根据药物与受体结合后呈现作用的不同，将与受体结合的药物分为以下三类。

（1）受体激动药：又称受体兴奋药，是指药物与受体既有较强的亲和力又具有内在活性，从而可兴奋受体产生明显效应。例如，β受体激动药异丙肾上腺素，可激动β受体而呈现兴奋心脏和扩张支气管的作用。

（2）受体拮抗药：又称受体阻断药，是指药物与受体只有亲和力而无内在活性，其与受体结合后，不产生效应，但可阻碍激动药与受体的结合，因而呈现对抗激动药的作用。例如，β受体拮抗药普萘洛尔可与异丙肾上腺素竞争与β受体受体结合，呈现对抗肾上腺素的作用，使心率减慢、支气管收缩等。

（3）受体部分激动药，是指药物与受体虽具有亲和力，但仅有较弱的内在活性，其产生的效应介于激动药和拮抗药之间。当与激动药合用时，则呈现对抗激动药的作用，即减弱激动药的效应；单独应用时仅产生较弱的效应。例如，喷他佐辛与吗啡合用时，可减弱吗啡的镇痛作用，单独应用时有较弱的镇痛作用。

考点：受体激动药和受体拮抗药

3. 受体的调节　在生理、病理、药物等因素的影响下，受体的数量、分布、亲和力和效应力会有所变化，称为受体的调节，包括如下几种。①向上调节：受体的数目增多、亲和力增加或效应力增强称为向上调节。受体向上调节后对配体非常敏感，效应增强，此现象称为受体超敏性。例如，长期应用β受体拮抗药，可使β受体向上调节，一旦突然停药，因β受体数目增多而对体内的递质去甲肾上腺素产生强烈反应，可引起心动过速、心律失常或心肌梗死。②向下调节：受体的数目减少、亲和力降低或效应力减弱称为向下调节。受体向下调节后对配体反应迟钝，药物效应减弱，此现象称为受体脱敏。受体脱敏可因多次使用受体激动药引起，是产生耐受性的原因之一。例如，长期服用三环类抗抑郁药的患者，中枢去甲肾上腺素及5-羟色胺（5-HT）浓度升高，易导致β受体数目和5-HT受体数目减少，一旦突然停药，会产生抑郁及自杀倾向。

目标检测

1. 受体激动剂是指（　　）
   A. 只具有内在活性
   B. 只具有亲和力
   C. 既有亲和力又有内在活性
   D. 既无亲和力又无内在活性
   E. 以上都不是
2. 下列对选择性的叙述，哪项是错误的（　　）
   A. 选择性是相对的
   B. 与药物剂量大小无关
   C. 是药物分类的依据
   D. 是临床选药的基础
   E. 大多数药物均有各自的选择性
3. 增强机体器官功能的药物作用称为（　　）
   A. 苏醒作用　B. 兴奋作用
   C. 预防作用　D. 治疗作用
   E. 防治作用
4. 药物副作用是在下述哪种剂量时产生的不良反应（　　）
   A. 治疗量　B. 无效量
   C. 极量　D. LD_{50}
   E. 中毒量
5. 甲、乙两个药，甲药内在活性小于乙药，但与受体亲和力大于乙药，则（　　）
   A. 甲药效能＞乙药　B. 乙药效价＞甲药
   C. 甲药效价＞乙药　D. 甲药效价＜乙药
   E. 乙药效能＜甲药
6. 6-磷酸葡萄糖脱氢酶缺乏的患者使用磺胺甲噁唑后发生溶血反应，此反应与下列何种因素有

关（　　）

A. 病理因素　　B. 遗传

C. 年龄　　D. 过敏体质

E. 毒性反应

7. 某患者因伤寒高热，医生给予阿司匹林退热，此药物作用为（　　）

A. 对症治疗　　B. 对因治疗

C. 局部作用　　D. 预防作用

E. 全身作用

（8～10 题共用选项）

A. 兴奋作用与抑制作用

B. 选择作用

C. 预防作用与治疗作用

D. 防治作用与不良反应

E. 毒性作用与过敏反应

8. 按对人体的利弊而分（　　）

9. 按对机体器官功能的影响而分（　　）

10. 皆对人有利（　　）

（徐　红）

中英文对照

药物效应动力学　pharmacodynamics

药物作用　drug action

药物效应　drug effect

兴奋作用　excitation action

抑制作用　inhibition action

局部作用　local action

吸收作用　absorption action

全身作用　systemic action

药物的选择作用　selectivity

直接作用　direct action

原发作用　primary action

间接作用　indirect action

继发作用　secondary action

预防作用　preventive action

对因治疗　etiological treatment

对症治疗　symptomatic treatment

不良反应　adverse reaction

药源性疾病　drug-induced disease

副作用　side effect

毒性反应　toxic reaction

急性毒性　acute toxicity

慢性毒性　chronic toxicity

致癌　carcinogenesis

致畸胎　teratogenesis

致突变　mutagenesis

变态反应　allergy

特异质反应　idiosyncrasy

后遗效应　residual effect

继发反应　secondary reaction

停药反应　withdrawal reaction

药物依赖性　drug dependence

半数有效量　ED_{50}

半数致死量　LD_{50}

治疗指数　TI

1% 致死量　LD_1

99% 有效量　ED_{99}

作用机制　mechanism of action

作用原理　principle of action

第 3 节　药物代谢动力学

学习目标

1. 掌握首过消除、药酶诱导剂、药酶抑制剂、半衰期、生物利用度、肝肠循环的概念。
2. 熟悉吸收、分布、代谢、排泄的概念及影响因素。

药物代谢动力学（pharmacokinetics，药动学）是研究机体对药物的作用，即阐明药物的体内过程及药物在体内随时间变化的动态规律。药物的体内过程包括吸收、分布、代谢、排泄四个环节。

一、药物的跨膜转运

药物在体内转运必须通过各种生物膜（包括细胞膜和各种细胞器膜，如溶酶体膜、线粒体膜等），又称药物的跨膜转运。药物在体内的跨膜转运方式主要有以下几种。

1. 被动转运　被动转运（passive transport）是指药物由高浓度（或电位高）一侧向低浓度（低电位）一侧转运，其转运的动力来自于细胞膜两侧的浓度梯度，浓度差越大，转运速度越快。大多数药物在体内的转运为被动转运。被动转运的特点为：①药物从浓度高的一侧向浓度低的一侧扩散；②不需要载体；③不消耗能量；④分子量小的、脂溶性大的、极性小的、非解离型药物易被转运，反之不易被转运。

2. 主动转运　是指药物从浓度低的一侧向浓度高的一侧转运。主动转运的特点有：①逆浓度差转运；②需要载体，且载体对药物具有特异性和选择性；③消耗能量；④存在竞争性抑制现象；⑤具有饱和现象。例如，青霉素和丙磺舒均由肾小管同一载体转运排泄，两药同时应用时，因丙磺舒占据了大量载体而使青霉素的主动转运被竞争性抑制，使排泄减少，血药浓度维持时间延长，从而增强了青霉素的抗感染效果。

3. 其他转运方式　除上述转运方式外，体内的药物转运还可通过易化扩散、胞吞、胞饮等方式进行。

二、药物的体内过程

（一）吸收

吸收（absorption）是指药物自给药部位进入血液循环的过程，吸收的速度和多少直接影响着血药浓度、药物起效快慢和作用强度。影响药物吸收的因素很多，主要有如下几种。

1. 给药途径　除静脉注射和静脉滴注药物直接进入血液循环外，其他给药途径均存在吸收过程。药物的吸收速度和程度受给药途径的影响，不同途径给药吸收速度一般情况下由快到慢依次为：吸入＞肌内注射＞皮下注射＞舌下及直肠＞口服＞黏膜＞皮肤。吸收程度以吸入、肌内注射、皮下注射、舌下、直肠较完全，口服次之。少数脂溶性大的药物可通过皮肤吸收（透皮吸收）。

皮下或肌内注射给药是通过毛细血管壁吸收，快速而完全；口服给药主要经小肠吸收，这是由于小肠吸收面积大、血流丰富，少数弱酸性药物可在胃中吸收，胃肠吸收药物需通过毛细血管经肝门静脉再到体循环。某些药物在通过肠黏膜及肝时，经过灭活代谢使进入体循环的药量减少，药效随之减弱，这种现象称为首过消除（first pass elimination）。舌下和直肠给药可不同程度地避免首过消除，首过消除较口服少，如舌下给硝酸甘油。直肠给药主要适用于少数刺激性强的药物（如水合氯醛）或不能口服药物的患者（如小儿、严重呕吐或昏迷患者）。

考点：首过消除

2. 药物的理化性质　药物的分子越小、脂溶性越大或极性越小，越易吸收。不溶于水又不溶于脂类的药物（如活性炭等）不易吸收，口服后只能在肠道中发挥局部作用。

3. 药物的剂型　药物可制成多种剂型，如溶液剂、糖浆剂、片剂、胶囊剂、颗粒剂、注射剂、气雾剂、栓剂等。剂型不同、给药途径不同，药物吸收速度也不同。例如，片剂的崩解、胶囊剂的溶解等均可影响口服给药的吸收速度；油剂和混悬剂注射液可在给药局部滞留，使药物吸收缓慢而持久。近年来随着药动学的发展，生物药剂学为临床提供了许多新的剂型。缓释制剂（sustained-release preparation）即是利用无药理活性的基质或包衣阻止药物迅速溶出以达非恒速缓慢释放的效果。控释制剂（controlled-release preparation）可以控制药物按零级动力学恒速或近恒速释放，以保持恒速吸收，既保证疗效的持久性，又方便使用。

4. 吸收环境　药物局部吸收面积、血液循环情况、局部环境 pH、胃排空速度、肠蠕动速度等均可影响药物的吸收。空腹服药吸收快，餐后服药吸收较平稳。

（二）分布

药物吸收后随血液循环分配到各组织器官的过程称为分布，药物在体内的分布有明显的选择性，多数是不均匀的，一般来说，药物的分布与药物作用呈相关性，分布浓度高者，药物在此部位的作用强，如碘及碘化物在甲状腺的浓度较高，对该部位的作用较强。但有的药物并非如此，如强心苷作用于心脏，却主要分布于骨骼肌和肝。多数药物的分布过程属被动转运，少数药物为主动转运。影响药物分布的因素如下。

1. 药物与血浆蛋白的结合率　血液中的药物与血浆蛋白结合率，表示药物与血浆蛋白结合的程度。多数药物进入血液循环后能不同程度地与血浆蛋白呈可逆性结合，结合后呈现以下特点。①结合型药物分子量大，不能跨膜转运，暂时失去药理活性，也不能被代谢或排泄，故血浆蛋白结合率高的药物在体内消除较慢，作用维持时间较长；当血浆中游离型药物浓度降低时，部分结合型药物解离为游离型药物，两者始终处于动态平衡状态。②因血浆蛋白结合点有限，故结合具有饱和性，当血药浓度过高，结合达饱和时，血浆内游离型药物浓度可骤升，作用增强或毒性增大。③存在竞争现象。药物与血浆蛋白结合特异性低，与相同蛋白结合的两个药物可在结合部位发生竞争性置换现象，也可使游离型药物增加。例如，抗凝血药双香豆素与解热镇痛药保泰松的血浆蛋白结合率分别为 99% 和 98%，当两药同时应用时，因竞争置换而使双香豆素结合率下降 1% 时，则游离型药物浓度在理论上将增加一倍，可致抗凝血作用增强甚至自发性出血。

2. 药物和组织的亲和力　大多数药物在体内分布是不均匀的，药物与组织的亲和力和药物分布的多少有关。当连续给药，血药浓度与组织中浓度达到动态平衡时，各组织中药物浓度并不均等，血药浓度与组织内浓度也不相等。这是由于药物与各组织亲和力不同所致，如碘剂主要分布到甲状腺、氯喹在肝内的浓度高。药物在靶器官浓度决定药物效应的强弱。

3. 体液的 pH　生理状态下，细胞外液 pH 为 7.4，细胞内液 pH 为 7.0，弱酸性药物在细胞外液中易解离，不易进入细胞内液，弱碱性药物则相反。如果改变体液 pH，则可改变药物的分布。例如，弱酸性药巴比妥类中毒时，用碳酸氢钠碱化血液及尿液，可促使巴比妥类药物从脑组织向血浆转移并加速药物自尿排出。

4. 器官的血流量　药物由血液向组织器官的分布速度，主要决定于该组织器官的血流量，如肝、肾、脑、肺等血流量丰富的器官药物分布较快，而皮肤、脂肪等分布较慢。组织器官的血流量并不能决定药物的最终分布浓度。例如，静脉麻醉药硫喷妥钠，首先分布到血流量大的脑组织发挥作用，其次向血流量少的脂肪组织转移，以致患者苏醒，此称药物在体内的再分布。

5. 体内屏障

1）血脑屏障（blood-cerebrospinal fluid barrier）：血脑屏障是血 - 脑、血 - 脑脊液及脑脊液 - 脑三种屏障的总称。许多药物较难穿透血脑屏障，而脂溶性高、非解离型、分子量小的药物易透过血脑屏障进入脑组织。另外，在脑部炎症时，血脑屏障的通透性可增加，药物易进入脑组织。

2）胎盘屏障（placental barrier）：胎盘绒毛与子宫血窦间的屏障，称为胎盘屏障。该屏障由数层生物膜组成，其通透性与生物膜相似，几乎所有能通过生物膜的药物都能穿透胎盘屏障。只是到达胎盘的母体血流量少，药物进入胎儿循环相对较慢。妊娠期间用药应谨慎，禁用对胎儿发育有影响的药物。

3）血眼屏障（blood-eye barrier）：是血 - 视网膜、血 - 房水、血 - 玻璃体屏障的总称。全身给药时，药物在房水、晶状体和玻璃体等组织难以达到有效浓度，采取局部滴眼或眼周边给药，如结膜下注射、球后注射及结膜囊给药等，可提高眼内药物浓度，减少全身不良反应。

考点：血脑屏障、胎盘屏障

（三）生物转化

药物的生物转化是指药物在体内发生的化学结构和药理活性的变化，也称药物的代谢。代谢可改变药物的药理活性，由活性药物转化为无活性的代谢物称灭活，如苯巴比妥被氧化灭活、氯霉素被还原灭活、普鲁卡因的水解灭活；由无活性或活性较低的药物转化为有活性或活性强的药物称活化，如环磷酰胺转化成磷酰胺氮芥才具有抗癌作用。

肝是药物代谢的主要器官，其次是肠、肾、肺和血浆等。药物在肝代谢时受肝功能影响，肝功能不全时药物代谢减慢，使药物在体内蓄积。代谢与排泄统称为药物的消除过程。

1. 药物的代谢方式　体内药物的代谢是在酶的催化下进行，有氧化、还原、水解、结合四种方式，可分为两个时相，Ⅰ相反应为氧化、还原或水解反应，在药物分子结构中加入或使之暴露出极性基团，产物多数是灭活的代谢物，少数转化成活性或毒性代谢物。Ⅱ相反应为结合反应，是药物分子结构中的极性基团与体内的葡萄糖醛酸、乙酰基、硫酸基、甲基等结合，药物活性减弱或消失，水溶性和极性增加，易于排出。

2. 药物代谢酶系

1）专一性酶：是针对特定的化学结构基团进行代谢的特异性酶，分别存在于肝、肾、肺、肠、神经组织及血浆中，如胆碱酯酶、单胺氧化酶等。

2）非专一性酶：属非特异性酶，为肝微粒体混合功能氧化酶系统，又称肝药酶或药酶。其主要的氧化酶为细胞色素 P450 酶系，是肝内促进药物代谢的主要酶系统。其特点为：①选择性低，能对多种药物进行代谢；②变异性较大，常因遗传、年龄、机体状态等因素的影响而产生明显的个体差异；③酶活性易受药物等因素的影响而出现增强或减弱现象。

3. 药酶的诱导与抑制　某些药物可使肝药酶的活性增强或减弱，因而影响该药本身及其他经肝药酶代谢的药物的作用（表 1-1）。

1）药酶诱导剂：凡能增强肝药酶活性或增加肝药酶生成的药物称为肝药酶诱导剂。例如，巴比妥类、苯妥英钠等有肝药酶诱导作用，能加速药物的消除而使药效减弱，如与抗凝血药双香豆素合用，可加速双香豆素的肝代谢，降低其血药浓度，使药效减弱。有些经肝药酶代谢的药物本身也是肝药酶诱导剂，因而也可加速药物自身的代谢。

2）药酶抑制剂：凡能减弱肝药酶活性或减少肝药酶生成的药物称为肝药酶抑制剂。例如，氯霉素、异烟肼等有肝药酶抑制作用，能减慢在肝代谢药物的消除而使药效增强；若与双香豆素合用可减慢后者的代谢，使血药浓度升高，甚至引起自发性出血。

肝 药 酶

肝微粒体细胞色素P450酶系统是促进药物生物转化的主要酶系统，故又简称为“肝药酶”。现已分离出70余种。此酶系统的基本作用是从辅酶Ⅱ及细胞色素b5获得两个H^+，另外接受一个氧分子，其中一个氧原子使药物羟化，另一个氧原子与两个H^+结合成水，没有相应的还原产物，故又名单加氧酶，能对数百种药物起反应。此酶系统活性有限，个体差异大，除先天性差异外，年龄、营养状态、疾病等均可影响其活性，而且易受药物的诱导或抑制。

链接

表 1-1 常见的酶诱导剂和酶抑制剂及其相互作用

药物种类	受影响的药物
酶诱导剂	
苯巴比妥	苯巴比妥、苯妥英钠、甲苯磺丁脲、香豆素类、氢化可的松地高辛、口服避孕药、氯丙嗪、氨茶碱、多西环素
水合氯醛	双香豆素
保泰松	氨基比林、可的松
卡马西平	苯妥英钠
苯妥英钠	可的松、口服避孕药、甲苯磺丁脲
灰黄霉素	华法林
利福平	华法林、口服避孕药、甲苯磺丁脲
乙醇	苯巴比妥、苯妥英钠、甲苯磺丁脲、氨茶碱、华法林
酶抑制剂	
氯霉素	苯妥英钠、甲苯磺丁脲、香豆素类
泼尼松龙	环磷酰胺
甲硝唑	乙醇、华法林
红霉素	氨茶碱
环丙沙星、依诺沙星	氨茶碱
阿司匹林、保泰松	华法林、甲苯磺丁脲
吩噻嗪类	华法林
异烟肼、对氨水杨酸	华法林

（四）排泄

药物及其代谢产物自体内排出体外的过程称排泄（excretion）。肾是重要排泄器官，其次是胆道、呼吸道、乳腺、汗腺等。口服未被吸收的药物经肠道随粪便排出。

多数药物经过代谢后被灭活，在排泄过程中不呈现药理作用，但未经转化或转化后作用增强的药物，在排泄过程中可呈现药理作用或毒性。

1. 肾排泄

1）肾排泄药物的方式。药物及其代谢物经肾排泄方式如下。①肾小球滤过：由于肾小球膜孔较大，血流丰富，滤过压高，大多数游离型药物及其代谢物均易通过肾小球滤过，但与血浆蛋白结合的药物不易滤过。因此血浆蛋白结合率高的药物排泄较慢。②肾小管分泌：有少数药物在近曲小管经载体主动转运自血浆泌入肾小管排泄，药物可分为弱酸性和弱碱性两大类，分别由弱酸性或弱碱性载体转运。

2）肾排泄药物的特点包括：①肾小管重吸收，药物及其代谢物自肾小球滤过到达肾小管后，极性低、脂溶性高、非解离型的药物及其代谢物，可重吸收到血液，使之排泄延缓。②竞争抑制现象，经同一类载体转运的两个药物同时应用时，两者存在竞争抑制现象。例如，丙磺舒与青霉素合用时，相互竞争同一载体，丙磺舒可抑制青霉素的主动分泌，使后者血药浓度增高，排泄减慢，作用时间延长，药效增强。

3）影响肾排泄的因素有：①肾功能，药物经肾排泄受肾功能状态的影响，肾清除率与肾小球滤过率成正比，而肾小球滤过率又与肾血流量成正比。肾功能不全时，主要自肾排泄的药物消除减慢，可致药物蓄积中毒，宜相应减少药物的剂量或延长给药间隔时间，对肾排泄较慢的药物如强心苷等尤应注意。②尿液pH，改变肾小管内尿液pH，可使弱酸性或弱碱性药物的排泄加速或延缓。尿液呈酸性时，弱碱性药物在肾小管中大部分解离，因而重吸收减少而排泄增多；反之，当尿液呈碱性时，弱酸性药物重吸收的少而排出的多，临床上可利用改变尿液pH的方法加速药物的排泄，以治疗药物中毒。如苯巴比妥中毒可碱化尿液以促使药物排泄。

2. 胆汁排泄 有的药物及其代谢产物可经胆汁排泄进入肠道。有的抗菌药物在胆道内浓度高，有利于胆道感染的治疗。有的药物经胆汁排泄再经肠黏膜上皮细胞吸收，由肝门静脉重新进入全身循环，这种在小肠、肝、胆汁间的循环称为肝肠循环（hepato-enteric circulation），可使药物作用时间延长。

考点： 肝肠循环

3. 肠道排泄 经肠道排泄的药物主要是口服后肠道中未吸收的药物，由肠黏膜分泌到肠道的药物。

4. 其他途径排泄 药物还可自乳汁、唾液、泪液、汗液及肺排泄，这些途径的排泄受药物脂溶性、解离度、所处环境的pH等因素影响，如乳汁pH略低于血浆，又富含脂质，脂溶性强或弱碱性药物（如阿托品、吗啡等）易由乳汁排泄而影响乳儿，哺乳期妇女用药应予注意。有些药物（如苯妥英钠）经唾液排出时，唾液中药物的排出量与血药浓度有良好的相关性，由于唾液标本易于采集，且无创伤性，临床上常用其代替血标本进行血药浓度监测。某些药物（如利福平等）可由汗液排泄。肺是挥发性药物的主要排泄途径，如检测呼气中的乙醇含量，以判定是否酒后驾车等。

三、血浆药物浓度的动态变化

（一）时量关系与时效关系

药物在体内的浓度随时间而变化的动态过程，称之为动力学过程，其研究方法是在给药后不同时间采集不同部位的生物标本，并测定其药物含量或浓度。以时间为横坐标，以药物浓度为纵坐标，可得时量曲线，从而了解时间和血药浓度的关系。药物作用强度随时间变化的动态过程，可用时效关系来表示（图1-5）。

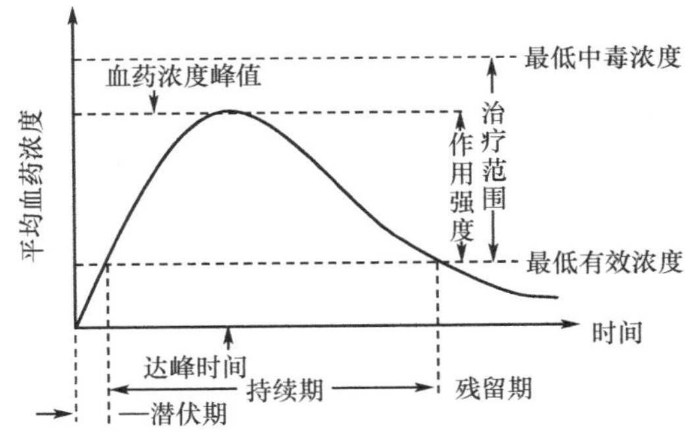

图1-5 非静脉给药的时量（效）关系曲线

时量（效）关系曲线可分为以下三期。

1. 潜伏期 是指从用药后到开始出现治疗作用的时间。此期主要反映药物的吸收、分布的过程。静脉注射一般无此期。

2. 持续期 是指药物维持有效浓度的时间。此期与药物的吸收和消除速度有关。此期的血药峰值浓度（峰值）是给药后达到的最高浓度，与药物剂量有关。达峰时间是指用药后达到最高血药浓度的时间，此时药物的吸收速度与消除速度相等。

3. 残留期 是指药物浓度已降至最低有效浓度以下，虽无疗效，但尚未从体内完全消除的时间。为了更好地发挥药物的疗效，防止蓄积性中毒，应测定患者的血药浓度，以便确定合理的剂量和给药间隔时间。

（二）药物消除与蓄积

药物自血浆的消除是指进入血液循环的药物由于分布、代谢和排泻，白药浓度不断衰减的过程。

1. 恒比消除　又称一级动力学消除，是指单位时间内药物按恒定的比例（百分比）进行消除，即血药浓度高，单位时间内消除的药量多。当药物浓度降低后，药物消除也按比例下降。当机体消除功能正常，用药量又未超过机体的最大消除能力时，大多数药物的消除属这一类型。

考点：恒比消除和恒量消除

2. 恒量消除　又称零级动力学消除。是指单位时间内药物按恒定数量进行消除，表明药物消除速率与血药浓度高低无关。当机体消除功能下降或药量超过最大消除能力时，机体只能以恒定的最大速度消除药物，待血药浓度下降到较低浓度时则按恒比消除。

药物的蓄积是指反复多次用药，药物进入体内的速度大于消除的速度，血药浓度不断升高，称为药物蓄积。临床用药时有计划地使药物在体内适当蓄积，以达到和维持有效的血药浓度，如强心苷的给药方法即属如此。但当药物蓄积过多，则会引起蓄积中毒。故使用药物时应注意药物剂量，给药速度，给药时间间隔、疗程长短、肝肾功能等。

（三）药动学的基本参数及临床意义

1. 半衰期　半衰期（half-life time，$t_{1/2}$）一般是指血浆半衰期，即血浆药物浓度下降一半所需要的时间。其反映了药物在体内消除的速度，对于符合恒比消除的药物来说，其半衰期是恒定的，不随血药浓度的高低和给药途径的变化而改变。但肝、肾功能不全时，药物的半衰期可能延长，患者易发生蓄积中毒，用药时应予以注意。

考点：半衰期

在临床用药中，半衰期具有重要意义。①是药物分类的依据。根据药物的半衰期将药物分为短效类、中效类和长效类。②可确定给药间隔时间。半衰期长，给药间隔时间长；半衰期短，给药间隔时间短。③可预测药物基本消除的时间。停药 4 ～ 5 个半衰期，即可认为药物基本消除（表 1-2）。④可预测药物达稳态血药浓度的时间。以半衰期为给药间隔时间，分次恒量给药，经 4 ～ 5 个半衰期可达稳态血药浓度。

表 1-2　恒比消除药物的消除和积累

半衰期数	一次给药		连续恒速恒量给药后体内蓄积药量（%）
	消除药量（%）	体存药量（%）	
1	50.0	50.0	50.0
2	75.0	25.0	75.0
3	87.5	12.5	87.5
4	93.8	6.2	93.8
5	96.9	3.1	96.9
6	98.4	1.6	98.4
7	99.2	0.8	99.2

考点：稳态血药浓度

2. 稳态血药浓度　以半衰期为给药间隔时间，连续恒量给药后，体内药量逐渐累积，给药 4 ～ 5 次后，血药浓度基本达稳态水平，此称为稳态血药浓度（steady state concentration，C_{ss}）或坪值。达坪值时药物吸收量和消除量基本相等（图 1-6），药物在体内不再蓄积。稳态浓度的高低取决于恒量给药时每次给药的剂量，剂量大则稳态浓度高，剂量小则稳态浓度低。如病情需要血药浓度立即达坪值时，可采取首次剂量加倍的方法，此种给药方法在一个半衰期内即能达坪值，首次剂量称为负荷剂量。

3. 生物利用度　生物利用度（bioavailability）是指非血管给药时，药物制剂实际吸收进入血液循环的药量占所给总药量的百分率，用 F 表示。

$$F=A/D\times 100\%$$

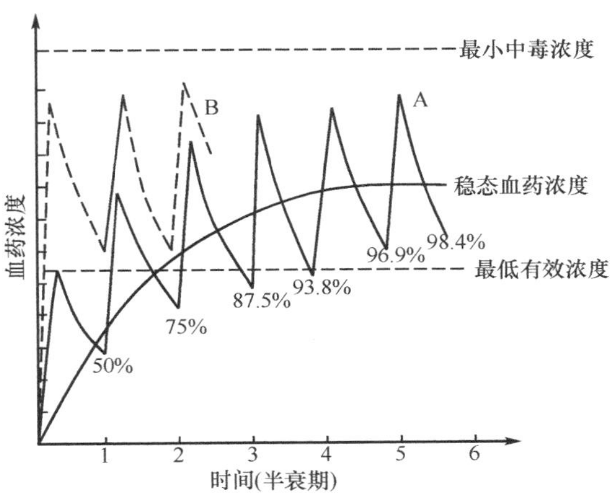

图 1-6 按半衰期给药的血药浓度变化示意图

A：剂量 D，间隔半衰期；B：首次剂量 2D，间隔半衰期

A 为进入血液循环的药量；*D* 为实际给药总量，通常用血管内给药所得药时曲线下面积（AUC）表示。药物静脉注射全部进入血液循环，*F* 为 100%。以口服药物为例，其绝对和相对生物利用度计算公式为

$$\text{绝对生物利用度}(\%)=\frac{\text{口服等量药物后 AUC}}{\text{静注等量药物后 AUC}}\times 100\%$$

$$\text{相对生物利用度}(\%)=\frac{\text{待测制剂 AUC}}{\text{标准制剂 AUC}}\times 100\%$$

生物利用度的临床意义有：生物利用度是评价药物吸收率、药物制剂质量或生物等效性的一个重要指标；绝对生物利用度可用于评价同一药物不同途径给药的吸收程度；相对生物利用度可用于评价药物剂型对吸收率的影响，可以反映不同厂家同一种制剂或同一厂家的不同批号药品的吸收情况；生物利用度还反映药物吸收速度对药效的影响，同一药物的不同制剂 AUC 相等时，吸收快的血药浓度达峰时间短且峰值高。

考点： 生物利用度

4. 表观分布容积 表现分布容积（apparent volume of distribution，V_d）指药物在吸收达到平衡或稳态时应占有的体液容积，这是理论上或计算所得的数值，并非药物在体内真正占有的体液容积。计算公式为

$$\text{表观分布容积}(V_d)=\frac{\text{体内总药量}(A)\text{mg}}{\text{血浆药浓度}(C)\text{mg/L}}$$

V_d 仅反映所测药物在组织中分布的范围、结合程度的高低。V_d 大小取决于药物脂溶性和药物与组织的亲和力。根据 V_d 可推测药物分布范围：对一个 70kg 体重的正常人，如 V_d=5L 左右时，相当于血浆的容量，表示药物主要分布于血浆；如 V_d=10 ～ 20L，相当于细胞外液的容量，表示药物分布于细胞外液；如 V_d=40L，相当于细胞内、外液容量，表示药物分布于全身体液；如 V_d=100 ～ 200L，则表示药物可能在特定组织器官中蓄积，即体内有“储库”，如对肌肉或脂肪组织有较高亲和力的药物。根据 V_d 还可推算体内药物总量、血药浓度、达到某血药浓度所需药物剂量，以及排泄速度。V_d 小的药物排泄快，V_d 越大，药物排泄越慢。

5. 清除率 清除率（clearance，*CL*）是指单位时间内多少容积血浆中的药物被清除，通常指总清除率。*CL* 与消除速率常数及表观分布容积成正比，公式：$CL=k\cdot V_d$。

多数药物是通过肝生物转化和肾排泄从体内清除，因此，*CL* 主要反映肝、肾的功能，

不受血药浓度的影响。肝、肾功能不全的患者，应适当调整剂量或延长给药间隔时间，以免过量蓄积中毒。

目 标 检 测

1. 弱酸性药物在胃中（　　）
   A. 不吸收　　B. 大量吸收
   C. 少量吸收　　D. 全部吸收
   E. 全部灭活
2. 酸化尿液可使弱碱性药物经肾排泄时（　　）
   A. 解离增加，再吸收增加，排除减少
   B. 解离减少，再吸收增加，排除减少
   C. 解离减少，再吸收减少，排除增加
   D. 解离增加，再吸收减少，排除增加
   E. 解离增加，再吸收减少，排除减少
3. 药物的肝肠循环可影响（　　）
   A. 药物作用发生的快慢
   B. 药物的药理活性
   C. 药物作用的持续时间
   D. 药物的分布
   E. 药物的代谢
4. 一般常说药物半衰期是指（　　）
   A. 药物被吸收一半所需的时间
   B. 药物在血浆中浓度下降一半所需的时间
   C. 药物被破坏一半所需的时间
   D. 药物排出一半所需的时间
   E. 药物毒性减弱一半所需的时间
5. 患者，男，18 岁，因患流脑入院。医生给予磺胺嘧啶 +TMP 等药物治疗，嘱其服用磺胺嘧啶时首剂加倍，此目的是（　　）
   A. 在一个半衰期内即能达到坪值
   B. 减少副作用
   C. 防止过敏反应
   D. 降低毒性反应
   E. 缩短半衰期
6. 患者，女，30 岁，因服药过量中毒，抢救时发现应用碳酸氢钠时，则尿中药物浓度增加，应用氯化铵时尿中药物浓度减少，该药为（　　）
   A. 弱酸性药　　B. 弱碱性药
   C. 中性药　　D. 强碱性药
   E. 高脂溶性药

（7～9 题共用选项）
   A. 显效快，作用时间短
   B. 消除慢，作用时间长
   C. 消除慢，作用时间短
   D. 显效慢，作用时间长
   E. 排泄快，作用时间短
7. 药物经肝进行生物转化，当肝功能不全时（　　）
8. 酸性药在碱性环境中（　　）
9. 气体及挥发性药物吸入给药时（　　）

（徐　红）

中英文对照

药物代谢动力学　pharmacokinetics
被动转运　passive transport
吸收　absorption
首过消除　first pass elimination
缓释制剂　sustained-release preparation
控释制剂　controlled-release preparation
血脑屏障　blood-cerebrospinal fluid barrier
胎盘屏障　placental barrier
血眼屏障　blood-eye barrier
排泄　excretion
肝肠循环　hepato-enteric circulation
半衰期　half-life time，$t_{1/2}$
稳态血药浓度　steady state concentration，C_{ss}
生物利用度　bioavailability
曲线下面积　AUC
表观分布容积　apparent volume of distribution，*Vd*
清除率　clearance，*CL*

第4节 影响药物作用的因素

学习目标

1. 掌握协同作用、拮抗作用、高敏性、特异质的概念。
2. 熟悉影响药物作用的各种因素。

药物的作用可受到多种因素的影响，使药物作用增强或减弱，甚至发生质的改变，除前述的影响因素外，还与以下两个方面有关。

一、药物方面

（一）药物化学结构

药物的化学结构是决定药物特异性的基础，它与药物作用关系密切。一般来说，结构相似的药物，其药理作用相似，如儿茶酚胺类药物化学结构相似，都具有拟肾上腺素的作用，引起血管收缩、血压升高。也有些药物化学结构相似，但作用却相反，如对氨苯甲酸是某些细菌的生长因素，由于化学结构与磺胺类相似，与其发生竞争性对抗，减弱磺胺类的抗菌作用。另外，化学结构相同的光学异构体，多数药物的左旋体比右旋体作用强，也有的药物左旋体与右旋体的作用可能完全不同，如左旋体奎宁有抗疟作用，其右旋体奎尼丁则为抗心律失常药。

（二）给药途径

给药途径也可影响药物作用产生的速度和维持时间。不同的给药途径也可以产生不同的药物作用。例如，硫酸镁溶液口服可产生导泻作用，而硫酸镁注射液肌内注射可致骨骼肌松弛，呈现抗惊厥作用，外用则可消肿止痛；利多卡因局部给药可产生局部麻醉作用，而静脉注射给药则可产生抗心律失常作用，临床用于治疗室性心律失常。掌握各种给药途径对药物作用的影响，以便根据病情需要，正确选择。常用的给药途径有如下。

1. 口服　为最常用的给药途径，简便安全。适用于大多数药物和患者。口服给药的缺点是药物吸收较慢且不规则，易受胃肠功能、消化酶和胃肠内容物的影响，不适用于急救、昏迷和呕吐等患者。

2. 注射给药　用量准确，显效较快，适用于危急和不能口服药物的患者，但技术性操作要求较高。常用的注射方法有皮下注射、肌内注射（肌注）、静脉注射（静注）、静脉滴注（静滴）。此外尚有皮内注射、穴位注射、动脉注射、胸膜腔注射和鞘内注射等。

注射用的药物制剂质量要求较高，且必须严格灭菌，用药前需仔细进行外观检查，并核对其批号和有效期等。由于药物作用或制剂等原因，有的药物，只能肌注而不能静注或静滴，如链霉素等；相反，有的药物只能静注或静滴而不能肌注，如去甲肾上腺素等，临床注射给药时应予注意。

3. 吸入给药　气体或易挥发的药物可经呼吸道吸入，药物吸入后迅速产生作用。不易挥发的药物可配成溶液喷成气雾吸入或制成细粉吸入，以治疗局部疾患或产生吸收作用。

4. 舌下、直肠给药　舌下黏膜血管丰富、吸收力较强，奏效迅速。但只适用于少数用量较小的药物，如硝酸甘油舌下含化，用于心绞痛的治疗。直肠内给药常用栓剂或灌肠从肛门入直肠或结肠，此法可避开首过消除。

5. 皮肤、黏膜给药法　是将药物用于皮肤、黏膜表面，如滴耳、滴眼、滴鼻剂及用于皮肤的洗剂、擦剂、贴皮剂等。多是发挥局部作用，有的药物可发挥吸收作用。

（三）给药时间和次数

给药的时间有时可影响药物疗效，临床用药时，需视具体药物和病情而定。例如，催眠药应在睡前服；助消化药需在饭前或饭时服用；驱肠虫药宜空腹或半空腹服用；有的药物如利福平等，因食物影响其吸收也特别注明空腹服用；对胃肠道有刺激性的药物宜饭后服等。

人体的生理功能活动表现为昼夜节律性变化，机体在昼夜 24 小时内的不同时间，对某些药物的敏感性不同。按照生物周期节律性变化，设计临床给药方案以顺应人体生物节律变化，能更好地发挥药物疗效，减少不良反应。例如，肾上腺糖皮质激素的分泌高峰在上午八时左右，然后逐渐降低，零时达低谷，临床需长期应用糖皮质激素类药物治疗时，可依据此节律在上午八时一次顿服，既能达到治疗效果，又可减轻对肾上腺皮质的负反馈抑制作用。

每日用药的次数，除根据病情需要外，药物半衰期是给药间隔的基本参考依据，一般来说半衰期较短的药物，每日 3 ～ 4 次给药，半衰期较长的药物每日 1 ～ 2 次给药，这样可较好的维持有效血药浓度，且不会导致蓄积中毒。

时辰药理学

人体的各种生理活动具有某些节律性，这些生物节律是由人体生物钟调控的，随着对人体生物钟研究的不断深入，人们发现许多药物对人体的作用、毒性及代谢等也具有时辰节律性，形成了一门新兴学科——时辰药理学，时辰药理学是研究药物与生物节律性相互作用的一门科学，即研究机体的昼夜节律对药物作用和体内过程的影响及药物对机体昼夜节律的效应。

1. 时辰效应性　时辰效应性是指机体对药物的反应包括作用和副作用等呈现时辰周期性改变。例如，研究发现洋地黄类药物的敏感性在凌晨 4 时最高，约高于其他时间的 40 倍；胰岛素的降血糖作用上午 10 时最强。

2. 时辰药动学　许多药物在体内吸收、分布、代谢和排泄具有时辰节律性，这种节律性直接影响到血药浓度的高低。例如，吲哚美辛在早晨 7 时给药血中浓度最高，口服铁剂在下午 7 时比上午 7 时其吸收率可增加一倍。

3. 时辰药物毒性　苯巴比妥下午 2 时注射可使实验小鼠全部死亡，而晚上至凌晨 1 时注射则全部存活；又如，阿糖胞苷治疗白血病时，可取上午 8 时、11 时给最大剂量，下午 8 时、11 时给最低剂量，此法与常规等量给药比较，其实验动物的存活率可提高 50%。

在临床用药时，要考虑时辰因素的影响，使之发挥更大的作用，呈现最小的不良反应。

链 接

（四）联合用药及药物的相互作用

考点：药物的相互作用

两种或多种药物合用或先后序贯应用称为联合用药或配伍用药。联合用药的目的是为了提高疗效、减少不良反应或防止耐受性、耐药性的发生。但不合理的多药联用也常导致药物间不良的相互作用而降低疗效、加重不良反应甚至产生药源性疾病。因此，在给患者多药联用时，应注意可能发生的药物不良相互作用。

两种或多种药物合用或先后序贯使用，而引起药物作用和效应的变化称为药物的相互作用。药物的相互作用可使药效加强，也可使药效降低或不良反应加重。

1. 药物在体外的相互作用　是指药物在体外配伍时所发生的物理性的或化学性的相互

作用，并有可能使疗效降低或毒性增大的现象称为药物配伍禁忌(compatibility taboo)。例如，氢化可的松注射液（乙醇溶液）与氯化钾注射液（水溶性）混合时，由于溶剂性质的改变，可析出氢化可的松沉淀；酸性药物和碱性药物混合，产生中和反应。在药物静脉滴注时尤应注意配伍禁忌（表 1-3）。

表 1-3 常用抗菌药物注射剂配伍禁忌表

抗菌药	并用的药物（注射剂）	结果
两性霉素 B	青霉素、四环素、氨基苷类抗生素	沉淀
先锋霉素类	葡萄糖酸钙、氯化钙、多黏菌素 B	沉淀
氯霉素	多黏菌素 B、四环素类、万古霉素、氢化可的松、复合维生素 B	沉淀
庆大霉素	羧苄青霉素	庆大霉素失去活性
甲氧西林	四环素类、其他酸性注射液	6 小时内失活
萘夫西林	复合维生素 B、酸性注射液	12 小时内失活
青霉素 G	氯霉素、四环素、万古霉素、间羟胺	沉淀
四环素类	含钙注射液、先锋霉素、氢化可的松、两性霉素 B、多黏菌素、肝素	与钙络合失活或沉淀
苯唑西林	复合维生素 B、酸性注射液	12 小时失活
异烟肼	青霉素钠、放线菌素 D、叶酸、依他尼酸钠、山梨醇	失活或沉淀
克林霉素	硫酸庆大霉素、头孢噻吩、青霉素钠、维生素 B_6、山梨醇	活性降低
阿米卡星	羧卞西林、呋塞米、右旋糖酐 40、盐酸普鲁卡因	疗效降低
多西环素	复方氨基酸、维生素 B_6、山梨醇	活性降低
硫酸链霉素	乳酸钠、维生素 B_6、葡萄糖酸钙、地塞米松	沉淀 失活

2. 药动学方面的相互作用 是指药物在吸收、分布、生物转化和排泄过程中被其他药物干扰，使作用部位药物浓度改变，导致药物效应增强或减弱。例如，铁制剂与维生素 C 合用，可促进铁的吸收；若与西咪替丁合用，可减少铁的吸收。铁制剂与氟喹诺酮药合用，后者吸收减少。

3. 药效学方面的相互作用 联合应用作用于同一代谢过程的不同环节的药物，可使药物作用增强或减弱。表现为药物效应增强称为协同作用（synergism），表现为药物效应减弱称为拮抗作用（antagonism）。例如，吗啡与阿托品合用治疗胆绞痛，前者具有镇痛作用，后者可解除胆道痉挛，两药合用可使疗效增强，为协同作用。而沙丁胺醇的扩张支气管作用可被普萘洛尔所拮抗，若两药合用，可使前者的作用减弱。非甾体抗炎药与华法林合用，有增加出血的可能。

（五）药物剂量和制剂

药物剂量和制剂对药物作用的影响见第 2 节药物效应动力学。

二、机体方面

（一）年龄

机体的某些生理功能如肝、肾功能，体液与体重的比例，血浆蛋白结合量等可因年龄而异，年龄对药物作用的影响在小儿和老年人方面体现得尤为突出。一般所说的剂量是指 18 ～ 60 岁成年人的药物平均剂量。

老年人由于各器官功能逐渐减退，特别是肝、肾功能逐渐减退，对药物的代谢和排泄能力降低，对药物的耐受性较差，用药剂量一般约为成人的3/4。在敏感性方面，老年人与成年人也有不同。老年人对中枢神经抑制药、心血管系统药、非甾体抗炎药等药物的反应更敏感，易致不良反应发生，用药时应注意。

小儿正处于生长发育期，尤其幼儿各器官的生理功能尚未完善，对药物的代谢、排泄能力较差且敏感性高，对经肝灭活的药物和经肾排泄的药物消除减慢，维持时间延长，甚至发生中毒。对中枢抑制药吗啡、乙醚的反应较成人敏感，因而小儿用药量应减少。小儿用药剂量的计算方法有明确规定。

（二）性别

除性激素外，性别对药物反应通常无明显差别，但妇女有月经、妊娠、哺乳等特点，用药时应予注意。月经期应避免使用作用剧烈的泻药和抗凝血药，以免月经过多。妊娠期，特别在妊娠早期，避免使用可能引起胎儿畸形或流产的药物。哺乳期妇女应注意药物可否进入乳汁，对胎儿产生影响。

（三）个体差异

在年龄、性别、体重相同的情况下，大多数人对药物的反应是相似的。但少数人也存在质和量的差异，其中量的差异表现为高敏性和耐受性。例如，有的患者对某些药物特别敏感，应用较小剂量即可产生较强的作用，称为高敏性（high sensitivity）。与此相反，对药物的敏感性较低，必须应用较大剂量方可呈现应有的治疗作用，称为耐受性（tolerance）。有的药物长期反复应用后，也可出现耐受性，但停药一段时间后，其敏感性可以恢复，此称为后天耐受。质的差异有变态反应和特异质反应，前已述及。

遗传基因多态性对药物作用的影响

药物的反应、毒性和治疗效应存在个体差异，导致个体差异的原因很多，如疾病的性质与强度、患者的年龄、性别、营养状态、器官功能、药物相互作用、并发症等。此外，遗传因素包括药物代谢酶、转运体和药物作用靶点（如受体）的遗传基因多态性是一个重要的影响因素，呈现出药动学和药效学方面的个体差异。例如，细胞色素氧化酶P50、乙醛脱氢酶、N-乙酰基转移酶等药物代谢酶的活性，个体间可相差几十倍，甚至相差1000倍以上，严重影响到药物的代谢速率。遗传基因多态性会影响某些降压药、降血糖药、镇静催眠药、抗菌药物、β受体阻断药等诸多药物的血药浓度、半衰期和不良反应，使药物作用的强弱、维持时间长短、毒性的大小呈现出显著的个体差异。因此，在临床用药时，要注意遗传基因多态性对药物作用及毒性的影响，采用个体化用药剂量，以确保用药安全、有效。

链接

（四）病理状态

病理状态可使药物的反应性或药物在体内的代谢发生改变，从而影响药物的作用。例如，阿司匹林只能使发热患者体温降低，而对正常体温无影响；有机磷农药中毒患者对阿托品的耐受性增强，用量增大；肝、肾功能不全者，可使经肝代谢的药物的作用和半衰期发生改变等。此外，一些药物可诱发或加重疾病，如糖皮质激素可诱发或加重溃疡病和糖尿病等。

（五）心理精神因素

患者的心理精神因素与药物的疗效关系密切。患者情绪乐观，有利于提高机体的抗病能力。患者对药物的信任、依赖程度也可以提高药物的疗效。研究表明，安慰剂对于头痛、高血压、神经官能症等能获得30%～50%甚至更高比例的“疗效”，显然这种“疗效”是心理因素起作用的结果。医护人员的任何医疗或护理活动，包括言谈举止都可以发挥安慰剂作用，因此可以适当利用这一效应作心理治疗或心理护理。

（六）遗传因素

多数药物的异常反应与遗传因素有关，遗传因素是影响药物反应个体差异的决定性因素之一。遗传变异可使部分药物的药效学、药动学发生变化。例如，患者体内 6- 磷酸葡萄糖脱氢酶缺乏时，当其接触某些具有氧化作用的药物（阿司匹林、伯氨喹、磺胺类、维生素 K）时，可发生溶血反应。当患者肝维生素 K 环氧化物还原酶发生变异时，与香豆素类抗凝血药的亲和力降低，使其药效下降而产生耐受性。异烟肼等在体内的乙酰化代谢呈多态性，根据乙酰化表型实验将人群分为三类：慢乙酰化代谢型、快乙酰化代谢型和中间乙酰化代谢型。慢乙酰化代谢型患者用药后维持时间长，易发生外周神经炎；而快乙酰化代谢型患者用药后药效下降快，维持时间短，肝损害较严重。由此可见，遗传因素对药物的影响是不容忽视的。

目标检测

1. 有些人对药物敏感性较低，必须用较大的剂量方可呈现应有的治疗作用，此称为（　　）
   A. 耐受性　B. 耐药性
   C. 高敏性　D. 特异质
   E. 成瘾性
2. 反映药物被机体吸收利用程度的指标是（　　）
   A. 半数有效量　B. 治疗指数
   C. 半衰期　D. 生物利用度
   E. 安全范围
3. 治疗指数是（　　）
   A. LD_{50}　B. ED_{50}
   C. $t_{1/2}$　D. LD_{50}/ED_{50}
   E. ED_{50}/LD_{50}
4. 注射用混悬剂适于采用的给药方法是（　　）
   A. 静脉注射　B. 静脉滴注
   C. 动脉注射　D. 肌内注射
   E. 椎管注射

（5 ～ 7 题共用选项）

A. LD_{50}　B. ED_{50}
C. 极量　D. 安全范围
E. 治疗指数

5. 半数有效量是指（　　）
6. 半数致死量是指（　　）
7. LD_{50}/ED_{50} 的性质是指（　　）

（徐　红）

中英文对照

协同作用　synergism
拮抗作用　antagonism
配伍禁忌　compatibility taboo
高敏性　high sensitivity
耐受性　tolerance

第2章　传出神经系统药物

第1节　概　　述

学习目标

1. 掌握传出神经系统药物的分类及作用方式。
2. 熟悉传出神经系统受体的类型及生理效应。
3. 熟悉传出神经系统按递质的分类。

传出神经是传递来自中枢神经冲动以支配效应器官活动的神经。传出神经系统药物是指能直接或间接影响传出神经的化学传递而改变效应器官活动的药物。

一、传出神经系统的分类与递质

（一）传出神经系统的解剖学分类

传出神经系统包括自主神经系统（autonomic nervous system）和运动神经系统（somatic nervous system）。自主神经系统分为交感神经系统和副交感神经系统，主要支配心脏、平滑肌和腺体；运动神经直接支配骨骼肌（图2-1）。

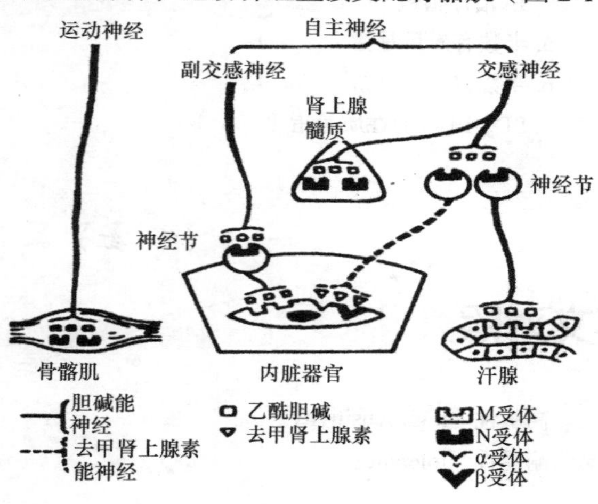

图2-1　传出神经的分类与递质

1. 自主神经　从中枢发出后均在神经节内更换神经元，再到达所支配的效应器，故有节前纤维和节后纤维之分。

2. 运动神经　从中枢发出后，直接到达所支配的骨骼肌，无节前纤维和节后纤维之分。

（二）传出神经系统的递质

神经末梢与效应器细胞或次一级神经元间的相互交界处称突触，由突触前膜、突触间隙、突触后膜三部分构成。当神经冲动到达神经末梢时，突触前膜释放出的化学传递物质称为递质，递质与突触后膜上的受体结合并产生效应，从而完成神经冲动的传递。传出神经的递质主要有乙酰胆碱（acetylcholine，ACh）和去甲肾上腺素（noradrenaline，NA；norepinephrine，NE）。

（三）传出神经系统按递质分类

传出神经系统按其兴奋时所释放的递质不同，可分为胆碱能神经（cholinergic nerve）和去甲肾上腺素能神经（noradrenergic nerve）。

1. 胆碱能神经　兴奋时末梢释放的递质为 ACh，包括：①交感神经和副交感神经的节前纤维；②副交感神经的节后纤维；③极少数交感神经节后纤维（支配汗腺的神经和骨骼肌的舒血管神经）；④运动神经。

2. 去甲肾上腺素能神经　兴奋时末梢释放递质为 NA。绝大部分交感神经节后纤维属于此类。

（四）传出神经递质的体内过程

1. 乙酰胆碱

（1）合成：在胆碱能神经末梢内，胆碱和乙酰辅酶 A 在胆碱乙酰化酶的作用下合成 ACh。

（2）储存：合成的 ACh 进入囊泡，并与 ATP 和囊泡蛋白共同储存于囊泡内。

（3）释放：当神经冲动到达神经末梢时，突触前膜去极化，Ca^{2+} 内流，囊泡膜与突触前膜融合并形成裂孔，将 ACh 排出，经突触间隙与突触后膜的受体结合，产生效应。

（4）代谢：释放的 ACh 在数毫秒内即被突触间隙中的胆碱酯酶（acetylcholinesterase，AChE）水解成胆碱和乙酸，部分胆碱被突触前膜再摄取，供再合成之用（图 2-2）。

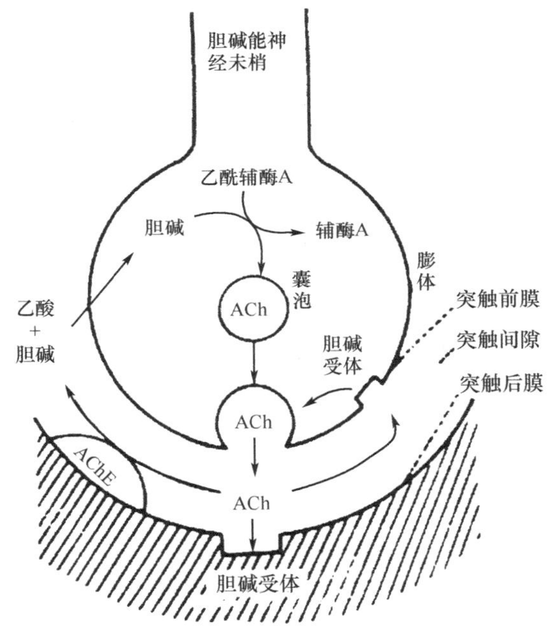

图 2-2　乙酰胆碱的体内过程

2. 去甲肾上腺素

（1）合成：在去甲肾上腺素能神经末梢内，酪氨酸在酪氨酸羟化酶的作用下生成多巴（dopa），多巴在多巴脱羧酶的作用下生成多巴胺（dopamine，DA），后者进入囊泡中，经多巴胺 β- 羟化酶催化生成 NA。在 NA 的生物合成过程中，酪氨酸羟化酶是限速酶。当胞质中 DA 和游离的 NA 增加时，对此酶有负反馈作用。

（2）储存：合成的 NA 与 ATP 及嗜铬颗粒蛋白结合，储存于囊泡中。

（3）释放：当神经冲动到达神经末梢时，以"胞裂外排"的方式将 NA 释放至突触间隙。

（4）代谢：释放到突触间隙的 NA，75% ～ 95% 被突触前膜重摄取，这是 NA 消除的主要方式，进入神经末梢的 NA 大部分进一步转运至囊泡中储存，以供再次释放用。少部分未进入囊泡的 NA 可被胞质液中线粒体膜上的单胺氧化酶（MAO）破坏。此外，还有小部分 NA 释放后从突触间隙扩散到血液中，最后被肝、肾等组织中的儿茶酚氧位甲基转移酶（COMT）和 MAO 所破坏（图 2-3）。

二、传出神经系统的受体、类型和效应

根据与受体选择性结合的递质不同，可将传出神经系统的受体分为胆碱受体、肾上腺素受体。

（一）胆碱受体与效应

能选择性地与 ACh 相结合的受体为胆碱受体，其可分为以下两类：

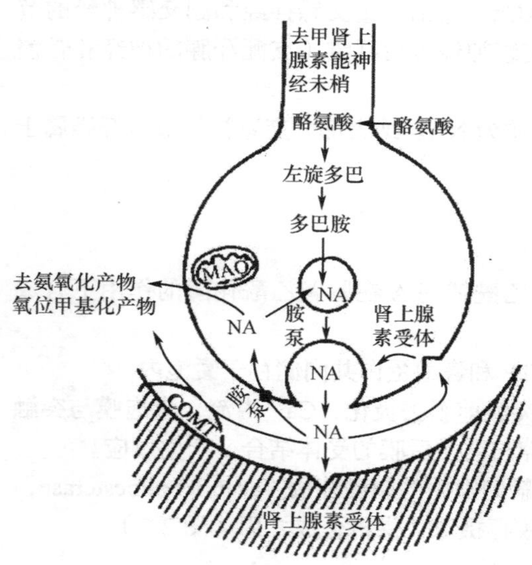

图 2-3 去甲肾上腺素的体内过程

1. M受体 能选择性地与毒蕈碱（muscarine）结合的胆碱受体，分布在节后胆碱能神经纤维所支配的效应器细胞膜上。M受体（muscarinic receptor，毒蕈碱型胆碱受体）又分为M_1、M_2、M_3、M_4四种亚型。M_1受体主要分布于神经节、胃壁细胞及中枢神经等处，激动时可引起NA分泌减少、胃酸分泌增加、中枢兴奋。M_2受体主要分布于心脏，激动时可引起心脏抑制。M_3受体主要分布于胃肠、膀胱和支气管平滑肌、胃肠、膀胱括约肌、瞳孔括约肌和腺体，激动时引起平滑肌收缩、胃肠及膀胱括约肌舒张、瞳孔缩小、腺体分泌增加等。M_4亚型结构未能阐明。以上这些效应称为M样作用。

2. N受体 N受体（nicotinic receptor，烟碱型胆碱受体）指能选择性地与烟碱（nicotine）结合的胆碱受体，分为N_1及N_2受体两个亚型。N_1受体主要分布于自主神经节突触后膜和肾上腺髓质，激动时可引起神经节兴奋和肾上腺髓质分泌；N_2受体主要分布于骨骼肌，激动时可引起骨骼肌收缩。以上这些效应称为N样作用。

考点：胆碱受体与效应

（二）肾上腺素受体与效应

能选择性地与去甲肾上腺素或肾上腺素结合的受体为肾上腺素受体，可分为α肾上腺素受体（α受体）和β肾上腺素受体（β受体）。

1. α受体 分为α_1及α_2受体两个亚型。α_1受体主要分布于血管平滑肌、瞳孔开大肌、胃肠和膀胱括约肌等部位，激动时可引起血管收缩、瞳孔扩大、胃肠和膀胱括约肌收缩；α_2受体主要分布于去甲肾上腺素能神经末梢突触前膜、胰岛B细胞、血小板、血管平滑肌等部位，激动时可引起NA分泌减少、胰岛素分泌减少、血小板聚集、血管收缩。α受体激动时的效应称为α型作用。

2. β受体 分为β_1、β_2和β_3受体三个亚型。β_1受体主要分布于心脏，激动时可引起心脏兴奋（心肌收缩力增强、心率加快、传导加快、心排血量增加、心耗氧量增加）；β_2受体主要分布于支气管平滑肌、骨骼肌血管、冠状血管和肝，激动时可引起支气管平滑肌松弛、血管平滑肌舒张、糖原分解、血糖升高等；β_3受体分布于脂肪组织，激动时引起脂肪分解。β受体激动时的效应称为β型作用。

考点：肾上腺素受体与效应

多巴胺受体及效应

能选择性地与多巴胺结合的受体称为多巴胺受体（DA受体或D受体）。D受体至少存在5种亚型。D_1、D_2、D_3、D_4、D_5，其中D_1、D_5为D_1样受体，激活后升高细胞内cAMP水平，D_2、D_3、D_4为D_2样受体，激活后降低细胞内cAMP水平。DA受体除存在于中枢外，外周亚型有D_1和D_2受体。D_1受体主要存在于肾、肠系膜血管，该部位受体被激动时，可引起肾、肠系膜血管扩张；D_2受体主要分布在去甲肾上腺素能神经末梢和胃肠平滑肌等处，该部位受体被激动时，可引起NA分泌减少、胃肠平滑肌舒张。

链接

三、传出神经系统的生理功能

机体大多数组织器官受去甲肾上腺素能神经和胆碱能神经的双重支配。在多数情况下，两类神经兴奋所产生的效应相反。通常情况下，心脏和血管以去甲肾上腺素能神经支配为主（占优势），胃肠道、膀胱平滑肌等以胆碱能神经支配为主（占优势）。但在中枢神经系统的调节下，它们的功能又是统一的，共同维持了器官活动的协调一致（表 2-1）。

表 2-1　传出神经系统的受体及效应

效应器			胆碱能神经兴奋		去甲肾上腺素能神经	
			受体	效应	受体	效应
心脏	心肌		M_2	收缩力减弱	β_1	收缩力加强*
	窦房结		M_2	心率减慢*	β_1	心率加快
	传导系统		M_2	传导减慢*	β_1	传导加快
平滑肌	血管	皮肤黏膜	M	扩张（交感神经）	α	收缩*
		内脏			$\alpha\beta_2$	收缩*
		骨骼肌			$\alpha\beta_2$	扩张*
		冠状动脉			$\alpha\beta_2$	扩张*
	支气管		M	收缩	$\alpha\beta_2$	松弛*
	胃肠壁		M	收缩*	β_2	松弛
	膀胱逼尿肌		M	收缩*	β_2	松弛
	胃肠、膀胱括约肌		M	松弛	α	收缩
	胆囊与胆道		M	收缩*	β_2	松弛
	眼	虹膜	M	瞳孔括约肌收缩	α	瞳孔开大肌收缩
		睫状肌	M	收缩（近视）	β_2	松弛（远视）
腺体	汗腺		M	分泌（交感神经）*	α	手、脚心分泌
	唾液腺		M	分泌*	α	分泌
	胃肠及呼吸道		M	分泌		
代谢	肝糖原				β_2	分解
	肌糖原				β_2	分解
	脂肪组织				β_3	分解
	自主神经节		N_N	兴奋		--
	肾上腺髓质			分泌（交感神经节前纤维）		--
	骨骼肌		N_M	收缩	β_2	收缩（运动神经）

* 表示占优势

四、传出神经系统药物的作用方式

（一）直接作用于受体

许多传出神经系统药物能直接与胆碱受体或去甲肾上腺素受体结合而产生效应。凡结合后能激动受体，产生与递质相似的作用，称为受体激动药，如胆碱受体激动药和肾上腺素受体激动药。结合后阻断受体，并阻碍递质或激动药与受体结合，产生与递质相反的作用，称为受体拮抗药或拮抗药，如胆碱受体拮抗药和肾上腺素受体拮抗药。

（二）影响递质的体内过程

某些药物（如新斯的明）通过影响递质生物转化而产生效应。例如，胆碱酯酶抑制药通过抑制胆碱酯酶而阻碍 ACh 水解，使突触间隙的 ACh 含量增加，激动胆碱受体而发挥拟胆碱作用。某些药物能影响递质的合成、储存、释放或摄取而产生效应，如麻黄碱和间羟胺可促进 NA 的释放而发挥拟肾上腺素作用。

五、传出神经系统药物的分类

根据药物作用性质及对不同受体的选择性进行分类，详见表 2-2。

表 2-2　传出神经药物分类

激动药	拮抗药
一、胆碱受体激动药	一、胆碱受体拮抗药
1. M、N 胆碱受体激动药（卡巴胆碱）	1. M 胆碱受体拮抗药
2. M 胆碱受体激动药（毛果芸香碱）	（1）非选择性 M 受体拮抗药（阿托品）
3. N 胆碱受体激动药（烟碱）	（2）M_1 受体拮抗药（哌仑西平）
二、胆碱酯酶抑制药（新斯的明）	2. N 胆碱受体拮抗药
三、肾上腺素受体激动药	（1）N_1 受体拮抗药（美卡拉明）
1.α、β 受体激动药（Adr）	（2）N_2 受体拮抗药（琥珀胆碱）
2.α 受体激动药	二、胆碱酯酶复活药（碘解磷定）
（1）α_1、α_2 受体激动药（NA）	三、肾上腺素受体阻断药
（2）α_1 受体激动药（去氧肾上腺素）	1.α 受体拮抗药
（3）α_2 受体激动药（可乐定）	（1）α_1、α_2 受体拮抗药（酚妥拉明）
3.β 受体激动药	（2）α_1 受体拮抗药（哌唑嗪）
（1）β_1、β_2 受体激动药（异丙肾上腺素）	（3）α_2 受体拮抗药（育亨宾）
（2）β_1 受体激动药（多巴酚丁胺）	2.β 受体拮抗药
（3）β_2 受体激动药（沙丁胺醇）	（1）β_1、β_2 受体拮抗药（普萘洛尔）
	（2）β_1 受体拮抗药（阿替洛尔）
	3.α、β 受体拮抗药（拉贝洛尔）

目标检测

1. 去甲肾上腺素能神经指（　　）
   A. 运动神经
   B. 交感神经节前纤维
   C. 副交感神经节前纤维
   D. 副交感神经节后纤维
   E. 绝大多数交感神经节后纤维
2. ACh 释放后作用消失的主要原因是（　　）
   A. 被 AChE 水解灭活　B. 被 MAO 破坏
   C. 被 COMT 破坏　D. 被突触前膜再摄取
   E. 被胆碱乙酰化酶水解灭活
3. M 受体兴奋时，不包括下列哪项（　　）
   A. 胃肠平滑肌收缩　B. 血管扩张
   C. 腺体分泌减少　D. 瞳孔缩小
   E. 心率减慢

4. 激动突触前膜的 α 受体可引起（　　）
  A. 瞳孔扩大
  B. 血压升高
  C. 肾上腺素释放增加
  D. 去甲肾上腺素释放减少
  E. 支气管平滑肌收缩

（5～7题共用选项）
  A. 内脏平滑肌收缩　B. 骨骼肌收缩
  C. 瞳孔开大肌收缩　D. 心肌收缩力增强
  E. 支气管平滑肌松弛

5. M 受体激动可以引起（　　）
6. β_2 受体激动可以引起（　　）
7. α_1 受体激动可以引起（　　）

（叶　莉）

中英文对照

自主神经系统　autonomic nervous system
运动神经系统　somatic nervous system
乙酰胆碱　acetylcholine，ACh
去甲肾上腺素　noradrenaline，NA，norepinephrine，NE
胆碱能神经　cholinergic nerve
去甲肾上腺素能神经　noradrenergic nerve
多巴　dopa
多巴胺　dopamine，DA
M 受体　muscarine receptor
毒蕈碱　muscarine
N 受体　nicotinic receptor
烟碱　nicotine

第2节　拟胆碱药

学习目标

1. 掌握毛果芸香碱、新斯的明的药理作用、临床应用及不良反应。
2. 熟悉其他胆碱受体激动药和胆碱酯酶抑制药的作用特点。

拟胆碱药（cholinomimetic drugs）是一类作用与胆碱能神经递质乙酰胆碱作用相似的药物。根据其作用机制，可分为胆碱受体激动药和胆碱酯酶抑制药两大类。

一、胆碱受体激动药

（一）M、N 受体激动药

乙酰胆碱

乙酰胆碱（acetylcholine，ACh）为胆碱能神经递质，能直接激动 M、N 受体，呈现 M 样和 N 样作用。其性质不稳定，极易被 AChE 水解，作用时间短，故无临床价值。

卡巴胆碱

卡巴胆碱（carbamylcholine，卡巴可，carbachol）为人工合成的拟胆碱药，其药理作用和 ACh 相似，化学性质较稳定，不易被胆碱酯酶水解，作用时间较长。直接激动 M、N 受体，也可促进胆碱能神经末梢释放 ACh 而间接发挥作用。因不良反应较多，阿托品对其解毒作用差，限制了其在全身的应用。主要用于青光眼的治疗。还可用于白内障晶状体置换术、角膜移植等需要缩瞳的眼科手术或排尿机制异常造成的尿潴留。

（二）M 受体激动药

毛果芸香碱

毛果芸香碱（pilocarpine，匹鲁卡品）是从毛果芸香属植物中提取的生物碱，现已可人工合成。

【药理作用】 能直接激动 M 受体，产生 M 样作用，对眼和腺体的作用最明显。

（1）对眼睛的作用：毛果芸香碱溶液滴眼后可引起缩瞳、降低眼压和调节痉挛等作用。

1）缩瞳：虹膜上有两种平滑肌，一种是瞳孔括约肌，兴奋时瞳孔括约肌向中心方向收缩，瞳孔缩小；另一种是瞳孔开大肌，兴奋时向外周方向收缩，瞳孔扩大。毛果芸香碱激动瞳孔括约肌上的 M 受体，使瞳孔括约肌收缩，导致瞳孔缩小（图 2-4）。

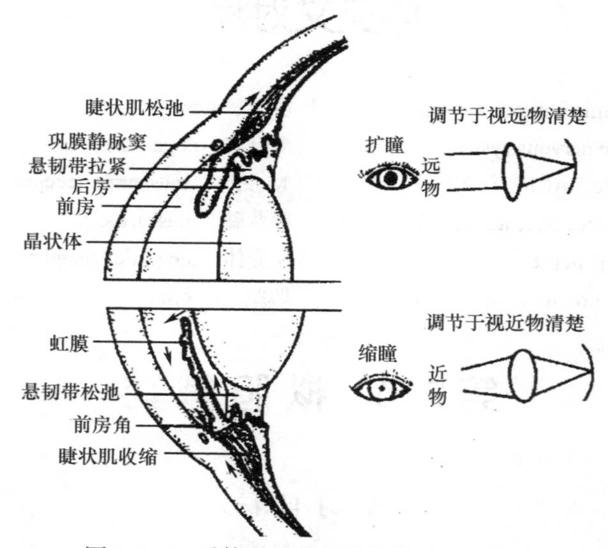

图 2-4 M 受体激动药和拮抗药对眼的作用

上：M 受体激动药的作用；下：M 受体拮抗药的作用

2）降低眼压：房水是由睫状体上皮细胞分泌及虹膜后房血管渗出而产生，经瞳孔流入前房，到达前房角间隙，经滤帘流入巩膜静脉窦而进入血液循环。毛果芸香碱通过缩瞳作用使虹膜向中心拉紧，虹膜根部变薄，使前房角间隙扩大，有利于房水回流，从而使眼压下降。

3）调节痉挛：眼睛的调节主要取决于晶状体。毛果芸香碱能激动睫状肌环状纤维上的 M 受体，使睫状肌向眼中心方向收缩，悬韧带松弛，晶状体变凸，屈光度增加，视近物清楚，这一作用称为调节痉挛（图 2-4）。

（2）对腺体的作用：毛果芸香碱能激动腺体的 M 受体，使腺体分泌增加，以汗腺和唾液腺分泌增加最为明显。

【临床应用】

（1）青光眼：是因房水回流受阻而使眼压升高的眼科常见疾病。临床分为开角型青光眼和闭角型青光眼。其表现为头痛、眼痛、视力减退等症状，严重时可致失明。毛果芸香碱可缩瞳、降低眼压，对闭角型青光眼疗效较佳；对开角型青光眼的早期也有一定疗效。常用 1% ～ 2% 溶液滴眼，同时压迫内眦，防止药液通过鼻泪管吸收产生副作用。注意用药间隔时间，避免频繁用药。

案例 2-1

患者，女，62 岁。因窦性心动过缓常服阿托品治疗。近来感觉头痛、眼痛，并有畏光、流泪现象，视力明显下降。检查：瞳孔中等散大，对光反射迟钝，眼底视网膜血管阻塞，眼压 65mmHg。

诊断：急性闭角型青光眼。

问题与思考：

1. 应该用何药治疗效果最佳？为什么？
2. 应用时应注意哪些问题？

（2）虹膜炎：与扩瞳药交替使用，以防止虹膜与晶状体粘连。

（3）解救 M 受体拮抗药中毒：以 1 ～ 2mg 皮下注射，可用于阿托品等 M 受体拮抗药中毒的解救。

【不良反应和注意事项】 吸收过量可出现 M 受体过度兴奋症状，如流涎、多汗、恶心、呕吐、腹痛、腹泻、支气管痉挛等，可用阿托品对抗。滴眼液应避光、密闭，在凉暗处保存，有条件者可置 4℃冰箱中保存。

考点： 毛果芸香碱的药理作用、临床应用、不良反应和注意事项

二、胆碱酯酶抑制药

胆碱酯酶抑制药又称抗胆碱酯酶药，能与胆碱酯酶结合，抑制其活性，导致 ACh 在局部蓄积，产生 M 样作用和 N 样作用。胆碱酯酶抑制药可分为两类：一类是易逆性胆碱酯酶抑制药，如新斯的明；另一类是难逆性胆碱酯酶抑制药，如农业杀虫剂有机磷酸酯类，使酶的活性难以恢复，毒性很强（见第 19 章第 1 节）。

新斯的明

新斯的明（neostigmine，prostigmine）为人工合成的季铵类化合物，口服吸收少而不规则，不易透过血脑屏障。溶液滴眼时，不易透过角膜进入前房，对眼的作用弱。

【药理作用】 新斯的明为可逆性抑制胆碱酯酶活性，ACh 不能水解，使 ACh 堆积，激动 M 和 N 受体，表现为 M 样和 N 样作用。对骨骼肌的兴奋作用最强；对胃肠道和膀胱平滑肌的兴奋作用较强；对心血管、腺体、眼和支气管平滑肌的作用较弱。

【临床应用】

（1）重症肌无力：新斯的明可兴奋骨骼肌，它除通过抑制胆碱酯酶而发挥作用外，还能直接激动骨骼肌运动终板上的 N_2 受体，并促进运动神经末梢释放乙酰胆碱，改善肌无力症状。一般采用口服给药，严重者可皮下注射或肌内注射。

重症肌无力

重症肌无力是神经 - 肌肉接头传递功能障碍的一种自身免疫性疾病。多数患者血清中存在抗 ACh N_M 受体的抗体，可导致 N_M 受体受损，使运动终板 ACh 受体数目减少，妨碍 ACh 与受体结合，产生神经肌肉传递功能障碍。骨骼肌极易疲劳，表现为眼睑下垂、四肢无力、表情淡漠、咀嚼和吞咽困难，严重者可致呼吸困难。此病发病率近年来有上升趋势。部分患者在数月至 2 年内转化成全身型肌无力，最终导致呼吸困难、瘫痪，甚至危及生命。

链接

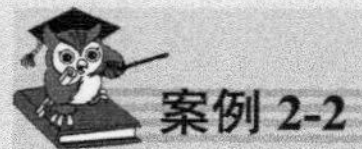

患者，男，28 岁。近 2 周来自觉四肢无力、易疲劳，有咀嚼及吞咽困难，休息后上述症状减轻，活动后加重。检查：双眼睑下垂，声音嘶哑，吹气不能，肌疲劳试验及新斯的明试验均阳性，血清中抗 ACh 受体抗体测定明显增高。

诊断：重症肌无力。

问题与思考：

1. 该患者应该用何药治疗？
2. 用药时应注意哪些事项？

（2）腹气胀和尿潴留：新斯的明能兴奋胃肠道平滑肌及膀胱逼尿肌，促进排气和排尿，适用于手术后腹气胀和尿潴留。

（3）阵发性室上性心动过速：可利用新斯的明的拟胆碱作用减慢心率。

（4）肌松药中毒的解救：适用于非除极化型骨骼肌松弛药如筒箭毒碱过量中毒的解救。

考点： 新斯的明的药理作用、临床应用、不良反应和注意事项

【不良反应和注意事项】 治疗量时副作用较少，应监测患者的心率、呼吸、吞咽功能及握力等是否改善，过量可产生恶心、呕吐、腹痛、心动过缓。对重症 肌无力患者，药物过量反而加重症状，还可伴有大汗淋漓、大小便失禁等，严重者可发生呼吸肌麻痹，称为“胆碱能危象”。此时应停用新斯的明，改用M受体拮抗药阿托品和胆碱酯酶复活药（解磷定等）缓解症状。必要时安装辅助呼吸装置改善患者的呼吸状况。

机械性肠梗阻、尿路梗阻和支气管哮喘患者禁用。

毒扁豆碱

毒扁豆碱（physostigmine，依色林，eserine）是从毒扁豆种子中提出的生物碱，亦可人工合成。

【药理作用和临床应用】 本药为叔胺类化合物，脂溶性较高，易透过血脑屏障。对眼的作用类似于毛果芸香碱，作用强而持久。缩瞳作用和降低眼压作用可维持 1 ～ 2 天。吸收后的外周作用与新斯的明相似，中枢作用表现为先兴奋后抑制。主要用于治疗青光眼，但疗效不如毛果芸香碱。还可用于阿托品等抗胆碱药中毒以及三环类抗抑郁药、抗组胺药、吩噻嗪类抗精神失常药的中毒。

【不良反应和注意事项】 本药滴眼液应置于棕色瓶内避光保存，滴眼后可致睫状肌收缩而引起调节痉挛，导致视物模糊，并可引起头痛、眼痛等。因选择性低，毒性大，很少全身用药。

吡斯的明

吡斯的明（pyridostigmine）口服吸收好，作用与新斯的明相似，起效慢，作用弱，维持时间长。主要用于重症肌无力，也可用于手术后腹气胀、尿潴留。不良反应与新斯的明相似，禁忌证同新斯的明。

加兰他敏

加兰他敏（galanthamine）口服吸收良好，属竞争性、可逆性胆碱酯酶抑制药，还可直接激动N受体，并调节中枢与学习有关区域的N受体构象，增加该区域N受体数目，增强ACh的作用。由于阿尔茨海默病患者中枢的N受体变构导致ACh的作用减弱，主要用于轻、中度阿尔茨海默病的治疗。

安贝氯铵

安贝氯铵（ambenonium chloride）作用与新斯的明相似，维持时间较长。临床主要用于不能耐受新斯的明或吡斯的明的重症肌无力患者。过量可引起“胆碱能危象”。

地美溴铵

地美溴铵（demecarium bromide）属易逆性抗 AChE 药，滴眼 15 ～ 60 分钟后瞳孔缩小，作用时间较长，适于治疗青光眼。

制剂和用法

卡巴胆碱　滴眼液：0.25% ～ 3%。滴眼，一天 2 ～ 3 次。注射剂：0.1mg/ml、0.25mg/2ml。前房内注射，一次 0.2mg。

毛果芸香碱　滴眼液或眼膏：1% ～ 2%。一次 1 ～ 2 滴，一天 3 ～ 5 次，或按需要决定，晚上或需要时涂眼膏。长效毛果芸香碱眼用缓释药膜：药膜放入眼结膜囊内后缓慢释放，一周 1 片。

新斯的明　片剂：15mg。一次 15mg，一天 3 次。极量一次 30mg，一天 100mg。注射剂：0.5mg/ml、1mg/2ml。一次 0.25 ～ 1.0mg，一天 1 ～ 3 次，皮下注射或肌内注射。极量一次 1mg，一天 5mg。

毒扁豆碱　滴眼液或眼膏：0.25%。每 4 小时 1 次或按需要决定滴眼次数。

吡斯的明　片剂：60mg。一次 60mg，一天 3 次。

安贝氯铵　片剂：5mg、10mg、25mg。一次 5 ～ 25mg，一天 3 ～ 4 次。

地美溴铵　滴眼液：0.125% ～ 0.25%。先以低浓度及小量试用，根据疗效增减用量。

目标检测

1. 毛果芸香碱滴眼可产生下列哪种作用（　　）
   A. 近视、扩瞳　B. 近视、缩瞳
   C. 远视、扩瞳　D. 远视、缩瞳
   E. 以上都不对
2. 关于新斯的明的叙述，错误的是（　　）
   A. 对骨骼肌的兴奋作用最强
   B. 为难逆性抗胆碱酯酶药
   C. 可直接激动骨骼肌 N 受体
   D. 可促进运动神经末梢释放乙酰胆碱
   E. 禁用于支气管哮喘患者
3. 治疗重症肌无力最好选用（　　）
   A. 毛果芸香碱　B. 毒扁豆碱
   C. 新斯的明　D. 阿托品
   E. 加兰他敏
4. 新斯的明治疗术后腹气胀的原理为（　　）
   A. 直接激动 M 受体　B. 直接激动 N_1 受体
   C. 直接激动 N_2 受体　D. 适当抑制 AChE
   E. 不可逆性抑制 AChE
5. 胆碱酯酶抑制剂不包括（　　）
   A. 毛果芸香碱　B. 毒扁豆碱
   C. 新斯的明　D. 加兰他敏
   E. 吡斯的明
6. 患者，女，68 岁，青光眼。用 1% 毛果芸香碱滴眼液治疗，该患者不会出现（　　）
   A. 缩瞳　B. 降低眼压
   C. 调节痉挛　D. 导致远视
   E. 导致近视
7. 患者，男，28 岁。近来自觉四肢无力，活动后加重，经检查后诊断为重症肌无力，用下列何药治疗（　　）
   A. 新斯的明　B. 毛果芸香碱
   C. 乙酰胆碱　D. 毒扁豆碱
   E. 以上均不对

（8、9 题共用题干）

患者，女，40 岁，近半年来常感到突发心慌、气短、头痛、眩晕。心电图检查为阵发性室上性心动过速。

8. 应选用的药物是（　　）

A. 吡斯的明　　B. 毛果芸香碱

C. 安贝氯铵　　D. 乙酰胆碱

E. 新斯的明

9. 该药禁用于（　　）

A. 手术后尿潴留　　B. 手术后腹气胀

C. 筒箭毒碱过量中毒　　D. 支气管哮喘

E. 肠麻痹

（10、11 题共用题干）

患者，男，45岁。近来自觉四肢无力，活动后加重，经检查后诊断为重症肌无力。在用新斯的明治疗过程中，出现“胆碱能危象”。

10. 应如何处理（　　）

A. 增加药量

B. 减少药量

C. 用阿托品和解磷定对抗

D. 用琥珀胆碱对抗

E. 用尼可刹米对抗

11. 新斯的明所引发“胆碱能危象”是指（　　）

A. 用量不足，难达到药效

B. 用量过大，肌无力加重

C. 用量过大，肌张力亢进

D. 用量过大，中枢兴奋

E. 用量过大，中枢抑制

（12～14 题共用选项）

A. 毛果芸香碱　　B. 新斯的明

C. 碘解磷定　　D. 有机磷酸酯类

E. 阿托品

12. 可恢复胆碱酯酶活性的药物是（　　）

13. 可用于治疗重症肌无力的药物是（　　）

14. 可用于治疗青光眼的药物是（　　）

（15～18 题共用选项）

A. 毛果芸香碱　　B. 毒扁豆碱

C. 阿托品　　D. 噻吗洛尔

E. 去氧肾上腺素

15. 兴奋 α 受体，瞳孔扩大（　　）

16. 阻滞 M 受体，瞳孔扩大，眼压升高（　　）

17. 兴奋 M 受体，瞳孔缩小，眼压降低（　　）

18. 抑制 AChE，瞳孔缩小，眼压降低（　　）

（叶　莉）

中英文对照

拟胆碱药　cholinomimetic drugs

乙酰胆碱　acetylcholine，ACh

卡巴胆碱　carbamylcholine

毛果芸香碱　pilocarpine

新斯的明　neostigmine，prostigmine

毒扁豆碱　physostigmine

依色林　eserine

吡斯的明　pyridostigmine

加兰他敏　galanthamine

安贝氯铵　ambenonium chloride

地美溴铵　demecarium bromide

第3节　抗胆碱药

学习目标

1. 掌握阿托品、东莨菪碱、山莨菪碱的药理作用、临床应用及不良反应。
2. 熟悉阿托品合成代用品的作用特点及临床应用。
3. 了解其他胆碱受体拮抗药的作用特点及临床应用。

抗胆碱药是一类能与胆碱受体结合而不激动或轻微激动胆碱受体，并因此阻碍乙酰胆碱及胆碱受体激动药与胆碱受体的结合，从而产生抗胆碱作用的药物。按其对胆碱受体选择性的不同，可分为 M 胆碱受体拮抗药和 N 胆碱受体拮抗药。

一、M 受体拮抗药

（一）阿托品类生物碱

阿托品类生物碱包括阿托品、东莨菪碱、山莨菪碱、樟柳碱等，多从颠茄、莨菪或曼陀罗、洋金花等天然植物中提取，现也可人工合成。

阿　托　品

【体内过程】 阿托品（atropine）口服吸收迅速，1 小时后血药浓度达峰值，持续 3 ～ 4 小时，肌内注射后 15 ～ 20 分钟血药浓度达峰值。吸收后广泛分布于全身组织，可通过胎盘及血脑屏障。半衰期为 2 ～ 4 小时，约 60% 以原型经肾排出。

【药理作用】 阿托品为竞争性 M 受体拮抗药，作用广泛，对 M 受体有较高选择性，但对各种 M 受体亚型的选择性较低。能阻断 ACh 或胆碱受体激动药与 M 受体的结合，拮抗 M 样作用。

（1）抑制腺体分泌：对唾液腺和汗腺最为敏感，小剂量即可引起口干和皮肤干燥；其次为泪腺和呼吸道腺体；较大剂量也能减少胃液的分泌，但对胃酸分泌的影响较小，因胃酸分泌还受到体液等因素的调节。

（2）对眼睛的作用：局部给药和全身用药时均可出现，应给予重视。

1）扩瞳：阻断瞳孔括约肌上的 M 受体，瞳孔括约肌松弛，使瞳孔开大肌的功能占优势，瞳孔扩大。

2）升高眼压：由于瞳孔扩大，虹膜退向边缘，虹膜根部变厚，前房角间隙变窄，房水回流受阻，导致眼压升高（图 2-4）。

3）调节麻痹：阻断睫状肌上的 M 受体，睫状肌松弛而退向外缘，使悬韧带拉紧，晶状体变扁平，屈光度降低，视近物模糊，视远物清楚，这一作用称为调节麻痹（图 2-4）。

（3）松弛内脏平滑肌：阿托品对正常状态的平滑肌影响较小，但对处于痉挛状态的平滑肌则呈显著的松弛作用。对胃肠平滑肌作用较强，可缓解胃肠绞痛。可降低尿道和膀胱逼尿肌的张力和收缩幅度，但对胆道、支气管、输尿管和子宫平滑肌影响较小。

（4）心血管系统

1）心脏：较大剂量（1 ～ 2mg）阿托品因阻断窦房结的 M_2 受体，解除迷走神经对心脏的抑制作用，使心率加快；也能拮抗迷走神经过度兴奋所致的窦房结及房室的传导阻滞。对迷走神经张力较高的青壮年作用较明显，对幼儿及老年人则影响较小。

2）血管和血压：大剂量阿托品可引起血管扩张，对处于痉挛状态的微血管作用明显，可改善微循环，恢复重要脏器组织血供，缓解组织缺氧状态。阿托品扩血管作用机制可能是机体对其体温升高（汗腺分泌减少）的代偿性散热反应，也可能是大剂量的阿托品直接扩张血管的结果。

（5）中枢神经系统：治疗量阿托品可兴奋延髓和大脑，产生轻度兴奋作用，随着剂量增加，出现烦躁不安、多言。中毒剂量常产生运动失调、惊厥、定向障碍、幻觉和谵妄等。最终由兴奋转为抑制，出现昏迷和呼吸麻痹而死亡。阿托品还可以增加癫痫的发作频率。

【临床应用】

（1）解除平滑肌痉挛：适用于各种内脏绞痛，对胃肠绞痛及膀胱刺激症状，如尿频、尿急等疗效较好；对胆绞痛和肾绞痛疗效较差，常与镇痛药哌替啶合用。此外，利用阿托品松弛膀胱逼尿肌的作用，可用于遗尿症。

（2）全身麻醉前给药：可抑制呼吸道腺体和唾液腺的分泌，防止分泌物阻塞呼吸道及吸入性肺炎的发生。也可用于严重盗汗和流涎症（如重金属中毒和帕金森病）等。对胃酸影响小，因可以解除胃肠道平滑肌痉挛，可作为溃疡病的辅助用药。

（3）眼科应用

1）虹膜睫状体炎：用 0.5% ～ 1% 阿托品溶液滴眼，使瞳孔括约肌和睫状肌松弛，有利于炎症的消退，用于治疗虹膜睫状体炎和角膜炎；还可预防虹膜和晶状体的粘连，常与缩瞳药交替使用。

2）验光配镜：滴眼后使睫状肌松弛，产生调节麻痹作用，可准确测定晶状体的屈光度。因阿托品其扩瞳作用持续 1 ～ 2 天，调节麻痹作用也可维持 2 ～ 3 天，视力恢复较慢，故临床常被作用较短的后马托品取代。阿托品仅在儿童验光时使用，因儿童的睫状肌调节功能较强。

（4）抗心律失常：用于因迷走神经过度兴奋所致窦性心动过缓、窦房传导阻滞和房室传导阻滞等缓慢型心律失常。

（5）抗休克：大剂量阿托品用于暴发型流行性脑脊髓膜炎、中毒性菌痢、中毒性肺炎等所致的多种感染性休克，以解除小血管痉挛，改善微循环。但对休克伴有高热或心率过快者，不宜用阿托品，目前多用山莨菪碱取代之。

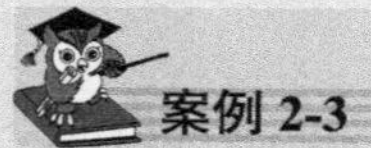

案例 2-3

患者，男，44 岁。患有甲状腺功能减退症，因突发晕厥就诊。心电图检查提示：窦性心动过缓，心率 38 次 / 分。

诊断：窦性心动过缓（甲状腺功能减退所致）。

问题与思考：

1. 该患者除应积极治疗甲状腺功能减退症外，还应用何药对症治疗？
2. 此药还有哪些临床应用？
3. 主要不良反应有哪些？

（6）解救有机磷酸酯类中毒：可迅速缓解有机磷中毒的 M 样症状，也可解除部分中枢神经症状（详见第 19 章解毒药）。

考点：阿托品的药理作用、临床应用、不良反应和注意事项

【不良反应和注意事项】 阿托品作用广泛，副作用较多。治疗量时常见口干、视物模糊、心悸、皮肤干燥潮红、排尿困难等。停药后可自行消失。过量中毒时，出现高热、呼吸加快、烦躁不安、惊厥、幻觉、谵妄、呼吸麻痹等。解救阿托品中毒主要是对症处理，外周症状可用毛果芸香碱或毒扁豆碱对抗，中枢兴奋症状可用镇静药或抗惊厥药对抗，呼吸抑制可采用人工呼吸和给氧。患者用药期间应避免驾驶、机械操作或高空作业。青光眼、前列腺增生及幽门梗阻等患者禁用阿托品。

山莨菪碱

山莨菪碱（anisodamine）是从茄科植物唐古特莨菪中提取的生物碱，称 654，人工合成品称 654-2。山莨菪碱的作用与阿托品相似，解痉作用的选择性相对较高，能解除内脏平滑肌痉挛和血管痉挛，抑制唾液分泌和扩瞳作用较弱。不易透过血脑屏障，故很少产生中枢作用。

山莨菪碱主要用于治疗感染性休克和内脏绞痛。不良反应与阿托品相似，毒性较低。

案例 2-4

患者，男，50 岁。因左腰部突发性疼痛就诊。医生诊断为：左肾结石。遂行静脉滴注山莨菪碱 10mg，患者疼痛有所好转，但膀胱区胀满隆起，未见排小便。次日上午再次给予山莨菪碱，滴药 2 小时后，上述症状再现，经导尿排出 800ml 尿液。

问题与思考：

1. 使用山莨菪碱导致患者出现哪些症状？
2. 发生的原因是什么？

东莨菪碱

东莨菪碱（scopolamine）是从洋金花、颠茄或莨菪等植物中提取的生物碱。与阿托品相比，其作用特点为：①对中枢神经系统产生抑制作用，随剂量增加依次为镇静、催眠、麻醉，但能兴奋呼吸中枢；②抑制腺体分泌较阿托品强；③扩瞳和调节麻痹作用较阿托品稍弱，而对心血管系统作用弱。

东莨菪碱主要用于麻醉前给药，优于阿托品。还可用于预防晕动病，与苯海拉明合用。与左旋多巴交替或联合应用于帕金森病。不良反应与阿托品相似。

考点：山莨菪碱和东莨菪碱的临床作用

（二）阿托品的合成代用品

因阿托品作用广泛，不良反应多，故合成了一些副作用较少的代用品，包括扩瞳药、解痉药和选择性 M 受体拮抗药。

1. 扩瞳药

后马托品

后马托品（homatropine）为阿托品扩瞳代用品，其扩瞳作用和调节麻痹作用较阿托品弱，持续 1 ～ 2 天，视力恢复较快，适用于检查眼底及验光。其调节麻痹作用较弱，故小儿验光仍须用阿托品。

托吡卡胺

托吡卡胺（tropicamide）作用与后马托品相似，但其扩瞳和调节麻痹作用起效快，持续时间更短。

2. 解痉药

溴丙胺太林

溴丙胺太林（propantheline bromide，普鲁本辛）为人工合成的季铵类解痉药，口服吸收不完全，食物可妨碍其吸收，故宜在饭前 0.5 ～ 1 小时服用。对胃肠道平滑肌上的 M 受体选择性高，解除胃肠道平滑肌痉挛作用强而持久。主要用于胃、十二指肠溃疡，胃肠痉挛，遗尿症及妊娠呕吐。大剂量对神经节具有阻滞作用。

异丙托溴铵

异丙托溴铵（ipratropium bromide）为非选择性 M 受体拮抗药，减少下呼吸道分泌物积聚。主要用于慢性阻塞性肺病及预防支气管哮喘发作，还可与 β 受体激动药合用控制哮喘发作。

贝那替秦

贝那替秦（benactyzine，胃复康）口服易吸收，有胃肠解痉、抑制胃酸分泌及安定作用。适用于伴有焦虑症的消化性溃疡、胃酸过多、胃肠绞痛及膀胱刺激征患者。

3. 选择性 M 受体拮抗药

哌仑西平

哌仑西平（pirenzepine）能选择性阻断胃壁细胞上的 M_1 受体，抑制胃酸和胃蛋白酶的分泌，用于治疗消化性溃疡（详见第 8 章消化系统药）。

二、N_N 受体拮抗药

N_N 受体拮抗药又称神经节阻断药，可阻断交感神经节，使血管扩张，血压下降，曾作为降压药，但因其同时阻断副交感神经节，不良反应较多，现已少用。

三、N_M 受体拮抗药

N_M 受体拮抗药又称骨骼肌松弛药，简称肌松药，是一类通过阻断神经肌肉接头后膜的 N_M 受体，阻滞神经 - 肌肉传导，导致骨骼肌松弛的药物。主要作为外科麻醉的辅助用药。按其作用机制的不同，可分为除极化型肌松药和非除极化型肌松药。

（一）除极化型肌松药

除极化型肌松药可结合并激动骨骼肌运动终板膜上的 N_M 受体，使终板膜及邻近的肌细胞膜持久除极，失去对乙酰胆碱的反应性，从而导致骨骼肌松弛。特点是：①用药后常先出现短暂的肌束颤动；②连续用药可产生快速耐受性；③胆碱酯酶抑制药可增强此类药物的骨骼肌松弛作用，中毒时不可用新斯的明类药物解救；④治疗量无神经节阻断作用。

琥珀胆碱

琥珀胆碱（suxamethonium，司可林）肌松作用快而短暂，静脉注射后，先出现短暂的肌束颤动，尤以颈部、四肢最明显，舌、咽喉和咀嚼肌次之。1 分钟内见效，维持 5 分钟，静脉滴注可延长其作用时间。临床主要用于气管内插管及气管镜、食管镜和胃镜等检查。也可辅助用于外科麻醉。给药时剂量和给药速度需个体化。过量可引起呼吸肌麻痹，严重者可导致窒息。用时须备有人工呼吸机。常见肩胛部及胸腹部肌肉疼痛，3 ～ 5 天可自愈。肌肉持久去极化还可导致血钾升高。还有致心律失常、低血压、腺体分泌增加及促进组胺释放等副作用。青光眼、大面积软组织损伤、电解质紊乱、偏瘫、脑血管意外、遗传性血浆假性胆碱酯酶活性低下、肝肾损害者禁用。因可在碱性溶液中分解，不宜与硫喷妥钠混合使用，也不宜与氨基苷类抗生素合用；胆碱酯酶抑制药、酯类局麻药、环磷酰胺、氮芥等可降低假性胆碱酯酶的活性使其作用加强。需冷藏储存。

（二）非除极化型肌松药

非除极化型肌松药能竞争性拮抗 ACh 对 N_M 受体的作用，使骨骼肌松弛。其特点是：①肌肉松弛前无肌束颤动；②胆碱酯酶抑制药可对抗其肌肉松弛作用，故药物过量中毒可用新斯的明解救；③有不同程度的神经节阻断作用和促组胺释放作用。

筒箭毒碱

筒箭毒碱（tubocurarine）是从南美洲防己科等植物箭毒中提取的生物碱，是临床应用最早的典型非除极化型肌松药，可作为外科麻醉辅助用药。毒性较大，现已少用。

潘 库 铵

潘库铵（pancuronium）为长效非除极化型肌松药，其肌松作用较筒箭毒碱强 5 ～ 10 倍，起效快，维持时间长。主要用于各种手术维持肌松和气管插管等。

制剂和用法

阿托品　片剂：0.3mg。一次 0.3 ～ 0.6mg，小儿一次 0.01mg/kg，一天 3 次。注射剂：0.5mg/ml、1mg/2ml、5mg/ml。一次 0.5mg，小儿一次 0.01mg/kg，皮下注射、肌内注射或静脉注射。滴眼液：0.5%、1%。眼膏：1%。极量：口服，一次 1mg，一天 3mg；皮下注射或静脉注射，一次 2mg。

山莨菪碱　片剂：5mg、10mg。一次 5 ～ 10mg，一天 3 次。注射剂：5mg/ml、10mg/ml、20mg/ml。一次 5 ～ 10mg，一天 1 ～ 2 次，肌内注射或静脉注射。

东莨菪碱　片剂：0.3mg。一次 0.3 ～ 0.6mg，一天 2 ～ 3 次。注射剂：0.3mg/ml、0.5mg/ml。一次 0.2 ～ 0.5mg，皮下注射或肌内注射。极量：口服，一次 0.6mg，一天 1.8mg；注射，一次 0.5mg，一天 1.5mg。

后马托品　滴眼液：1% ～ 5%。一次 1 ～ 2 滴。

托吡卡胺　滴眼液：0.5%、1%。一次 1 ～ 2 滴，如需产生调节麻痹作用，可用 1% 浓度，1 ～ 2 滴，5 分钟后重复 1 次，20 ～ 30 分钟后可再给药 1 次。

溴丙胺太　片剂：15mg。一次 15mg，一天 3 次。

琥珀胆碱　注射剂：50mg/ml、100mg/2ml。一次 1 ～ 2mg/kg，静脉注射，也可溶于 5% 葡萄糖注射液中稀释至 0.1% 浓度，静脉滴注；小儿一次 1.2 ～ 2mg/kg，肌内注射。极量：一次 250mg。

筒箭毒碱　注射剂：10mg/ml。首次 6 ～ 9mg 静脉注射，重复时用量减半。

潘库铵　注射剂：2mg/2ml、4mg/2ml。首次 0.1 ～ 0.15mg/kg 静脉注射，重复给药时剂量减半。

目标检测

1. 下列阿托品哪一作用与其阻滞 M 受体无关（　　）
   A. 抑制腺体分泌　B. 松弛内脏平滑肌
   C. 扩张血管　D. 加快心率
   E. 扩大瞳孔
2. 阿托品的禁忌证是（　　）
   A. 胃溃疡　B. 胆绞痛
   C. 青光眼　D. 支气管哮喘
   E. 麻醉前给药
3. 感染性休克患者，用大剂量阿托品治疗，其机制是（　　）
   A. 兴奋心脏，增加心肌收缩力
   B. 解除小动脉痉挛，改善微循环
   C. 收缩血管，升高血压
   D. 扩张冠状动脉，改善心功能
   E. 松弛支气管
4. 全麻前给予阿托品的目的是（　　）
   A. 抑制呼吸道腺体分泌
   B. 防止术中排尿
   C. 防止术后呕吐
   D. 松弛内脏平滑肌便于手术
   E. 兴奋中枢
5. 患者，女，45 岁。诊断为有机磷农药中毒，应用阿托品治疗不能缓解的症状是（　　）
   A. 多汗流涎　B. 平滑肌痉挛
   C. 气管分泌物增多　D. 头痛、头晕
   E. 肌纤维颤动
6. 一位经常晕车、晕船患者，可在上车、上船前半小时口服（　　）
   A. 阿托品　B. 溴丙胺太林
   C. 山莨菪碱　D. 东莨菪碱
   E. 贝那替秦

（7、8 题共用题干）

患者，男，17 岁，进食辛辣食物后，突发上腹部绞痛，初步诊断为胃肠绞痛。

7. 下列哪个药物较为适合（　　）

A. 阿司匹林 B. 哌替啶
C. 阿托品 D. 毛果芸香碱
E. 新斯的明

8. 该药物常引起的不良反应是（ ）
A. 口干舌燥 B. 瞳孔缩小
C. 心率减慢 D. 眼压降低
E. 中枢抑制

（9～11 题共用选项）
A. 青光眼 B. 重症肌无力
C. 胃肠绞痛 D. 验光配镜
E. 帕金森病

9. 毛果芸香碱可以用于（ ）
10. 后马托品可以用于（ ）
11. 山莨菪碱可以用于治疗（ ）

（12～15 题共用选项）
A. 阿托品 B. 东莨菪碱
C. 山莨菪碱 D. 后马托品
E. 溴丙胺太林

12. 不良反应较轻，主要用于感染性休克和内脏绞痛（ ）
13. 具有防晕止吐及抗帕金森作用（ ）
14. 常代替阿托品用于扩瞳检查眼底和验光的药物（ ）
15. 主要用于胃、十二指肠溃疡以缓解疼痛并减少胃液分泌（ ）

（叶 莉）

中英文对照

阿托品 atropine
山莨菪碱 anisodamine
东莨菪碱 scopolamine
后马托品 homatropine
托吡卡胺 tropicamide
溴丙胺太林 propantheline bromide
异丙托溴铵 ipratropium bromide
贝那替秦 benactyzine
哌仑西平 pirenzepine
琥珀胆碱 suxamethonium
筒箭毒碱 tubocurarine
潘库铵 pancuronium

第 4 节 拟肾上腺素药

学习目标

1. 掌握肾上腺素的药理作用、临床应用、主要不良反应和注意事项。
2. 熟悉多巴胺、去甲肾上腺素、异丙肾上腺素的主要作用特点及临床应用。
3. 了解其他常用拟肾上腺素药的主要特点。

拟肾上腺素药又称为肾上腺素受体激动药或拟交感药，是一类能选择性地与肾上腺素受体相结合并激动受体，产生与交感神经兴奋时效应相似的药物。此类药物作用广泛，主要有：①兴奋心脏，增加心率和心肌收缩力；②对皮肤、黏膜、肾血管平滑肌及腺体产生影响；③对胃肠道、支气管、骨骼肌血管平滑肌产生抑制作用；④加强代谢，促进糖、脂肪分解；⑤兴奋中枢神经系统；⑥调节胰岛素、肾素释放等。根据药物对肾上腺素受体的选择性不同，本类药物可分为α、β受体激动药、α受体激动药和β受体激动药三类。

一、α、β 受体激动药

肾上腺素

肾上腺素（adrenaline，AD，epinephrine）是肾上腺髓质分泌的主要激素。药用可从家畜肾上腺提取或人工合成。由于在胃肠道黏膜和肝中迅速氧化、结合而失效，故口服无效。皮下注射吸收缓慢，肌内注射吸收较快，作用维持 10 ～ 30 分钟。静脉注射立即起效，作用仅维持数分钟。

【药理作用】　激动 α 和 β 受体，产生较强的 α 样作用和 β 样作用。

（1）心脏：激动心肌、窦房结、传导系统的 β_1 受体，使心肌收缩力加强，心率加快，传导加快，心排血量增加，同时心肌耗氧量也增加。剂量过大或静脉给药过快可引起心律失常，甚至心室颤动。

（2）血管：主要作用于小动脉或毛细血管前括约肌，因为这些部位的肾上腺素受体密度高；而大动脉和静脉的肾上腺素受体密度低，故作用较弱。此外，肾上腺素对血管的作用取决于各部位血管平滑肌上 α、β 受体的种类和分布密度。肾上腺素能激动血管平滑肌上的 α、β_2 受体，使 α 受体占优势的皮肤黏膜和内脏血管收缩，而使 β_2 受体占优势的骨骼肌血管和冠状动脉舒张。

（3）血压：皮下注射治疗量（0.5 ～ 1mg）或低浓度静脉滴注（10μg），能兴奋心脏，增加心排血量，使收缩压增高（图 2-5）。由于骨骼肌血管的扩张作用抵消或超过了皮肤黏膜及肾血管等的收缩作用，故舒张压不变或稍降，脉压增大。较大剂量静脉给药，则收缩压和舒张压均升高。若先给予 α 受体拮抗药（如酚妥拉明等），再用肾上腺素，可因取消肾上腺素的 α 型缩血管作用，保留其 β 型舒血管作用，使肾上腺素的升压效应转变为降压，称为肾上腺素升压作用的翻转（图 2-6）。故 α 受体拮抗药引起的低血压不能用肾上腺素治疗，以免使血压更加降低。

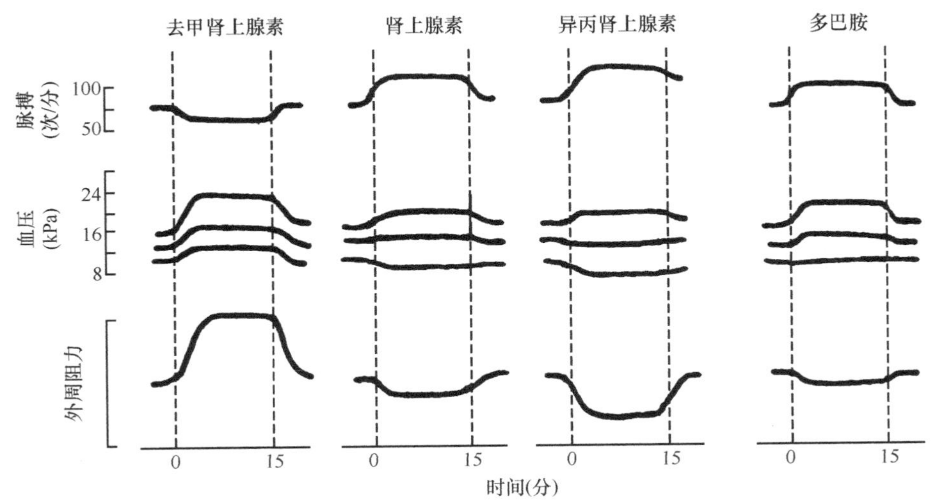

图 2-5　主要拟肾上腺素药的作用比较

（4）支气管：激动支气管平滑肌 β_2 受体，使支气管平滑肌舒张；激动 α_1 受体，使支气管黏膜血管收缩，还能抑制肥大细胞释放致敏物质（如组胺），可减轻支气管黏膜水肿。

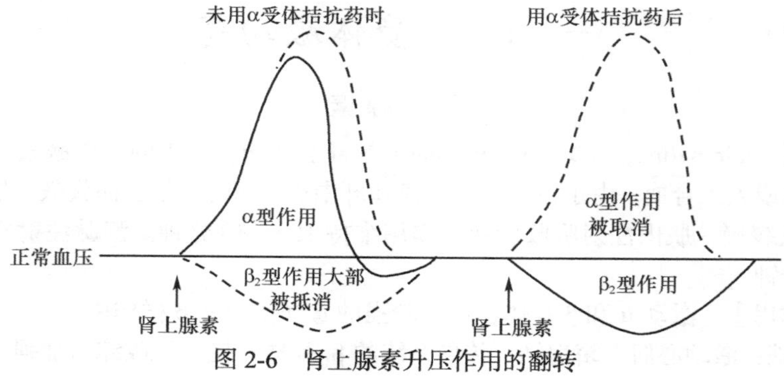

图 2-6 肾上腺素升压作用的翻转

（5）代谢：肾上腺素可激动 $α_2$ 受体，抑制胰岛素分泌；激动 $β_2$ 受体，使胰高血糖素分泌增加。降低外周组织对葡萄糖摄取；并通过兴奋胰岛 α 细胞上 β 受体使胰高血糖素分泌增加。使肝糖原、肌糖原分解和糖原异生，故能升高血糖。兴奋脂肪细胞 β 受体，激活三酰甘油酶，加速三酰甘油分解为游离脂肪酸和甘油。

【临床应用】

（1）心脏骤停：由麻醉、手术意外、溺水、药物中毒、急性传染病及心脏传导阻滞等多种原因所致的心脏骤停，在采用各种心肺复苏措施的同时，肾上腺素对改善心排血量和血压有重要的作用。对电击引起的心脏骤停，应配合电除颤等措施进行抢救。也可应用“心肺复苏新三联针”（肾上腺素和阿托品各 1mg、利多卡因 100mg）。阿托品能解除迷走神经对心脏的抑制，利多卡因可消除心室颤动，与肾上腺素合用提高疗效。

心肺复苏给药途径

心肺复苏是抢救心脏骤停的关键措施。临床除采取保持气道通畅、人工呼吸和胸外心脏按压等基本生命支持抢救措施外，肾上腺素是最为有效且被广泛使用的首选药，可采用周围静脉给药、也可经气管给药。其中，周围静脉给药是安全、可靠的首选给药途径（多肘前或颈外静脉），因下腔静脉系统注射药物较难进入动脉系统，通常从上腔静脉系统给药；气管内给药需暂停人工呼吸，作用较慢；心内注射只能用于开胸心脏按压时或无其他给药途径时实施，因有冠状动脉撕裂、心脏压塞、气胸等危险。

链接

（2）过敏性休克：过敏性休克患者小血管扩张和毛细血管通透性升高，引起血压下降；支气管平滑肌痉挛，导致呼吸困难。肾上腺素可激动 α、β 受体，产生收缩血管、降低血管通透性，兴奋心脏、舒张支气管、抑制过敏介质的释放，可升高血压、迅速缓解过敏性休克的各种症状，为治疗过敏性休克的首选药物。常采用肌内或皮下注射给药，严重病例也可用 0.9% 氯化钠溶液稀释后缓慢静脉注射。

（3）支气管哮喘：能缓解支气管哮喘急性发作。作用强，维持时间短。通过激动 $β_2$ 受体、抑制肥大细胞释放过敏介质而扩张支气管；激动 α 受体，收缩支气管黏膜血管，减轻支气管黏膜充血水肿。

（4）与局麻药配伍：在局麻药液中加入少量肾上腺素（1 ∶ 200 000），可收缩血管，从而延缓局麻药的吸收，减少中毒并延长局麻作用时间。但手指、足趾、阴茎等处手术时则不宜加肾上腺素，以免引起局部组织缺血坏死。

（5）局部止血：将浸有 0.1% 盐酸肾上腺素溶液的纱布填塞在出血处可减少鼻黏膜和牙龈出血。

【不良反应和注意事项】 治疗量可见心悸、烦躁不安、面色苍白、恐慌、焦虑和搏动性头痛等。休息静卧可缓解上述症状。剂量过大或静脉注射速度过快可致心动过速、血压骤升，有发生脑出血、心律失常的危险。

老年人慎用。高血压、器质性心脏病、糖尿病和甲状腺功能亢进患者禁用。

考点：肾上腺素的药理作用、临床应用、不良反应和注意事项

案例 2-5

患者，女，38 岁。因急性胆囊炎入院，既往无药物过敏史。青霉素皮试阴性，故给予青霉素静脉滴注，1 分钟后患者诉手足麻木，继而面色苍白、呼吸困难，脉搏不能扪及，神志不清。

诊断：过敏性休克（青霉素过敏所致）。

问题与思考：

1. 应采取哪些措施抢救该患者？
2. 首选什么药？为什么？

多 巴 胺

多巴胺（dopamine，DA）是体内去甲肾上腺素生物合成的前体物质，药用的为人工合成品。口服无效，常采用静脉滴注给药，在体内迅速被 MAO 和 COMT 代谢失效，故作用时间短暂，不易透过血脑屏障。故无明显的中枢作用。

【药理作用】 多巴胺可直接激动 β_1 受体、多巴胺受体（D_1 受体）和 α 受体，并可促进神经末梢释放去甲肾上腺素。

（1）心脏：DA 激动心脏 β_1 受体，使心肌收缩力加强，心排血量增加，一般剂量对心率影响不明显，大剂量可使心率加快。但较少引起心悸和心律失常。

（2）血管：治疗量多巴胺能激动肾、肠系膜和冠状血管上的多巴胺受体（D_1 受体），使肾、肠系膜和冠状血管舒张；激动 α 受体，使皮肤、黏膜、骨骼肌血管收缩。大剂量时激动 α 受体，使血管收缩，肾血流量和尿量减少。

（3）血压：治疗量多巴胺使收缩压升高，舒张压不变或略升，脉压加大。大剂量则收缩压、舒张压均增高。

（4）肾：治疗量 DA 能激动肾血管 D_1 受体，使肾血管扩张，增加肾血流量及肾小球滤过率；还能直接抑制肾小管对 Na^+ 重吸收，产生排钠利尿作用。大剂量多巴胺可激动肾血管 α 受体，使肾血管收缩，减少肾血流量。

【临床应用】 主要用于治疗各种休克，如感染性休克、心源性休克、低血容量性休克等，尤其对伴有心肌收缩力减弱、尿量减少而血容量已补足的休克更合适。也可用于嗜铬细胞瘤术后的低血压，与利尿药合用治疗急性肾衰竭。也可用于急性心功能不全。

考点：多巴胺的临床应用

【不良反应和注意事项】 一般剂量不良反应较轻，偶见恶心、呕吐。剂量过大或静脉滴注速度过快可引起心动过速、心律失常和肾血管收缩导致肾功能下降等。一般减慢滴速或停药，症状可很快消失。偶尔需要用 α 受体阻断剂酚妥拉明对抗。

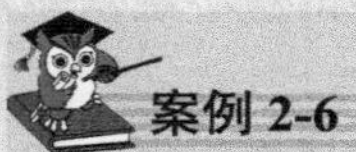

患者，男，53岁。3周前，患上呼吸道感染，近日出现心悸、胸闷、乏力、气急等，当日上午突发晕厥、口唇发绀、大汗淋漓，急诊入院。

诊断：急性弥漫性心肌炎并发心源性休克。

问题与思考：

1. 应主要选用什么药物治疗？
2. 用药时应注意什么问题？

麻 黄 碱

麻黄碱（ephedrine）口服易吸收，1小时后可达峰浓度。也易透过血脑屏障。一次给药可维持3～6小时，79%以原型随尿排出。

【药理作用】 能直接激动α及β受体，又能促进去甲肾上腺素能神经末梢释放去甲肾上腺素。与肾上腺素相比，其特点是：①性质稳定，口服有效；②兴奋心脏、收缩血管、升高血压和舒张支气管的作用弱而持久；③中枢兴奋作用显著，可致失眠；④连续用药可产生快速耐受性。

【临床应用】 主要用于防治硬膜外和蛛网膜下隙麻醉所引起的低血压、预防支气管哮喘和治疗轻症哮喘。常用0.5%～1%溶液滴鼻，缓解鼻黏膜充血所致鼻塞症状等。

考 点： 麻黄碱的临床应用

【不良反应和注意事项】 可引起中枢兴奋，出现不安、焦虑、失眠等，尽量避免晚间服药，如需晚间服用，宜加用镇静催眠药。禁忌证同肾上腺素。

伪麻黄碱

伪麻黄碱（pseudoephedrine）为麻黄碱的立体异构体，可激动α受体，产生血管收缩作用，引起心动过速、血压升高、中枢兴奋等作用，但较麻黄碱弱。目前作为非处方药用作鼻部减充血剂，用于感冒、鼻炎等引起的鼻黏膜充血肿胀。口服吸收良好，30分钟起效，以原型及代谢产物排出体外，可加重肾上腺素、异丙肾上腺素的心脏作用而致心律失常。麻黄碱是合成毒品“冰毒”的最主要原料。为了加强管理，国家食品药品管理局2008年下发了《关于进一步加强含麻黄碱类复方制剂管理的通知》，通知明确要求限售含麻黄碱类的复方制剂如泰诺等感冒药，一次限量不得超过5个最小包装。

链 接

二、α受体激动药

去甲肾上腺素

去甲肾上腺素（noradrenaline，NA）是去甲肾上腺素能神经末梢释放的主要递质，也可由肾上腺髓质少量分泌。药用的为人工合成品。化学性质不稳定，遇光易失效，应避光保存。在碱性溶液中迅速氧化变为粉红乃至棕色而失效，故禁与碱性药物混合使用。本药口服无吸收。皮下注射和肌内注射因强烈收缩血管，易导致局部组织坏死，常采用静脉滴注给药，在体内迅速被去甲肾上腺素神经末梢摄取或被COMT和MAO破坏，作用短暂，仅维持1～2分钟。

【药理作用】 主要激动α受体，对β_1受体作用较弱，对β_2受体几乎无作用。

（1）血管：激动血管α_1受体，使全身小动脉和小静脉收缩，以皮肤、黏膜血管收缩最为明显，其次为肾血管。此外，脑、肝、肠系膜及骨骼肌血管也都呈收缩反应。但因心脏兴奋，代谢产物（腺苷）增多，可致冠状动脉舒张，由于血压升高，提高了冠脉的灌注压，冠脉流量增加。

（2）心脏：激动心脏 β_1 受体，使心肌收缩力增加，心率加快，传导加快，心排血量增加。较肾上腺素弱。但在整体情况下，由于血压升高，心率可反射性减慢。剂量过大，也能引起心律失常，但较肾上腺素少见。

（3）血压：小剂量静脉滴注时因心脏兴奋，收缩压升高；外周血管收缩作用不明显，舒张压略升，脉压增大。较大剂量因血管强烈收缩，外周阻力明显增高，收缩压、舒张压均明显升高。

（4）其他：治疗量对代谢影响小，仅在大剂量时才会出现血糖升高。NA 可使孕妇子宫收缩频率增加。

【临床应用】

（1）休克和低血压：治疗休克应以改善微循环和补充血容量为主，故去甲肾上腺素类药物在休克治疗中已不占主要地位。仅限于嗜铬细胞瘤切除术、交感神经切除术、败血症、药物反应等所致的急性低血压状况。在抢救心脏骤停时，静脉给予 NA 可作为辅助用药，仅限于短期使用。

（2）上消化道出血：用 1 ～ 3mg 稀释后口服，可使食管或胃黏膜血管收缩而产生止血效果。

【不良反应和注意事项】

（1）局部组织缺血坏死：静脉滴注时间过长、药物浓度过高或药液外漏，可使局部血管强烈收缩，局部组织缺血坏死。若发现注射部位皮肤苍白或药液外漏时，应立即更换注射部位，进行局部热敷，并用普鲁卡因或 α 受体拮抗药酚妥拉明作局部浸润注射，以扩张血管。

（2）急性肾衰竭：静脉滴注时间过长或剂量过大，可使肾血管强烈收缩，产生少尿、无尿和肾实质损伤，引起急性肾衰竭。应密切观察尿量和局部反应，尿量至少保持在 25ml/h 以上。

高血压、动脉粥样硬化、冠心病、器质性心脏病、少尿或无尿休克患者禁用。

考点： 去甲肾上腺素的药理作用、临床应用、不良反应和注意事项

间　羟　胺

间羟胺（metaraminol，阿拉明）性质稳定，在体内不易被 MAO 破坏，故作用维持时间较长。主要激动 α 受体，对 β_1 受体作用较弱。还可促进去甲肾上腺素能神经末梢释放 NA。短期连续用药，可因囊泡内递质减少，作用逐渐减弱而产生耐受性。与 NA 相比，主要特点是：①收缩血管、升高血压作用较弱而持久；②对心率影响不明显，不易引起心律失常，有时可因血压升高，反射性地使心率减慢；③收缩肾血管作用较弱，较少引起急性肾衰竭；④给药方便，除静脉给药外，也可肌内注射；常作为 NA 的良好代用品，用于各种休克早期或其他低血压。

去氧肾上腺素

去氧肾上腺素（phenylephrine，新福林，苯肾上腺素）作用与间羟胺相似，主要激动 α_1 受体，使血管收缩、血压升高，反射性减慢心率。既可静脉滴注，亦可肌内注射，作用维持时间较长，可用于麻醉、药物引起的低血压。还可用于治疗阵发性室上性心动过速。因对肾血管收缩作用比 NA 强大，易引起肾衰竭，已少用于抗休克。可激动瞳孔开大肌的 α 受体，扩瞳作用弱、起效快而维持时间短，且无升高眼压和调节麻痹作用，临床用其 2% ～ 5% 溶液滴眼扩瞳，做眼底检查。

甲　氧　明

甲氧明（methoxamine，vasoxyl）作用与去氧肾上腺素相似，高浓度时还具有阻断 β 受体

的作用。其主要用于麻醉、手术等引起的低血压，还可用于对其他治疗无效的室上性心动过速。

羟甲唑啉

羟甲唑啉（oxymetazoline）为外周突触后膜 α_2 受体激动药，为鼻部黏膜血管的收缩药。其可用于减轻感冒、鼻炎、花粉症或其他呼吸道过敏引起的鼻黏膜充血症状。由于可导致小儿中枢神经系统症状，故禁用于2岁以下儿童。

三、β 受体激动药

异丙肾上腺素

异丙肾上腺素（isoprenaline，喘息定）为人工合成品，口服无效，气雾吸入或舌下含服吸收较快，亦可静脉滴注。吸收后主要在肝及其他组织中被COMT代谢灭活，作用维持时间较肾上腺素略长。

【药理作用】 对 β_1、β_2 受体均有强大的激动作用，对 α 受体几乎无作用。

（1）心脏：异丙肾上腺素可激动心脏 β_1 受体，增强心肌收缩力、加快心率、加速传导、增加心排血量。与肾上腺素相比，作用较强，虽可引起心律失常，但较少产生心室颤动。

（2）血管：激动 β_2 受体，可舒张骨骼肌血管、冠状动脉；对肾血管和肠系膜血管有较弱的舒张作用。

（3）血压：由于心脏兴奋、心排血量增加，收缩压升高；通过兴奋 β_2 受体，使骨骼肌血管扩张，外周阻力下降，故而舒张压下降，脉压增大，平均动脉压下降。

（4）支气管：对各种平滑肌均有舒张作用，尤其当张力增大时，松弛作用更加明显。激动 β_2 受体，松弛支气管平滑肌，还能抑制支气管黏膜的肥大细胞释放炎性介质。对支气管黏膜血管无收缩作用，故消除黏膜水肿效果不如肾上腺素。

（5）代谢：能促进糖原和脂肪分解，增加组织耗氧量。升高血糖作用较肾上腺素弱。

【临床应用】

（1）支气管哮喘：用于控制支气管哮喘急性发作，舌下含服或气雾剂吸入，作用快而强。

（2）房室传导阻滞：用于治疗Ⅱ、Ⅲ度房室传导阻滞，可采用舌下含化给药；对完全性房室传导阻滞，在心电监护下缓慢静脉滴注。

（3）心搏骤停：可用于置入人工心脏起搏器时出现的心动过缓或心脏阻滞等紧急情况。常与NA或间羟胺合用，心室内注射。

（4）休克：适用于治疗心排血量较低、外周阻力大的感染性休克。应注意补足血容量。

【不良反应和注意事项】 常见心悸、头痛、头晕等。长期应用易产生耐受性。当支气管哮喘患者已明显缺氧时，剂量过大易引起心律失常，甚至心室颤动而引起猝死。冠心病、心肌炎和甲状腺功能亢进患者禁用。

多巴酚丁胺

考点：异丙肾上腺素的药理作用、临床应用、不良反应和注意事项

多巴酚丁胺（dobutamine）口服无效，仅供静脉注射。选择性激动 β_1 受体，治疗量可增强心肌收缩力，增加心排血量，对心率影响不明显。较少引起心律失常。临床主要用于充血性心力衰竭、急性心肌梗死时伴有心脏失代偿。用于休克时，疗效较异丙肾上腺素更优。连续用药可产生快速耐受性。

制剂和用法

肾上腺素　注射剂：0.5mg/0.5ml、1mg/ml。0.25～1.0mg/次，皮下或肌内注射。必要时可心室内注射，0.25～0.5mg/次，用0.9%氯化钠溶液稀释10倍。极量：皮下注射，一

次 1mg。

多巴胺　注射剂：20mg/2ml。一次 20mg 加入 5% 葡萄糖注射液 200 ～ 300ml，静脉滴注（每分钟 75 ～ 100μg）。极量：静脉滴注，每分钟 20μg/kg。

麻黄碱　片剂：15mg、25mg、30mg。一次 15 ～ 30mg，3 次 / 天。注射剂：30mg/ml。一次 15 ～ 30mg，皮下或肌内注射。极量：口服或注射，一次 60mg，150mg/d。滴鼻剂：0.5% ～ 1%。

去甲肾上腺素　注射剂：2mg/ml、10mg/2ml。一次 1 ～ 2mg 加入 5% 葡萄糖注射液 100ml 中静脉滴注（每分钟 4 ～ 8μg）。

间羟胺　注射剂：10mg/ml、50mg/5ml。10 ～ 20mg/ 次，肌内注射；或 10 ～ 20mg 用 5% 葡萄糖注射液 100ml 稀释后静脉滴注。极量：静脉滴注，一次 100mg（每分钟 0.2 ～ 0.4mg）。

去氧肾上腺素　注射剂：10mg/ml。一次 2 ～ 5mg，肌内注射，或一次 10mg 用 5% 葡萄糖注射液 100ml 稀释后缓慢静脉滴注。滴眼剂：2% ～ 5%。极量：肌内注射，一次 10mg，静脉滴注，每分钟 0.1mg。

异丙肾上腺素　气雾剂：0.25%。一次 0.1 ～ 0.4mg，喷雾吸入。片剂：10mg。一次 10 ～ 15mg，一天 3 次，舌下含服。极量：喷雾吸入，一次 0.4mg，2.4mg/d；舌下含服，一次 20mg，60mg/d。注射剂：1mg/2ml。一次 0.1 ～ 0.2mg 加入 5% 葡萄糖注射液 100 ～ 200ml 中静脉滴注，每分钟滴入 0.5 ～ 2ml 或按需要而定。

目标检测

1. 能够舒张肾血管、增加肾血流量，治疗急性肾衰竭的药物是（　　）

A. 肾上腺素　B. 去甲肾上腺素
C. 异丙肾上腺素　D. 多巴胺
E. 间羟胺

2. 异丙肾上腺素不宜用于（　　）

A. 房室传导阻滞　B. 心搏骤停
C. 支气管哮喘　D. 冠心病
E. 感染性休克

3. 麻黄碱的特点有（　　）

A. 可产生快速耐受性　B. 中枢抑制
C. 作用强而短暂　D. 扩张皮肤黏膜血管
E. 性质不稳定，口服无效

4. 麻黄碱不宜用于治疗（　　）

A. 鼻黏膜充血
B. 失眠
C. 蛛网膜下隙麻醉后低血压
D. 荨麻疹
E. 支气管哮喘

5. 肾上腺素与异丙肾上腺素作用不同的是（　　）

A. 兴奋 β_1 受体　B. 兴奋 β_2 受体
C. 收缩内脏血管　D. 加强心肌收缩力
E. 舒张骨骼肌血管

6. 因可致局部组织缺血坏死而禁用作皮下和肌内注射的药物是（　　）

A. 肾上腺素　B. 麻黄碱
C. 去甲肾上腺素　D. 间羟胺
E. 去氧肾上腺素

7. 患者，女，6 岁。因溺水而致呼吸、心搏停止。此时，除立即进行人工呼吸、心脏按压外，还应选用下列何种措施抢救（　　）

A. 异丙肾上腺素静脉滴注
B. 肾上腺素心肌内注射
C. 去甲肾上腺素静脉滴注
D. 间羟胺肌内注射
E. 麻黄碱肌内注射

（8、9 题共用题干）

患者，男，60 岁，有肝硬化史，2 小时前休息时突感腹胀不适，继而出现呕鲜血。

8. 应立即如何止血（　　）

A. 肾上腺素皮下注射
B. 肾上腺素肌内注射
C. 异丙肾上腺素气雾剂吸入
D. 去氧肾上腺素静脉滴注

E. 去甲肾上腺素稀释后口服

9. 该药物还可用于（ ）

A. 休克　　B. 高血压

C. 肾衰竭　　D. 动脉硬化

E. 器质性心脏病

（10、11 题共用题干）

患者，女，15 岁，因患急性扁桃体炎而用青霉素治疗。皮试（-），静脉滴注青霉素 2 分钟时患者出现面色苍白、四肢厥冷、血压测不到。此时，患者应立即停用青霉素。

10. 还应立即用下列何药进行抢救（ ）

A. 苯海拉明　　B. 异丙嗪

C. 肾上腺素　　D. 去甲肾上腺素

E. 间羟胺

11. 该药物还可有哪些方面的应用（ ）

A. 上消化道出血

B. 手术麻醉引起的低血压

C. 预防支气管哮喘发作

D. 皮肤黏膜变态反应性疾病

E. 与局麻药配伍

（12 ～ 15 题共用选项）

A. α 受体　　B. β_1 受体

C. β_2 受体　　D. M 受体

E. N_2 受体

12. 激动时使支气管扩张（ ）

13. 激动时使心脏兴奋（ ）

14. 激动时使血管收缩（ ）

15. 激动时使腺体分泌（ ）

（16 ～ 19 题共用选项）

A. 短期内反复应用易发生耐受性

B. 可用于慢性充血性心力衰竭

C. 可改善肾功能

D. 易致肾衰竭

E. 易致心律失常

16. 肾上腺素（ ）

17. 去甲肾上腺素（ ）

18. 多巴胺（ ）

19. 麻黄碱（ ）

（狄婷婷）

中英文对照

肾上腺素　adrenaline，AD，epinephrine

多巴胺　dopamine，DA

麻黄碱　ephedrine

去甲肾上腺素　noradrenaline，NA

间羟胺　metaraminol

去氧肾上腺素　phenylephrine

甲氧明　methoxamine，vasoxyl

羟甲唑啉　oxymetazoline

异丙肾上腺素　isoprenaline

多巴酚丁胺　dobutamine

第 5 节　抗肾上腺素药

学 习 目 标

1. 掌握 β 受体拮抗药的药理作用、临床应用及不良反应。
2. 熟悉酚妥拉明的药理作用、临床应用及不良反应。
3. 了解其他常见抗肾上腺素药的作用特点及临床应用。

抗肾上腺素药又称肾上腺素受体拮抗药，是一类能与肾上腺素受体结合，本身不产生或较少产生拟肾上腺素作用，从而阻断去甲肾上腺素能神经递质或肾上腺素受体激动药的作用的药物。根据其对受体选择性不同，可分为 α 受体拮抗药，β 受体拮抗药和 α、β 受体拮抗药三类。

一、α 受体拮抗药

α 受体拮抗药能选择性地与 α 肾上腺素受体结合，阻断去甲肾上腺素能神经递质及肾上腺素受体激动药与 α 受体结合而发挥作用。它们能将肾上腺素的升压作用翻转为降压作用，此现象称"肾上腺素升压作用的翻转"。这是因为 α 受体拮抗药选择性地阻断了与血管收缩有关的 α 受体，而对 β 受体无影响，所以肾上腺素的缩血管作用被取消，而舒血管作用被保留。根据药物对受体的选择性又分为 α_1、α_2 受体拮抗药，α_1 受体拮抗药和 α_2 受体拮抗药。

（一）α_1、α_2 受体拮抗药

酚妥拉明

【体内过程】 酚妥拉明（phentolamine，立其丁）口服吸收差，生物利用度低。常采用肌内注射或静脉给药，肌内注射作用维持 30 ～ 45 分钟，静脉注射 2 ～ 5 分钟起效，大部分以无活性产物经肾排泄。

【药理作用】 酚妥拉明与受体结合力弱，易解离，维持时间短，为短效 α 受体拮抗药。

（1）舒张血管：能阻断血管平滑肌 α_1 受体，并且产生直接松弛血管平滑肌作用，使血管舒张，血压下降，降低肺动脉压和外周阻力。

（2）兴奋心脏：因血管舒张，血压下降，可反射性地兴奋交感神经，又因阻断去甲肾上腺能神经末梢突触前膜 α_2 受体，取消负反馈，促进去甲肾上腺素释放，激动心脏 β 受体，使心脏兴奋，心肌收缩力增强，心率加快，心排血量增加。

（3）其他：酚妥拉明还可以兴奋胃肠平滑肌；有组织胺样作用可使胃酸分泌增加。兴奋胃肠平滑肌作用可被阿托品阻断，也能阻断 5-HT 受体，促进肥大细胞释放组胺。

【临床应用】

（1）外周血管痉挛性疾病：治疗外周血管痉挛性疾病，如肢端动脉痉挛性疾病、血栓闭塞性脉管炎等。

（2）肾上腺嗜铬细胞瘤：用于嗜铬细胞瘤的鉴别诊断、嗜铬细胞瘤所致的高血压危象及手术前准备。但作鉴别诊断时，有严重低血压的危险，应特别慎重。

（3）去甲肾上腺素静脉滴注外漏：局部浸润注射可拮抗去甲肾上腺素外漏引起的血管收缩，防止局部组织缺血坏死。

（4）抗休克：适用于感染性、心源性和神经性等休克。可扩张血管，降低外周阻力，增加心排血量。在补足血容量的基础上，可明显改善重要脏器血液灌注和解除微循环障碍，尤其可降低肺血管阻力，特别适用于肺水肿。

（5）顽固性充血性心力衰竭：酚妥拉明能扩张外周血管，降低外周血管阻力，减轻心脏前、后负荷，使左心室舒张末期压和肺动脉压下降，心排血量增加，心力衰竭得以减轻。

（6）其他：酚妥拉明还可用于治疗男性勃起功能障碍。

雷诺综合征

雷诺综合征（Raynaud syndrome）是指肢端动脉阵发性痉挛。常于寒冷刺激或情绪激动等因素影响下发病，表现为肢端皮肤颜色间歇性苍白、发绀和潮红的改变。一般以上肢较重，偶见于下肢。由苍白转至正常为 15 ～ 30 分钟，该病的病因目前仍不完全明确，与寒冷刺激，交感神经异常兴奋、内分泌紊乱、遗传等因素有直接关系。许多免疫结缔组织疾病，如皮肌炎、硬皮病、类风湿关节炎、动脉硬化症等常伴有雷诺综合征，因此认为与机体免疫功能异常也有关。

链接

考点：酚妥拉明的药理作用、临床应用

【不良反应和注意事项】

（1）血管反应：常见低血压，静脉给药可引起心率加快、心律失常和心绞痛，故冠心病患者慎用。

（2）胃肠反应：常见恶心、腹痛、腹泻、乏力、呕吐、鼻塞等，可诱发或加剧溃疡病，故胃、十二指肠溃疡病患者慎用。

妥拉唑林

妥拉唑林（tolazoline）药理作用与酚妥拉明相似，但对α受体阻断作用较弱，而拟胆碱作用和组胺样作用较强。主要用于治疗外周血管痉挛性疾病及对抗去甲肾上腺素静脉滴注药液外漏。不良反应与酚妥拉明相同，发生率较高。

酚苄明

【体内过程】 酚苄明（phenoxybenzamine）为非竞争性长效α受体拮抗药，局部刺激性强，口服仅20%～30%吸收，起效缓慢，需数小时才发挥作用。一般不作肌内或皮下注射，仅采用静脉给药，约1小时达峰值，经肝代谢，由肾和胆汁排泄。

【药理作用】 能阻断血管平滑肌上的α受体，使血管扩张，降低外周阻力，血压下降。反射性引起心率加快，心排血量增加。其特点是起效缓慢，作用强大而持久。

【临床应用】

（1）治疗外周血管痉挛性疾病。

（2）抗休克：通过扩张血管，改善微循环，降低外周阻力，增加心排血量等作用，用于感染性休克。

（3）肾上腺嗜铬细胞瘤：术前准备或不适手术者，控制儿茶酚胺类过量引起的严重高血压。

（4）良性前列腺增生：改善前列腺增生引起的排尿困难，可显著改善症状，可能与阻断前列腺、膀胱部位的α_1受体有关。

【不良反应和注意事项】 静脉给药必须缓慢并严格监测血压、心率的变化，嘱患者用药后卧床休息30分钟。常见有直立性低血压，一旦出现应让患者平卧，采用头低足高位。必要时给予去甲肾上腺素解救，禁用肾上腺素。也可出现心悸、鼻塞等。尚有胃肠刺激症状如恶心、呕吐和中枢神经抑制症状如嗜睡、疲乏等。

（二）α_1受体拮抗药

哌唑嗪

哌唑嗪（prazosin）能选择性阻断小动脉及小静脉α_1受体，使血管扩张，外周阻力下降回心血量减少，而发挥降压作用（详见第5章第1节抗高血压药）。治疗量时没有促进去甲肾上腺素释放的作用，对心率影响小。同时可松弛由α_1介导的膀胱颈部、前列腺囊、前列腺尿道平滑肌收缩，改善良性前列腺增生而出现的排尿困难。主要用于治疗高血压、前列腺增生引起的排尿困难，还可用于抗慢性心功能不全。目前用于临床的此类药物还有特拉唑嗪（terazosin）、多沙唑嗪（doxazosin）。

（三）α_2受体拮抗药

育亨宾

育亨宾（yohimbine）为选择性α_2受体拮抗药。易进入中枢神经系统，阻断突触前膜α_2受体，促进递质去甲肾上腺素释放，升高血压，加快心率，产生与α_2受体激动药可乐定相反作用，也属5-HT阻断药。可用于治疗男性性功能障碍。

二、β 受体拮抗药

β 受体拮抗药能阻断 β 受体，拮抗去甲肾上腺素能神经递质或肾上腺素受体激动药的 β 型效应，产生 β 受体阻断效应。根据药物对受体选择性不同，可分为 β_1、β_2 受体拮抗药，选择性 β_1 受体拮抗药和 α、β 受体拮抗药 3 类（表 2-3）。

表 2-3　β 受体拮抗药分类及药理学特性

药物分类及名称	β 受体阻断作用的效价	内在拟交感活性	膜稳定作用	口服生物利用度（%）	血浆半衰期（小时）
β_1、β_2 受体拮抗药					
普萘洛尔	1	－	++	0 ～ 30	3 ～ 5
噻吗洛尔	6 ～ 100	－	－	30 ～ 70	3 ～ 5
吲哚洛尔	6 ～ 15	++	+	0 ～ 75	3 ～ 4
纳多洛尔	2 ～ 4	－	－	0 ～ 35	10 ～ 20
β_1 受体拮抗药					
阿替洛尔	1	－	－	0 ～ 40	3 ～ 4
美托洛尔	0.5 ～ 1	－	－	0 ～ 50	5 ～ 8
醋丁洛尔	0.5	+	+	0 ～ 40	2 ～ 4
α、β 受体拮抗药					
拉贝洛尔	0.25	±	±	20 ～ 40	4 ～ 6

【药理作用】

（1）β 受体阻断作用

1）对心血管系统的作用：阻断心脏 β_1 受体，使心率减慢，心肌收缩力减弱，心房及房室结的传导减慢，心排血量减少，心肌耗氧量下降，血压降低。非选择性 β 受体拮抗药（如普萘洛尔）由于对血管 β_2 受体也有阻滞作用，加上其抑制心脏的作用，可反射性兴奋交感神经，使血管收缩，外周阻力增加，导致肝、肾、骨骼肌及冠状动脉血流量降低。

2）收缩支气管平滑肌：阻断支气管平滑肌 β_2 受体，使支气管平滑肌收缩而增加气道阻力。此作用对正常人肺功能影响较小，而对支气管哮喘或慢性阻塞性肺部疾病患者则可诱发或加重哮喘的急性发作。

3）影响代谢：可抑制交感神经兴奋所致的脂肪、糖原分解。普萘洛尔不影响正常人的血糖水平，也不影响胰岛素降血糖作用，但能延缓用胰岛素后血糖水平的恢复，这可能由于其抑制了低血糖引起儿茶酚胺释放所致的糖原分解。β 受体拮抗药可掩盖低血糖时交感神经的兴奋症状，使低血糖不易被察觉。同时，减少游离脂肪酸从脂肪组织释放，轻度升高血三酰甘油水平，降低高密度脂蛋白水平，而低密度脂蛋白水平基本不变。

4）减少肾素分泌：阻断肾小球旁器细胞 β_1 受体，抑制肾素分泌，因而抑制肾素 - 血管紧张素 - 醛固酮系统对机体的调节作用，这可能是其抗高血压的主要原因之一。

（2）内在拟交感活性：有些 β 受体拮抗药（如吲哚洛尔）在阻断 β 受体的同时，还具有微弱的 β 受体激动作用，称为内在拟交感活性。由于这种作用较弱，一般被其 β 受体阻断作用所掩盖。具有内在拟交感活性的药物在临床应用时，其抑制心肌收缩力、减慢心率和收缩支气管作用表现较弱。

（3）膜稳定作用：有些 β 受体拮抗药具有局部麻醉作用和奎尼丁样作用，这两种作用均与其降低细胞膜对离子的通透性有关，故称为膜稳定作用。由于这一作用在高浓度时产生，故在常用剂量下意义不大。

（4）其他：部分β受体拮抗药可减少儿茶酚胺引起的震颤，有抗血小板聚集作用，通过减少房水的形成具有降低眼压作用。

【临床应用】

（1）心律失常：主要用于多种原因引起的快速型心律失常。对交感神经兴奋性过高、甲状腺功能亢进症等引起的窦性心动过速疗效好，可减少肥厚型心肌病所致心律失常，还可用于运动或情绪激动所致的室性心律失常。

（2）心绞痛和心肌梗死：对心绞痛有良好的疗效。能使心绞痛的发作减少，运动耐量增加，长期应用可降低复发率和猝死率。

（3）高血压：为常用抗高血压药物，能降低高血压患者的血压，并减慢心率。可单独使用，也可与其他抗高血压药合用。

（4）慢性心功能不全：本类药物通过抗交感神经、减慢心率的作用，减轻左心室肥厚，改善慢性心力衰竭症状。在心肌状态严重恶化之前早期应用，能缓解某些慢性心功能不全的症状，改善其预后。

（5）其他：用于甲状腺功能亢进症的辅助治疗，可降低基础代谢率，减慢心率，控制激动不安等症状，对甲状腺危象可迅速控制症状。还可用于预防偏头痛、心动过速、肌肉震颤；噻吗洛尔滴眼，用于治疗青光眼。

【不良反应和注意事项】

（1）一般不良反应：有恶心、呕吐、轻度腹泻等，偶见过敏反应，如皮疹、血小板减少等。

（2）心血管系统反应：阻断心脏β_1受体，可引起心脏抑制，可加重窦性心动过缓、房室传导阻滞、心功能不全等患者的病情，甚至出现严重心功能不全、肺水肿、房室传导完全阻滞或心搏骤停等严重后果。阻断血管平滑肌β_2受体，可使外周血管收缩和痉挛，导致四肢发冷、皮肤苍白或发绀，引起雷诺症状、间歇性跛行，甚至出现脚趾溃疡和坏死。

（3）诱发或加重支气管哮喘：阻断支气管平滑肌的β_2受体，导致支气管平滑肌收缩，可增加呼吸道阻力，诱发或加重哮喘。选择性β_1受体拮抗药及具有内在拟交感活性的药物一般不引起此不良反应，但对哮喘患者仍应避免使用。

（4）反跳现象：长期应用β受体拮抗药突然停药，可使疾病原有症状加重，如血压上升、严重心律失常、心绞痛加重等。这种现象与β受体向上调节有关。因此，长期用药者应逐渐减量直至停药。

考点：β受体拮抗药的药理作用、临床应用、不良反应和禁忌证

（5）中枢神经系统：出现疲劳、失眠、精神抑郁等症状。严重心功能不全、窦性心动过缓、重度房室传导阻滞和支气管哮喘患者禁用。心肌梗死及肝功能不全者慎用。

【药物相互作用】 糖尿病患者在使用降糖药期间，不宜合用β受体拮抗药，以免掩盖低血糖症状如心动过速、出汗等。β受体拮抗药与钙拮抗剂合用可进一步抑制心肌收缩导致房室传导阻滞。氢氧化铝、考来烯胺等可降低β受体拮抗药的吸收，吲哚美辛等抗炎药可减弱普萘洛尔的降压作用，而西咪替丁则增加普萘洛尔的生物利用度。巴比妥类、利血平可加速β受体拮抗药的代谢。

案例 2-7

患者，女，42岁。近来失眠、心悸、消瘦，食欲增加。检查发现甲状腺肿大、眼球突出，心率130次/分。心电图提示窦性心动过速，T_3、T_4高于正常。医嘱用甲巯咪唑、

普萘洛尔治疗。患者用药当晚出现呼吸困难，喘息，不能平卧。

诊断：甲状腺功能亢进。

问题与思考：

1. 试分析用药后患者为什么会出现哮喘？
2. 使用普萘洛尔应注意什么问题？

三、α、β 受体拮抗药

拉贝洛尔

拉贝洛尔（labetalol）可选择性阻断 α_1 受体，同时阻断 β_1 和 β_2 受体，但对 β_2 受体有部分激动作用，对 β 受体的阻断作用是 α 受体的 5 ～ 10 倍。阻断 α_1 受体可引起血管扩张，血压下降，阻断 β_1 受体也可产生降压作用，激动 β_2 受体可扩张肾血管、增加肾血流量。口服给药用于中、重度高血压的治疗，高血压危象可采取静脉给药。本类药物还有阿罗洛尔（arotinolol），主要用于高血压、心绞痛、室上性心动过速和原发性震颤，尤其对高血压合并冠心病者疗效较好。

制剂和用法

酚妥拉明　注射剂：5mg/ml、10mg/ml。一次 5mg，肌内或静脉注射；或用葡萄糖注射液稀释后静脉滴注，每分钟 0.3mg。片剂：25mg。一次 25 ～ 50mg，一天 3 次。

妥拉唑林　片剂：25mg。一次 15mg，一天 3 次。注射剂：25mg/ml。一次 25mg，肌内注射。

酚苄明　片剂：10mg。开始一次 10mg，一天 2 次，隔天增加 10mg，维持量一次 20 ～ 40mg，一天 2 次。注射剂：10mg/ml。一次 0.5 ～ 1mg/kg，加入 5% 葡萄糖注射液 250 ～ 500ml 中静脉滴注，滴速不能太快。一日总量不超过 2mg/kg。

普萘洛尔　片剂：10mg。抗心绞痛及抗高血压，一次 5mg，一天 4 次，每 1 ～ 2 周后增加 1/4 量，直至每天 80 ～ 100mg 或至症状明显减轻或消失。抗心律失常，每天 10 ～ 30mg，分 3 次服用，用量根据心律、心率及血压变化而及时调整。注射剂：5mg/5ml。一次 5mg，以 5% 葡萄糖注射液 100ml 稀释后静脉滴注，按病情调整滴注速度。

噻吗洛尔　滴眼剂：0.25%。一次 1 滴，一天 2 次。片剂：5mg、10mg、20mg。每次 5 ～ 10mg，一天 2 ～ 3 次，维持量一天 20 ～ 40mg。

吲哚洛尔　片剂：1mg、5mg、10mg。一次 5 ～ 10mg，一天 3 次。注射剂：0.2mg/2ml、0.4mg/2ml。一次 0.2 ～ 1mg，静脉注射或静脉滴注。

美托洛尔　片剂：50mg、100mg。一次 50 ～ 100mg，一天 2 次。注射剂：5mg/5ml。用于心律失常，开始时一次 5mg，静脉推注速度每分钟 1 ～ 2mg，隔 5 分钟可重复注射，直至生效。一般总量为 10 ～ 15mg。

阿替洛尔　片剂：25mg、50mg、100mg。一次 50 ～ 100mg，一天 1 ～ 2 次。

醋丁洛尔　片剂：400mg。一次 400mg，一天 1 次。注射剂：25mg/5ml。一次 12.5 ～ 25mg，一天总量不超过 100mg，缓慢静脉注射。

拉贝洛尔　片剂：100mg、200mg。一次 100mg，一天 2 ～ 3 次。注射剂：50mg/5ml。一次 100 ～ 200mg，静脉注射。

目标检测

1. 下列哪一项疾病不是β肾上腺素受体拮抗药的适应证（　　）
   A. 心绞痛　　B. 甲状腺功能亢进
   C. 窦性心动过速　　D. 高血压
   E. 支气管哮喘
2. 肾上腺素升压作用可被哪类药物所翻转（　　）
   A. M受体拮抗药　　B. N受体拮抗药
   C. α受体拮抗药　　D. β受体拮抗药
   E. H_1受体拮抗药
3. 酚妥拉明用药过程中应注意防止（　　）
   A. 胃肠功能失调　　B. 高血压危象
   C. 直立性低血压　　D. 窦性心动过缓
   E. 肾衰竭
4. 患者，女，28岁，患雷诺病。除应采用防寒保暖措施外，还可用下列何药治疗（　　）
   A. 多巴胺　　B. 酚妥拉明
   C. 阿托品　　D. 麻黄碱
   E. 普萘洛尔
5. 患者，男，60岁，因剧烈眼痛、头痛被诊断为青光眼，应用下列何药治疗（　　）
   A. 普萘洛尔　　B. 吲哚洛尔
   C. 噻吗洛尔　　D. 阿替洛尔
   E. 美托洛尔

（6、7题共用题干）

患者，男，50岁。在给予去甲肾上腺素治疗早期神经性休克过程中发现，滴注部位皮肤苍白，患者诉局部疼痛。此时，除应更换注射部位、局部热敷。

6. 还应给予下列何药局部皮下浸润注射（　　）
   A. 酚妥拉明　　B. 多巴胺
   C. 阿托品　　D. 普萘洛尔
   E. 拉贝洛尔
7. 此药可用于下列哪种疾病（　　）
   A. 心搏骤停　　B. 甲状腺功能亢进
   C. 局部止血　　D. 心律失常
   E. 嗜铬细胞瘤

（8～10题共用题干）

患者，女，有上呼吸道感染病史，近日出现心悸、乏力、眩晕等症状，休息时心率110次/分，心电图提示：窦性心动过速。

8. 可用下列哪个药物治疗（　　）
   A. 阿托品　　B. 异丙肾上腺素
   C. 酚妥拉明　　D. 普萘洛尔
   E. 间羟胺
9. 此药还可用于（　　）
   A. 甲状腺功能亢进　　B. 窦性心动过缓
   C. 雷诺症　　D. 肺水肿
   E. 重度房室传导阻滞
10. 此药物不能用于（　　）
   A. 心绞痛　　B. 高血压
   C. 支气管哮喘　　D. 充血性心衰
   E. 嗜铬细胞瘤

（11～13题共用选项）

A. 阻滞β受体　　B. 兴奋β受体
C. 阻滞α受体　　D. 兴奋DA受体
E. 兴奋α_2受体

11. 酚妥拉明扩张血管的机制是（　　）
12. 多巴胺扩张肾血管的机制是（　　）
13. 普萘洛尔减少心排血量的机制是（　　）

（狄婷婷）

中英文对照

酚妥拉明　phentolamine
妥拉唑啉　tolazoline
酚苄明　phenoxybenzamine
哌唑嗪　prazosin
特拉唑嗪　terazosin
多沙唑嗪　doxazosin
育亨宾　yohimbine
普萘洛尔　propranolol
阿替洛尔　atenolol
美托洛尔　metoprolol
噻吗洛尔　timolol
吲哚洛尔　pindolol
拉贝洛尔　labetalol
阿罗洛尔　arotinolol

第3章 麻 醉 药

第1节 局部麻醉药

学 习 目 标

1. 掌握局部麻醉药的作用及给药方法。
2. 掌握普鲁卡因、利多卡因的药理作用、临床应用、不良反应和用药注意事项。
3. 熟悉常用局部麻醉药的作用特点。
4. 了解局部麻醉药的作用原理。

局部麻醉药（local anesthetics）简称局麻药，是一类局部应用于神经末梢或神经干周围，能可逆地阻断感觉神经冲动的产生和传导的药物。局麻药应用后 可使浅感觉、尤其是痛觉暂时消失，患者可以在意识清醒的状态下接受无痛手术。

一、局麻药的给药方法

1. 表面麻醉　表面麻醉（surface anaesthesia）又称黏膜麻醉，是将药液直接涂布、喷洒或滴于黏膜表面，利用药物的穿透性麻醉黏膜下的感觉神经末梢。常用于眼、鼻、咽喉、气管、食管、生殖器等部位的浅表小手术的麻醉。常用药物有利多卡因、丁卡因等。

2. 浸润麻醉　浸润麻醉（infiltration anaesthesia）是将局麻药注射到皮下或手术野周围的组织，使用药部位神经末梢麻醉。常用的药物有普鲁卡因、利多卡因等。

3. 传导麻醉　传导麻醉（conduction anaesthesia）又称神经干阻滞麻醉，是将局麻药注射到外周神经干或神经丛周围，使该部位的感觉神经冲动的传导受到阻滞，该神经分布的区域被麻醉，多用于四肢的手术。常用的药物有利多卡因、普鲁卡因、丁卡因等。

4. 蛛网膜下隙麻醉　蛛网膜下隙麻醉（subarachnoid anaesthesia）简称腰麻（spinal anaesthesia），是将局麻药经低位腰椎的椎间隙注入蛛网膜下隙，麻醉该部位的脊神经根，适用于腹部和下肢手术。常用的药物有普鲁卡因、丁卡因等。腰麻时，由于交感神经被麻醉，常伴有血压下降，可用麻黄碱预防和治疗。腰麻时还要注意患者的体位，以免药液扩散至颅腔，危及生命中枢。

5. 硬脊膜外腔麻醉　硬脊膜外腔麻醉（epidural anaesthesia）简称硬膜外麻醉，是将药液注入硬脊膜外腔，麻醉经此腔穿出椎间孔的神经根。对硬脊膜无损伤，不引起麻醉后头痛反应。硬脊膜外腔不与颅腔相通，注药水平可高达颈椎，不会麻痹呼吸中枢。硬膜外麻醉也能使交感神经麻醉，导致外周血管扩张及心脏抑制，引起血压下降，可用麻黄碱防治。适用于颈部至下肢的手术，尤其是腹部手术。常用药物有普鲁卡因、利多卡因、丁卡因等。

考点：局麻药常用的五种给药方法

二、局麻药的作用

1. 局麻作用　抑制神经细胞膜 Na^+ 内流，阻止动作电位的产生和传导，产生局麻作用，使机体的浅感觉即痛、温、触、压觉依次、暂时地消失。

2. 吸收作用　局麻药从给药部位被吸收进入血液循环或直接进入血液循环并达到一定浓度时，即可产生全身作用，这实际上是局麻药的毒性反应，可在局麻药中加入少量的肾上腺素减少其吸收。

（1）中枢神经系统：局麻药对中枢神经系统的影响是先兴奋后抑制，先表现为惊恐不安、头痛、眩晕、多言、震颤、神志错乱、惊厥等兴奋症状。中枢过度兴奋后又可转为抑制直至昏迷，甚至呼吸衰竭而死亡。

（2）心血管系统：直接抑制心血管系统，降低心肌兴奋性、减慢传导速度，使心肌收缩力减弱，不应期延长，甚至可导致心脏停搏，血管扩张，血压下降。

三、常用局麻药

普鲁卡因

普鲁卡因（procaine，奴佛卡因）属酯类化合物。常用其盐酸盐。普鲁卡因属短效局麻药，注射给药后 1 ～ 3 分钟起效，可维持 30 ～ 60 分钟。被吸收进入血液循环后，可很快被血浆中的假性 AChE 水解成对氨苯甲酸（PABA）和二乙氨基乙醇，前者能对抗磺胺类药物的抗菌作用，后者可增强强心苷类药物的毒性，应尽量避免与这些药物同时应用。

【药理作用和临床应用】

（1）局麻作用：对组织无刺激性，毒性小，对黏膜的穿透力弱，故一般不用于表面麻醉。主要用于浸润麻醉、传导麻醉、蛛网膜下隙麻醉和硬膜外麻醉。

（2）局部封闭：把 0.25% ～ 0.5% 的普鲁卡因溶液注射于病灶周围，可减轻病灶的炎症或损伤的症状。

【不良反应和注意事项】

（1）过敏反应：极少数人用药后可出现过敏反应，表现为皮疹、药热、哮喘甚至过敏性休克等，故用前应询问过敏史，须做皮肤过敏试验。

（2）毒性反应：注射过量或大量吸收可出现毒性反应。表现为中枢先兴奋后抑制；也可致心脏抑制、血管扩张，血压下降，可用麻黄碱防治。

利多卡因

利多卡因（lidocaine，昔罗卡因）属酰胺类化合物，常用其盐酸盐。

【药理作用和临床应用】

（1）局麻作用：属中效局麻药。穿透力强，弥散范围广，对组织无刺激性，麻醉效力是普鲁卡因的两倍。安全范围较大，能穿透黏膜，可用于各种局麻方法。但由于扩散力强，麻醉平面难以控制，故一般不用于腰麻。与普鲁卡因无交叉过敏，因此，对普鲁卡因过敏患者可改用此药。

（2）抗心律失常：常用于治疗室性心律失常（见抗心律失常药）。

【不良反应和注意事项】 本品毒性比普鲁卡因略强，用量过大可引起惊厥及心搏骤停，故切勿过量。严重肝功能不全、严重房室传导阻滞、有癫痫大发作史者禁用。

丁 卡 因

丁卡因（tetracaine，地卡因）属酯类化合物，为长效局麻药，作用快、强、持久，用药后 1 ～ 3

分钟起效，可维持2～3小时，麻醉强度比普鲁卡因强10倍。黏膜穿透力强，常用于表面麻醉，也可用于传导麻醉、腰麻、硬膜外麻醉，不用于浸润麻醉。本品毒性大，安全范围小，毒性是普鲁卡因的10倍。因药物穿透力强，易吸收，而且代谢慢，易发生毒性反应。

布比卡因

布比卡因（bupivacaine，麻卡因）属酰胺类化合物，为长效局麻药。麻醉作用强，持续时间长，局麻作用比利多卡因强4～5倍，可维持5～10小时，安全范围较大。主要用于浸润麻醉、传导麻醉和硬膜外麻醉。因穿透力弱，不用于表面麻醉。

第2节 全身麻醉药

学习目标

1. 掌握全身麻醉药的给药途径。
2. 熟悉常用静脉麻醉药。
3. 了解复合麻醉的类型。

全身麻醉药（general anesthetics）简称全麻药，是指能广泛的抑制中枢神经系统，引起可逆的、不同程度的感觉、意识和反射丧失、骨骼肌松弛，从而有利于外科手术进行的药物。根据给药途径的不同，可分为吸入性麻醉药和静脉麻醉药。

一、吸入性麻醉药

吸入性麻醉药是指经过气道吸入从而产生麻醉效应的药物。常用药物有氟烷、恩氟烷、异氟烷、氧化亚氮等，均为气体或挥发性液体。随着吸入量的增加对中枢神经系统的抑制程度和范围会逐渐加深、加大，从而出现比较明显的麻醉分期。

麻醉乙醚

麻醉乙醚（anesthetic ether）为无色澄明、易挥发、有特异臭味的液体。优点是：麻醉分期明显、镇痛效果好、肌肉松弛完全；麻醉浓度时对呼吸功能和血压影响小，对心、肝、肾的毒性也小。但因血/气分布系数大，诱导期和苏醒期较长、易燃、易爆等，已很少使用。

氟 烷

氟烷（halothane）为无色、透明、有香味的挥发性液体，刺激性小、诱导期短，苏醒快，但镇痛作用弱，肌肉松弛效果差，可做诱导麻醉、短时小手术的浅麻醉。浅麻醉时即能加强儿茶酚胺类的心脏毒性，反复使用可致肝功能损害。禁与肾上腺素合用。另外因子宫平滑肌松弛常导致产后出血，禁用于难产或剖宫产的患者。

恩氟烷和异氟烷

恩氟烷（enflurane，安氟醚）和异氟烷（isoflurane，异氟醚）是同分异构体，与氟烷相比麻醉诱导平稳、迅速和舒适，苏醒也快，肌肉松弛良好，并且不增加心肌对儿茶酚胺类的敏感性，反复使用无明显副作用，偶有恶心、呕吐，是目前较为常用的吸入性麻醉药之一。尤其适用于颅脑手术。

氧化亚氮

氧化亚氮（nitrous oxide，N_2O，笑气）是无色、无刺激性的甜味气体，作用迅速，苏醒快，镇痛作用强，患者主观舒适，对肝、肾和呼吸功能几乎无不良影响。但麻醉效能低，单用麻醉效果不满意，又无肌肉松弛作用，仅用于诱导麻醉或小手术。多用于复合麻醉。

二、静脉麻醉药

此类全麻药通过静脉注射入血后，透过血脑屏障，作用于中枢神经系统，产生全身麻醉效果。目前常用的有以下药物。

硫喷妥钠

硫喷妥钠（thiopental sodium）为超短效的巴比妥类药物，脂溶性高，静脉注射后几秒钟即可进入脑组织，麻醉作用迅速，无兴奋期。但由于此药在体内迅速重新分布，从脑组织转运到肌肉和脂肪等组织，因而作用维持时间短，脑中血浆半衰期仅为 5 分钟。硫喷妥钠的镇痛效应差，肌肉松弛不完全，临床主要用于诱导麻醉、基础麻醉和脓肿的切开引流、骨折、脱臼的闭合复位等短时手术。该药对呼吸中枢有明显抑制作用，新生儿、婴幼儿尤其易受抑制，应缓慢静脉注射，否则可导致呼吸变快变浅，甚至出现呼吸停止，并禁用于大出血、休克患者和新生儿。注射时漏出血管外，因其明显的碱性（pH ＞ 10），可导致局部剧烈疼痛和组织坏死。浅麻醉时，还可诱发喉及支气管痉挛，麻醉前使用阿托品可预防，并禁用于支气管哮喘和呼吸道梗阻者。

氯胺酮

氯胺酮（ketamine）对中枢神经系统的不同部位产生不同的作用，既能阻断痛觉冲动向丘脑和新皮层传导，同时又能兴奋脑干及边缘系统，可引起意识模糊，短暂性记忆缺失，达到满意的镇痛效应。但因意识并未完全消失，常伴有梦幻、肌张力增加、血压上升等现象，所以又称分离麻醉（dissociative anesthesia）。该药在静脉麻醉药中是唯一具有明显镇痛作用（其中，对体表镇痛明显，内脏镇痛较差，但诱导迅速）的药物，虽然有梦幻、谵妄、狂躁、呼吸抑制等副作用，但因具有较强的镇痛作用和对呼吸、循环抑制较轻等特点，仍不失为较好的静脉麻醉药。临床主要用于短时的体表小手术，如烧伤清创、切痂、植皮等。

看清“K 粉”的真面目

“K 粉”的化学名称叫“氯胺酮”，其外观为纯白色细结晶体，在医学临床上一般作为麻醉剂使用。2003 年，公安部将其明确列入毒品范畴。K 粉的吸食方式为鼻吸或溶于饮料后饮用，能兴奋心血管，吸食过量可致死，具有一定的精神依赖性。K 粉成瘾后，在毒品作用下，吸食者会疯狂摇头，很容易摇断颈椎；同时，疯狂的摇摆还会造成心力、呼吸衰竭。吸食过量或长期吸食，可以对心、肺、神经都造成致命损伤，对中枢神经的损伤比冰毒还厉害。吸食“K 粉”的危害，不仅仅表现在对于吸食者身心健康的摧残，在过量吸食之后，人还无法控制自己行为，所以很容易引发一系列恶性的刑事案件。

链 接

羟丁酸钠

羟丁酸钠（sodium oxybate，γ- 羟基丁酸钠）静脉注射 5 ～ 10 分钟后即可进入深睡状态，1 次注射可维持 1 ～ 3 小时，肌肉松弛作用差，无明显的镇痛作用，应与其他麻醉药、箭毒类、镇痛药、镇静药等合用。呼吸抑制明显，对循环系统影响小。适用于较长时间的手术。常用于全身麻醉、诱导麻醉及局麻、腰麻的辅助用药，适用于老人、儿童及脑、神经外科手术、外伤、烧伤患者的麻醉。单用或注射过快可出现运动性兴奋、谵妄、肌肉抽动等，甚至可导致呼吸停止。也能促进钾离子进入细胞而引起血钾过低，故需同时给予钾盐。严重高血压、酸血症、心脏房室传导阻滞以及癫痫患者禁用。

依托咪酯

依托咪酯（etomidate）为速效、短效的新型静脉麻醉药，静脉注射后约 20 秒即产生麻醉作用，停药后 3 ～ 5 分钟苏醒，无明显镇痛、肌肉松弛作用。呼吸、循环的抑制比硫喷妥钠轻，麻醉作用比硫喷妥钠强，但副作用较多（如注射部位疼痛、肌震颤、阵挛、抑制肾上腺皮质功能等），一般用于全麻诱导，尤其适合心功能较差的患者。

三、复合麻醉

为达到良好的全麻效果（意识消失、明显镇痛、必要的肌肉松弛和合理控制应急反应），常在麻醉前或麻醉过程中同时或先后联合用药，以达到上述要求，这样的麻醉方法叫复合麻醉。常用类型有以下几种。

1. 麻醉前给药　麻醉前给药（premedication）指患者进入手术室前应用的药物。如麻醉前应用地西泮、苯巴比妥等镇静催眠药，吗啡、哌替啶等中枢性镇痛药，阿托品、东莨菪碱等 M 受体拮抗药，以达到消除紧张、稳定情绪、增强镇痛效果、减少呼吸道分泌物而达到预防窒息和吸入性肺炎目的的麻醉方法。

2. 基础麻醉　基础麻醉（basal anesthesia）指进入手术室前给予较大剂量的催眠药，如巴比妥类等，使患者处于深睡状态，在此基础上进行麻醉，可减少麻醉药用量并使麻醉过程平稳。常用于不配合的小儿。

3. 诱导麻醉　诱导麻醉（induction of anesthesia）指先使用几乎无兴奋期的硫喷妥钠或氧化亚氮等，使患者迅速进入外科麻醉期，避免诱导期的不良反应，然后改用其他麻醉药物维持麻醉。

4. 合用肌肉松弛药　麻醉同时合用琥珀胆碱或筒箭毒碱等肌肉松弛药，以达到手术所需的肌肉松弛程度的要求。

5. 低温麻醉　低温麻醉（hypothermal anesthesia）指在物理降温的基础上配合氯丙嗪，使体温下降到 28 ～ 30℃，降低心脏等生命器官的耗氧量，以利于心脏直视手术的进行。

6. 控制性降压　控制性降压（controlled hypotension）是加用短时作用的血管扩张药硝普钠或钙拮抗剂使血压适度适时下降，并抬高手术部位，以减少出血。常用于止血比较困难的颅脑手术。

7. 神经安定镇痛术　神经安定镇痛术（neuroleptanalgesia）指芬太尼与氟哌利多合用，使患者达到意识模糊、朦胧，痛觉消失，安静但不入睡的特殊麻醉状态，适用于外科小手术，如同时加用氧化亚氮及肌松药则可达到满意的外科麻醉效果，又称为神经安定麻醉（neuroleptanesthesia）。

案例 3-1

患者，男，68 岁。因“吞咽困难一个月”就诊，医生诊断为食管癌，收住院拟手术治疗。既往有高血压病史 10 余年，血压波动为 155/95 ～ 165/100mmHg，长期口服依那普利。一年前因心绞痛入院，经检查诊断为冠心病。本次入院后给予全面检查，心电图提示冠状动脉供血不足，心肌缺血，左心室肥厚，心率 108 次 / 分，肺功能正常，其他检查无特殊。充分做好术前准备后在静吸复合全麻 + 硬膜外麻醉下拟行剖胸探查食管癌根治术，于术前半小时肌内注射东莨菪碱和苯巴比妥，入手术室后常规心电监护。

问题与思考：

1. 术前肌内注射东莨菪碱的目的是什么？
2. 此患者采取硬膜外麻醉有什么好处？

制剂和用法

普鲁卡因　注射剂：100mg/20ml、50mg/20ml、100mg/10ml、40mg/2ml、0.15g、1g。浸润麻醉用0.25%～0.75%溶液；传导麻醉用1%～2%溶液，一次不超过1g；腰麻用3%～5%溶液，一次不超过0.15g；硬膜外麻醉用2%溶液。

利多卡因　注射剂：100mg/10ml、400mg/20ml。表面麻醉用2%～4%溶液，一次不超过0.1g；浸润麻醉用0.25%～0.5%溶液，每小时用量不超过0.4g；传导麻醉用1%～2%溶液，每次用量不超过0.4g；硬膜外麻醉用1%～2%溶液，每次用量不超过0.5g。

丁卡因　注射剂：50mg/5ml。表面麻醉用1%溶液，喷雾或涂抹；传导麻醉用0.1%～0.3%溶液，极量：一次0.1g；腰麻用10～15mg与脑脊液混合后注入；硬膜外麻醉用0.15%～0.3%溶液，与盐酸利多卡因合用时最高浓度为0.3%。

布比卡因　注射剂：12.5mg/5ml、25mg/5ml、37.5mg/5ml。浸润麻醉用0.1%～0.25%溶液；传导麻醉、硬膜外麻醉用0.5%～0.75%溶液；腰麻用0.25%溶液；常用量：一次1～3mg/kg。极量：一次200mg，一天400mg。

麻醉乙醚　100ml/瓶、150ml/瓶、250ml/瓶。吸入气内药物浓度：诱导麻醉10%～15%，维持4%～6%。

氟烷　20ml/瓶。吸入气内药物浓度：诱导麻醉3%～4%，维持1%。

恩氟烷　20ml/瓶、250ml/瓶。吸入气内药物浓度：诱导麻醉2%～2.5%，维持麻醉1.5%～2%。

异氟烷　10ml/瓶。吸入气内药物浓度：诱导麻醉1.5%～3%，维持麻醉1%～1.5%。

氧化亚氮　诱导麻醉80%，维持麻醉50%～70%。

硫喷妥钠　注射剂：0.5g、1g。临用前用注射用水配制成2.5%的溶液注射。一次4～8mg/kg静脉注射。极量：一次1g；小儿一次15～20mg/kg，深部肌内注射。

氯胺酮　注射剂：0.1g/2ml、0.1g/10ml、0.2g/20ml。全麻诱导一次1～2mg/kg缓慢静脉注射；全麻维持一次0.5～1mg/kg。小儿基础麻醉，一次4～8mg/kg，肌内注射。极量：静脉注射每分钟4mg/kg，肌内注射一次13mg/kg。

盐酸普鲁卡因　注射剂：25mg/10ml、50mg/10ml、40mg/2ml、150mg/支（粉针）。浸润麻醉用0.5%～1%等渗液。传导麻醉、腰麻及硬膜外麻醉均可用2%溶液。一次极量1000mg。腰麻不宜超过200mg。

目标检测

1. 可治疗心律失常的局麻药是（　　）
   A. 普鲁卡因　B. 利多卡因
   C. 丁卡因　D. 布比卡因
   E. 可卡因
2. 普鲁卡因一般不用于哪种麻醉方法（　　）
   A. 表面麻醉　B. 浸润麻醉
   C. 传导麻醉　D. 腰麻
   E. 硬膜外麻醉
3. 腰麻时应用麻黄碱的目的是（　　）
   A. 预防过敏性休克
   B. 延长局麻时间
   C. 防止麻醉过程中血压下降
   D. 防止血管扩张，减少局麻药吸收
   E. 减少呼吸道腺体分泌
4. 为延长局麻时间、防止吸收中毒，局麻药常与下列哪种药物合用（　　）
   A. 肾上腺素　B. 去甲肾上腺素
   C. 异丙肾上腺素　D. 麻黄碱

E. 多巴胺

5. 下列哪一个麻醉药会引起肝损伤（　　）

A. 乙醚　　B. 吗啡

C. 氯胺酮　　D. 氧化亚氮

E. 氟烷

（6～10题共用选项）

A. 普鲁卡因　　B. 利多卡因

C. 丁卡因　　D. 布比卡因

E. 可卡因

6. 能进行局部封闭的药物（　　）

7. 不用于腰麻的药物（　　）

8. 不用于浸润麻醉的药物（　　）

9. 用前需要做皮试的药物（　　）

10. 心肌梗死后出现室性心律失常，应选用的药物（　　）

（毛玉霞）

中英文对照

局部麻醉药　local anesthetics

表面麻醉　surface anaesthesia

浸润麻醉　infiltration anaesthesia

传导麻醉　conduction anaesthesia

蛛网膜下隙麻醉　subarachnoid anaesthesia

腰麻　spinal anaesthesia

硬脊膜外腔麻醉　epidural anaesthesia

普鲁卡因　procaine

利多卡因　lidocaine

丁卡因　tetracaine

布比卡因　bupivacaine

全身麻醉药　general anesthetics

麻醉乙醚　anesthetic ether

氟烷　halothane

恩氟烷　enflurane

异氟烷　isoflurane

氧化亚氮　nitrous oxide

硫喷妥钠　thiopental sodium

氯胺酮　ketamine

羟丁酸钠　sodium oxybate

依托咪酯　etomidate

麻醉前给药　premedication

基础麻醉　basal anesthesia

诱导麻醉　induction of anesthesia

低温麻醉　hypothermal anesthesia

控制性降压　controlled hypotension

神经安定镇痛术　neuroleptanalgesia

神经安定麻醉　neuroleptanesthesia

第4章 中枢神经系统药

第1节 镇静催眠药和抗惊厥药

学习目标

1. 掌握地西泮的药理作用、临床应用、不良反应和注意事项。
2. 熟悉巴比妥类药物的作用特点、临床应用、急性中毒的表现及解救。
3. 熟悉抗惊厥药硫酸镁的作用、用途、不良反应和用药注意事项。
4. 了解其他常用镇静催眠药的用药特点。

一、镇静催眠药

镇静催眠药是一类能选择性抑制中枢神经系统的药物。小剂量能缓解激动、消除躁动、恢复安静情绪，称为镇静；较大剂量时能诱导入睡，促进和维持近似生理性睡眠，称为催眠；中毒量可致呼吸麻痹而死亡。本类药物包括苯二氮䓬类、巴比妥类及其他类药物。

（一）苯二氮䓬类

苯二氮䓬类（benzodiazepines，BZ）是目前临床最常用的镇静催眠药，该类药物大多数属于1，4-苯并二氮䓬类的衍生物，临床常用的约有20余种，根据半衰期长短分为3类：①长效类，如地西泮；②中效类，如硝西泮；③短效类，如艾司唑仑。地西泮是苯二氮䓬类药物中的典型代表药物。

地 西 泮

【体内过程】 地西泮（diazepam，安定）口服吸收迅速而完全，经0.5～1小时血药浓度达峰值。肌内注射吸收缓慢而不规则，血药浓度也较低，故必要时应静脉注射给药。血浆蛋白结合率为99%，但由于脂溶性很高，易透过血脑屏障，并迅速向脑组织分布而产生药理作用。该药连续使用，可蓄积于脂肪和肌肉组织中。主要在肝中代谢，形成去甲地西泮和奥沙西泮等活性代谢产物。地西泮及其代谢物最终与葡萄糖醛酸结合失活，经肾排出。地西泮血浆半衰期个体差异大，平均20～100小时。该药可通过胎盘，并可经乳汁排泄，对胎儿及新生儿可产生明显影响，应予以注意。

【药理作用和临床应用】

（1）抗焦虑：焦虑是多种精神失常的常见症状，患者多有恐惧、紧张、忧虑、失眠并伴有心悸、出汗、震颤等症状。地西泮抗焦虑作用的选择性较高，小剂量即可明显改善上述症状，并对各种原因引起的焦虑均有显著疗效。地西泮的抗焦虑作用可能是通过对边缘系统中的BZ受体（苯二氮䓬类受体）的作用而实现的，低剂量即可抑制边缘系统中海马和杏仁核神经元电活动的发放和传递。主要用于控制焦虑症，可明显缓解烦躁、不安、恐惧和紧张等症状。

（2）镇静催眠：随着剂量增大，可产生镇静及催眠作用，能明显缩短入睡时间，显著延长睡眠持续时间，减少觉醒次数。主要延长非快动眼睡眠的第 2 期，明显缩短慢波睡眠期。特点是：①治疗指数高，对呼吸影响小，安全范围较大，大剂量时对呼吸中枢抑制不明显；②由于对快动眼睡眠的影响较小，停药后出现反跳性快动眼睡眠延长作用较巴比妥类轻，其依赖性和戒断症状也较轻微；③可明显缩短非快动眼睡眠第 4 期，减少发生于此期的夜惊和夜游症；④加大剂量也不致引起全身麻醉。因此，该类药物已取代了巴比妥类药物成为临床最常用的镇静催眠药。临床上用于麻醉前给药、各种失眠及心脏电击复律或内镜检查前给药。

（3）抗惊厥、抗癫痫：目前认为，地西泮的抗惊厥、抗癫痫作用与促进中枢抑制性递质 γ-氨基丁酸（GABA）的突触传递功能有关。临床上可用于辅助治疗破伤风、子痫、小儿高热惊厥及药物中毒性惊厥。地西泮对癫痫大发作能迅速缓解症状，对癫痫持续状态疗效显著，静脉注射地西泮是临床治疗癫痫持续状态的首选药物。

（4）中枢性肌肉松弛：地西泮有较强的肌肉松弛作用，可缓解动物的去大脑僵直，也可缓解人类大脑损伤所致的肌肉僵直。发挥肌肉松弛作用时一般不影响正常活动。临床上可用于脑血管意外、脊髓损伤等引起的中枢性肌肉强直，缓解局部关节病变、腰肌劳损及内镜检查所致的肌肉痉挛。

焦　虑　症

焦虑症又称焦虑性神经症，是以持续、广泛性焦虑或反复惊恐发作并伴有头昏、头晕、胸闷、心悸、呼吸困难、口干、尿频、出汗、震颤等自主神经症状和运动性不安为主要临床表现的神经症性障碍。其紧张或惊恐的程度与现实情况不符。女性发病率高于男性，好发于 20 ～ 40 岁。焦虑症应采取综合治疗措施，包括：①改变生活方式；②疾病卫生教育；③认知疗法；④行为治疗和放松训练；⑤药物治疗。

链接

【作用机制】　苯二氮䓬类药物为苯二氮䓬受体激动剂，苯二氮䓬受体激动可促进中枢抑制性递质 GABA 与 GABAA 受体的结合速率或减慢解离速率，从而增大 GABAA 受体 - 通道 γ- 氨基丁酸的开放频率，但对平均开放时间无影响，Cl^- 内流增加，使神经细胞兴奋性降低，引起中枢抑制作用。

【不良反应和注意事项】

（1）中枢神经系统反应：最常见的是嗜睡、乏力、头晕、记忆力下降，大剂量偶有共济失调发生。

（2）耐受性、依赖性：数周或数月连续用药，可发生耐受性，长期应用还可产生精神和躯体依赖性，若产生躯体依赖性，突然停药可出现戒断症状，如失眠、兴奋、焦虑、震颤，甚至惊厥，但程度比巴比妥类轻。

（3）急性中毒：过量使用可引起急性中毒，表现为运动功能失调、谵语、昏迷和呼吸抑制，一般不危及生命，但老年人或服药期间过量饮酒者，中毒症状可加重，甚至导致死亡。静脉注射过快可导致呼吸抑制和心搏骤停。中毒时除采用洗胃、对症治疗外，还可用 BZ 受体拮抗药氟马西尼（flumazenil）解救，以对抗其深度中枢抑制。

（4）其他：偶可引起过敏反应，表现为皮疹、白细胞减少等。

【禁忌证】　重症肌无力患者及 6 个月以下婴儿、孕妇及哺乳期妇女禁用。

其他常用苯二氮䓬类药物的作用特点见表 4-1。

表 4-1 其他苯二氮䓬类药物作用比较

药物	血浆半衰期（小时）	主要特点
氯氮䓬（利眠宁）	5 ～ 15	治疗焦虑性或强迫性神经官能症
硝西泮（硝基安定）	20 ～ 31	催眠作用显著，抗癫痫作用强
阿普唑仑	10 ～ 19	用于镇静、抗焦虑、抗抑郁
三唑仑	2 ～ 4	催眠作用快而短，主要用于催眠
氯硝西泮（氯硝安定）	23±5	对小发作和肌阵挛性癫痫疗效好

考点：苯二氮䓬类的药理作用、临床应用及作用机制

案例 4-1

患者，女，50 岁，近一个月来无故担心外地工作的女儿会出什么事，整日出现紧张烦躁，焦虑不安，恐惧失眠等症状，不能进行正常工作，来院就诊。

诊断：焦虑症。

问题与思考：

1. 应选用哪种药物进行治疗？
2. 应用该药物时，应注意哪些问题？

（二）巴比妥类

巴比妥类（barbiturates）是巴比妥酸的衍生物。巴比妥酸本身并无中枢抑制作用，用不同基团取代 C_5 上的两个氢原子后而形成的一类化合物。根据巴比妥类药物起效快慢和作用维持时间长短分为 4 类（表 4-2）。

表 4-2 巴比妥类作用与临床应用比较表

分类	药物	显效时间（小时）	作用持续时间（小时）	主要临床应用
长效类	苯巴比妥	0.5 ～ 1	6 ～ 8	抗惊厥
中效类	异戊巴比妥	0.25 ～ 0.5	3 ～ 6	镇静催眠
短效类	司可巴比妥	0.25	2 ～ 3	抗惊厥、镇静催眠
超短效类	硫喷妥钠	静脉注射，立即	0.25	静脉麻醉

【药理作用和临床应用】 巴比妥类主要抑制中枢神经系统，随着剂量的增加，依次出现镇静、催眠、抗惊厥和麻醉作用，过量则麻痹延髓呼吸中枢和血管运动中枢而导致死亡。

本类药物的安全性不及苯二氮䓬类药物，且较易产生依赖性，目前临床已很少用于镇静催眠，已被苯二氮䓬类所取代。但苯巴比妥仍用于抗惊厥、治疗癫痫大发作和癫痫持续状态；硫喷妥钠用作静脉麻醉和基础麻醉等。

【不良反应和注意事项】

（1）后遗效应：催眠剂量的巴比妥类次晨可出现头晕、嗜睡、精细运动不协调及定向障碍等。

（2）耐受性：反复服用巴比妥类可出现耐受性，可使药效逐渐降低，可能是由于神经组织对巴比妥类产生适应性和其诱导肝药酶加速自身代谢有关。

（3）依赖性：长期连续服用巴比妥类可使患者产生对该药的精神依赖性和躯体依赖性，迫使患者继续用药，最终产生依赖性。

（4）急性中毒：大剂量使用或静脉注射过速可引起急性中毒，表现为深度昏迷、高度呼吸抑制、血压下降、体温降低、休克及肾衰竭等，深度呼吸抑制是急性中毒的直接死因。对急性中毒者应积极采取抢救措施：口服中毒者应立即洗胃、导泻、利尿，用碳酸氢钠等碱性药物碱化血液和尿液，以利于巴比妥类药物的排泄，维持呼吸与循环功能，保持呼吸道通畅，吸氧，必要时行人工呼吸，甚至气管切开，也可应用中枢兴奋药。严重中毒病例可采用透析疗法。

（5）其他：少数人服用后可见荨麻疹、血管神经性水肿、多形性红斑及哮喘等过敏反应，偶可引起剥脱性皮炎。

考点：巴比妥类药物的作用特点、临床应用、急性中毒的表现及解救

【禁忌证】 支气管哮喘、严重肝功能不全、颅脑损伤等禁用。

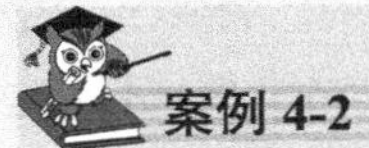

案例 4-2

患者，女，32 岁，一次性吞服大量苯巴比妥，来院急诊。T 36℃，P 100 次 / 分，R 16 次 / 分，BP 80/54 mmHg。表现为昏迷、发绀，双侧瞳孔散大，对光反射迟钝，呼吸音粗，四肢腱反射消失等。

诊断：苯巴比妥中毒。

问题与思考：

1. 对该患者应该立即采取哪些抢救措施？
2. 应用巴比妥类药物时，应注意哪些问题？

（三）其他镇静催眠药

水合氯醛

水合氯醛（chloral hydrate）口服后吸收快，催眠作用较强且确切，入睡快（约 15 分钟），持续 6 ～ 8 小时，不缩短快动眼睡眠时相，无后遗效应。可用于顽固性失眠或对其他催眠药效果不佳的患者；大剂量有抗惊厥作用，可用于小儿高热、子痫及破伤风等惊厥。久用可产生耐受性和成瘾性，戒断症状较严重，应防止滥用。对胃有刺激性，应稀释后口服或灌肠。

二、抗惊厥药

惊厥是中枢神经系统过度兴奋的一种症状，表现为全身骨骼肌不自主地强烈收缩，多见于小儿高热、破伤风、子痫和中枢兴奋药中毒等。常用抗惊厥药包括苯二氮䓬类、巴比妥类和水合氯醛等药物。此外，硫酸镁注射给药具有抗惊厥作用。

硫酸镁

硫酸镁（magnesium sulfate）口服吸收少，只有泻下和利胆作用；静脉或肌内注射，可产生中枢抑制、抗惊厥和降压作用。神经化学传递和骨骼肌收缩均需 Ca^{2+} 参与，Mg^{2+} 与 Ca^{2+} 化学性质相似，可以特异性地竞争 Ca^{2+} 结合位点，拮抗 Ca^{2+} 的作用，如运动神经末梢乙酰胆碱释放减少致骨骼肌松弛，拮抗作用于血管平滑肌的 Ca^{2+} 致血管扩张血压下降。硫酸镁注射给药可用于各种惊厥，尤其对子痫有较好的作用；也可用于高血压危象的治疗。

Mg^{2+} 浓度过高则可抑制延髓呼吸中枢和血管运动中枢，引起呼吸抑制、血压剧降、心脏停搏而导致死亡。腱反射消失常为呼吸停止的先兆，故在用药过程中应经常检查，以防用药过量。如用药不当引起急性 Mg^{2+} 中毒时，应立即进行人工呼吸，静脉缓慢注射钙剂对抗。

制剂和用法

地西泮　片剂：2.5mg、5mg。抗焦虑、镇静：一次 2.5 ～ 5mg，一天 3 次。催眠：一次 5 ～ 10mg，睡前服。注射剂：10mg/2ml。癫痫持续状态：一次 5 ～ 20mg，缓慢静脉注射，再发作时可反复应用。

硝西泮（硝基安定）　片剂：5mg。催眠：一次 5 ～ 10mg，睡前服。抗癫痫：一天 5 ～ 15mg，分 3 次服用。极量：一天 200mg。

氯氮䓬（利眠宁）　片剂：5mg、10mg。抗焦虑、镇静：一次 5 ～ 10mg，一天 3 次。催眠：一次 10 ～ 20mg，睡前服。

三唑仑　片剂：0.25mg。催眠：一次 0.25 ～ 0.5mg，睡前服。

阿普唑仑　片剂：0.4mg。抗焦虑：一次 0.4mg，一天 3 次，连用 4 周。催眠：一次 0.4 ～ 0.8mg，睡前服。抗癫痫：一天 0.4 ～ 1.6mg，分 2 ～ 3 次服。抗抑郁：一天 0.8 ～ 1.2mg，最多不超过 4mg，分 2 ～ 3 次服。

苯巴比妥（鲁米那）　片剂：10mg、15mg、100mg。镇静：一次 15 ～ 30mg；催眠：一次 60 ～ 100mg，睡前服；抗癫痫：大发作从小剂量开始，一次 15 ～ 30mg，一天 3 次，最大剂量一次 60mg，一天 3 次。

苯巴比妥钠　注射剂：50mg、100mg、200mg。抗惊厥：一次 100 ～ 200mg，一天 1 ～ 2 次，肌内注射。癫痫持续状态：一次 100 ～ 200mg，缓慢静脉注射。异戊巴比妥 片剂：0.1g。催眠：一次 0.1 ～ 0.2g，睡前服。

司可巴比妥　胶囊剂：0.1g。催眠：一次 0.1 ～ 0.2g，睡前服。麻醉前给药：一次 0.2 ～ 0.3g。

硫喷妥钠　注射剂：0.5g、1g。一次 4 ～ 8mg/kg，临用前配成 2.5% 溶液缓慢静脉注射。

水合氯醛　溶液剂：10%。催眠：一次 5 ～ 10ml，睡前服。抗惊厥：一次 10 ～ 20ml，稀释 1 ～ 2 倍后灌肠。极量：一次 2g，一天 4.0g。

唑吡坦（思诺思）　片剂：10mg。一次 10mg，睡前服。

扎兰普隆　片剂：5mg。一次 5mg，睡前服用或入睡困难时服用。

佐匹克隆　片剂：7.5mg。一次 7.5mg，临睡时服，老年人最初临睡时服 3.75mg，必要时 7.5mg。

目标检测

1. 地西泮不用于（　　）
   A. 高热惊厥　B. 麻醉前给药
   C. 焦虑症或失眠症　D. 诱导麻醉
   E. 癫痫持续状态
2. 下列地西泮叙述错误项是（　　）
   A. 具有广谱的抗焦虑作用
   B. 具有催眠作用
   C. 具有抗抑郁作用
   D. 具有抗惊厥作用
   E. 可治疗癫痫持续状态
3. 地西泮抗焦虑作用主要作用部位（　　）
   A. 大脑皮质　B. 中脑网状结构
   C. 下丘脑　D. 纹状体
   E. 边缘系统
4. 抢救巴比妥类急性中毒时，不应采取的措施是（　　）
   A. 洗胃
   B. 给氧、维持呼吸
   C. 注射碳酸氢钠，利尿
   D. 给予催吐药
   E. 给升压药、维持血压
5. 下列苯二氮䓬类药物叙述不正确的是（　　）
   A. 多数具有乏力、困倦、头晕等
   B. 大剂量时可有共济失调、言语不清

C. 严重时可有意识障碍
D. 长期大量应用引起耐药性及依赖性，突然停药可产生戒断症状
E. 过量常易引起死亡

6. 巴比妥类中毒引起死亡的原因是（　　）
A. 心搏骤停　　B. 肾衰竭
C. 呼吸中枢麻痹　　D. 肺炎
E. 惊厥

（狄婷婷）

中英文对照

苯二氮䓬类　benzodiazepines，BZ
地西泮　diazepam
氯氮䓬　chlordiazepoxide
三唑仑　triazolam
阿普唑仑　alprazolam
氟马西尼　flumazenil
巴比妥类　barbiturates
苯巴比妥　phenobarbital
异戊巴比妥　amobarbital
司可巴比妥　secobarbital
水合氯醛　chloral hydrate

第 2 节　抗癫痫药

学习目标

1. 掌握苯妥英钠的药理作用、临床应用、不良反应和用药注意事项。
2. 熟悉抗癫痫药的应用原则及其他常用抗癫痫药的作用特点和用药注意事项。
3. 了解癫痫的临床类型。

癫痫（epilepsy）是由脑组织局部病灶神经元异常高频放电，并向周围扩散，导致大脑功能短暂失调综合征。主要特征为慢性、突发性、反复性和短暂性的运动、感觉、意识或（和）精神障碍，发作时多伴有异常的脑电图（EEG）。按病因可分为原发性和继发性癫痫两种。前者与遗传等因素有一定关系，后者因脑部外伤、肿瘤、感染、发育异常、脑血管疾病或某种代谢异常引起。根据临床症状和脑电图的不同可将癫痫分为以下几种类型（表 4-3）。

表 4-3　癫痫发作的类型及治疗药物

主要发作类型	临床发作特征	治疗药物
部分（局限）性发作		
1. 单纯部分性发作（单纯局限性发作）	一侧肢体或某肌群痉挛、抽搐或特定部位感觉异常，无意识障碍。持续 20 ～ 60 秒	苯妥英钠、卡马西平、苯巴比妥
2. 复杂部分性发作（精神运动性发作）	以精神症状为主，出现无意识的运动，如摇头、唇抽动等。持续 0.5 ～ 2 分钟	卡马西平、苯妥英钠、丙戊酸钠、扑米酮
全身性发作		
1. 强直 - 阵挛性发作（大发作）	突然意识丧失，倒地，全身强直 - 阵挛性抽搐、面色青紫、口吐白沫，持续数分钟	苯妥英钠、卡马西平、苯巴比妥、丙戊酸钠

续表

主要发作类型	临床发作特征	治疗药物
2. 失神性发作（小发作）	多见于儿童，表现为短暂而突发的意识丧失、知觉丧失、动作和语言中断，不倒地，无抽搐，一般持续5～30秒后迅速恢复	氯硝西泮、丙戊酸钠、拉莫三嗪
3. 肌阵挛性发作	部分肌群短暂休克样抽动（约1秒）	糖皮质激素、丙戊酸钠、氯硝西泮
4. 癫痫持续状态	通常指大发作持续状态，患者大发作频繁，间歇期甚短或无，持续昏迷	地西泮、劳拉西泮、苯妥英钠、苯巴比妥

一、常用抗癫痫药

苯妥英钠

【体内过程】 苯妥英钠（phenytoin sodium，大仑丁）口服吸收慢而不规则，连续服药6～10天，才能达到有效浓度。不同制剂的生物利用度显著不同，且有明显的个体差异。由于本品呈强碱性（pH 10.4），刺激性大，故不宜肌内注射。癫痫持续状态时可作静脉注射。血浆蛋白结合率约90%，易通过血脑屏障。主要在肝内代谢。由肾排出者不足5%。消除速率与血浆浓度有密切关系。低于10μg/ml时，按一级动力学消除，半衰期约6～24小时；高于此浓度时，则按零级动力学消除，血浆半衰期可延长至20～60小时，且血药浓度与剂量不成比例地迅速升高，容易出现毒性反应。由于常用量时血浆浓度有较大个体差异，又受诸多因素影响，最好在临床药物监控下给药。

【药理作用和临床应用】

（1）抗癫痫：苯妥英钠对癫痫大发作、单纯性局限性发作疗效最佳，具有无催眠作用、疗效高等优点；其次是精神运动性发作和局限性发作；但对小发作（失神性发作）无效，有时甚至会使病情恶化。

苯妥英钠对各种组织的可兴奋细胞膜，包括神经元和心肌细胞膜有稳定作用，可降低其兴奋性，对高频异常放电的神经元的Na^+、Ca^{2+}通道阻滞作用明显，抑制其高频反复放电，而对正常的低频放电并无明显影响。

临床上是治疗癫痫大发作和局限性发作的首选药，对精神运动性发作也有效，缓慢静脉注射可缓解癫痫持续状态。

（2）抗外周神经痛：包括三叉神经痛、舌咽神经痛和坐骨神经痛等。神经元放电与癫痫有相似的发作机制，感觉通路神经元在轻微刺激下即产生强烈放电，引起剧烈疼痛。苯妥英钠能使疼痛减轻，发作次数减少。

（3）快速型心律失常：主要用于室性心律失常，是强心苷中毒引起室性心律失常首选药物。

【不良反应和注意事项】

（1）胃肠道反应：碱性强，口服可致恶心、呕吐、食欲缺乏、上腹疼痛等，餐后服可减轻。

（2）中枢神经系统反应：血药浓度20μg/ml左右可致眩晕、共济失调、头痛和眼球震颤等，大于40μg/ml可致精神错乱、昏迷，50μg/ml以上出现严重昏睡。

（3）造血系统反应：抑制二氢叶酸还原酶，长期用药可引起巨幼红细胞性贫血，可用甲酰四氢叶酸治疗。

（4）过敏反应：皮疹较常见，还可见粒细胞缺乏、血小板减少、再生障碍性贫血。偶见肝损害。应定期作血常规和肝功能检查。

（5）牙龈增生：发生率约 20%，多见于青少年，注意口腔卫生，经常按摩牙龈可防止或减轻。一般停药 3 ～ 6 个月后可恢复。

（6）其他：妊娠早期用药，偶致畸胎，如腭裂等。诱导肝药酶可使维生素 D 代谢加快而致低血钙；静脉注射过快时，可致心律失常、心脏抑制和血压下降，宜在心电图监护下缓慢注射。

考点：苯妥英钠的药理作用、临床应用和不良反应

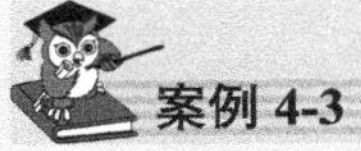

案例 4-3

患者，女，30 岁，2010 年 3 月份就诊，患癫痫病已五六年，每月发作 5、6 次，常见夜间发作，发作时四肢抽搐，口吐白沫，口中发出猪羊叫声，属典型的癫痫大发作。一直服用苯妥英钠进行治疗，近来，患者出现乏力、头晕、活动后气短、心悸等症状。

诊断：巨幼红细胞性贫血。

问题与思考：

该患者应用何药治疗？为什么？

苯巴比妥

苯巴比妥（phenobarbital，鲁米那）可用于治疗癫痫大发作和癫痫持续状态，对精神运动性发作及单纯局限性发作不如卡马西平。本药起效快、毒性低、价廉，但因中枢抑制作用明显，很少作为首选药。

卡马西平

【药理作用和临床应用】

（1）抗癫痫：卡马西平（carbamazepine，酰胺咪嗪）是安全、有效的广谱抗癫痫药。对精神运动性发作疗效好，为首选药；对大发作和单纯局限性发作也有效，尤其适用于伴有精神症状的癫痫。

（2）抗外周神经痛：对三叉神经痛和舌咽神经痛疗效优于苯妥英钠。

（3）抗躁狂抑郁症：对锂盐无效的躁狂、抑郁症也有效；也可减轻或消除精神分裂症的躁狂和妄想症状；还可改善癫痫患者的精神症状。

【不良反应和注意事项】　用药初期可见头昏、眩晕、恶心、呕吐和共济失调等，亦可见皮疹和心血管反应，一周左右逐渐消失。少数人可有骨髓造血功能抑制、肝损害，用药期间应定期检查血象和肝功能。青光眼、心血管严重疾患和老年病人慎用，心、肝、肾功能不全者及妊娠初期和哺乳期妇女禁用。

考点：卡马西平的作用特点和临床应用

乙琥胺

乙琥胺（ethosuximide）仅对小发作有效，为治疗小发作的首选药，对其他类型癫痫无效。常见不良反应有食欲缺乏、恶心、呕吐、嗜睡、眩晕等，偶见粒细胞减少、血小板减少及再生障碍性贫血。长期用药应注意检查血象。

扑米酮

扑米酮（primidone，扑痫酮）对大发作及单纯局限性发作疗效好，对精神运动性发作也有效，主要用于其他药物不能控制的大发作。常见不良反应有嗜睡、镇静、眩晕和共济失调等，偶可发生巨幼红细胞性贫血、白细胞减少和血小板减少。

丙戊酸钠

丙戊酸钠（sodium valproate）对多种癫痫模型有对抗作用，为广谱抗癫痫药，可用于各型癫痫，对大发作疗效不及苯妥英钠和苯巴比妥，但对后两者无效者，本药仍有效；对小发作疗效优于乙琥胺，但由于肝损害，小发作仍选乙琥胺。对精神运动性发作疗效近似卡马西平。常见不良反应有食欲缺乏、恶心、呕吐等。也可致肝损害，应定期检查肝功能。有致畸作用，妊娠早期禁用。

氟桂利嗪

氟桂利嗪（flunarizine，西比灵）为选择性钙拮抗药，近年来发现它具有较强的抗惊厥作用，对多种动物癫痫模型均有不同程度的治疗作用。适用于各型癫痫，尤其对局限性发作、大发作疗效好。临床还可用于脑动脉缺血性疾病治疗、血管性偏头痛的防治等。不良反应有嗜睡、乏力，长期用药有锥体外系症状等。

拉莫三嗪和托吡酯

拉莫三嗪（lamotrigine）和托吡酯（topiramate）为新型抗癫痫药，作用机制及特点同苯妥英钠。均可作为辅助药物治疗难治性癫痫。

二、抗癫痫药应用原则

1. 合理选择药物　详见表4-4。

表 4-4　抗癫痫药的选择

癫痫类型	治疗药物
强直-阵挛性发作	苯妥英钠、丙戊酸钠、卡马西平或苯巴比妥
失神性发作	乙琥胺、氯硝西泮、丙戊酸钠
单纯局限性发作	卡马西平、苯妥英钠
复杂局限性发作	苯妥英钠、卡马西平、扑米酮
肌阵挛性发作	丙戊酸钠、氯硝西泮
癫痫持续状态	地西泮、苯妥英钠、苯巴比妥钠

2. 症状性癫痫应去除病因　如治疗脑寄生虫、切除肿瘤等，但残余病灶和术后瘢痕形成者仍可引起癫痫发作，需药物治疗。

3. 治疗方案个体化　抗癫痫药的有效剂量个体差异很大，应从小剂量开始，根据疗效情况，逐渐增加剂量，每周增加1次，直至出现疗效为止。有条件者可根据血药浓度调整剂量。某种药物的疗效不佳需更换另一种药物时，应采取逐渐过渡的方法，更换药物期间新旧药物重叠使用，即原用药物的剂量逐渐减少，新用药物剂量要逐渐增加，直到完全代替为止。不可骤换、骤停，以免导致癫痫发作加剧甚至诱发癫痫持续状态。

4. 长期用药　癫痫症状完全控制后，应继续坚持用药2～3年，方可考虑在数月甚至1～2年内逐渐停药。否则停药过早导致复发，甚至引起癫痫持续状态。有些患者需终身用药。

5. 定期检查　用药期间定期检查患者的血、尿和肝功能等，有条件者可监测血药浓度。

制剂和用法

苯妥英钠　片剂：50mg、100mg。抗癫痫：从小剂量开始逐渐增量，一次50～100mg，一天2～3次。极量：一次300mg，一天500mg。三叉神经痛：一次100～200mg，一天2～3次。注射剂：100mg、250mg。癫痫持续状态：一次100～250mg，肌内注射；若患者未用过苯妥英钠，可用150～250mg，加5%葡萄糖注射液20～40ml，6～10分钟缓慢静脉注射。缓释胶囊：200mg、300mg。一次200～300mg，一天1次。

卡马西平　片剂：0.1g、0.2g。胶囊剂：0.2g。一次0.2～0.4g，一天3次。

乙琥胺　胶囊剂：0.25g。一次0.5g，一天2～3次。5%糖浆剂：一次5～10ml，一天3次。

小儿一天 5 ～ 10ml，分 3 次服。

丙戊酸钠　片剂：0.1g、0.2g。一次 0.2 ～ 0.4g，一天 2 ～ 3 次。小儿一天 20 ～ 30mg/kg，分 2 ～ 3 次服。

扑米酮　片剂：0.25g。开始一次 0.06g，一天 3 次，渐增至一次 0.25g，一天 3 次。一天总量不超过 1.5g。

氯硝西泮　片剂：0.25mg、2mg。成人一天 4.0 ～ 8.0mg，最大耐受量一天 12mg。小儿一天 0.01 ～ 0.03mg/kg 开始，分 3 次服；以后一天加 0.5 ～ 1mg，渐增到 0.1 ～ 0.2mg/kg。注射剂：1.0mg。成人一次 1.0 ～ 4.0mg，小儿一次 0.05 ～ 0.1mg。

拉莫三嗪　片剂：25mg，100mg，150mg，200mg。单独使用：初始剂量 25mg，每天一次。两周后可增至 50mg，1 次 / 天，两周后可酌情增加剂量，最大增加量为 50 ～ 100mg，此后，每隔 1 ～ 2 周可增加剂量一次，直至达到最佳疗效，一般须经 6 ～ 8 周。通常有效维持量为 100 ～ 200mg/d，一次或分两次服用。

托吡酯　片剂：25mg、100mg。起始每晚口服 50mg，服用一周后，可每周增加剂量 25mg，直到症状控制为止。一般分两次服用，根据临床情况，也可以每日服用一次。

目标检测

1. 在抗癫痫药物中具有抗心律失常作用的药物是（　　）
   A. 苯妥英钠　　B. 卡马西平
   C. 三唑仑　　D. 苯巴比妥
   E. 乙琥胺
2. 目前用于癫痫持续状态的首选药为（　　）
   A. 口服三唑仑　　B. 口服苯巴比妥
   C. 水合氯醛灌肠　　D. 静脉注射地西泮
   E. 奥沙西泮
3. 对癫痫小发作的首选药是（　　）
   A. 乙琥胺　　B. 苯巴比妥
   C. 卡马西平　　D. 硝西泮
   E. 戊巴比妥
4. 具有广谱抗癫痫作用的药物是（　　）
   A. 丙戊酸钠　　B. 苯巴比妥
   C. 卡马西平　　D. 苯妥英钠
   E. 乙琥胺

（5 ～ 9 题共用选项）

A. 苯妥英钠　　B. 地西泮
C. 苯巴比妥　　D. 乙琥胺
E. 卡马西平

5. 具有中枢性肌肉松弛作用（　　）
6. 镇静催眠，抗惊厥，静脉麻醉可选用（　　）
7. 抗心律失常，治疗外周神经痛（　　）
8. 对癫痫部分性发作有良效的是（　　）
9. 对失神性发作首选（　　）

（张　郴）

中英文对照

癫痫　epilepsy
苯妥英钠　phenytoin sodium
苯巴比妥　phenobarbital
卡马西平　carbamazepine
乙琥胺　ethosuximide
扑米酮　primidone
丙戊酸钠　sodium valproate
氟桂利嗪　flunarizine
拉莫三嗪　lamotrigine
托吡酯　topiramate

第3节 抗精神失常药

学习目标

1. 掌握氯丙嗪的药理作用、临床应用、不良反应及应用注意事项。
2. 熟悉氟奋乃静、三氟拉嗪、氟哌啶醇等抗精神病药的作用特点。
3. 了解碳酸锂、丙米嗪的作用特点及临床应用。

精神失常是一类由多种原因引起的情感、思维和行为异常的精神活动障碍性疾病。根据临床症状不同，可分为精神分裂症、躁狂症、抑郁症和焦虑症，治疗这些疾病的药物统称为抗精神失常药。按临床应用分为抗精神病药（antipsychotic drug）、抗躁狂症药（antimanic drug）、抗抑郁症药（antidepressant）和抗焦虑症药（antianxiety）。

一、抗精神病药

抗精神病药主要用于治疗精神分裂症（schizophrenia）。精神分裂症是以思维、情感、行为之间不协调，精神活动与现实脱离为主要特征的一类最常见的精神疾病。根据临床症状，将其分为Ⅰ型和Ⅱ型，前者以阳性症状为主，如妄想、幻觉、思维紊乱和行为异常，后者以阴性症状为主，如情感淡漠、主动性缺乏等。本节述及的药物主要治疗精神分裂症，大多对阳性症状效果好，对阴性症状效果差甚至无效。精神分裂症的病因尚未完全阐明。目前认为是由于皮质下通路的多巴胺能神经功能亢进，多巴胺释放过多所致。抗精神病药通过阻断中枢多巴胺受体，用于精神分裂症的治疗，由于对其他精神病的躁狂症状也有效，故称为抗精神病药。

按其化学结构可将此类药物分为吩噻嗪类、硫杂蒽类、丁酰苯类和其他类药物。目前，除一些传统抗精神病药以外，又合成了一些长效制剂，减少了用药次数，有利于巩固治疗。

（一）吩噻嗪类

氯丙嗪

氯丙嗪（chlorpromazine，冬眠灵）是第一个问世的吩噻嗪类抗精神病药，该药的应用始于1952年，在法国首次使用治疗兴奋性躁动患者获得成功，不仅控制了患者的兴奋、躁动等症状，而且对其他精神症状也有效，使精神分裂症的药物治疗有了重大突破，至今仍广泛应用。

【体内过程】 口服吸收慢而不规则，2～4小时血药浓度达峰值，胃内食物或同服胆碱受体拮抗药可显著延缓其吸收。肌内注射吸收迅速，15分钟起效，生物利用度比口服高3～4倍，但局部刺激性强，应深部肌内注射。氯丙嗪的血药浓度个体差异大，不同个体口服相同剂量氯丙嗪后血药浓度可相差10倍以上，故用药剂量应个体化。易通过血脑屏障，脑内浓度可达血浆浓度的10倍。主要由肝代谢，经肾排出。由于脂溶性高，可蓄积于脂肪组织，所以排泄较慢，停药数周甚至半年，尿中仍可检出其代谢物，故维持时间长。

【药理作用】 氯丙嗪主要阻断脑内多巴胺受体，为抗精神病作用的主要机制，同时也是长期应用产生不良反应的基础。此外，还可阻断α受体、M受体，因此药理作用广泛而复杂。

（1）对中枢神经系统的作用

1）镇静安定和抗精神病作用：氯丙嗪对中枢神经系统有较强的抑制作用。①能明显减少动物的自发活动和攻击行为，使之驯服而易于接近；②正常人口服 100mg 氯丙嗪后，出现镇静、安定、活动减少、感情淡漠、对周围事物不关心，在安静环境下易诱导入睡，但易唤醒，醒后神志清醒，且加大剂量不引起麻醉；③精神分裂症患者用药后，在不引起明显镇静的情况下，可迅速控制兴奋躁动状态，继续用药（6 周～ 6 个月）可使异常的精神活动和行为，如躁狂、幻觉、妄想等症状逐渐消除，理智恢复、情绪安定、生活自理，此作用不产生耐受性。

氯丙嗪等吩噻嗪类药物抗精神病作用主要是通过阻断中脑 - 皮质通路和中脑 - 边缘系统的多巴胺受体而产生的。

中枢多巴胺能神经通路

多巴胺是中枢的一种重要的神经递质，脑内的多巴胺神经通路主要有四条。①中脑 - 边缘系统通路。②中脑 - 皮质通路。这两条通路主要调控人类的精神活动，与人的精神、情绪及行为活动有关，前者主要调控情绪反应，后者则主要参与认知、思想、感觉、理解和推理能力的调控。目前认为 I 型精神分裂症主要与这两条系统功能亢进有关。③结节 - 漏斗通路，与内分泌活动、体温调节等有关。④黑质 - 纹状体通路，与锥体外系的运动功能有关，该通路所含的 DA 含量占全脑的 70% 以上，是锥体外系运动功能的高级中枢，各种原因减弱该通路的 DA 功能均可导致帕金森病。反之，该通路功能亢进，则出现多动症。

链接

2）镇吐作用：氯丙嗪有强大镇吐作用。小剂量可阻断延髓催吐化学感受区的多巴胺受体，大剂量能直接抑制呕吐中枢，产生镇吐作用。但对刺激前庭神经（晕车、晕船等）引起的呕吐无效。

3）对体温调节的影响：氯丙嗪对下丘脑体温调节中枢有很强的抑制作用，使体温调节失灵。其特点如下。①对体温的影响随环境温度变化而改变，环境温度愈低，其降温作用愈明显，如配合物理降温，可使体温降至正常水平以下（34℃）；但在高温环境下，则可使体温升高。②既能降低发热患者的体温，也能降低正常人体温，与解热镇痛抗炎药显著不同。

4）加强中枢抑制药的作用：氯丙嗪可加强镇痛药、镇静催眠药、麻醉药、抗组胺药和乙醇等药物的中枢抑制作用，与上述药物合用时，应适当减量，以免加深对中枢神经系统的抑制，特别是与吗啡、哌替啶等药物合用时应注意呼吸抑制和血压降低。

（2）对自主神经系统的作用

1）阻断 α 受体：氯丙嗪可阻断 α 受体，使血管扩张，血压下降，翻转肾上腺素的升压作用，但连续用药可产生耐受性，且有较多副作用，不宜用于高血压的治疗。

2）阻断 M 受体：氯丙嗪有较弱的阻断 M 受体作用，较大剂量可引起口干、便秘和视物模糊等副作用。

（3）对内分泌系统的影响：氯丙嗪可阻断结节 - 漏斗通路中的多巴胺受体，从而影响内分泌系统的功能。①减少下丘脑释放催乳素抑制因子，使催乳素分泌增加，引起乳房增大和泌乳等。②抑制促性腺激素的释放，使卵泡刺激素和黄体生成素分泌减少，因而抑制性周期，延迟排卵和引起停经。③抑制促肾上腺皮质激素的释放，使肾上腺皮质激素分泌减少。④抑制生长激素释放，可用于巨人症的治疗。

【临床应用】

（1）治疗精神分裂症：氯丙嗪主要用于治疗各型精神分裂症，对急性患者疗效较好，可消除患者的兴奋、躁狂、幻觉、妄想等症状，使患者的思维、情感和行为趋向一致，恢复理智和生活自理能力，但不能根治，需长期用药维持疗效。由于疗效确切、安全和价廉，氯丙嗪仍是治疗精神分裂症的常用药物。也可用于治疗躁狂症及其他精神病伴有兴奋、紧张、妄想及幻觉等症状。

（2）呕吐和顽固性呃逆：对各种疾病（癌症、尿毒症、胃肠炎、放射病）及某些药物（吗啡、强心苷类等）引起的呕吐有效，对顽固性呃逆具有显著疗效。但对晕动病所致的呕吐无效。

（3）人工冬眠和低温麻醉：氯丙嗪与哌替啶、异丙嗪组成冬眠合剂，配合物理降温，可使体温降至正常水平以下，使患者处于类似动物的冬眠状态，称为“人工冬眠”。此时患者深睡，基础代谢、体温、组织耗氧量均降低，机体对缺血、缺氧的耐受力增强，对各种病理性刺激的反应性降低，并可使血管扩张，改善微循环，保护心、脑、肾等重要器官，有利于机体度过危险的缺氧、缺能阶段。人工冬眠疗法用于严重感染、中毒性高热、高热惊厥、甲状腺危象、中暑等病症的辅助治疗。

将物理降温与氯丙嗪配伍应用，使患者体温降至34℃或更低，称为“低温麻醉”，机制与人工冬眠相似，以利于进行心脏和大血管的直视手术。

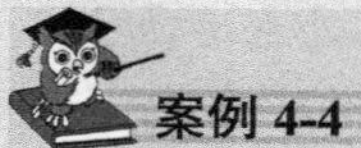

案例 4-4

患者，女，20岁，因失恋突然变得沉默寡言，不易近人。近日又出现失眠、多疑、自言自语、幻听、有时无故发笑等现象。

诊断：精神分裂症。

问题与思考：

1. 该患者应首选何药治疗？该药用于治疗精神分裂症的机制是什么？

2. 患者用药一段时间后出现肌张力增高、面容呆板、肌肉震颤、流涎等症状。请问患者出现这些症状的原因是什么？应如何进行治疗？

【不良反应和注意事项】

（1）一般不良反应：常见中枢抑制症状（嗜睡、淡漠、乏力），M受体阻断症状（视物模糊、口干、便秘、眼压升高），α受体阻断症状（心动过速、血压下降）。肌内注射时，局部刺激性较强，宜深部肌内注射。静脉注射可引起血栓性静脉炎，应以生理盐水或葡萄糖溶液稀释后缓慢注射。

（2）锥体外系反应：是长期大剂量应用氯丙嗪最常见而特有的不良反应，表现如下：

1）帕金森综合征：多在用药后数周或数月发生，发生率为30%。出现肌张力增高、面容呆板（面具脸）、动作迟缓、肌肉震颤、流涎等，多见于中老年人。

2）静坐不能：表现为坐立不安、反复徘徊，以中年患者多见。

3）急性肌张力障碍：多发生于用药1～5天内，青少年多见。由于舌、面、颈部及背部肌肉痉挛，患者出现强迫性张口、伸舌、斜颈、呼吸运动障碍及吞咽困难。

以上三种症状是由于氯丙嗪阻断黑质-纹状体通路的多巴胺受体后，使纹状体中多巴胺功能减弱，胆碱能神经功能占优势所致。其发生率与给药剂量、疗程和个体因素有关。一般减量或停药后症状即可消失，严重时可用中枢抗胆碱药缓解。

4）迟发性运动障碍：较少见，多在长期服用氯丙嗪后出现，停药后持久存在。表现为不自主的刻板运动，出现吸吮、舔舌、咀嚼的口 - 舌 - 颊三联征，可伴有躯干或肢体的舞蹈样动作。其原因可能是由于氯丙嗪长期阻断多巴胺受体，使该受体上调所致。一旦发生先兆症状，如唇肌、眼肌抽搐，应及时停药，部分患者停药后在三个月内症状减轻，但许多患者症状难以消失，用抗胆碱药反使症状加重。目前尚无特效治疗方法，长期用药时采用小剂量维持给药可减少该症状的发生。

（3）过敏反应：常见有皮疹、光敏性皮炎，少数患者出现肝细胞内微胆管阻塞性黄疸及粒细胞缺乏，应立即停药，及时应用粒细胞集落刺激因子进行治疗，并积极预防感染。

（4）急性中毒：一次使用大剂量氯丙嗪可致急性中毒，患者出现嗜睡、血压下降甚至休克，并出现心肌损害，如心动过速、心电图异常，应立即停药，采取对症治疗。升压药物可用去甲肾上腺素而禁用肾上腺素。

（5）内分泌系统反应：长期用药可引起内分泌紊乱，如乳房肿大及溢乳、月经不调等；儿童可致生长缓慢。

考点： 氯丙嗪的药理作用、临床应用及不良反应

本药禁用于有癫痫病史者、昏迷、青光眼、严重肝功能损害、乳腺增生及乳腺癌患者。伴有心血管疾病的老年人慎用。冠心病患者易致猝死，应加以注意。

其他吩噻嗪类药物

奋乃静（perphenazine）、氟奋乃静（fluphenazine）及三氟拉嗪（trifluoperazine）是吩噻嗪类中的哌嗪衍生物，共同特点：①抗精神病作用较氯丙嗪强；②镇静作用弱；③锥体外系反应明显。以氟奋乃静、三氟拉嗪疗效较好，最为常用。但锥体外系不良反应显著，镇静作用弱；硫利达嗪（thioridazine）为吩噻嗪类中的哌啶衍生物。抗精神病作用不如氯丙嗪，但镇静作用强，锥体外系反应小，作用缓和，老年人易耐受为其优点，适用于门诊患者及年老体弱者。各药特点见表 4-5。

表 4-5　吩噻嗪类抗精神病药作用比较

药物	抗精神病剂量（mg/d）	抗精神病疗效	镇静作用	锥体外系反应	降压作用
氯丙嗪	300 ～ 800	+	+++	++	++
氟奋乃静	1 ～ 20	++	+	+++	+
三氟拉嗪	6 ～ 20	++	+	+++	+
奋乃静	8 ～ 32	++	++	+++	+
硫利达嗪	200 ～ 600	+/-	+++	+	+

+++：强；++：中等；+：弱；+/-：弱或无

（二）硫杂蒽类

硫杂蒽类药物的基本结构与吩噻嗪类相似，药理作用与吩噻嗪类极为相似。

氯普噻吨

氯普噻吨（chlorprothixene，泰尔登）为本类药物的代表药，作用与氯丙嗪相似，可选择性阻断多巴胺受体。与氯丙嗪比较，具有以下特点：①抗精神病作用不及氯丙嗪；②镇静作用强；③对 α 受体、M 受体阻断作用较弱；④因化学结构与三环类抗抑郁药相似，故有较弱的抗抑郁和抗焦虑作用。适用于伴有焦虑或抑郁症状的精神分裂症、焦虑性神经官能症、更年期抑郁症等。不良反应与氯丙嗪相似，但锥体外系反应轻。

氟哌噻吨

氟哌噻吨（flupentixol）通过阻断多巴胺受体而产生抗精神病作用。抗精神病作用比氯普噻吨强 4 ～ 5 倍，而镇静作用较弱，同时还具有抗焦虑、抗抑郁作用。适用于治疗急、慢性精神分裂症及各种原因引起的抑郁或焦虑症状。由于有特殊的激动效应，禁用于兴奋、躁狂症患者。不良反应同氯丙嗪，但锥体外系反应多见。

（三）丁酰苯类

丁酰苯类药物化学结构与吩噻嗪类完全不同，但药理作用相似，为一类强效抗精神病、抗焦虑药。

氟哌啶醇

氟哌啶醇（haloperidol）药理作用及作用机制与吩噻嗪类相似，能选择性阻断多巴胺受体。与氯丙嗪相比，作用特点为：①抗精神病和镇吐作用强，常用于治疗Ⅰ型精神分裂症、躁狂症及多种原因引起的呕吐和顽固性呃逆；②镇静、降温、降压及抗胆碱作用较弱；③锥体外系反应发生率较高（高达 80%），程度严重，以急性肌张力障碍和静坐不能较多见，长期大剂量用药可致心肌损伤。曾有致畸报道，并可经乳汁排出，孕妇、哺乳期妇女禁用。

氟哌利多

氟哌利多（droperidol，氟哌啶）其结构、药理作用与临床应用与氟哌啶醇基本相似，但作用更快、更强、更短。是目前临床麻醉中应用最广的强安定药，常与芬太尼配伍组成Ⅱ型神经安定镇痛合剂，使患者处于一种特殊的麻醉状态（精神恍惚、活动减少、对周围环境淡漠、不入睡，但痛觉消失），称为神经安定镇痛术。临床用于某些小手术（如烧伤大面积换药、各种内镜检查及造影等），也可用于麻醉前给药和控制精神病患者的攻击行为。

（四）其他抗精神病药物

舒必利

舒必利（sulpiride）可选择性阻断中脑 - 边缘系统多巴胺受体。其作用特点为：①抗幻觉、妄想作用强，兼有抗抑郁作用，适用于急、慢性精神分裂症患者，对长期服用其他药物无效的难治病例也有一定的疗效，亦可用于抑郁症；②镇静作用弱，对自主神经系统影响小；③对多巴胺受体阻断作用弱，因此锥体外系反应少。

氯氮平

氯氮平（clozapine）抗精神病作用强，疗效优于氯丙嗪和氟哌啶醇，几乎无锥体外系反应，起效快，多在一周内见效；久用不引起迟发性运动障碍。目前主要用于其他抗精神病药无效或锥体外系反应严重的患者。不作为治疗精神分裂症的首选药。因曾有引起粒细胞缺乏而致死的报道，所以应用受到限制。因此，在用药期间须定期检查血象，警惕粒细胞减少。

利培酮

利培酮（risperidone）为一新型抗精神病药。通过阻断中枢多巴胺受体和 5- 羟色胺受体发挥良好抗精神病作用。具有用量小、用药方便、见效快、不良反应轻、患者易于接受，且抗胆碱作用及镇静作用弱等优点。自 20 世纪 90 年代推广应用于临床以来，已成为治疗精神分裂症的一线药物。适用于治疗首发或反复发作的精神分裂症患者，并可预防其复发。

奥氮平

奥氮平（olanzapine）1996 年 9 月率先在美国上市，1999 年进口到我国，对精神分裂症的阳性症状、阴性症状、抑郁症状均有效。改善阳性症状的功理与利培酮相同，对阴性症状、抑郁症状优于利培酮。

二、抗躁狂抑郁症药

躁狂抑郁症是一种以情感病态为主要特征的情感性精神障碍性疾病，分躁狂和抑郁两种症状，前者主要表现为情绪高涨、烦躁不安、活动过度、联想丰富、思维和言语不能自制等；后者表现为情绪低落、言语减少、活动迟缓、常自责自罪，甚至有自杀倾向。可单独一种症状反复发作，也可两种症状交替出现。其发病原因可能与脑内单胺类神经递质改变有关，脑内 5- 羟色胺（5-HT）缺乏是两者发病的共同基础。在此基础上，去甲肾上腺素功能亢进为躁狂，反之为抑郁。抗躁狂抑郁药通过调节中枢 NA、5-HT 及 DA 能神经功能发挥治疗作用，可分为抗躁狂症药和抗抑郁症药。

（一）抗躁狂症药

抗躁狂症药主要用于治疗躁狂症，抗精神病药物（氯丙嗪、氟哌啶醇等）及抗癫痫药（卡马西平）和锂盐均具有抗躁狂症作用，其中碳酸锂为最常用的抗躁狂症药。

碳　酸　锂

【体内过程】　碳酸锂（lithium carbonate）口服吸收快而完全，但通过血脑屏障进入脑组织较慢，故显效慢。半衰期约 20 小时，重复给药 4 ～ 5 天，体内锂离子水平达到稳态浓度。在体内不代谢，主要经肾排泄，钠盐可加速锂盐排泄。

【药理作用】　治疗量对正常人精神活动几无影响，但对躁狂症有显著疗效，能控制躁狂发作，使患者言语和行为恢复正常。其作用机制是抑制脑内 NA 及 DA 的释放，并促进再摄取，从而使突触间隙 NA 浓度降低而产生抗躁狂作用。

【临床应用】　是目前治疗躁狂症的首选药物。对精神分裂症的兴奋躁动症状也有效，显效慢，开始显效需 5 ～ 7 天，充分显效需要 2 ～ 3 周，因此轻、中度躁狂症宜加用地西泮，重度躁狂症宜加用氟哌啶醇，以快速控制症状。

【不良反应和注意事项】　不良反应较多，安全范围窄，且有个体差异。

（1）一般反应：用药初期有恶心、呕吐、头晕、乏力、肢体震颤、口渴、多尿等，连用 1 ～ 2 周后，可逐渐减轻或消失。

（2）抗甲状腺作用：长期用药可引起碘代谢异常，导致甲状腺肿及甲状腺功能低下。

（3）中毒反应：由于碳酸锂安全范围窄，血药浓度超过 2mmol/L 可出现中毒症状。轻度的中毒症状包括恶心、呕吐、腹痛、腹泻和细微震颤；严重的毒性反应涉及神经系统，如精神错乱、昏迷、肌张力增高、共济失调、反射亢进、震颤、惊厥、直至昏迷与死亡。用药期间应监测药物浓度，当血药浓度升至 1.6mmol/L 时，应立即停药。锂盐中毒无特效解毒药，抢救的主要措施是对症治疗，并立即静脉注射生理盐水以促进锂盐排泄。

考点：碳酸锂的药理作用及不良反应

（二）抗抑郁症药

抗抑郁症药主要指通过调节脑内 5- 羟色胺能神经和（或）去甲肾上腺素能神经功能而改善情绪、振奋精神的药物。临床应用的药物包括：①三环类抗抑郁药，丙咪嗪、阿米替林、氯米帕明等；② 5-HT 再摄取抑制药，氟西汀、帕罗西汀等；③ NA 再摄取抑制药，马普替林、地昔帕明等；④其他抗抑郁药。其中以三环类抗抑郁药最常用。

丙　米　嗪

【体内过程】　丙米嗪（imipramine，米帕明）口服吸收良好，但个体差异大，血药浓度 2 ～ 8 小时达高峰，半衰期为 6 ～ 20 小时。体内分布广，主要在肝代谢，其代谢产物地昔帕明，仍有显著抗抑郁作用。代谢产物与葡萄糖醛酸结合后自尿排出。

【药理作用】

（1）对中枢神经系统的作用：正常人服用丙米嗪后出现口干、头晕、困倦、视力模糊等症状，继续用药，以上症状加重，并出现注意力不集中，思维能力下降。抑郁症患者服用后则出现情绪提高、精神振奋、思维敏捷、言语增多，产生明显抗抑郁作用。但起效慢，需连续用药2～3周后才能见效（不作应急治疗用），症状缓解后必须维持治疗6个月以上。

丙米嗪抗抑郁作用机制一般认为是通过抑制中枢突触前膜对5-HT、NA等的再摄取，使突触间隙内递质浓度增高，促进突触传递而发挥抗抑郁作用。

（2）对自主神经系统的作用：治疗量丙咪嗪能阻断M胆碱受体，引起视力模糊、口干、便秘和尿潴留等阿托品样作用。

（3）对心血管系统的作用：治疗量丙米嗪可降低血压，易致心律失常。此作用可能与其抑制心肌中NA的再摄取有关。

【临床应用】 主要用于各种抑郁症的治疗。丙米嗪为目前治疗抑郁症的首选药物。对以迟缓为主的抑郁症效果最佳，对反应性及更年期抑郁症疗效较好，对惊恐发作、强迫症、注意缺陷障碍（伴多动）也有一定的疗效。但对精神分裂症的抑郁状态几无疗效。

【不良反应和注意事项】

（1）自主神经系统：阻断胆碱受体引起口干、视力模糊、心动过速、便秘、尿潴留、眼压升高等。

（2）心血管系统：与阻断外周血管平滑肌上的α_1受体有关，引起直立性低血压，严重时可致心律失常等心肌损害症状。用药期间应定期做心电图检查，如出现心电图异常，应立即停药。

（3）中枢神经系统：可出现乏力、肌肉震颤，大剂量引起精神兴奋、躁狂、癫痫样发作。

（4）其他：少数可出现皮疹、粒细胞减少及黄疸，长期服药要定期检查血常规和肝功能。前列腺增生、青光眼患者和孕妇禁用。

其他三环类抗抑郁药有阿米替林（amitriptyline）、多塞平（doxepin，多虑平）、氯米帕明（clomipramine）等。其作用特点见表4-6。

考点：丙咪嗪的药理作用、临床应用

表4-6 三环类抗抑郁药作用比较

药物	半衰期（小时）	抑制单胺类递质再摄取		镇静作用	抗胆碱作用
		5-HT	NA		
丙咪嗪	6～20	+++	++	++	++
阿米替林	32～40	+++	+	+++	+++
多塞平	8～24	+	+	+++	+++
氯米帕明	21～31	+++	+	+++	++

注：+++：较强；++：中等；+：弱；-：无作用

马普替林

马普替林（maprotiline）为近年来合成的广谱抗抑郁药，能选择性抑制NA的再摄取，对5-HT再摄取几无影响。作用与丙米嗪相似，有以下特点：①起效快，3～4天见效；②对心肌损害小，患者易耐受；③尚有抗焦虑作用，抗胆碱作用远比米帕明弱。适用于各种抑郁症的治疗，尤其是老年和伴有心脏病的抑郁症患者。不良反应少。

地昔帕明

地昔帕明（desipramine，去甲丙米嗪）为一强效的NA摄取抑制药，也可抑制5-HT、

DA 的摄取，对 α 受体和 M 受体拮抗作用较弱。对轻、中度的抑郁症疗效好。有轻度的镇静作用，与丙米嗪相比，不良反应较少，过量可致血压降低、心律失常、惊厥、口干、便秘等。

氟　西　汀

氟西汀（fluoxetine，百忧解）为选择性 5-HT 再摄取抑制药。口服吸收良好，生物利用度接近 100%，半衰期长，一般每日用药一次即可。作用机制是选择性抑制中枢 5-HT 的再摄取，延长和增强 5-HT 的作用。特点：①抗抑郁作用起效慢，作用强度与米帕明相当；②抗胆碱作用弱，对 M 受体、N 受体无明显阻断作用；③疗效确切、安全范围大、不良反应少、使用方便；④具有良好的耐受性和依从性。主要用于各型抑郁症的治疗，尤其适用于老年抑郁症患者。此外，还可用于强迫症、恐惧症及神经性贪食症等。偶有恶心、呕吐、头痛、头晕、厌食、体重下降、震颤、惊厥等。

帕罗西汀和舍曲林

两药的作用同氟西汀，选择性 5-HT 再摄取抑制药，使突触间隙递质浓度升高而产生明显的抗抑郁作用。其中帕罗西汀（paroxetine，赛洛特）的疗效与三环类相当，舍曲林（sertraline，郁乐复）对强迫症有效。

曲　唑　酮

曲唑酮（trazodone）抗胆碱作用及对心血管的影响较轻，是一个较安全的抗抑郁药，适用于老年性抑郁症及伴有心血管疾病的抑郁症患者。

三、抗焦虑药

焦虑是多种精神、神经疾病的常见症状，焦虑症是一种以急性焦虑反复发作为特征的神经官能症，常伴有自主神经功能紊乱。无论是焦虑症还是焦虑状态，主要表现为忧虑、紧张、烦躁不安、恐惧，常伴有头痛、心悸、出汗、易激动及失眠等。临床上均用抗焦虑药治疗。常用药物为苯二氮䓬类（详见第 4 章第 1 节）。此外，阿米替林、多塞平等也可用于焦虑症的治疗。

制剂和用法

盐酸氯丙嗪　片剂：12.5mg、25mg、50mg。镇吐：一次 12.5 ～ 50mg，一天 3 次；治疗精神病：宜从小剂量开始，逐渐增量。初用轻症一天 300mg，重症一天 600 ～ 800mg，分 2 ～ 3 次服，症状减轻后逐渐减用维持量（一天 50 ～ 100mg）。注射剂：10mg/ml、25mg/ml、50mg/2ml。肌内注射或静脉注射。镇吐：一次 25 ～ 50mg；治疗精神分裂症：一次 25 ～ 100mg。拒服药者一次 50 ～ 100mg，加入 25% 葡萄糖注射液 20ml 缓慢静脉注射。

奋乃静　片剂：2mg、4mg。呕吐、焦虑：一次 2 ～ 4mg，一天 3 次；治疗精神病：开始一天 6 ～ 12mg，逐渐增量至一天 30 ～ 60mg，分 2 ～ 3 次服。注射剂：5mg/ml。肌内注射，轻症一天 20 ～ 30mg；重症一天 40 ～ 60mg，分 2 次注射。

三氟拉嗪　片剂：1mg、5mg。开始一次 5mg，一天 1 ～ 2 次，以后根据耐受情况调整至一天 30 ～ 40mg，分 3 次服。

氟奋乃静　片剂：2mg、5mg。一次 2mg，一天 1 ～ 2 次。逐渐增至一天 20mg。

氟哌啶醇　片剂：2mg、4mg。开始一次 1 ～ 2mg，一天 2 ～ 3 次，以后渐增至一次 4 ～ 8mg，一天 2 ～ 4 次。注射剂：5mg/ml。肌内注射，一次 5mg，一天 2 ～ 3 次。

氟哌利多　注射剂：5mg/ml。治疗精神分裂症：肌内注射，一天 10 ～ 30mg，分 1 ～ 2 次注射；神经安定镇痛：每次 5mg 加入芬太尼 0.1mg，在 2 ～ 3 分钟内缓慢静脉注射，5 ～ 6

分钟内如未达到一级浅麻状态，可追加半量至一倍量；麻前给药：术前半小时肌内注射2.5～5mg。

氯普噻吨　片剂：12.5mg、15mg、25mg、50mg。开始一次25mg，一天3～4次，可渐增至一天300～400mg。

舒必利　片剂：50mg、100mg。开始一天300～600mg，以后可缓慢增至一天600～1200mg，分次服。注射剂：50mg/2ml；100mg/2ml。肌内注射或静脉注射，一天200～600mg，分2次。

利培酮　片剂：1mg、2mg。从小剂量开始，初始剂量一次1mg，一天2次，剂量渐增，第3天为3mg，以后每周调整1次剂量，最大疗效剂量为一天4～6mg。

丙咪嗪　片剂：12.5mg、25mg。治疗抑郁症：一次25～75mg，一天2～3次；治疗小儿遗尿症：4～7岁，25mg；8～11岁，35mg；11岁以上，50mg，睡前1次服。

阿米替林　片剂：25mg。开始一次25mg，一天3次，以后可渐增至一天100～200mg。

多塞平　片剂：25mg、50mg、100mg。开始一次25mg，一天3次，以后可渐增至一天150～200mg。病情好转后应维持3个月有效剂量，以后渐减剂量，维持量一天50～150mg。

氯米帕明　片剂：10mg、25mg。开始一天50～75mg，分2～3次，1周内渐增至一天100～150mg，分次服用。

氟西汀　片剂：10mg；胶囊剂：20mg。开始一次20mg，早餐后服，有效治疗量为一天20～40mg，一天1次。

帕罗西汀　片剂：20mg、30mg。开始一次20mg，一天1次，早餐时顿服。连续用药3周。以后根据临床反应增减剂量，每次增减10mg，间隔不得少于1周。

舍曲林　片剂：50mg、100mg。开始一天50mg，一天1次，与食物同服。数周后增加50mg。常用剂量为一天50～100mg。最大剂量为一天200mg（此量不得连续应用超8周）。

碳酸锂　片剂：0.25g、0.5g。小剂量开始，一天0.5g，渐增至一天1.5～2.0g，分3～4次。

目标检测

1. 氯丙嗪抗精神病的作用机制是（　　）
   A. 阻断中枢的α肾上腺素受体
   B. 阻断中枢的β肾上腺素受体
   C. 阻断中脑-边缘叶及中脑-皮质通路的多巴胺受体
   D. 阻断黑质-纹状体通路的多巴胺受体
   E. 阻断中枢M受体

2. 氯丙嗪不宜用于（　　）
   A. 精神分裂症　B. 人工冬眠
   C. 顽固性呃逆　D. 躁狂症
   E. 晕动病呕吐

3. 氯丙嗪引起的低血压应用何药纠正（　　）
   A. 肾上腺素　B. 异丙肾上腺素
   C. 多巴胺　D. 去甲肾上腺素
   E. 麻黄碱

4. 长期应用氯丙嗪引起的锥体外系反应的机制是阻断（　　）
   A. 中脑-边缘叶的多巴胺受体
   B. 黑质-纹状体通路的多巴胺受体
   C. 中枢M受体
   D. 结节-漏斗通路的多巴胺受体
   E. 中脑-皮质通路的多巴胺受体

5. 下述哪项作用不属于氯丙嗪的药理作用（　　）
   A. 抗精神病作用　　B. 镇吐作用
   C. 阻断 α 受体　　D. 使体温调节失灵
   E. 激动多巴胺受体

6. 长期应用氯丙嗪治疗精神病，最常见的不良反应是（　　）
   A. 直立性低血压　　B. 过敏反应
   C. 内分泌紊乱　　D. 消化系统反应
   E. 锥体外系反应

7. 具有抗焦虑抑郁情绪的抗精神病药物是（　　）
   A. 五氟利多　　B. 氟哌啶醇
   C. 氯丙嗪　　D. 氯普噻吨
   E. 氯氮平

8. 碳酸锂主要用于（　　）
   A. 精神分裂症　　B. 抑郁症
   C. 焦虑症　　D. 躁狂症
   E. 以上均不是

（9、10 题共用题干）

患者，女大学生，19 岁。放寒假乘汽车回家，为防止途中晕车呕吐，该学生自带一些药物

9. 该患者自带哪种药物对晕车无效（　　）
   A. 东莨菪碱　　B. 氯丙嗪
   C. 苯海拉明　　D. 异丙嗪
   E. 茶苯海明

10. 该药物引起的血压下降应用何种药物升压（　　）
   A. 肾上腺素　　B. 去甲肾上腺素
   C. 多巴胺　　D. 异丙肾上腺素
   E. 阿托品

（11、12 题共用题干）

患者，女，45 岁，就诊时心境不良，情绪消沉，患者整日忧心忡忡，愁眉苦脸，常常感到疲乏，认为活着没有意思，经常出现想死的念头，并伴有失眠、食欲缺乏和体重明显减轻，诊断为抑郁症。

11. 该患者应首选何药治疗（　　）
   A. 氯丙嗪　　B. 丙米嗪
   C. 碳酸锂　　D. 地西泮
   E. 氟哌啶醇

12. 该药抗抑郁作用机制是（　　）
   A. 抑制突触前膜对 NA 和 5-HT 的再摄取
   B. 阻断中脑 - 边缘系统多巴胺受体
   C. 激动黑质 - 纹状体多巴胺受体
   D. 阻断结节 - 漏斗通路多巴胺受体
   E. 促进突触前膜对 NA 和 5-HT 的再摄取

（13 ～ 17 题共用选项）

   A. 阻断 M 受体
   B. 阻断 α 受体
   C. 阻断中脑 - 边缘系统多巴胺受体
   D. 阻断结节 - 漏斗多巴胺受体
   E. 阻断黑质 - 纹状体多巴胺受体

13. 氯丙嗪扩张血管、降低血压是由于（　　）
14. 氯丙嗪抗精神病作用是由于（　　）
15. 氯丙嗪引起口干、视力模糊是由于（　　）
16. 氯丙嗪引起锥体外系反应是由于（　　）
17. 氯丙嗪引起溢乳、乳房增大是由于（　　）

（李志毅）

中英文对照

抗精神病药　antipsychotic drug
抗躁狂症药　antimanic drug
抗抑郁症药　antidepressant
抗焦虑症药　antianxiety
精神分裂症　schizophrenia
氯丙嗪　chlorpromazine
奋乃静　perphenazine
氟奋乃静　fluphenazine
三氟拉嗪　trifluoperazine
硫利达嗪　thioridazine
氯普噻吨　chlorprothixene
氟哌噻吨　flupentixol
氟哌啶醇　haloperidol
氟哌利多　droperidol
舒必利　sulpiride
氯氮平　clozapine
利培酮　risperidone
奥氮平　olanzapine
碳酸锂　lithium carbonate
丙米嗪　imipramine

阿米替林 amitriptyline
多塞平 doxepin
氯米帕明 clomipramine
马普替林 maprotiline
地昔帕明 desipramine
氟西汀 fluoxetine
帕罗西汀 paroxetine
舍曲林 sertraline
曲唑酮 trazodone

第4节 抗帕金森病药和治疗阿尔茨海默病药

学 习 目 标

1. 了解拟多巴胺药、中枢性抗胆碱药的作用特点、临床应用和用药注意事项。
2. 了解常用治疗阿尔茨海默病药的作用特点。

一、抗帕金森病药

帕金森病（Parkinson's disease，PD）又称震颤麻痹，是一种进行性锥体外系功能障碍的中枢神经系统退行性疾病。常见症状为静止震颤、肌肉僵直和运动迟缓。本病是由于黑质-纹状体通路多巴胺能神经功能减弱，胆碱能神经功能则相对占优势，从而出现帕金森病的肌张力增高等临床症状。

抗帕金森病药是指能够增强中枢多巴胺能神经功能或降低中枢胆碱能神经功能的药物。目前临床常用治疗帕金森病的药物有：① 拟多巴胺药，如左旋多巴和卡比多巴；②中枢抗胆碱药，如苯海索、苯扎托品及丙环定；③促进中枢多巴胺释放及激动多巴胺受体药，前者如金刚烷胺，后者如溴隐亭。

（一）中枢多巴胺能神经功能增强药

1. 拟多巴胺药

左 旋 多 巴

左旋多巴（levodopa，L-dopa）是由酪氨酸形成多巴胺的前体，现可人工合成。左旋多巴口服后主要从小肠迅速吸收，0.5～2小时达血浆高峰浓度，半衰期为1～3小时。吸收程度与胃排空时间、胃液的pH有关。胃排空延缓和酸度增加，均可降低其生物利用度。吸收后，迅速在外周被多巴脱羧酶脱羧成多巴胺，仅约1%的左旋多巴进入中枢而发挥作用。在外周脱羧形成的多巴胺易引起不良反应。同时服用外周多巴脱羧酶抑制剂，如卡比多巴和苄丝肼可使进入脑内的左旋多巴增加，不良反应减少。左旋多巴主要经肝代谢，迅速由肾排泄。

【药理作用】 进入脑组织的左旋多巴，在中枢多巴脱羧酶的作用下转变为多巴胺，补充纹状体中多巴胺的不足，使黑质-纹状体通路多巴胺和乙酰胆碱两种神经递质重新达到平衡，使增高的肌张力降低。

【临床应用】

（1）帕金森病：左旋多巴可用于治疗各种类型的帕金森病，但对吩噻嗪类抗精神病药引起的锥体外系症状无效。治疗初期疗效尤其显著，约75%的帕金森病患者症状有明显改善。作用特点是：①显效慢，用药2～3周后才开始起效；②疗效与疗程有关，用药1～6个月后50%的患者获得较好疗效；③一般对轻症及年轻患者疗效较好，对重症及老年患者疗效较差；④对肌肉僵直及运动困难者疗效较好，对肌肉震颤者疗效较差。

（2）肝性脑病：可用于急性肝衰竭所致的肝性脑病，使患者由昏迷转为苏醒。

【不良反应和注意事项】　左旋多巴的不良反应多，主要由左旋多巴在外周生成的 DA 所致。

（1）胃肠道反应：治疗早期可出现厌食、恶心、呕吐或上腹部不适，这是由于 DA 刺激延髓催吐化学感受区（CTZ）所致，多潘立酮可消除之。偶见胃溃疡、出血和穿孔。

（2）心血管反应：部分患者（约 1/3）早期会出现轻度直立性低血压。继续用药可产生耐受性。因兴奋 β 受体，可引起心律失常。

（3）异常不随意运动：长期用药有约 50% 的患者可出现异常不随意运动，表现为面舌抽搐、怪相、头颈扭动、肢体或躯干肌群摇摆运动，偶见喘息样呼吸或过度呼气。还可出现“开关现象”（on-off phenomenon），表现为患者突然出现多动不安（开），而后又出现肌强直性运动不能（关），两种现象交替出现，严重影响患者的正常活动。

（4）精神障碍：部分患者可出现焦虑、失眠、噩梦、幻觉、妄想、抑郁及轻度躁狂等。严重者需减量或完全停药。

【药物相互作用】　维生素 B_6 为多巴脱羧酶的辅基，可增加左旋多巴的外周不良反应，所以禁与左旋多巴同用。利血平能耗竭黑质 - 纹状体中多巴胺神经元的递质，抗精神病药能阻断中枢多巴胺受体，两者均能对抗左旋多巴，引起锥体外系运动失调，出现药源性 PD。

案例 4-5

患者，男，60 岁。主因“左侧肢体抖动、僵硬 5 年，累及右侧 3 年”，5 年前无明显诱因出现左上肢远端不自主抖动，以安静状态下明显，紧张、激动时加重，平静放松后减轻，睡眠后消失；伴左侧肢体活动不灵活、僵硬。症状逐渐加重，波及左下肢。3 年前右侧肢体亦出现上述症状。走路慢，小碎步，起床迈步转身费力，呈弯腰驼背姿势，两侧症状不对称，逐年加重。门诊以帕金森病收入院。

问题与思考：

该患者应用何药治疗？为什么？

2. 多巴脱羧酶抑制药

卡 比 多 巴

卡比多巴（carbidopa）可抑制外周多巴脱羧酶的活性，从而减少多巴胺在外周组织的生成，同时提高脑内多巴胺的浓度。既能提高左旋多巴的疗效，又能减轻其外周的副作用，所以是左旋多巴的重要辅助药。卡比多巴单独应用基本无药理作用。将卡比多巴与左旋多巴按 1 ∶ 10 的剂量合用，可使左旋多巴的有效剂量减少 75%。

3. 多巴胺能神经递质促释药

金 刚 烷 胺

金刚烷胺（amantadine）为抗病毒药，后发现其也有抗帕金森病的作用，疗效不及左旋多巴，但优于胆碱受体拮抗药。见效快而持续时间短，用药数天即可获最大疗效，但连用 6～8 周后疗效逐渐减弱。与左旋多巴合用有协同作用。其抗帕金森病的机制可能在于促使纹状体中残存的完整多巴胺能神经元释放多巴胺；并能抑制多巴胺的再摄取；且有直接激动多巴胺受体的作用及较弱的抗胆碱作用。不良反应主要是长期用药后，常见下肢皮肤出现网状青斑，可能是由儿茶酚胺释放引起外周血管收缩所致。偶致惊厥，故癫痫患者禁用。每日剂量超过 300mg 可致失眠、精神不安及运动失调等。

4. 多巴胺受体激动药

溴隐亭

溴隐亭（bromocriptine）为半合成的麦角生物碱。口服大剂量对黑质 - 纹状体通路的多巴胺受体有较强的激动作用，其疗效与左旋多巴相似。小剂量激动结节漏斗部的多巴胺受体，因此可减少催乳素和生长激素的释放。用于回乳、治疗催乳素分泌过多症和肢端肥大症等。

（二）中枢胆碱受体拮抗药

苯海索

苯海索（trihexyphenidyl，安坦，artane）可阻断中枢胆碱受体，减弱纹状体中乙酰胆碱的作用。对抗肌肉震颤效果好，改善强者和运动障碍疗效较差。外周抗胆碱作用较弱，仅为阿托品的 1/10 ～ 1/2，但可减少流涎。主要用于：①帕金森病轻症患者；②不能耐受左旋多巴或禁用左旋多巴的患者；③与左旋多巴合用，可使 50% 患者症状得到进一步改善；④治疗抗精神病药引起的帕金森综合征有效；⑤脑炎、脑动脉硬化引起的帕金森病。不良反应与阿托品相似，但较轻。闭角型青光眼、前列腺增生者慎用。

二、治疗阿尔茨海默病药

老年性痴呆症可分为原发性痴呆症、血管性痴呆症和两者的混合型。前者又称为阿尔茨海默病（Alzheimer's disease，AD），是一种与年龄高度相关的、以进行性认知障碍和记忆力损害为主的中枢神经系统退行性疾病，占老年性痴呆症患者总数的 70% 左右，表现为记忆力、判断力、抽象思维等一般智力的丧失，但视力、运动能力等则不受影响，总病程为 3 ～ 20 年，确诊后平均存活时间为 10 年左右，先后经历精神死亡和身体死亡。AD 与老化有关，但与正常老化又有本质区别，其发病机制尚未完全明了。患者尸检显示脑组织萎缩，特别是海马和前脑基底部神经元缺失。最具特征的两大病理改变为脑组织内老年斑和神经元纤维缠结。迄今尚无十分有效的治疗方法，目前采用的比较特异性的治疗策略是增加中枢胆碱能神经功能，其中胆碱酯酶抑制药效果相对肯定，M 受体激动药正在临床试验中。

（一）胆碱酯酶抑制药

他克林

他克林（tacrine）是美国 FDA 批准的第一个治疗阿尔茨海默病的药物，为第一代可逆性胆碱酯酶（AChE）抑制药，通过抑制 AChE 而增加 ACh 的含量，既可抑制血浆中的 AChE，又可抑制组织中的 AChE；可直接激动 M 受体和 N 受体；可促进 ACh 释放；可促进脑组织对葡萄糖的利用。本品对轻、中度 AD 患者的疗效较为肯定，但因有严重不良反应，特别是肝毒性，现已很少应用。

多奈哌齐

多奈哌齐（donepezil）口服吸收良好，进食和服药时间对药物吸收无影响，生物利用度为 100%，达峰时间为 3 ～ 4 小时，半衰期长，约为 70 小时，故可每天服用 1 次。药物主要由肝药酶代谢，主要经肾排泄，少量以原药形式随尿排出。与他克林相比，外周不良反应很少，患者耐受性较好。

【药理作用】 为第二代可逆性中枢胆碱酯酶抑制药。与第一代他克林相比，多奈哌齐对中枢胆碱酯酶有更高的选择性和专属性，半衰期较长，能改善轻、中度 AD 患者的认知能力和临床综合能力。

【临床应用】 用于轻、中度 AD 患者，能改善患者的认知功能，延缓病情发展。具有剂量小、毒性低和价格相对便宜等优点。

【不良反应和注意事项】 肝毒性及外周抗胆碱副作用较同类药物他克林轻。常见不良反应有流感样胸痛、牙痛等；也可致高血压、心房颤动等；还有胃肠道反应、神经系统反应。

利斯的明

利斯的明（rivastigmine，卡巴拉汀）属于第二代胆碱酯酶（AChE）抑制药，具有安全、耐受性好、不良反应轻等优点，且无外周活性，适用于伴有心、肝、肾等疾病的 AD 患者。可见恶心、呕吐、腹痛、腹泻、乏力、眩晕、嗜睡、精神错乱等不良反应，继续用药一段时间或减量一般可消失。

加兰他敏

加兰他敏（galantamine）属于第二代胆碱酯酶（AChE）抑制药，对神经元中的 AChE 具有高度选择性，在胆碱能高度不足的区域活性最大。用于轻、中度 AD，疗效与他克林相当，但无肝毒性。主要不良反应为用药初期（2～3 周）可出现恶心、呕吐、腹泻等胃肠道反应，稍后即消失。

石杉碱甲

石杉碱甲（huperzine A，哈伯因）是我国学者于 1982 年从石杉科植物千层塔中分离得到的一种强效、可逆性胆碱酯酶（AChE）抑制药，对改善衰老性记忆障碍及老年痴呆患者的记忆功能有良好作用，在改善认知功能方面的效果比高压氧治疗效果显著。用于老年性记忆功能减退及 AD 患者，可提高期记忆和认知功能。常见不良反就有恶心、头晕、多汗、腹痛、视物模糊等，严重者可用阿托品拮抗。

美曲磷酯

美曲磷酯（metrifonate）又称敌百虫，是第一个胆碱酯酶抑制药，原用作杀虫剂，直到 20 世纪 80 年代才被试用于治疗 AD，是目前用于 AD 治疗的唯一以无活性前药形式存在的 AChE 抑制药，服用数小时后转化为活性的代谢产物而发挥持久的疗效。能同时改善 AD 患者的行为和认知功能，且可使患者的幻觉、抑郁、焦虑、情感淡漠症状明显改善。主要用于轻、中度 AD。不良反应少而轻，偶有腹泻、腿痉挛、鼻炎等症状，继续使用会自行消失。

（二）NMDA 受体非竞争性拮抗药

美　金　刚

美金刚（memantine，美金刚胺）为 NMDA 受体非竞争性拮抗药。当兴奋性递质谷氨酸以病理量释放时，过度地激动 NMDA 受体可引起神经元选择性损伤，美金刚可降低谷氨酸的神经毒性作用；当谷氨酸释放过少时，则可改善记忆过程所需谷氨酸的传递。本药能显著改善轻、中度血管性痴呆患者的认知能力；对中、重度患者，可显著改善其动作能力、认知障碍和社会行为。将美金刚与 AChE 抑制药同时使用效果更好。不良反应有轻微眩晕、不安、头重、口干等，饮酒可能加重。

（三）M 胆碱受体激动药

占诺美林

占诺美林（xanomeline）为目前发现的选择性最高的 M_1 受体激动药之一。高剂量口服可明显改善 AD 患者的认知功能和行为能力。将成为第一个能有效治疗 AD 的 M 胆碱受体激动药。

沙可美林

沙可美林（sabcomeline）为相对性选择性 M_1 受体激动药。临床试验显示，AD 患者服用4周后起效，认知能力显著提高，具有安全、耐受性好等优点。常见不良反应有轻微出汗等。

制剂和用法

左旋多巴　片剂：50mg。注射剂：0.2g/5ml。抗帕金森病：开始一次 0.1 ～ 0.25g，一天 2 ～ 4 次，每隔 2 ～ 4 天递增 0.25 ～ 0.75g，通常有效量为一天 2 ～ 5g，最大日用量不超过 8g。治疗肝性脑病：一次 0.5 ～ 1g 口服或鼻饲，一天 2 ～ 4 次或 5g 保留灌肠。或一次 0.2 ～ 0.6g 加入 5% 葡萄糖注射液 500ml 内，缓缓滴入，清醒后减量至一天 0.2g。

金刚烷胺　片剂：100mg。胶囊剂：100mg。颗粒剂：6g，60mg；12g，140mg；一次 100mg，一天 1 ～ 2 次，一天最大剂量为 400mg。

卡比多巴　片剂：25mg。开始一次 10mg、左旋多巴一次 100mg，以后渐增至一天卡比多巴 200mg、左旋多巴达 2g 为限。

复方左旋多巴　片剂：110 mg（含左旋多巴 100mg、卡比多巴 10mg），275mg（含左旋多巴 250mg、卡比多巴 25mg）。开始一次 137.5 mg，一天 3 次，逐日增加 137.5mg，直至一天 2.2g。维持量每天 550 mg。控释片：250mg（含左旋多巴 200mg、卡比多巴 50mg）。轻、中度患者，开始剂量为一次 250mg，一天 2 ～ 3 次，逐渐增加剂量，多数患者一天需 2 ～ 8 片，分数次服用。

复方卞丝肼　胶囊剂：12.5mg。开始一次 1 粒，一天 3 次，3 ～ 4 天后一天增加 1 粒，渐增至一天 10 粒。

溴隐亭　片剂：2.5mg。开始一次 2.5mg，一天 2 次，渐增至一天 20mg。

他克林　片剂：10mg。一次 10mg，一天 3 次，最高剂量一天 160mg，每周检查肝功能。

多奈哌齐　片剂：5mg。一天 30mg，每晚一次，3 ～ 6 个月为一疗程。

利凡斯的明　胶囊：1mg、1.5mg、3mg、4.5mg、6mg。开始一次 1.5mg，两周后，剂量增加，最大剂量一天 12mg。

加兰他敏　片剂：4mg、8mg。一天 30 ～ 60mg，分 3 ～ 4 次服，8 ～ 10 周为一疗程。

石杉碱甲　片剂：0.05mg。一次 0.1 ～ 0.2mg，每天 2 次，极量每天 0.45 mg。

美金刚　片剂：10mg。口服，治疗第 1 周每天 5 mg，第 2 周每天 10mg，第 3 周每天 15 mg，第 4 周开始以后每天 20mg。

目标检测

1. 左旋多巴对何种药物引起的锥体外系不良反应无效（　　）
   A. 地西泮　B. 扑米酮
   C. 氯丙嗪　D. 丙米嗪
   E. 尼可刹米
2. 左旋多巴对抗精神病药物引起的锥体外系不良症状无效是因为（　　）
   A. 药物阻断阿片受体
   B. 药物阻断 M 受体
   C. 药物激动阿片受体
   D. 药物阻断多巴受体
   E. 药物激动多巴受体
3. 能降低左旋多巴疗效的维生素是（　　）
   A. 维生素 A　B. 维生素 B_1
   C. 维生素 B_2　D. 维生素 B_6
   E. 维生素 B_{12}
4. 苯海索抗帕金森病的机制为（　　）
   A. 激动中枢内的多巴受体
   B. 阻断中枢内的多巴受体
   C. 激动中枢内的胆碱受体

D. 阻断中枢内的胆碱受体

E. 拟胆碱药

5. 他克林最严重的不良反应是（　　）

A. 肝毒性　　B. 肾毒性

C. 胃肠道反应　　D. 听力损害

E. 胆碱综合征

6. 多奈哌齐治疗阿尔茨海默病的机制是（　　）

A. 拮抗胆碱受体

B. 抑制中枢胆碱酯酶

C. 激动胆碱受体

D. 改善患者的认知能力

E. 抑制外周胆碱酯酶

7. 关于多奈哌齐的作用特点，以下说法错误的是（　　）

A. 为第二代可逆性中枢胆碱酯酶抑制药

B. 能改善轻、中度 AD 患者的认知能力和临床综合能力

C. 具有剂量小、毒性低和价格相对便宜等优点

D. 不良反应比他克林严重

E. 肝毒性及外周抗胆碱副作用，较同类药物他克林轻

（张　郴）

中英文对照

帕金森病　Parkinson's disease，PD

左旋多巴　levodopa，L-dopa

开关现象　on-off phenomenon

卡比多巴　carbidopa

金刚烷胺　amantadine

溴隐亭　bromocriptine

苯海索　trihexyphenidyl

安坦　artane

阿尔茨海默病　Alzheimer's disease，AD

他克林　tacrine

多奈哌齐　donepezil

利斯的明　rivastigmine

加兰他敏　galantamine

石杉碱甲　huperzine A

美曲磷酯　metrifonate

美金刚　memantine

占诺美林　xanomeline

沙可美林　sabcomeline

第 5 节　镇　痛　药

学习目标

1. 掌握吗啡、哌替啶的药理作用、临床应用、主要不良反应和用药注意事项。
2. 熟悉其他常用镇痛药的作用特点、临床应用、不良反应和用药注意事项。

镇痛药是一类作用于中枢神经系统，在不影响意识和其他感觉的情况下，能选择性地消除或缓解疼痛的药物。本类药物镇痛作用强大，在消除疼痛的同时可缓解疼痛引起的紧张、不安等情绪反应，同时反复应用，多数易产生依赖性，故又称为麻醉性镇痛药，属“麻醉药品”管理范畴，应按照国家颁布的《麻醉药品管理条例细则规定》严格控制使用。

疼痛是许多疾病的常见症状，是伤害性刺激通过痛觉传入神经传至中枢，经大脑皮质综合分析产生的一种感觉。常伴有不愉快的情绪或心血管和呼吸等方面的变化。剧烈疼痛

不仅给患者带来痛苦，而且还能引起失眠及生理功能紊乱，甚至诱发休克。因此使用镇痛药可缓解疼痛、并能防止可能产生的生理功能紊乱及休克的发生。但疼痛仅是疾病的症状而并非病因，疼痛的性质和部位往往是诊断疾病的依据，所以对诊断未明的疼痛不宜用镇痛药，以免掩盖病情，延误诊治。

目前临床应用的镇痛药可分为三类：①阿片生物碱类（吗啡、可待因）；②人工合成镇痛药（哌替啶、芬太尼等）；③其他类镇痛药（罗通定）。

一、阿片生物碱类镇痛药

阿片（opium）为罂粟科植物罂粟未成熟蒴果浆汁的干燥物，含有20多种生物碱，其中仅有吗啡、可待因和罂粟碱具有临床药用价值。生物碱按其结构不同可分为两类：一类为非类生物碱，以吗啡、可待因为代表，具有镇痛、镇咳作用。另一类为异喹啉类，以罂粟碱为代表，具有松弛平滑肌作用。

吗 啡

吗啡（morphine）在阿片生物碱中含量最高（约10%），为阿片镇痛的主要成分。

【体内过程】 口服易吸收，但首过消除明显，生物利用度低（约25%），多采用注射给药。吸收后约1/3与血浆蛋白结合，仅有少量通过血脑屏障进入脑组织发挥药理作用。亦可通过胎盘屏障进入胎儿体内。主要在肝内与葡萄糖醛酸结合而失去作用。吗啡及代谢物主要经肾排泄，也有少量经乳汁排泄，半衰期为2.5～3小时。也有少量经乳汁排泄。

【药理作用】

（1）中枢神经系统

1）镇痛、镇静：吗啡通过激动中枢的阿片受体，产生强大的镇痛作用，对各种疼痛均有效，但对慢性钝痛较间歇性剧痛效力更强，且意识不受影响。皮下注射5～10mg即能显著减轻或消除疼痛，作用持续4～5小时。吗啡具有明显的镇静作用，可消除患者因疼痛引起的焦虑、紧张、恐惧等不良情绪，提高患者对疼痛的耐受性，在环境安静的情况下易于入睡，但易被唤醒。绝大部分患者随疼痛缓解和情绪稳定，出现欣快感，表现精神舒畅，渴望再次用药以致成瘾。

2）抑制呼吸：治疗量吗啡即可抑制呼吸，使呼吸频率减慢，潮气量降低。随剂量增加，呼吸抑制随之加深。中毒时呼吸极度抑制，可使呼吸频率减慢至3～4次/分，引起严重缺氧。呼吸抑制是吗啡急性中毒致死的主要原因。

3）镇咳：吗啡具有强大的镇咳作用，作用与抑制咳嗽中枢有关。但由于易产生依赖性，临床多用可待因代之。

4）其他：① 吗啡有缩瞳作用，此作用与兴奋支配瞳孔的副交感神经有关，引起瞳孔括约肌收缩，使瞳孔缩小。吗啡中毒时瞳孔极度缩小，可出现针尖样瞳孔，为吗啡中毒的特征。②兴奋延髓催吐化学感受区而致恶心、呕吐。

（2）心血管系统：吗啡可扩张血管，引起直立性低血压。其机制是：① 吗啡激动孤束核的阿片受体，使中枢交感神经张力降低；②促进组胺释放，扩张血管；③吗啡可抑制呼吸，使体内CO_2蓄积，继发性扩张脑血管，使颅内压增高。

（3）内脏平滑肌

1）胃肠道平滑肌：吗啡可止泻，甚至引起便秘。其原因是：①提高胃肠道平滑肌张力，使胃排空延迟，胃肠推进性蠕动减弱，食糜通过延缓；②胃肠道括约肌张力提高，肠内容物通过受阻；③抑制消化液分泌，使食物消化减慢；④抑制中枢使便意迟钝，因而引起便秘。

2）胆道平滑肌：治疗量吗啡可引起胆道平滑肌和奥狄括约肌痉挛性收缩，使胆汁排泄受阻，胆囊内压力升高，甚至胆绞痛。

3）其他：①吗啡能提高膀胱括约肌张力，导致尿潴留；②大剂量吗啡能收缩支气管平滑肌，诱发或加重哮喘；③可对抗缩宫素兴奋子宫的作用，使产程延长。

（4）免疫系统：吗啡对免疫系统有抑制作用，抑制淋巴细胞增殖，减少细胞因子的分泌，减弱自然杀伤细胞的细胞毒作用。并能抑制人类免疫病毒（HIV）蛋白诱导的免疫反应，可能是吗啡吸食者易感 HIV 病毒的主要原因。

中枢抗痛系统和阿片受体

吗啡的药理作用是通过激动中枢神经系统的阿片受体产生的。经研究发现，在中枢神经系统中存在脑啡肽神经元、内源性阿片样肽及阿片受体组成的抗痛系统。脑啡肽能神经元释放脑啡肽，激动阿片受体，减少 P 物质的释放，从而干扰痛觉冲动传入中枢，产生生理性抗痛作用。而吗啡类药物则能通过模拟内源性阿片样肽与阿片受体结合，激动阿片受体，发挥镇痛作用。

阿片受体在脑内的分布广泛但不均匀，其部位与功能有关。激动脊髓胶质区、丘脑内侧、第三脑室周围及中脑导水管周围灰质区的阿片受体，产生镇痛作用；激动边缘系统及蓝斑核的阿片受体，可消除疼痛的情绪反应，产生欣快感；激动延脑孤束核的阿片受体产生呼吸抑制、镇咳、血压下降；激动脑干极后区、孤束核、迷走神经背核等部位的阿片受体可导致胃肠功能活动改变；延髓催吐化学感受区的阿片受体与恶心、呕吐有关；某些脏器中（肠道、子宫、支气管等）阿片受体的分布也与脏器功能活动有关。

链接

【临床应用】

（1）镇痛：主要用于其他镇痛药无效的急性剧痛，如严重外伤、烧伤、癌症晚期等引起的剧痛。对于胆绞痛和肾绞痛，须与解痉药合用；对心肌梗死引起的剧痛，在患者血压正常时，可用吗啡镇痛，因吗啡具有扩血管和镇静作用，可消除患者的紧张情绪，减轻心脏负担，有利于治疗。

案例 4-6

患者，女，22 岁。一年前，右上腹开始隐隐作痛，最近疼痛加剧，1 小时前右上腹剧烈疼痛，难以忍受，并伴有恶心、呕吐等，B 型超声波检查：胆囊结石。

诊断：胆囊结石

问题与思考：

1. 为减轻该患者的疼痛，应用哪些药物治疗？为什么？
2. 该类镇痛药能否长期应用？其原因是什么？

（2）心源性哮喘：对急性左心衰竭的患者突发肺水肿而引起通气功能降低、呼吸困难称为心源性哮喘。除应用速效强心苷类、氨茶碱和吸氧外，静脉注射吗啡即可产生良好效果。其机制是：①吗啡可扩张外周血管，减少回心血量，减轻心脏负荷，有利于肺水肿的消除；②抑制呼吸中枢，降低呼吸中枢对 CO_2 的敏感性，减弱代偿性呼吸过度兴奋，使急促浅表的呼吸得以缓解；③吗啡的镇静作用可消除患者紧张、焦虑情绪，减少耗氧量。但对伴有昏迷、休克、严重肺部疾病、痰液过多者禁用。

（3）止泻：适用于急、慢性消耗性腹泻，以减轻症状。可用阿片酊或复方樟脑酊。

【不良反应和注意事项】

（1）副作用：治疗量可引起恶心、呕吐、嗜睡、便秘、排尿困难、呼吸抑制、直立性低血压等。

（2）耐受性和依赖性：连续反复应用易产生耐受性，此时必须加大剂量才能达到原有效应。连续用药 1～2 周可产生依赖性，一旦停药，患者会出现兴奋、烦躁不安、失眠、出汗、震颤、流泪、流涕、呕吐、腹泻、虚脱、打哈欠、意识丧失等戒断症状，注射吗啡后，症状迅速消失。因此，用于急性剧痛一般不宜超过一周。产生依赖性的患者为获得欣快感，减轻戒断症状带来的痛苦，可不择手段去获取吗啡，不仅严重损害用药者的健康，还可造成严重的社会问题，危害极大，应严格控制使用。

（3）急性中毒：用量过大可致急性中毒。主要表现为昏迷、瞳孔针尖样缩小、深度呼吸抑制三大特征，常伴有发绀、体温下降及血压降低甚至休克，中毒致死的主要原因是呼吸麻痹。抢救措施为人工呼吸、吸氧、静脉注射阿片受体拮抗药纳洛酮，还可应用呼吸中枢兴奋药尼可刹米等。

考点：吗啡的药理作用、作用机制、临床应用及不良反应

该药禁用于支气管哮喘、肺心病、诊断未明的急性腹痛、颅脑损伤致颅压增高者、肝功能严重减退者、分娩止痛和哺乳期妇女止痛。

可 待 因

可待因（codeine，甲基吗啡）在阿片中含量较低，口服易吸收。在肝中代谢，约有10%可脱甲基转变为吗啡，使其活性增强。镇痛强度约为吗啡的 1/10，可用于中等程度疼痛，与解热镇痛药合用有协同作用，如氨酚待因片。镇咳作用为吗啡的 1/4，且在镇咳时对呼吸中枢抑制较轻，常作为镇咳药用于临床。主要用于无痰性的干咳或因过度咳嗽引起的胸痛、失眠等（详见第 7 章呼吸系统药物）。

二、人工合成镇痛药

吗啡镇痛作用虽强，但易产生依赖性和抑制呼吸，在一定程度上限制其临床应用，为此人工合成了多种依赖性较轻的吗啡代用品，如哌替啶、芬太尼、美沙酮、喷他佐辛等药物。它们的化学结构与吗啡虽不相同，但激动或部分激动阿片受体，产生与吗啡相似的药理作用。

哌 替 啶

【体内过程】 哌替啶（pethidine，度冷丁）口服易吸收，但生物利用度较低，临床常注射给药。皮下注射吸收快，起效迅速，10 分钟开始发挥镇痛作用。血浆蛋白结合率为60%，能透过胎盘屏障进入胎儿体内。主要在肝中代谢为哌替啶酸和去甲哌替啶。后者有中枢兴奋作用，反复大量使用哌替啶引起肌肉震颤、抽搐甚至惊厥与此有关。主要经肾排泄，少量可自乳汁排出。半衰期约为 3 小时。

【药理作用】

（1）中枢神经系统：哌替啶通过激动中枢的阿片受体产生作用。其特点有：①镇痛、镇静作用持续时间短，仅 2～4 小时，镇痛强度约为吗啡的 1/10，镇静、欣快作用较吗啡弱；②对呼吸抑制作用程度与吗啡相似，但持续时间短；③几无镇咳和缩瞳作用，可兴奋延髓催吐化学感受区，引起恶心、呕吐；④药物依赖性较吗啡轻，产生慢。

（2）心血管系统：治疗量的哌替啶对心血管的作用类似吗啡，可引起直立性低血压；因抑制呼吸，使体内 CO_2 蓄积，致使脑血管扩张，颅内压升高。

（3）平滑肌：哌替啶对胃肠平滑肌、胆道、支气管平滑肌的作用类似吗啡，但因作用

弱，对胃肠平滑肌作用持续时间较短，一般无明显止泻和引起便秘的作用；无对抗缩宫素兴奋子宫的作用，不延缓产程。

【临床应用】

（1）镇痛：由于依赖性较轻，可替代吗啡用于各种急性剧痛，但对胆、肾绞痛需加解痉药。新生儿对本药抑制呼吸作用很敏感，故产妇临产前 2 ～ 4 小时内不宜使用，以免新生儿发生呼吸抑制。

（2）心源性哮喘：可替代吗啡用于心源性哮喘的辅助治疗，其机制与吗啡相似。

（3）麻醉前给药：利用其镇静作用，可消除患者术前紧张、恐惧情绪，减少麻醉药物的用量。

（4）人工冬眠：常与氯丙嗪、异丙嗪组成冬眠合剂，用于人工冬眠疗法。但对老年人、婴幼儿、呼吸功能不全者，冬眠合剂中不宜联合哌替啶，以免引起呼吸抑制。

【不良反应和注意事项】

（1）副作用：治疗量可引起眩晕、恶心、呕吐、出汗、心悸、直立性低血压等。

（2）急性中毒：过量可致急性中毒，表现为昏迷、呼吸深度抑制、震颤、肌肉痉挛、反射亢进，甚至惊厥等。中毒时的解救可用阿片受体拮抗药纳洛酮，同时可合用抗惊厥药。

（3）耐受性与依赖性：虽较吗啡轻，但久用仍可产生。连用 1 周可产生耐受性，连用 2 周即可产生依赖性，因此，仍应控制使用。

禁忌证与吗啡相同。

考点：哌替啶的药理作用、临床应用及不良反应

芬太尼及其同系物

芬太尼（fentanyl）为强效、短效镇痛药。其特点为：①镇痛作用强，约为吗啡的 100 倍；②作用快，维持时间短，肌内注射 15 分钟起效，维持仅 1 ～ 2 小时；③不良反应有恶心、呕吐、眩晕，大剂量可引起肌肉强直，可用纳洛酮对抗。静脉注射速度过快可致呼吸抑制，反复用药可产生依赖性；④可用于各种剧痛，常与氟哌利多合用于“神经安定镇痛术”，用于外科麻醉，亦可通过硬膜外或蛛网膜下隙给药用于急性术后痛。支气管哮喘、脑部肿瘤、颅脑外伤引起昏迷、肝病患者及 2 岁以下小儿禁用。

芬太尼的衍生物有舒芬太尼（sufentanil）、阿芬太尼（alfentanil）和瑞芬太尼（remifentanil）。舒芬太尼的镇痛作用强于芬太尼，为全麻药的辅助镇痛药；阿芬太尼起效快，维持时间短、镇痛作用较芬太尼弱，适用于心脏冠状动脉血管旁路术的麻醉。瑞芬太尼用于麻醉诱导和全麻中维持镇痛，但不能单独用于全麻诱导。

美　沙　酮

美沙酮（methadone）的作用特点为：①镇痛作用强度、维持时间类似吗啡，止痛效果好，起效慢，其优点是口服生物利用度高（92%），与注射效果相似；②镇静、欣快、缩瞳、对平滑肌（引起便秘、升高胆道内压）作用较吗啡弱；③耐受性与依赖性发生较慢，停药后戒断症状较轻，易于治疗。临床用于创伤、手术及晚期癌症等所致的剧痛，也可用于吗啡、海洛因所致依赖性戒毒的替代药物。因有呼吸抑制作用，故孕妇及分娩期、婴幼儿禁用。

布　桂　嗪

布桂嗪（bucinnazine，强痛定）为速效麻醉性镇痛药，特点为：①镇痛效力为吗啡的 1/3，对皮肤黏膜和运动器官的疼痛有明显的镇痛作用；②有安定、镇咳作用，不抑制呼吸；③作用快，注射给药 10 分钟起效，镇痛作用可维持 3 ～ 6 小时；④依赖性小，个别患者可产生依赖性，宜慎用。临床上多用于炎症性疼痛、关节、外伤、癌症疼痛及神经性疼痛（偏头痛、三叉神经痛）。

曲 马 多

曲马多（tramadol）为阿片受体激动药，其特点；①镇痛作用强度约为吗啡的 1/3；②口服易吸收，生物利用度约为 90%，半衰期约为 6 小时；③无致平滑肌痉挛及呼吸抑制作用，不引起便秘，也不影响心血管功能；④长期用药也可产生依赖性。

临床用于中、重度急、慢性疼痛，心肌梗死，手术后及癌症疼痛。

肝、肾功能不全、孕妇、哺乳妇应慎用。

喷他佐辛

喷他佐辛（pentazocine，镇痛新）为阿片受体部分激动药，其作用特点为：①口服、注射均易吸收，口服首过消除明显；②镇痛作用强度为吗啡的 1/3；③对平滑肌兴奋作用较吗啡弱；④对呼吸抑制作用为吗啡的 1/2；⑤对心血管的作用不同于吗啡，大剂量可引起血压升高，心率加快，其原因与其能提高血浆中儿茶酚胺水平有关；⑥依赖性很小，在药品管理上，已列为非麻醉药品，不属于麻醉药品管理范围。主要用于轻、中度疼痛的短期止痛。

常见不良反应有恶心、嗜睡、眩晕、出汗等，大剂量可致血压升高，心动过速，剂量过大可引起呼吸抑制。

三、其他镇痛药

本类药物镇痛作用较弱，作用机制与脑内阿片受体无关，不抑制呼吸、无依赖性，称为非依赖性镇痛药，属非麻醉药品的管理范畴。

罗 通 定

罗通定（rotundine）为非麻醉性镇痛药，其特点有：①镇痛作用强度比哌替啶弱，较解热镇痛抗炎药强，对慢性钝痛及内脏绞痛效果好，对创伤或术后疼痛、晚期癌症镇痛的效果较差；②有镇静催眠作用；③久用无依赖性，大剂量仍可抑制呼吸。主要用于胃肠及肝胆系统疾病引起的慢性钝痛、脑震荡后头痛及一般性头痛，也可用于痛经及分娩止痛（对产程及胎儿均无不良影响）等；对疼痛引起的失眠更为适宜。偶见乏力、眩晕及胃肠反应。

四、阿片受体拮抗药

纳 洛 酮

纳洛酮（naloxone）的化学结构与吗啡相似，与阿片受体的亲和力较大，但无明显内在活性，可完全阻断吗啡类药物与阿片受体的结合。小剂量（0.4 ～ 0.8mg）肌内注射或静脉注射能快速翻转吗啡类药物的作用，可在 1 ～ 2 分钟解除吗啡中毒引起的呼吸抑制，增加呼吸频率，血压回升，使昏迷者苏醒。对吗啡类药物依赖者可迅速出现戒断症状。临床主要用于：①阿片类药物中毒的抢救；②诊断吗啡类药物依赖性；③试用于各种休克、急性酒精中毒、脊髓损伤、新生儿窒息及脑外伤等的救治；④纳洛酮是研究疼痛与镇痛的重要工具药物。

考点： 纳洛酮的药理作用及临床应用

纳 曲 酮

纳曲酮（naltrexone）结构与纳洛酮相似，拮抗吗啡的强度为纳洛酮的 2 倍，生物利用度高，作用持续时间可长达 24 小时。主要用于对阿片类药物及海洛因等毒品产生依赖的患者，可防止复吸，以求根治。

制剂与用法

盐酸吗啡　片剂：5mg。一次 5 ～ 15mg。极量：一次 30mg，一天 100mg；注射剂：

10mg/ml。皮下注射，一次 10mg。极量：一次 20mg，一天 60mg。

磷酸可待因　片剂：15mg。一次 15 ～ 30mg，一天 3 次。极量：一次 0.1g，一天 0.25g。

复方樟脑酊　每 100ml 含阿片酊 5ml。2 ～ 5 ml（相当于吗啡 1 ～ 2.5mg），一天 3 次。用于腹泻、腹痛及镇咳。

盐酸哌替啶　注射剂：50mg/ml、100mg/2ml。肌内注射，一次 50 ～ 100mg。极量：一次 150mg，一天 600mg。

枸橼酸芬太尼　注射剂：0.1mg/ml。皮下或肌内注射，一次 0.05 ～ 0.1mg。

二氢埃托啡　舌下含片：20μg、40μg。舌下含服，一次 20 ～ 40μg，一天 180μg；注射剂：10μg/ml、20μg/ml。肌内注射，一次 10 ～ 20μg，一天 90μg。

盐酸美沙酮　片剂：2.5mg。一次 5 ～ 10mg，一天 2 ～ 3 次。注射剂：5mg/ml。肌内注射，一次 5 ～ 10mg。

布桂嗪　片剂：30mg。一次 60mg，一天 3 次；注射剂：50mg/2ml。皮下注射，一次 50mg。

盐酸曲马多　胶囊剂：50mg。一次 50mg，注射剂：50mg/2ml，100mg/2ml。皮下、肌内或静脉注射，一次 50mg，一天 50 ～ 200mg。

盐酸喷他佐辛　片剂：25mg、50mg。一次 50mg。

乳酸喷他佐辛　注射剂：30mg/ml。皮下注射或肌内注射，一次 30mg。

盐酸罗通定　片剂：30mg。一次 60 ～ 120mg，一天 3 次。

硫酸罗通定　注射剂：60mg/2ml。肌内注射，一次 60mg。

纳洛酮　注射剂：0.4mg/ml。肌内注射或静脉注射，一次 0.4 ～ 0.8mg。

目标检测

1. 吗啡的药理作用不包括（　　）
   A. 镇静　B. 镇痛
   C. 抑制呼吸　D. 镇吐
   E. 缩瞳
2. 吗啡不用于慢性钝痛的主要原因是（　　）
   A. 治疗量抑制呼吸
   B. 连续多次应用易产生依赖性
   C. 对钝痛效果差
   D. 引起直立性低血压
   E. 引起便秘和尿潴留
3. 吗啡的适应证是（　　）
   A. 心源性哮喘
   B. 支气管哮喘
   C. 诊断未明的急腹症
   D. 胃肠平滑肌痉挛引起的胃肠绞痛
   E. 分娩止痛
4. 治疗胆绞痛宜选用（　　）
   A. 哌替啶 + 阿托品　B. 氯丙嗪 + 阿托品
   C. 哌替啶 + 氯丙嗪　D. 罗通定 + 阿托品
   E. 哌替啶 + 异丙嗪
5. 吗啡不宜用于下列哪种疼痛（　　）
   A. 外伤性剧痛　B. 心肌梗死疼痛
   C. 手术后疼痛　D. 分娩疼痛
   E. 癌症晚期疼痛
6. 下列哪种特征不是吗啡中毒的症状（　　）
   A. 呼吸高度抑制　B. 瞳孔散大
   C. 发绀　D. 昏迷
   E. 血压降低
7. 依赖性极小，药政管理上已列为非麻醉药品的是（　　）
   A. 吗啡　B. 哌替啶
   C. 布桂嗪　D. 芬太尼
   E. 喷他佐辛
8. 吗啡的镇痛机制是通过（　　）
   A. 激动脊髓胶质区、丘脑内侧、脑室导水管灰质的阿片受体
   B. 激动中脑 - 边缘系统的阿片受体
   C. 激动孤束核的阿片受体

D. 阻断外周 M 受体
E. 抑制外周环氧化酶

9. 心源性哮喘应选用（　　）
A. 麻黄碱　　B. 哌替啶
C. 异丙肾上腺素　　D. 肾上腺素
E. 泼尼松

10. 哌替啶的作用特点是（　　）
A. 依赖性比吗啡小
B. 镇痛作用强于吗啡
C. 作用持续时间较吗啡长
D. 大剂量不引起支气管平滑肌收缩
E. 对呼吸的抑制作用程度较吗啡弱

（11、12 题共用题干）

患者，女，52 岁，患风湿性心脏病 10 余年，晨起突感呼吸困难，心悸、气短、周身疼痛，不能平卧，查体：端坐呼吸，呼吸浅快，心率 130 次 / 分，咳大量泡沫样痰，双肺布满湿啰音，诊断为急性左心衰竭。

11. 该患者在给予强心苷类药物治疗的同时，应给予以下何种药物进行辅助治疗（　　）
A. 阿托品　　B. 肾上腺素
C. 山莨菪碱　　D. 哌替啶
E. 氯丙嗪

12. 该药治疗左心衰竭所致心源性哮喘的机制是（　　）
A. 松弛支气管平滑肌
B. 扩张外周血管、镇静和抑制呼吸
C. 加强心肌收缩力
D. 松弛内脏平滑肌
E. 以上都是

（13 ～ 17 题共用选项）
A. 阿司匹林　　B. 哌替啶
C. 可待因　　D. 山莨菪碱
E. 地西泮

13. 癌症晚期剧痛应选用（　　）
14. 头痛、牙痛、月经痛应选用（　　）
15. 胃肠平滑肌痉挛致胃肠绞痛选用（　　）
16. 主要用于剧烈干咳的药物是（　　）
17. 小儿高热所致惊厥应选用（　　）

（李志毅）

中英文对照

吗啡　morphine
可待因　codeine
哌替啶　pethidine
芬太尼　fentanyl
舒芬太尼　sufentanil
阿芬太尼　alfentanil
瑞芬太尼　remifentanil
美沙酮　methadone
布桂嗪　bucinnazine
曲马朵　tramadol
喷他佐辛　pentazocine
罗通定　rotundine
纳洛酮　naloxone
纳曲酮　naltrexone

第 6 节　解热镇痛抗炎药

学习目标

1. 掌握解热镇痛抗炎药的基本药理作用及其作用机制。
2. 掌握阿司匹林、对乙酰氨基酚、布洛芬等药物的作用、临床应用及主要不良反应。
3. 熟悉其他解热镇痛抗炎药的作用特点及临床应用。

一、解热镇痛抗炎药的基本药理作用

解热镇痛抗炎药（antipyretic-analgesic and anti-inflammatory drugs）是一类具有解热、镇痛，大多数还具有抗炎、抗风湿作用的药物。由于化学结构及抗炎机制与甾体抗炎药糖皮质激素不同，故又称为非甾体抗炎药（non-steroidal anti-inflammatory drugs）。本类药物在化学结构上虽属不同类别，但作用机制相同，通过抑制体内前列腺素（prostaglandin，PG）的合成，所以具有以下共同作用。

1. 解热作用　人的正常体温保持在相对恒定水平（37℃ 左右），是由下丘脑体温调节中枢通过对产热、散热两个过程的精细调节来维持的。发热是由于病原体及其毒素（部分是由于组织损伤、变态反应、恶性肿瘤等）刺激中性粒细胞释放内热源，内热源作用于下丘脑体温调节中枢，使该处的前列腺素合成与释放增加，尤其是 PGE2 对体温调节中枢作用最强，使体温调定点升高（37℃以上），机体产热增加，散热减少，引起体温升高。解热镇痛抗炎药通过抑制下丘脑前列腺素合成酶，使前列腺素合成减少，通过增加散热而使体温降至正常。

本类药物只能降低发热患者的体温，而对正常体温无影响，不能使发热者的体温降至正常以下，不需要配合物理降温，与氯丙嗪对体温的影响有所不同。

2. 镇痛作用　当组织受损或出现炎症时，局部可产生并释放一些致痛物质（如缓激肽、组胺、前列腺素等），前列腺素不仅具有刺激痛觉感受器引起疼痛的作用，还能提高痛觉感受器对缓激肽等致痛物质的敏感性（增敏作用），产生持续性钝痛。

本类药物通过抑制外周组织及炎症部位前列腺素的合成和释放，对慢性钝痛有较好的镇痛效果。目前认为镇痛作用部位主要在外周。

解热镇痛抗炎药具有中等程度的镇痛作用，镇痛强度弱于吗啡类镇痛药，对慢性钝痛，如头痛、牙痛、神经痛、肌肉痛、关节痛及月经痛等有良好的镇痛作用，对轻度癌性疼痛也有较好的镇痛作用，是 WHO 推荐的“癌症三阶梯治疗方案”治疗轻度疼痛的主要药物。但对各种锐痛疗效差，对内脏平滑肌绞痛无效。不抑制呼吸，临床应用较广。

3. 抗炎抗风湿作用　前列腺素是参与炎症反应的主要活性物质，能使血管扩张，通透性增加，引起局部组织充血、水肿和疼痛，同时还能增强缓激肽等致痛、致炎物质的作用，解热镇痛药能抑制炎症反应时局部前列腺素的合成和释放，从而缓解炎症反应。

本类药物除苯胺类外，大多数都具有抗炎、抗风湿作用，能使炎症引起的红、肿、热、痛症状减轻，但只能缓解症状，无病因治疗作用。主要用于风湿性关节炎和类风湿关节炎的治疗。

本类药物的解热、镇痛、抗炎及抗风湿作用均与抑制前列腺素合成有关，其作用机制是抑制合成前列腺素所必需的环氧酶（cycloxygenase，COX）的活性，使前列腺素合成减少。目前已知 COX 有两型，即 COX-1 和 COX-2。COX-1 主要存在于血管、胃、肾等组织中，在体内能促进生理性前列腺素合成，如 PGI2、PGE、血栓素 A2（TXA2），具有保护胃肠功能、参与舒缩血管、调节血小板聚集及肾血流量等作用。COX-2 是经诱导产生的，只存在于受损组织，能促进病理性前列腺素合成，主要为 PGE2，具有致热、致痛和致炎作用。对 COX-2 的抑制是本类药物治疗作用的基础。而对 COX-1 的抑制，则成为解热镇痛药产生不良反应的主要原因。

二、常用解热镇痛抗炎药

根据解热镇痛抗炎药对 COX 选择性的不同，分为非选择性 COX 抑制药和选择性

COX-2 抑制药。

（一）非选择性环氧酶抑制药

非选择性环氧酶抑制药既可抑制 COX-2，产生解热、镇痛、抗炎作用，又能抑制 COX-1，引起胃肠道等不良反应。按其化学结构不同分为水杨酸类（阿司匹林）、苯胺类（对乙酰氨基酚）、吡唑酮类（保泰松、非普拉宗）及其他有机酸类（吲哚美辛、布洛芬、舒林酸、吡罗昔康等）等。

阿司匹林

【体内过程】 阿司匹林（aspirin，乙酰水杨酸）口服后在胃和小肠上部吸收，1 ～ 2 小时血药浓度达高峰，在吸收过程中与吸收后能被胃肠黏膜、肝和红细胞中的酯酶迅速水解成水杨酸，并以水杨酸盐的形式分布到全身组织和细胞间液，并可进入关节腔、脑脊液及乳汁中，亦可通过胎盘进入胎儿体内。主要经肝代谢，由肾排泄，尿液 pH 可影响其排泄速度，尿液呈碱性时，解离增多，重吸收减少，排出量增加（可达 85%）；尿液呈酸性时则相反，排出仅 5% 左右。因此，碱化尿液可用于阿司匹林中毒时的解救。

【药理作用和临床应用】

（1）解热镇痛抗炎抗风湿：阿司匹林有较强的解热镇痛作用，常用于感冒发热、头痛、牙痛、神经痛、肌肉痛、关节痛及痛经等慢性钝痛的治疗。抗炎、抗风湿作用也很强，应用较大剂量（3 ～ 5g/d）可使急性风湿热患者用药后 24 ～ 48 小时内退热，关节红肿及疼痛缓解，全身症状改善，由于治疗急性风湿热疗效迅速可靠，可用于急性风湿热的鉴别诊断和治疗。对类风湿关节炎可迅速镇痛，使关节炎症消退，减轻关节损伤，目前仍为治疗风湿和类风湿关节炎的首选药。

（2）抑制血栓形成：小剂量（75 ～ 100mg/d）阿司匹林选择性抑制血小板中的 COX-1，减少血小板中 TXA_2 的生成，影响血小板聚集及防止血栓形成。因此，临床上常用小剂量阿司匹林防治血栓形成，用于防治心肌梗死、脑血栓、动脉硬化、缺血性心脏病、血管成形术及旁路移植术后的血栓形成。

应注意的是较大剂量（＞ 300mg/d）能抑制血管内膜中 COX-1，使 PGI_2 合成减少，PGI_2 是 TXA_2 的生理性对抗剂，PGI_2 合成减少可促进血栓形成。因此用阿司匹林防治血栓性疾病以小剂量为宜。

（3）其他作用：阿司匹林可降低胆管内的 pH，可用于治疗胆道蛔虫病。较大剂量阿司匹林能抑制尿酸自肾小管的重吸收，促进尿酸的排泄，可用于治疗痛风。

阿司匹林盛行百年不动摇

阿司匹林是历史悠久的解热镇痛药，它诞生于 1899 年 3 月 6 日，是由霍夫曼所在的拜耳公司向柏林皇家机构申报了这一发明专利。早在 1853 年夏尔弗雷德里克热拉尔就用水杨酸与醋酐合成了乙酰水杨酸，但没能引起人们的重视；1898 年德国化学家霍夫曼又进行了合成，并为他父亲治疗风湿性关节炎，疗效极好；1899 年由德莱塞介绍到临床，并取名为阿司匹林（Aspirin）。到目前为止，阿司匹林已应用 110 多年，成为医药史上三大经典药物之一，至今它仍是世界上应用最广的解热镇痛抗炎药，也是作为比较和评价其他药物的标准制剂。霍夫曼和当时的拜耳公司肯定没有料想到：110 多年来，多少种新药曾风靡一时又来了就走，而这种价格低廉、毫不起眼的小小白色药片百年常青，久盛不衰。

链 接

用药警戒 **尼美舒利退出中国儿童（12 岁以下）退热药市场**

尼美舒利具有解热、镇痛和抗炎作用，于 1985 年在意大利首次上市。目前已在 50 多个国家使用，由于尼美舒利存在的严重肝毒性，未在美国和澳大利亚批准上市。尼美舒利自上市以来就不断被质疑。2002 年，芬兰怀疑严重肝毒性事件与尼美舒利有关，暂停使用。2007 年 5 月，爱尔兰因 6 例肝损伤报告而停用尼美舒利，但以后又恢复使用。目前除了中国，世界上少有国家在儿童中推广使用。近年来，在我国不断出现有关尼美舒利导致严重不良反应的报道，因此，国家药监局 2011 年 5 月 20 日下发《关于加强尼美舒利口服制剂使用管理的通知》，并对尼美舒利口服制剂使用说明做了修改；对适用人群和适用证作了相应的限制措施。要求"尼美舒利"口服制剂禁止用于 12 岁以下儿童；作为镇痛抗炎的二线用药，只能在至少一种其他非甾体抗炎药治疗失败的情况下使用；适应证限于如骨关节炎等慢性关节炎的疼痛、手术和急性创伤后的疼痛、原发性痛经的症状治疗；最大单次剂量不超过 100mg，疗程不能超过 15 天，并应依据临床实际情况采用最小的有效剂量、最短的疗程，以减少药品不良反应的发生。

【不良反应和注意事项】 短期小剂量应用时，不良反应较轻，长期大剂量应用可产生较多、较严重的不良反应。

（1）胃肠反应：最为常见，口服引起上腹部不适、恶心、呕吐等，较大剂量可诱发胃溃疡及不易察觉的无痛性胃出血等。其原因可能是：①药物直接刺激胃黏膜及延髓催吐化学感受区；②与抑制 PG 的合成有关（内源性 PG 有保护胃黏膜作用）。餐后服药、同服抗酸药或用肠溶片，可减轻或避免胃肠反应。饮酒前后不可服本药，因可损伤胃黏膜屏障而致出血。

（2）凝血障碍：一般剂量可抑制血小板聚集而延长出血时间。大剂量（5g/d 以上）或长期服用，还可抑制凝血酶原的形成，引起凝血障碍，加重出血倾向，可用维生素 K 防治。术前一周应停用阿司匹林，以防出血。

（3）过敏反应：少数患者可出现荨麻疹、皮疹、血管神经性水肿和过敏性休克。某些哮喘患者服用阿司匹林后可诱发支气管哮喘，称为"阿司匹林哮喘"，严重者可引起死亡。其原因是抑制 PG 合成，而由花生四烯酸生成的白三烯及其他脂氧酶代谢产物增多，内源性支气管收缩物质居于优势，导致支气管痉挛而诱发哮喘。用肾上腺素治疗效果不佳，用糖皮质激素雾化吸入有效。

（4）水杨酸反应：大剂量（$>$ 5g/d）服用时可出现头晕、头痛、恶心、呕吐、耳鸣、视、听力减退等中毒反应，称水杨酸反应，严重者可出现谵妄、过度呼吸、酸碱平衡失调、精神错乱、昏迷，甚至危及生命，应立即停药，静脉滴注碳酸氢钠溶液以碱化尿液，促进排泄。

（5）瑞夷综合征（Reye's syndrome）：病毒感染（如流感、水痘、麻疹等）伴发热的儿童或青少年应用阿司匹林退热时，偶可引起严重肝功能损害、急性脑水肿的危险。虽少见，但严重者可致死。其表现为短暂发热、惊厥、频繁呕吐、颅内压增高、昏迷及严重肝功能异常等。

消化性溃疡、支气管哮喘、严重肝损害、低凝血酶原血症、维生素 K 缺乏、血小板减少、血友病、儿童患病毒感染禁用。

考点：阿司匹林药理作用、临床应用及不良反应

【药物相互作用】 阿司匹林与香豆素类口服抗凝药合用易引起出血；与磺酰脲类降血糖药合用易引起低血糖反应；与糖皮质激素合用易诱发溃疡和胃肠出血。影响呋塞米、青霉素、甲氨蝶呤从肾小管分泌，增加各自血药浓度。

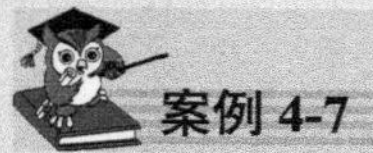

患者，女，58岁。患者8年前无明显诱因出现低热、乏力、全身不适，起病缓慢，2月后出现膝关节、髋关节肿胀和疼痛，逐渐影响正常生活和工作。近2个月关节肿胀和疼痛症状加重，晨起关节僵硬，需要家人帮助照料日常生活。医生诊断为：风湿性关节炎。医嘱给予阿司匹林一次1g，一日3次，饭后服。患者服用5天后，出现上腹部不适、胃痛、恶心、呕吐、食欲减退，关节肿胀、疼痛症状减轻。

问题与思考：

1. 该患者为什么会出现上腹部不适、胃痛、恶心、呕吐、食欲减退等症状？
2. 此时应如何处理？
3. 应用阿司匹林期间应注意什么？

对乙酰氨基酚

【体内过程】 对乙酰氨基酚（Paracetamol，扑热息痛）口服吸收快而完全，30～60分钟血药浓度达高峰。大部分（95%）在肝中与葡萄糖醛酸或硫酸结合而失活，5%经羟化转化为对肝有毒性的代谢物，均从尿中排出。

【药理作用和临床应用】 该药抑制中枢PG合成的作用强度与阿司匹林相似，但抑制外周PG合成的作用弱，因此，其解热作用强而持久，镇痛作用弱，几无抗炎、抗风湿作用。主要用于发热、头痛、肌肉痛、关节痛、神经痛等慢性钝痛，尤其适用于对阿司匹林不能耐受或过敏的患者。

考点：对乙酰氨基酚的药理作用、临床应用及不良反应

【不良反应和注意事项】 该药为非处方药，常用剂量安全可靠，偶见药热、皮疹等过敏反应；大剂量或长期使用可致肾损害，如肾乳头坏死和慢性间质性肾炎。过量可致急性中毒性肝坏死。

保 泰 松

保泰松（phenylbutazone）抗炎抗风湿作用强，解热、镇痛作用较弱，目前仅用于治疗风湿性及类风湿关节炎、强直性脊柱炎，尤以急性进展期疗效较好。由于不良反应多且严重，只有其他药物无效时短期使用。较大剂量的保泰松有促进尿酸排泄的作用，可用于急性痛风的治疗。

不良反应多且严重，主要有胃肠反应、水钠潴留、过敏反应等，大剂量可引起肝肾损害。因毒性大，现已少用。消化性溃疡患者、高血压、心功能不全、肝肾功能不全者禁用。

非普拉宗

非普拉宗（feprazone）为保泰松的衍生物，抗炎、镇痛作用强，临床用于治疗风湿性、类风湿关节炎，疗效优于阿司匹林、保泰松、布洛芬等，对坐骨神经痛、肩周炎等有较好疗效。不良反应较保泰松少，主要表现为食欲减退、恶心、呕吐、头痛、面部水肿等。

吲哚美辛

【药理作用及临床应用】 吲哚美辛（indomethacin，消炎痛）口服易吸收，是最强的COX抑制剂之一，具有强大的抗炎、镇痛和解热作用。其抗炎、镇痛作用明显强于阿司匹林，对炎性疼痛有明显的镇痛作用。因不良反应多，仅用于：①对其他药物不能耐受或疗效差的急性风湿、类风湿关节炎、强直性脊柱炎、骨关节炎、滑囊炎及腱鞘炎等；②癌性发热

及其他不易控制的发热；③急性痛风性关节炎。

【不良反应和注意事项】 不良反应发生率高且严重，故不作为首选药。常见不良反应如下：

（1）胃肠反应：恶心、呕吐、腹痛、腹泻、诱发或加重消化道溃疡、出血，偶见胃肠穿孔，还可引起急性胰腺炎。

（2）中枢神经系统反应：头痛、眩晕，偶见精神失常等。

（3）造血系统反应：可引起粒细胞减少、血小板减少和再生障碍性贫血。

（4）过敏反应：常见皮疹、支气管哮喘，与阿司匹林有交叉过敏反应。

（5）支气管哮喘、精神失常、活动性胃和十二指肠溃疡、癫痫、从事危险及精细工作人员、孕妇及儿童患者禁用。

舒　林　酸

舒林酸（sulindac）药理作用及临床应用类似吲哚美辛，作用强度不及吲哚美辛的一半，但强于阿司匹林，其特点为作用持续时间长，不良反应少。

布　洛　芬

布洛芬（ibuprofen，异丁苯丙酸）口服易吸收，血浆半衰期为 2 小时。本药可缓慢进入滑膜腔，并在此保持较高浓度。主要经肝代谢，代谢物自肾排出。布洛芬具有较强的抗炎、解热及镇痛作用，其效力与阿司匹林相似，但不良反应较少。由于分布的特点，主要用于风湿及类风湿关节炎的治疗，也可用于发热及慢性钝痛的治疗。胃肠反应较轻，但长期服用仍应注意胃肠溃疡和出血。偶见视力模糊及中毒性弱视，出现后应立即停药。

考点：布洛芬的药理作用及临床应用

同类药物还有萘普生（naproxen）和酮洛芬（ketoprofen），其作用及临床应用与布洛芬相似，但半衰期分别为 12 ～ 15 小时和 2 小时。

吡 罗 昔 康

吡罗昔康（piroxicam，炎痛喜康）为强效、长效抗炎镇痛药。其特点是：①用量小，半衰期长（36 ～ 45 小时），每日服药一次即可；②不良反应轻，但对胃肠道仍有刺激作用，剂量大或长期服用亦可致消化道溃疡及消化道出血，故不宜长期服用；③主要用于风湿、类风湿关节炎、强直性脊柱炎等，也可用于痛经、痛风的治疗。

（二）选择性环氧酶 -2 抑制药

由于非选择性 COX 抑制药不良反应多，近年来选择性 COX-2 抑制药相继问世。常用药物有尼美舒利、塞来昔布、罗非昔布等。

塞 来 昔 布

塞来昔布（celecoxib，西乐葆）是全球第一个选择性 COX-2 抑制药，口服吸收快而完全，具有解热、镇痛和抗炎作用，但不抑制血小板聚集。临床用于急、慢性骨关节炎、风湿性关节炎和类风湿关节炎的治疗。其胃肠道不良反应较非选择性 COX 抑制药发生率低，但研究表明，长期使用心血管疾病发生的危险性增高。18 岁以下的患者和哺乳期妇女不宜使用。禁用于对阿司匹林和磺胺药过敏的患者。

尼 美 舒 利

尼美舒利（nimesulide，美舒宁）是一新型非甾体抗炎药，具有抗炎、解热、镇痛作用，能选择性抑制 COX-2，而且能抑制炎症过程中的所有介质，因而抗炎作用强，副作用较少。主要用于风湿关节炎、类风湿关节炎、骨关节炎、腰腿痛、牙痛、痛经的治疗。偶见轻微而短暂的胃肠反应。口服制剂禁用于 12 岁以下儿童。

三、解热镇痛抗炎药的配伍应用

为了增强解热镇痛效果，减少不良反应，常将解热镇痛药配伍制成复方制剂。常以巴比妥类、咖啡因、对乙酰氨基酚、伪麻黄碱、右美沙芬、咖啡因、抗组胺药、金刚烷胺等组成复方制剂。其中对乙酰氨基酚具有解热镇痛作用；伪麻黄碱可使上呼吸道血管收缩，减轻充血水肿，缓解感冒症状；右美沙芬为中枢镇咳药，可缓解干咳症状；咖啡因能收缩脑血管，有助于缓解头痛；抗组胺药氯苯那敏、苯海拉明有抗过敏、镇静作用；金刚烷胺具有抗病毒作用。由于不同复方制剂所含成分不同，应根据临床症状选用。

复方制剂中所含的阿司匹林、布洛芬、氯苯那敏、苯海拉明、右美沙芬、金刚烷胺等对胎儿可能产生不良影响，所以孕妇及哺乳期妇女用药时应注意。

近年来据临床观察，某些复方制剂并不优于单方，而且本类药物大多具有胃肠道不良反应，配伍用药后，可使胃肠道反应增加。且在某些复方制剂中含有非那西丁和氨基比林，久用后前者可产生严重肾损害（致肾乳头坏死，甚至引起肾盂癌）和依赖性，后者能引起粒细胞减少，而且均为已淘汰的药物，所以须慎用解热镇痛药的复方制剂。常用的解热镇痛药复方制剂见表 4-7。

四、缓解疼痛药物的合理应用

1. 根据疼痛的性质合理用药　①慢性钝痛，如头痛、牙痛、肌肉痛、关节痛等，可选用解热镇痛药，以阿司匹林、对乙酰氨基酚最常用；②内脏平滑肌痉挛引起的内脏绞痛，如胃肠绞痛、胆绞痛、肾绞痛等，可选用解痉药，以阿托品、山莨菪碱较常用，胆、肾绞痛可加用哌替啶；③其他镇痛药无效的急性锐痛，如严重创伤、术后刀口疼痛，可选用镇痛作用较强的中枢性镇痛药，如哌替啶、布桂嗪等，这类药物易产生依赖性，使用时应严格掌握适应证，尽量减少反复用药。

表 4-7　解热镇痛药复方制剂

名称	成分与含量（克/片）										
	阿司匹林	非那西丁	咖啡因	氯苯那敏	对乙酰氨基酚	人工牛黄	伪麻黄碱	金刚烷胺	右美沙芬	苯海拉明	双氯芬酸
复方阿司匹林片	0.2268	0.162	0.035								
扑尔感冒片	0.2268	0.162	0.324	0.002							
感冒通						0.015					0.015
白加黑					0.325		0.03		0.015		
					0.325		0.03		0.015	0.025	
泰诺片				0.002	0.325		0.03		0.015		
快克			0.15		0.250	0.01		0.1			
银得菲				0.002	0.325		0.03				
感康			0.15	0.002	0.25	0.01					

2. 对癌性疼痛的合理用药　世界卫生组织上世纪提出 2000 年达到全世界范围内使癌症患者不痛的目标。我国卫生部推荐开展癌症患者三级止痛阶梯治疗。三级止痛阶梯疗法的

重点是：①“按时”给药（3～6 小时），不要在疼痛时才给药；②“按量”给药（止痛剂量直至患者疼痛消失）；③“按阶梯”给药，即“癌症患者三级止痛阶梯治疗方案”。其具体内容是：根据癌症患者疼痛程度分为轻、中及重度疼痛。轻度疼痛可选用解热镇痛抗炎药（如阿司匹林、对乙酰氨基酚）；中度疼痛选用弱效阿片类药物（如氨酚待因、可待因等）；重度疼痛选用强效阿片类药物（如吗啡、哌替啶等）。如一种药物无效，不能换用同一阶梯镇痛药，而应选镇痛作用更强的药物。必要时可加用辅助药物，如解痉药。对癌症患者给予充分的止痛治疗，提高患者的生活质量。

【附】　抗痛风药

痛风是体内嘌呤代谢紊乱，尿酸生成过多所引起的一种代谢性疾病，表现为血中尿酸增高，导致尿酸盐在关节、结缔组织及肾组织中析出结晶，引起局部粒细胞浸润及炎症反应，导致痛风性关节炎和肾结石等。

抗痛风药是一类抑制尿酸生成或促进尿酸排出，减轻痛风炎症的药物。常用药物可分为三类。

（一）抑制尿酸生成药

别　嘌　醇

别嘌醇（allopurinol）是体内次黄嘌呤的异构体，在体内次黄嘌呤与黄嘌呤可被黄嘌呤氧化酶催化生成尿酸。别嘌醇能与次黄嘌呤竞争黄嘌呤氧化酶，从而使尿酸生成减少。临床主要用于治疗慢性高尿酸血症及预防噻嗪类利尿药、肿瘤化疗、放疗引起的高尿酸血症。不良反应少，偶见皮疹、转氨酶升高、粒细胞减少等，应定期检查血常规和肝功能。

（二）促进尿酸排泄药

丙　磺　舒

丙磺舒（probenecid）口服吸收完全，大部分通过肾近球小管主动分泌排出，因脂溶性大，易被重吸收，故可竞争性抑制尿酸从肾小管重吸收，促进尿酸排泄，降低血中尿酸浓度，缓解或防止尿酸盐结晶的生成，减少关节的损伤；亦可促进已形成尿酸盐的溶解。主要用于慢性痛风，是目前比较安全有效的药物。治疗期间，由于尿酸盐从关节移出可使症状加重，且本药无镇痛及抗炎作用，故不宜用于急性期。

不良反应少，少数患者可有胃肠反应、皮疹、发热等。为防止大量尿酸排出时在泌尿道沉积形成结石，可加服碳酸氢钠，并大量饮水以促进尿酸排泄。因阿司匹林可减少尿酸排泄，不能与其合用。

苯溴马隆

苯溴马隆（benzbromarone）作用与丙磺舒相似。可抑制肾小管对尿酸重吸收而促进其排泄。宜从小剂量开始逐渐递增，用于治疗痛风。少数患者出现粒细胞减少，应定期检查血象。

（三）抑制痛风炎症药

秋水仙碱

秋水仙碱（colchicine）对急性痛风性关节炎有选择性抗炎、镇痛作用，可迅速解除急性痛风发作症状，一般服药后数小时即可使关节红、肿、热、痛消退。对一般性疼痛及其他类型关节炎无作用。不影响血中尿酸浓度及尿酸排泄。其作用机制是抑制急性发作时的粒细胞浸润。

不良反应较多，常见有胃肠反应及骨髓抑制、肾损害，中毒时出现水样腹泻及血便、脱水甚至休克。

制剂和用法

阿司匹林　片剂：0.05g、0.1g、0.3g、0.5g。肠溶片：0.3g。解热镇痛：一次0.3～0.6g，一天3次，餐后服。抗风湿：一次0.6～0.9g，一天3～4次，症状控制后逐渐减量。预防血栓：一次50～75mg，一天1次。

对乙酰氨基酚　片剂：0.1g、0.3g、0.5g。一次0.3～0.6g，一天2～3次，一天量不超过2g。

保太松　片剂：0.1g。一次0.1～0.2g，一天3次。

非普拉宗　片剂：100mg。一次200mg，一天2～3次。维持量一天100～200mg。

吲哚美辛　肠溶片或胶囊剂：25mg。一次25～50mg，一天3次，饭时或饭后服。栓剂：25mg、50mg、100mg。直肠给药，一次50mg。

舒林酸　片剂：150 mg、200mg。一次150～200mg，一天2次，最大剂量一天400mg。

布洛芬　片剂：0.1g、0.2g。一次0.2～0.4g，一天3次，饭后服。缓释片：0.3g。一次0.3g，一天2次，口服时忌咬碎。

酮洛芬　肠溶胶囊：25mg、50mg。一次50mg，一天3～4次。饭后服。

吡罗昔康　片剂：20mg。一次20mg，一天1次，饭后服。

塞来昔布　胶囊：100mg。治疗骨关节炎：一天200mg，分2次服或顿服；治疗类风湿关节炎：一次100mg或200mg，一天2次。

尼美舒利　片剂：100mg。一次100 mg，一天2次。

别嘌醇　片剂：0.1g。第1周一天0.1g；第2周一天0.2g；第3周以后，一天0.3g，分2～3次服。

丙磺舒　片剂：0.25g。治疗痛风：开始一次0.25g，一天2次，1周后增至一次0.5g，一天2～3次。

秋水仙碱　片剂：0.5mg。0.5mg，每隔1～2小时服一次，总量不超过一天4mg。

苯溴马隆　片剂：50mg。一次50mg，一天1次。

目标检测

1. 最适合于儿童退热的药物是（　　）
   A. 阿司匹林　　B. 对乙酰氨基酚
   C. 吲哚美辛　　D. 保泰松
   E. 塞来昔布
2. 下列哪种药物几乎无抗炎作用（　　）
   A. 吡罗昔康　　B. 吲哚美辛
   C. 塞来昔布　　D. 阿司匹林
   E. 对乙酰氨基酚
3. 阿司匹林的解热作用机制是（　　）
   A. 抑制下丘脑前列腺素的合成和释放
   B. 直接抑制体温调节中枢
   C. 刺激下丘脑前列腺素的合成和释放
   D. 抑制外周前列腺素的合成和释放
   E. 促进外周前列腺素的合成和释放
4. 解热镇痛药物的解热作用特点是（　　）
   A. 使发热患者的体温降至正常
   B. 使发热患者的体温降至正常水平以下
   C. 使正常人体温降至正常水平以下

D. 配合物理降温才能将体温降至正常以下

E. 只能用于细菌感染引起的发热

5. 因不良反应多，仅用于其他药物不能耐受或疗效不显著的药物是（　　）

A. 阿司匹林　　B. 对乙酰氨基酚
C. 吲哚美辛　　D. 布洛芬
E. 舒林酸

6. 阿司匹林不用于（　　）

A. 各种原因引起的发热
B. 胆道蛔虫
C. 头痛、牙痛、肌肉痛
D. 风湿、类风湿关节炎
E. 胃肠绞痛

7. 阿司匹林预防血栓性疾病应采用（　　）

A. 小剂量短期使用　　B. 大剂量长期应用
C. 小剂量长期应用　　D. 大剂量突击使用
E. 大剂量短疗程

8. 患者，女，52 岁，患胃溃疡多年，今因感冒发热来院就诊，退热药应选用（　　）

A. 阿司匹林　　B. 吲哚美辛
C. 对乙酰氨基酚　　D. 保泰松
E. 布洛芬

9. 患者，女，43 岁，患风湿性关节炎 15 年，因关节疼痛来院就诊，下列哪种药物对此病无效（　　）

A. 对乙酰氨基酚　　B. 阿司匹林
C. 吲哚美辛　　D. 布洛芬
E. 吡罗昔康

（10、11 题共用选项）

A. 吲哚美辛　　B. 布洛芬
C. 保泰松　　D. 对乙酰氨基酚
E. 阿司匹林

10. 大剂量可引起肝坏死的解热镇痛药是（　　）

11. 小剂量可用于防治血栓形成的药物是（　　）

（李志毅）

中英文对照

解热镇痛抗炎药　antipyretic-analgesic and anti-inflammatory drugs
非甾体抗炎药　non-steroidal anti-inflammatory drugs
前列腺素　prostaglandin
阿司匹林　aspirin
对乙酰氨基酚　paracetamol
保泰松　phenylbutazone
非普拉宗　feprazone
吲哚美辛　indomethacin
舒林酸　sulindac
布洛芬　ibuprofen
萘普生　naproxen
酮洛芬　ketoprofen
吡罗昔康　piroxicam
塞来昔布　celecoxib
尼美舒利　nimesulide
别嘌醇　allopurinol
丙磺舒　probenecid
苯溴马隆　benzbromarone
秋水仙碱　colchicine

第 7 节　中枢兴奋药与促大脑功能恢复药

学习目标

1. 熟悉尼可刹米、洛贝林、咖啡因的药理作用、临床应用及不良反应。
2. 了解其他中枢兴奋药和促大脑功能恢复药的作用和应用。

一、中枢兴奋药

中枢兴奋药（central stimulants）是一类能提高中枢神经系统功能活动的药物。根据其对中枢神经系统作用部位不同分为三类：①主要兴奋大脑皮质的药物，如咖啡因等；②主要兴奋延髓呼吸中枢的药物，又称呼吸兴奋药，如尼可刹米等；③主要兴奋脊髓的药物，如士的宁等（此类药物因毒性较大，无临床应用价值）。中枢兴奋药对中枢神经系统不同部位有一定的选择性，但随着剂量的增加，不仅作用强度增加，而且其作用范围也随之扩大，甚至可引起中枢神经系统广泛兴奋而导致惊厥，因此，严格控制用药剂量和用药间隔时间是临床安全用药的关键。

（一）主要兴奋大脑皮质的药物

咖 啡 因

咖啡因（caffeine）是咖啡豆和茶叶中的主要生物碱，现已人工合成。临床常用制剂为安钠咖（caffeine and sodium benzoate，苯甲酸钠咖啡因）。

【药理作用】

（1）中枢神经系统：咖啡因对中枢神经系统有选择性兴奋作用，但随着剂量增加其作用范围逐渐扩大，依次为大脑皮质、延髓和脊髓。小剂量（50 ～ 200mg）咖啡因可选择性兴奋大脑皮质，使睡意消失，疲劳减轻，精神振奋，思维敏捷，工作效率提高。较大剂量咖啡因可直接兴奋延髓呼吸中枢和血管运动中枢，并增加呼吸中枢对 CO_2 的敏感性，使呼吸加深加快，血压升高，在中枢受抑制时，该作用尤为明显。中毒剂量时则可兴奋脊髓，引起惊厥。

（2）心血管系统：咖啡因可直接兴奋心脏，使心肌收缩力加强，心率加快；咖啡因也可直接扩张血管使血压下降。但咖啡因对心血管的外周作用常被其兴奋迷走中枢及血管运动中枢的作用所掩盖，故临床治疗意义不大。另外，咖啡因可收缩脑血管，减少脑血流量及脑血管搏动幅度。

（3）其他：咖啡因可舒张支气管平滑肌，并可对抗组胺、毒蕈碱引起的支气管痉挛；对胆道及胃肠道平滑肌亦有舒张作用。咖啡因还具有利尿和促进胃酸分泌的作用。

【临床应用】

（1）解救因严重感染性疾病、镇静催眠药或抗组胺药过量引起的呼吸及循环衰竭。

（2）咖啡因与解热镇痛药配伍制成复方制剂用于一般性头痛；与麦角胺配伍治疗偏头痛。

【不良反应和注意事项】 治疗量不良反应较少。较大剂量可引起激动、不安、失眠等；剂量过大可引起反射亢进、心动过速、呼吸加快，甚至惊厥。因可增加胃酸分泌，消化性溃疡患者禁用。婴幼儿高热时易致惊厥，不宜选用含咖啡因的复方制剂退热。

过度使用咖啡因的危害

长期大剂量使用咖啡因能够导致“咖啡因中毒”，表现为一系列身体与心理的不良反应，如神经过敏、易怒、焦虑、震颤、肌肉抽搐、失眠和心悸等。另外，由于咖啡因能促使胃酸分泌增多，持续的高剂量摄入会导致消化性溃疡、糜烂性食道炎和胃食管反流病。有研究证实，咖啡因引起的精神紊乱包括咖啡因过度兴奋、咖啡因焦虑症、咖啡因睡眠失调等。

链 接

哌　甲　酯

哌甲酯（methylphenidate，利他林）兴奋中枢作用较温和，治疗量可兴奋大脑皮质、皮质下中枢，能提高精神活动，消除疲劳，解除抑郁症状。较大剂量对呼吸中枢也有兴奋作用，过量可致惊厥，作用机制为促进中枢释放 NA，大剂量亦可促进 DA 和 5-HT 释放。

临床用于治疗：①巴比妥类及其他中枢抑制药过量引起的中枢抑制；②轻度抑郁状态；③小儿遗尿症，本品能兴奋大脑皮质使之易被尿意唤醒；④对注意缺陷障碍（伴多动）有效，可能由于脑内 NA、DA、5-HT 等递质中某一种缺乏所致，哌甲酯能促进这类递质的释放。

治疗量不良反应较少，偶有失眠、心悸、焦虑、厌食等。大剂量可使血压升高而致眩晕、头痛等。久用可产生耐受性，并可抑制儿童生长发育。癫痫、高血压患者及 6 岁以下小儿禁用。

（二）主要兴奋延髓呼吸中枢的药物

尼可刹米

尼可刹米（nikethamide，可拉明）为一短效呼吸中枢兴奋剂，作用温和，安全性较大，维持时间短，每次静脉注射仅维持 5 ～ 10 分钟，临床常需间歇给药。

【药理作用】　本品可直接兴奋延髓呼吸中枢，同时也可刺激颈动脉体和主动脉体化学感受器而反射性兴奋呼吸中枢，提高呼吸中枢对 CO_2 的敏感性，使呼吸加深加快。对大脑皮质、血管运动中枢和脊髓也有微弱兴奋作用。

【临床应用】　常用于各种原因所致中枢性呼吸抑制。对肺心病引起的呼吸衰竭和吗啡中毒引起的呼吸抑制效果较好，对吸入性全麻药中毒次之，对巴比妥类中毒效果较差。

【不良反应和注意事项】　本品不良反应较少，过量可致血压升高、心动过速、肌震颤及僵直、咳嗽、呕吐、出汗等。中毒时可致惊厥，可用地西泮对抗。

洛　贝　林

洛贝林（lobeline，山梗菜碱）可兴奋颈动脉体和主动脉体化学感受器，反射性兴奋呼吸中枢，使呼吸加深加快。具有作用快、弱、维持时间短，仅维持数分钟，安全范围大，不易引起惊厥的特点。临床主要用于新生儿窒息、小儿感染性疾病引起的呼吸衰竭、CO 中毒引起的窒息及中枢抑制药中毒引起呼吸抑制的急救。

该药不良反应主要是剂量过大兴奋迷走神经中枢，导致心动过缓和传导阻滞。中毒量由于其兴奋交感神经节和肾上腺髓质，可引起血压升高、心率加快，也可引起惊厥。

案例 4-8

患者，女，20 岁。在医院实习下班后，因天冷生煤炉取暖，门窗紧闭，同室同学晚上下班后叫其没有反应，同学闻到室内有煤气味，随即叫 120 救护车送进医院，患者意识轻度模糊、面色苍白、口唇樱红色、脉搏增快、瞳孔对光反射迟钝。

诊断：一氧化碳中毒。

问题与思考：

应用何种中枢兴奋药治疗最合适？为什么？

二甲弗林

二甲弗林（dimefline，回苏灵）可直接兴奋呼吸中枢，对呼吸中枢兴奋作用比尼可刹米强 100 倍，具有起效快、维持时间短和疗效明显等特点。临床用于严重感染或药物中毒等原因所致的中枢性呼吸抑制；对肺性脑病有较好的促苏醒作用。

该药安全范围小，大剂量可致抽搐和惊厥，小儿尤易发生。静脉给药需稀释后缓慢注射，并严密观察患者反应。有惊厥史、癫痫病、肝肾功能减退者及孕妇禁用。

二、促大脑功能恢复药

胞磷胆碱

胞磷胆碱（citicoline，胞二磷胆碱）能增加脑损伤部位对氧的摄入和利用，促进卵磷脂的合成，有改善脑组织代谢，促进大脑功能恢复和促进苏醒的作用。还能改变脑血管阻力，增加脑血流量而促进脑物质代谢，改善脑循环。

该药主要用于急性颅脑外伤和脑手术后的意识障碍、脑梗死急性期的意识障碍等。

吡拉西坦

吡拉西坦（piracetam，脑复康）属于γ-氨基丁酸的环化衍生物，为脑代谢改善药，具有激活、保护和修复大脑神经细胞的作用。促进脑内ADP转化为ATP，提高脑组织对葡萄糖的利用，保护脑缺氧所致的脑损伤，因此能提高记忆力，保护缺氧脑组织。促进正处于发育的儿童大脑及智力的发展。

该药临床用于脑动脉硬化、脑外伤、药物及一氧化碳中毒所致的思维障碍及儿童智力低下等。

不良反应较少见，个别患者出现失眠、头晕、食欲减退等。

三、应用中枢兴奋药注意事项

中枢兴奋药主要用于对抗某些严重感染性疾病引起的中枢性呼吸衰竭或中枢抑制药中毒所致的呼吸抑制。本类药物的选择性不高，安全范围小，而且作用时间都很短，需要反复用药才能维持患者呼吸，因而很难避免惊厥的发生。因此，应用本类药物时，应严格控制给药剂量和给药间隔时间，并且密切观察病情变化，一旦发生惊厥，应立即停药，并注射地西泮等药物解救。对严重感染性疾病引起的呼吸衰竭，除针对病因治疗外，还应清除呼吸道阻塞，并采用人工呼吸、吸氧等措施；对中枢抑制药中毒引起的呼吸抑制，应采用人工呼吸、吸氧、利尿等综合治疗措施。

制剂和用法

安钠咖　注射剂：0.25g/ml（每支含咖啡因0.12g、苯甲酸钠0.13g）。皮下或肌内注射，一次0.25～0.5g。极量：一次0.75g，一天3g。

麦角胺咖啡因　片剂：每片含咖啡因100mg、酒石酸麦角胺1mg。偏头痛发作时口服，一次1～2片，每天不超过6片。

尼可刹米　注射剂：0.5g/2ml。皮下、肌内或静脉注射，一次0.25～0.5g。必要时每1～2小时重复一次，或与其他中枢兴奋药交替使用。极量：一次1.25g。

二甲弗林　片剂：8mg。一次8～16mg，一天2～3次。注射剂：8mg/2ml。肌内注射，一次8mg；静脉注射，每次8～16mg用5%葡萄糖稀释后缓慢注射；静脉滴注，重症患者每次16～32mg用生理盐水稀释后静脉滴注。

盐酸洛贝林　注射液：3mg/ml。皮下或肌内注射，一次3～10mg，极量：一次20mg，一天50mg。

胞磷胆碱　注射剂：200mg/2ml、250mg/2ml。静脉滴注，0.25～0.5g用5%或10%葡萄糖注射液稀释后缓慢滴注，每5～10天为一疗程。

吡拉西坦　片剂：400mg。胶囊剂：200mg。一次 800 ～ 1200mg，一天 2 ～ 3 次。

目标检测

1. 对吗啡中毒引起的呼吸抑制可选用（　　）
   A. 尼可刹米　　B. 小剂量咖啡因
   C. 二甲弗林　　D. 胞磷胆碱
   E. 哌甲酯
2. 中枢兴奋药主要用于（　　）
   A. 外周性呼吸抑制
   B. 儿童智力低下
   C. 中枢性呼吸抑制
   D. 老年人大脑功能降低
   E. 支气管哮喘所致呼吸困难
3. 治疗新生儿窒息宜选用（　　）
   A. 咖啡因　　B. 洛贝林
   C. 尼可刹米　　D. 二甲弗林
   E. 哌甲酯
4. 中枢兴奋药过量都可导致（　　）
   A. 心动过速　　B. 心动过缓
   C. 血压升高　　D. 惊厥
   E. 头痛、眩晕
5. 咖啡因与解热镇痛药合用治疗偏头痛的主要机制是（　　）
   A. 抑制大脑皮质　　B. 收缩脑血管
   C. 抑制痛觉感受器　　D. 扩张外周血管
   E. 扩张脑血管

（李志毅）

中英文对照

中枢兴奋药　central stimulants
咖啡因　caffeine
安钠咖　caffeine and sodium benzoate
哌甲酯　methylphenidate
尼可刹米　nikethamide
洛贝林　lobeline
二甲弗林　dimefline
胞磷胆碱　citicoline
吡拉西坦　piracetam

第5章　心血管系统药

第1节　抗高血压药

学习目标

1. 掌握利尿药、β受体拮抗药、钙通道阻滞药、血管紧张素转化酶抑制药及血管紧张素Ⅱ受体拮抗药的药理作用、临床应用及不良反应。

2. 熟悉中枢性降压药、α_1受体拮抗药、血管扩张药的降压特点、临床应用和不良反应。

3. 了解其他抗高血压药的作用特点和临床应用。

一、抗高血压药的分类

（一）概述

高血压是最常见的心血管疾病，可引起严重的心、脑、肾并发症，是脑卒中、冠心病的主要危险因素。高血压是以动脉血压持续增高为主的临床综合征。1999年世界卫生组织/国际高血压联盟（WHO/ISH）的规定：18岁以上成人未用抗高血压药物，收缩压持续≥18.7kPa（140mmHg）或舒张压持续≥12.0 kPa（90mmHg），即可诊断为高血压。临床根据血压的高低及对靶器官的损害程度，将高血压分为Ⅰ、Ⅱ、Ⅲ级（表5-1）。

高血压分为原发性高血压（占90%～95%）与继发性高血压两类。原发性高血压的发病机制尚未完全阐明，主要与中枢神经系统、肾上腺素能神经系统、肾素-血管紧张素-醛固酮系统、血管内皮松弛因子-收缩因子系统、血管舒缓肽-激肽-前列腺素系统等的血压调节功能失调有关。长期有效控制血压在目标水平、减轻靶器官损害、降低高血压并发症的发生率和死亡率、提高患者的生活质量是治疗高血压的主要目的。继发性高血压继发于某些疾病（如肾动脉狭窄、肾实质病变、嗜铬细胞瘤等）或由妊娠、药物所致，治疗的重点在于去除病因，减少并发症。

表5-1　正常血压及高血压分级

类别	收缩压（mmHg）		舒张压（mmHg）
理想血压	＜120	和	＜80
正常血压	＜130	和	＜85
正常高值	120～139	和（或）	80～89
高血压	≥140	和（或）	≥90
Ⅰ级（轻度）	140～159	和（或）	90～99
Ⅱ级（中度）	160～179	和（或）	100～109
Ⅲ级（重度）	≥180	和（或）	≥110
单纯收缩期高血压	≥140	和	＜90

注：当收缩压和舒张压分属于不同分级时，以较高的级别作为标准

链接

（二）抗高血压药的分类

根据抗高血压药物在血压调节系统中的主要影响及作用部位，可将抗高血压药物分成以下几类。

1. 利尿降压药　氢氯噻嗪等。

2. 钙拮抗药　硝苯地平等。

3. 肾素血管紧张素系统抑制药

（1）血管紧张素Ⅰ转化酶抑制药（卡托普利等）。

（2）血管紧张素Ⅱ受体拮抗药（氯沙坦等）。

4. 交感神经抑制药

（1）中枢性抗高血压药（可乐定、莫索尼定等）。

（2）神经节阻断药（美加明等）。

（3）去甲肾上腺素能神经末梢阻滞药（利血平）。

（4）肾上腺素能受体拮抗药

1）α 受体拮抗药（哌唑嗪等）。

2）β 受体拮抗药（普萘洛尔等）。

3）α 和 β 受体拮抗药（拉贝洛尔等）。

5. 作用于血管平滑肌的抗高血压药肼屈嗪、硝普钠等。

6. 钾通道开放药吡那地尔、米诺地尔等。

二、常用抗高血压药

（一）利尿降压药

氢氯噻嗪

【药理作用】　氢氯噻嗪（hydrochlorothiazide）降压作用缓慢、温和、持久，对正常人无降压作用。长期应用不易产生耐受性，不引起直立性低血压，无水钠潴留。降压作用机制为：用药初期，排钠利尿引起钠 - 水负平衡，造成细胞外液和血容量减少从而使心排血量降低、血压下降。长期用药（3 ～ 4 周后），因体内仍轻度缺 Na^+，使 Na^+-Ca^{2+} 交换减弱，因而降低血管平滑肌细胞膜受体对去甲肾上腺素等收缩血管物质反应性，从而维持降压作用。

【临床应用】　氢氯噻嗪为降压治疗的基础药物。单用治疗轻度高血压，与其他降压药合用可治疗中、重度高血压。应注意控制用药剂量，以免不良反应增多。

【不良反应和注意事项】　可出现低血钾、高血糖、高血脂、高尿酸血症等，长期用药需合用留钾利尿药。

考点：氢氯噻嗪的临床应用、不良反应和注意事项

吲达帕胺

吲达帕胺（indapamide）口服吸收迅速完全，服药后 30 分钟血药浓度达峰值，在肝代谢，肾衰竭者不产生药物蓄积。降压机制除与利尿作用有关外，还可舒张小动脉。用于轻、中度高血压，伴有水肿者更适宜。不引起血脂改变。不良反应轻，可有上腹不适、恶心、食欲减退、头昏、头痛、失眠等；可致血糖、血尿酸轻度升高；长期应用可使血钾降低。

（二）钙拮抗药

钙拮抗药（calcium antagonists）又称钙通道阻滞药（calcium channel blocker，CCB），是指选择性地作用于电压依赖性钙通道，抑制钙离子从细胞外液经电压依赖性钙通道进入

细胞内的药物。本类药物可使平滑肌细胞内钙离子缺乏，松弛小动脉，降低外周阻力而降压。常用药有硝苯地平、氨氯地平等。

钙拮抗药的分类

世界卫生组织（WHO）根据药物的选择性和化学结构将钙拮抗药分为以下几类。

1. 选择性钙拮抗药

（1）苯烷胺类：维拉帕米、加洛帕米。

（2）二氢吡啶类：硝苯地平、尼莫地平、尼群地平、尼索地平、尼伐地平、氨氯地平、拉西地平等。

（3）地尔硫䓬类：地尔硫䓬。

2. 非选择性钙拮抗药

（1）氟桂嗪类：氟桂利嗪，桂利嗪。

（2）心可定类：普尼拉明（心可定）。

（3）其他类：哌克昔林、卡罗维林、苄普地尔。

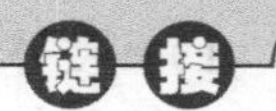

硝苯地平

【药理作用】 硝苯地平（nifedipine）对血管有高度选择性，能迅速扩张外周小动脉，总外周阻力下降而降低血压。由于周围血管扩张，可引起交感神经活性反射性增强而引起心率加快。对糖、脂质代谢无不良影响。

【临床应用】 硝苯地平对各种类型高血压均有降压作用，目前多推荐使用缓释剂或控释剂以减轻迅速降压造成的反射性交感神经活性增强。

考点：硝苯地平的临床应用、不良反应和注意事项

【不良反应和注意事项】 不良反应可见眩晕、低血压、心悸、踝部水肿等。此外，硝苯地平大剂量可导致血压骤降而增加心肌梗死患者的心律失常及死亡率，故不宜用于心肌梗死后的高血压患者。

氨氯地平

氨氯地平（amlodipine）为二氢吡啶类长效钙通道阻滞药，选择性舒张血管平滑肌，起效和缓，降压作用平稳而持久，并能减轻或逆转左心室肥厚，对心率、房室结传导、心肌收缩力均无明显影响。口服给药吸收好，每天服药一次，是目前治疗高血压常用药物。常见不良反应有头痛、水肿、头晕、恶心等。

拉西地平

拉西地平（lacidipine）为第三代钙拮抗药，血管选择性高，不易引起反射性心动过速和每搏量增加。用于轻中度高血压。降压作用起效慢，持续时间长。具有抗动脉粥样硬化作用。不良反应有头痛、水肿、头晕、恶心等。

（三）肾上腺素能受体拮抗药

1. α 受体拮抗药

哌 唑 嗪

【药理作用】 哌唑嗪（prazosin）阻断血管壁上的 α_1 受体，扩张小动脉及小静脉，以扩张小动脉为主，对立位及卧位血压均有降压作用。降压时不加快心率，对肾血流量及肾小球滤过率无明显影响。长期应用有调血脂作用，降低血浆三酰甘油、总胆固醇、低密度脂蛋白，升高高密度脂蛋白。

【临床应用】 适用于各型高血压的治疗及肾性高血压。可合用利尿药及 β 受体拮抗药增加疗效。

【不良反应和注意事项】 常见口干、眩晕、鼻塞、心悸、乏力等不良反应。主要不良反应为“首剂现象”，表现为首次用药后可出现直立性低血压、心悸、晕厥等。首次剂量减为 0.5mg、卧位或睡前服用可避免首剂现象发生。

特拉唑嗪

特拉唑嗪（terazosin）降压作用与哌唑嗪相似，但持续时间较长，可有效控制 24 小时血压。

2. β 受体拮抗药

普萘洛尔

【降压作用】 普萘洛尔（propranolol）为非选择性β受体拮抗药，无内在活性，作用广泛。降压作用缓慢、温和、持久，口服用药 1 ～ 2 周内收缩压及舒张压逐渐下降，停药后仍维持降压 1 ～ 2 周。长期用药不易产生耐受性，不引起直立性低血压，无水钠潴留。目前认为降压作用机制为：①阻断肾小球旁器 $β_1$ 受体，减少肾素分泌，阻断肾素 - 血管紧张素 - 醛固酮系统，导致血管张力降低，血容量减少；②阻断心脏 $β_1$ 受体，心肌收缩力减弱，心排血量减少；③阻断去甲肾上腺素能神经末梢突触前膜的 $β_2$ 受体，抑制其正反馈而减少去甲肾上腺素释放；④抑制中枢具有 β 受体的兴奋性神经元，使外周交感神经活性降低；⑤促进依前列醇（PGI_2）的生成。

【临床应用】 用于轻、中度高血压治疗。适用于伴有心排血量增加及肾素活性偏高的高血压患者，对心率快的中青年高血压患者及伴有心绞痛的患者疗效较好。与利尿药或血管扩张药合用效果更明显。因药物剂量个体差异较大，用药应从小剂量开始，逐渐增至治疗量。

考点：普萘洛尔的降压应用和临床应用

【不良反应和注意事项】 常见不良反应有心率减慢、房室传导减弱、心肌收缩力降低、诱发或加重哮喘。对长期服用此药者，应嘱咐其不能随意骤然停药、漏服，否则可能引起反跳现象致血压升高或心肌梗死，故应逐渐减量停药。

美托洛尔

美托洛尔（metoprolol，betaloc，倍他乐克）为选择性 $β_1$ 受体拮抗药，降压作用优于普萘洛尔，常与氢氯噻嗪合用治疗高血压。对 $β_2$ 受体影响小，对伴有阻塞性呼吸系统疾病患者相对安全。偶见心动过缓，严重的窦性心动过缓及房室传导阻滞者禁用。

3. α 和 β 受体拮抗药

拉贝洛尔

拉贝洛尔（labetalol）为 α 和 β 受体拮抗药，对 $α_1$ 和 β 受体均有竞争性阻断作用，其中阻断 β 受体作用较阻断 $α_1$ 受体作用强 5 ～ 10 倍。本品降压作用温和，适于各型高血压的治疗，静脉注射可治疗高血压危象。

（四）血管紧张素 Ⅰ 转化酶抑制药

肾素 - 血管紧张素 - 醛固酮系统（renin-angiotensin-aldosterone system，RAAS）对心血管功能具有重要调节作用，同时也是影响高血压发病的一个重要因素。RAAS 根据所在部位的不同可分为两类：一类存在于循环血液系统中，称为循环 RAAS；另一类存在于心血管、脑、肾等组织中，称为组织 RAAS。在血浆和组织中的血管紧张素转化酶（angiotensin converting enzyme，ACE）的作用下，血管紧张素Ⅰ（Ang Ⅰ）转变为血管紧张素Ⅱ（Ang Ⅱ）。

Ang Ⅱ是 RAAS 中参与血压调节的主要因素。ACE 还可同时催化缓激肽的降解，后者具有强大的扩血管作用。

血管紧张素转化酶抑制药（angiotensin converting enzyme inhibition，ACEI）可抑制 ACE 的活性，从而抑制 Ang Ⅱ的生成，使缓激肽的降解减少，扩张血管，降低血压（图 5-1）。

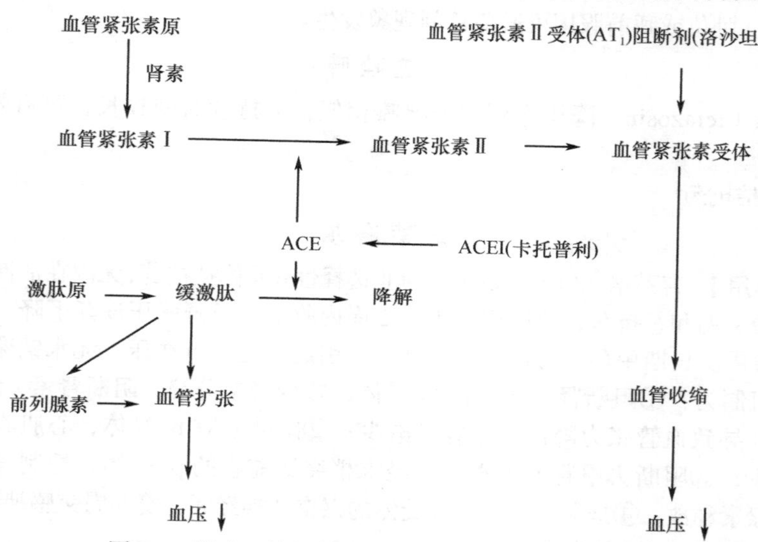

图 5-1 影响血管紧张素形成和降压作用机制示意图

卡托普利

【药理作用】 卡托普利（captopril，巯甲丙脯酸）具有轻、中度的抗高血压作用，可降低外周血管阻力，增加肾血流量，不伴反射性心率增快、水钠潴留，无耐受性，疗效确切。长期应用尚能减轻或逆转心血管重构，保护靶器官。卡托普利可改善糖耐量异常，增加胰岛素敏感性，改善糖尿病患者神经系统病变。还可推迟糖尿病性肾病的进展。

【临床应用】 适用于各型高血压，尤其是合并糖尿病或胰岛素抵抗、左心室肥厚、心力衰竭、急性心肌梗死后的高血压患者。可明显改善生活质量。无耐受性，停药不反跳。还可用于顽固性心力衰竭患者。

【不良反应和注意事项】 常见低血压，与开始剂量过大有关，应从小剂量开始使用。5% ～ 20% 患者出现顽固性干咳，女性多见，需停药才能终止，系由于缓激肽、前列腺素及 P 物质在体内聚积所致。0.1% ～ 2% 患者出现血管神经性水肿，可危及生命，抢救时可用糖皮质激素、抗组胺药。必要时使用肾上腺素。可出现高血钾。其他可见青霉胺样反应，如皮疹、嗜酸性粒细胞增多、瘙痒、胃痛、口腔溃疡、味觉减退、白细胞减少、发热、淋巴结肿大、肝功能损害等。可致畸，孕妇禁用。

考点：卡托普利的药理作用、临床应用、不良反应和注意事项

依那普利

依那普利（enalapril）为前药，需在肝内转化为依那普利拉才具有生物活性。依那普利降压机制与卡托普利相似，但抑制 ACE 的作用较卡托普利强 10 倍。能降低总外周血管阻力，增加肾血流量，降压作用强而持久。临床主要用于高血压的治疗。不良反应与卡托普利相似，因不含 SH 基故无明显青霉胺样反应。

临床应用的 ACEI 类药物尚有赖诺普利（lisinopril）、福辛普（fosinopril）、贝那普利（benazepril）、培哚普利（perindopril）及西拉普利（cilazapril）等，它们的作用及应用与

卡托普利相似，不良反应少而轻。

（五）血管紧张素Ⅱ受体拮抗药

氯 沙 坦

氯沙坦（losartan）舒张血管作用强大、持久。降压时增加肾血流量和肾小球过滤，逆转心室的重构现象。其降压机制为：直接阻断血管紧张素Ⅱ的 AT_1 受体，对肾有促进尿酸排泄的作用。该药不良反应较少，主要有眩晕、高血钾，无刺激性干咳。禁用于孕妇及哺乳期妇女。

考点：氯沙坦

三、其他抗高血压药

（一）中枢性抗高血压药

可 乐 定

【药理作用】 可乐定（clonidine）降压作用中等偏强，并可抑制胃肠分泌及运动，对中枢神经系统有明显的抑制作用。其降压作用机制为：①通过兴奋延髓背侧孤束核次一级神经元突触后膜的 α_2 受体，抑制交感神经中枢的传出冲动，使外周血管扩张，血压下降；②兴奋延髓嘴端腹外侧区的咪唑啉受体（I_1 受体），使交感神经张力下降，外周血管阻力降低，从而产生降压作用；③在外周可激动外周交感神经突触前膜 α_2 受体，增强负反馈，抑制去甲肾上腺素的释放，从而使血压下降。过大剂量可兴奋外周血管平滑肌上的 α_1 受体，引起血管收缩，使降压作用减弱。本品尚有降低眼压、预防偏头痛、消除吗啡成瘾等作用。

【临床应用】 适用于中度高血压，常用于其他药物无效时联合用药。降压作用中等偏强，本药降压时肾血流量、肾小球滤过率不受影响。适用于伴有溃疡病的高血压患者。口服可用于预防偏头痛、消除吗啡成瘾等作用。

【不良反应和注意事项】 有嗜睡、口干、便秘等不良反应，久用可致水钠潴留，常与利尿药合用。突然停药，可出现停药反应，引起交感神经功能亢进，出现头痛、出汗、心悸和血压突然升高，可用 α 受体拮抗药酚妥拉明对抗。逐渐减量可防止出现血压反跳。

莫索尼定

莫索尼定（moxonidine）为第二代中枢性降压药，对中枢咪唑啉 I_1 受体选择性更高，几乎不激动 α_2 受体。主要用于轻、中度高血压，无反跳现象。

（二）神经节阻断药

本类药物降压作用快、强，但因作用过于广泛，副作用多，现已少用。临床应用的主要有樟磺咪芬（trimetaphan）、美卡拉明（mecamylamine）等。

（三）去甲肾上腺素能神经末梢阻滞药

利 血 平

利血平（reserpine）为本类药物中的代表药，降压作用缓慢、温和、持久，降压同时伴有心率减慢、心排血量减少、水钠潴留。其作用机制为与外周及中枢去甲肾上腺素能神经末梢囊泡膜上胺泵结合，抑制儿茶酚胺类递质合成、储存及再摄取，最终使囊泡内递质耗竭，从而使交感神经传导受抑制而使血管扩张，血压下降。临床用于轻中度高血压，与利尿药合用可增加疗效，主要不良反应有嗜睡和副交感神经亢进症状（如鼻塞、胃酸分泌增多等）。长期大量应用可致抑郁症。对伴有溃疡病者、抑郁症病史者禁用。

（四）直接扩张血管平滑肌药物

肼 屈 嗪

肼屈嗪（hydralazine，肼苯哒嗪）直接松弛小动脉平滑肌，降低外周血管阻力而降压。对静脉影响小，由于血压下降快，反射性兴奋交感神经而增加心率和心排血量，增加心肌耗氧量。主要用于治疗中度高血压。很少单用，常与其他降压药合用。长期大剂量使用可致全身性红斑狼疮综合征，故每天用药量应小于 200mg。

硝 普 钠

【药理作用】 硝普钠（sodium nitroprusside）能松弛小动脉（阻力血管）和小静脉（容量血管）平滑肌，降低动脉血压，减少心脏前后负荷。具有起效快、作用强、维持时间短的特点。静脉滴注 1 分钟起效，迅速降压，停药 3 分钟内血压又可回升。降压机制为本药与血管内皮细胞或红细胞接触时可释放出氧化亚氮（NO），NO 能激活血管平滑肌细胞鸟苷酸环化酶，使细胞内 cGMP 水平增高而致血管扩张，血压下降。

【临床应用】 主要用于高血压急症，如高血压危象、高血压脑病及恶性高血压的紧急救治。亦用于难治性心力衰竭。

【不良反应和注意事项】 静脉滴注速度过快可使血压过度下降，表现为呕吐、头痛、心悸、出汗等，停药后消失。大剂量或连续使用（特别是肝、肾功能不全者），可引起血浆氰化物或硫氰化物浓度升高而中毒，应用硫代硫酸钠抢救。肝、肾功能不全者禁用。该药对光敏感，易被破坏，滴注时应避光，药液宜新鲜配制。

（五）钾通道开放药

钾通道开放药（potassium channel openers）是一类新型的血管扩张药。一般认为本类药物能促进血管平滑肌细胞膜上的 ATP 敏感性 K^+ 通道开放，促进 K^+ 外流，导致细胞膜超级化，使细胞膜上的电压依赖性钙通道难以激活，而阻止细胞外 Ca^{2+} 内流，从而导致细胞内 Ca^{2+} 浓度降低，血管平滑肌松弛，血管扩张，血压下降。

米诺地尔

米诺地尔（minoxidil，长压定）降压作用强而持久，口服后 4 小时血压下降，12 ～ 16 小时达峰值，维持 24 小时以上。主要用于顽固性高血压，但必须与利尿药或β受体拮抗药合用。不良反应为心悸、出汗、多毛症，突然停药可出现反跳。

其他钾通道开放药尚有吡那地尔（pinacidil）和尼可地尔（nicorandil）等，均具有较强的降压作用和一定的保护心脏作用。

高血压急症

高血压急症是指短时期内血压重度升高，舒张压大于 120mmHg 或收缩压大于 180mmHg，并伴有心、脑、肾、眼底、大动脉的严重功能障碍或不可逆损害，主要表现为高血压危象或高血压脑病。前者是在高血压基础上，周围小动脉发生短暂性强烈痉挛，使血压显著升高，严重者可发生急性肺水肿、心绞痛、急性肾衰竭等。高血压脑病是在血压显著增高的情况下，脑血液循环发生急剧障碍，导致脑水肿和颅内压增高的结果。

链 接

（六）新型抗高血压药

1. 前列环素合成促进剂

沙克太宁

沙克太宁（cicletanine，西氯他宁）属于呋喃吡啶类，能增加前列环素的合成，尚有直接松弛血管平滑肌的作用、轻度的利尿作用和抑制血管平滑肌细胞增殖的作用。沙克太宁作用温和，副作用相对较少。可用于各型高血压。

2. 5- 羟色胺（5-HT）受体拮抗药

酮　色　林

酮色林（ketanserin）具有阻断 5-HT2A 受体的作用及轻度 α_1 受体阻断作用，作用温和，特别适用于老年患者。

四、抗高血压药的合理应用

（一）有效治疗和终生治疗

所谓有效治疗就是将血压控制在 140/90mmHg 以下。高血压病因不明，无法根治，必须终生治疗。

（二）保护靶器官

高血压的靶器官损伤包括心肌肥厚、肾小球硬化和小动脉重构等。高血压的治疗必须考虑逆转或阻止靶器官损伤。目前认为保护靶器官作用比较好的药物有长效钙拮抗药、血管紧张素转化酶抑制药和血管紧张素Ⅱ受体拮抗药。

（三）平稳降压

血压不稳定可导致器官损伤，使用短效降压药常使血压波动较大，而长效制剂的降压作用比较平稳。

（四）个体化治疗

根据患者的年龄、性别、种族、病情程度、并发症等情况制订治疗方案，使治疗个体化，让患者得到最佳的抗高血压治疗（表 5-2）。

表 5-2　合并其他疾病高血压患者合理选药

	利尿剂	β 受体拮抗药	α 受体拮抗药	钙拮抗药	ACEI
老年人	++	+/−	+	+	+
冠心病	+/−	++	+	++	+
心衰	++	−	+	−	++
脑血管病	+	+	+	++	+
肾功能不全	++	+/−	+	++	++※
糖尿病	−	−	++	+	++
血脂异常	−	−	++	+	+
哮喘	+	−	+	+	+
外周血管病	+	−	+	++	+

+适宜；+/− 一般不用；− 禁忌；※ 隐匿性肾血管病慎用

（五）联合用药

在目前常用的4类药物（利尿药、β受体拮抗药、二氢吡啶类钙拮抗药和血管紧张素转化酶抑制药）中，任何两类药物的联合都是可行的。其中又以β受体拮抗药加二氢吡啶类钙拮抗药和血管紧张素转化酶抑制药加钙拮抗药的联合作用效果较好。不同作用机制的药物联合应用多数能起协同作用。这样可使两种药物的用量均减少，副作用减少。

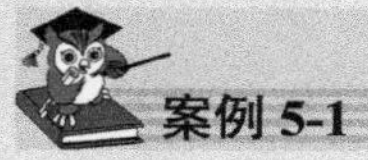

案例 5-1

患者，男，45岁，体检发现血压160/100mmHg，空腹血糖8.9mmol/L，其余无异常。

诊断：原发性高血压 糖尿病。

问题与思考：

试分析对该患者应选用哪些药物治疗较好？哪些药物不能使用？

制剂和用法

氢氯噻嗪　片剂：10mg、25mg。一次12.5～25mg，一天2次。见效后酌减，给维持量。

吲达帕胺　片剂：2.5mg。一次2.5mg，一天1次。

普萘洛尔　片剂：10mg。开始用量一次10～20mg，一天3次。以后每周增加剂量10～20mg，一天用量一般不超过100mg，个别达120mg。

美托洛尔　胶囊剂：50mg。一次50～100mg，一天100～200mg。

阿替洛尔　片剂：25mg、50mg、100mg。一次50～100mg，一天1～2次。

拉贝洛尔　片剂：100mg、200mg。一次100～200mg，疗效不佳时可增至一次200mg，一天3～4次。

硝苯地平　片剂：5mg、10mg。一次5～10mg，一天3次，口服或舌下含化。

尼群地平　片剂：10mg。一次10mg，一天3次。

非洛地平　片剂：5mg、10mg。一天5～10mg，一天3次，口服。

卡托普利　片剂：12.5mg、25mg、50mg。开始一次12.5～25mg，渐增至50mg，一天2～3次，饭前服用。一天最大剂量为450mg。

依那普利　片剂：2.5mg、5mg。开始一次2.5～5mg，一天1次。渐增至一天10～40mg，分1～2次服。

氯沙坦　片剂：50mg。一次口服10～50mg，一天1次。一般维持量为一天1次50mg，剂量增加，抗高血压效果不再增加。

缬沙坦　胶囊剂：80mg、160mg。一天1次，口服80mg，亦可根据需要增加至160 mg。

伊贝沙坦　片剂：75 mg。一天1次，口服150mg。根据病情可增加至300 mg，一天1次。

可乐定　片剂：0.075mg、0.15mg。一次0.075～0.15mg，一日3次，根据病情可适当逐渐增加剂量。注射剂：0.15mg/ml。一次0.15～0.3mg，肌内注射或静脉注射，必要时6小时重复一次。

莫索尼定　片剂：0.2mg、0.4mg。一次0.2～0.4mg，一天1次。一天最大剂量0.6mg。

甲基多巴　片剂：0.25g。一次0.25g，一天3次。

哌唑嗪　片剂：0.5mg、1mg、2 mg。开始口服每次0.5～1mg，一天3次。以后逐渐增加至一天6～15mg，分次服用。

多沙唑嗪　片剂：0.5mg、1mg、2 mg。开始口服0.5mg，一天1次。以后可根据病情可1～2周逐渐增加剂量至一天2mg，然后再增量至一天2mg。

特拉唑嗪 片剂：0.5mg、1mg、2 mg。开始口服一次不超过1mg，睡前服用。以后可根据病情逐渐增加剂量，一般为8～10mg；一天最大剂量为20mg。

肼屈嗪 片剂：10mg、25mg。一次10～25mg，一天3次。

双肼屈嗪 片剂：12.5mg、25mg。一次12.5～25mg，一天25～50mg，也可酌情增至一次50mg，一天3次。

二氮嗪 注射剂：300mg。一次200-400mg快速静脉注射，在15～20秒内注射完。溶液碱性极强，避免漏至血管外。

利血平 片剂：0.25mg。一天0.25～0.5mg，一次顿服或分3次服。

硝普钠 注射剂：50mg。一次50mg～100mg，临用时以5%葡萄糖注射液2～3ml溶解后再用同一溶液500ml稀释，缓慢静脉滴注（容器避光），速度每分钟不超过3μg/kg。配制时间超过4小时的溶液不宜使用。

酮色林 片剂：每片20mg、40mg。一次20mg，一天2次；1个月后如疗效不满意，可将剂量增至一次40mg，一天2次；肝功能不全时，一次剂量不超过20mg。

目标检测

1. 高血压危象伴心功能不全者可选用（　　）
   A. 硝苯地平　B. 硝普钠
   C. 硝酸甘油　D. 普萘洛尔
   E. 维拉帕米
2. 下述抗高血压药物中，哪一药物易引起踝关节水肿（　　）
   A. 氢氯噻嗪　B. 硝苯地平
   C. 胍乙啶　D. 可乐定
   E. 硝普钠
3. 利尿药初期的降压机制可能是（　　）
   A. 降低动脉壁细胞的Na^+含量
   B. 降低血管对缩血管物质的反应性
   C. 增加血管对扩血管物质的反应性
   D. 排钠利尿、降低血容量
   E. 以上均是
4. 高血压合并溃疡病者宜选用（　　）
   A. 卡托普利　B. 可乐定
   C. 利血平　D. 氢氯噻嗪
   E. 拉贝洛尔
5. 可引起刺激性干咳的抗高血压药是（　　）
   A. 氢氯噻嗪　B. 卡托普利
   C. 肼屈嗪　D. 硝苯地平
   E. 哌唑嗪
6. 伴有肾功能不全的高血压患者宜选用（　　）
   A. 氢氯噻嗪　B. 利血平
   C. 胍乙啶　D. 肼屈嗪
   E. 卡托普利
7. 关于卡托普利的叙述错误的是（　　）
   A. 降低外周血管阻力
   B. 可用于治疗充血性心力衰竭
   C. 与利尿药合用可增强其降压作用
   D. 可增加体内醛固酮水平
   E. 适于治疗Ⅰ、Ⅱ级原发性或肾性高血压
8. 长期使用利尿药的降压机制主要是（　　）
   A. 排Na^+利尿，降低血容量
   B. 降低血浆肾素活性
   C. 增加血浆肾素活性
   D. 抑制醛固酮分泌
   E. 减少小动脉壁细胞内Na^+，进而使细胞内Ca^{2+}含量降低
9. 关于氯沙坦的叙述错误的是（　　）
   A. 为选择性AT_1受体拮抗药
   B. 可使血管扩张，血压下降，心脏负荷减轻
   C. 可促进心血管重构，改善心功能
   D. 可增加肾血流量和肾小球滤过率，具有肾保护作用
   E. 适用于高血压合并肾病或糖尿病性肾病患者
10. 首次用药可引起较严重的直立性低血压的降压药是（　　）
   A. 可乐定　B. 硝苯地平

C. 普萘洛尔　　D. 哌唑嗪
E. 卡托普利

11. 患者，男性，71 岁。血压 180/112mmHg。心电图：左心室高电压，提示心肌肥厚。实验室检查：胆固醇及三酰甘油均高于正常水平。临床诊断：高血压 Ⅲ级伴高血脂，下列哪个药物应慎用（　　）
A. 氯沙坦　　B. 氢氯噻嗪
C. 哌唑嗪　　D. 硝苯地平
E. 卡托普利

12. 患者，女，63 岁，血压 190/125mmHg 伴剧烈头痛、恶心呕吐、心动过速、面色苍白、呼吸困难等。临床诊断：高血压危象伴左心衰竭。宜立即选用（　　）
A. 二氮嗪　　B. 肼屈嗪
C. 硝苯地平　　D. 硝普钠
E. 哌唑嗪

（13、14 题共用题干）

患者，女，62 岁。有支气管哮喘病史 20 余年，近来常出现头晕、失眠，到社区诊所测血压 165/95mmHg，医生诊断为高血压。

13. 该患者不可选用下列哪种药物降压（　　）
A. 卡托普利　　B. 普萘洛尔
C. 氨氯地平　　D. 氯沙坦
E. 哌唑嗪

14. 该药的临床用途不包括（　　）
A. 窦性心动过速　　B. 变异型心绞痛
C. 甲状腺功能亢进　　D. 充血性心力衰竭
E. 心肌梗死

（15 ～ 17 题共用题干）

患者，男，63 岁。患高血压有 10 余年。近日感严重头晕、胸闷。患者由于经济状况不佳，未坚持长期规律治疗，血压忽高忽低。查体：血压 180/120mmHg。心电图显示：左心室高电压，提示心肌肥厚；Ⅲ度房室传导阻滞。临床诊断：Ⅲ级高血压合并心衰，Ⅲ度房室传导阻滞。

15. 医生开出的处方中不应该有哪种药物（　　）
A. 卡托普利　　B. 氢氯噻嗪
C. 氨氯地平　　D. 美托洛尔
E. 特拉唑嗪

16. 在治疗过程不应该使用此药的原因（　　）
A. 降压作用不理想　　B. 加重心衰症状
C. 加重传导阻滞　　D. 引起直立性低血压
E. 不能逆转心肌肥厚

17. 在治疗过程中，患者主诉常感小腹坠痛，尿频、尿急，经检查诊断为前列腺增生。此时，患者应选用何种药物更好（　　）
A. 卡托普利　　B. 氢氯噻嗪
C. 氨氯地平　　D. 美托洛尔
E. 特拉唑嗪

（张维霞）

中英文对照

抗高血压药　antihypertensive drugs
降压药　hypotensors
氢氯噻嗪　hydrochlorothiazide
吲达帕胺　indapamide
钙拮抗药　calcium antagonists
钙通道阻滞药　calcium channel blocker，CCB
硝苯地平　nifedipine
氨氯地平　amlodipine
拉西地平　lacidipine
哌唑嗪　prazosin
特拉唑嗪　terazosin
普萘洛尔　propranolol
美托洛尔　metoprolol，betaloc
拉贝洛尔　labetalol
肾素 - 血管紧张素 - 醛固酮系统　renin-angiotensin-aldosterone system，RAAS
血管紧张素转化酶　angiotensin converting enzyme，ACE
血管紧张素转化酶抑制药　angiotensin converting enzyme inhibition，ACEI
卡托普利　captopril
依那普利　enalapril
赖诺普利　lisinopril
福辛普　fosinopril

贝那普利　benazepril
培哚普利　perindopril
西拉普利　cilazapril
氯沙坦　losartan
可乐定　clonidine
莫索尼定　moxonidine
樟磺咪芬　trimetaphan
美卡拉明　mecamylamine
利血平　reserpine
肼屈嗪　hydralazine
硝普钠　sodium nitroprusside
钾通道开放药　potassium channel openers
米诺地尔　minoxidil
沙克太宁　cicletanine
酮色林　ketanserin

第2节　抗心律失常药

学习目标

1. 掌握常用抗心律失常药的作用、临床应用、不良反应及禁忌证。

2. 熟悉正常心肌电生理学基础、抗心律失常药的基本电生理作用和抗心律失常药的药物分类。

3. 了解心律失常的形成机制及快速型心律失常的选药原则。

正常时，心脏在窦房结的控制下以一定的频率和节律有规则地、不断地跳动，从而实现其泵血功能。当心肌细胞电生理紊乱导致心动节律或频率改变，发生心动过速、过缓或心律不齐，统称为心律失常。临床上一般根据心率的快慢分为缓慢型心律失常（＜60次/分）和快速型心律失常（＞100次/分）两类。缓慢型心律失常包括窦性心动过缓、房室传导阻滞等，常用异丙肾上腺素和阿托品等药物治疗。快速型心律失常包括窦性心动过速、室上性心律失常（如房性期前收缩、室上性心动过速、心房扑动、心房颤动）、室性心律失常（如室性期前收缩、室性心动过速、心室颤动等），主要应用普萘洛尔、维拉帕米及利多卡因等药物治疗。本节仅介绍主要通过降低自律性和消除折返而用于治疗快速型心律失常的药物。

一、心律失常的电生理学基础

（一）正常心肌电生理

1. 心肌细胞膜电位　心肌细胞在静息时，由于心肌细胞膜内外 Na^+、K^+、Ca^{2+} 离子分布的不均，使细胞膜处于极化状态。此时膜内电位负于膜外约为 −60～−90mV，称为心肌细胞静息电位（resting potential，RP）。当心肌细胞受刺激而兴奋时，即发生除极与复极，形成动作电位（action potential，AP）。以心室肌细胞为例，动作电位分为5个时期：0期（除极期），主要是 Na^+ 经快通道大量迅速内流，导致心肌细胞膜除极；1期（快速复极初期），由 K^+ 短暂外流和 Cl^- 内流引起；2期（缓慢复极期），主要由于 Ca^{2+} 缓慢内流和 K^+ 缓慢外流所致，复极过程缓慢，形成平台。3期（快速复极末期），系 K^+ 快速外流引起，膜负电位增大，迅速恢复到静息电位水平。0期到3期的时程称为动作电位时程（action potential duration，APD）。4期为静息期，非自律细胞（工作细胞）的膜电位维持在静息水平。自律细胞则由于 Na^+ 或 Ca^{2+} 缓慢持续内流，发生舒张期自发性缓慢除极，当达到阈电位水平时，又可引发下一次兴奋，再次产生可扩布的子宫。自律心肌细胞的静息电位（4

期）称为最大舒张电位（maximal diastolic potential，MDP）。

2. 自律性　自律性是指心脏自律细胞在没有外来刺激的条件下，能够自动地发生节律性兴奋的特性。自律性（autonomy）的产生来源于动作电位4期自动除极速率，它是决定自律性高低的最重要因素。4期自动除极速率快，自律性就高，反之则自律性降低。

3. 传导性　心肌细胞膜产生的兴奋不但可以沿整个细胞膜扩布，还可以通过细胞间通道传到另一个心肌细胞。动作电位0期上升速率决定传导性（conductivity），上升速率越慢，传导速度也慢；反之亦然。

4. 有效不应期　心肌除极后，必须复极到 -60mV，受到刺激才能发生可扩布性兴奋。从除极开始到能引起可扩布性兴奋前的这段时间称为有效不应期（effective refractory period，ERP）。在此时期内，任何强度的电刺激都不能引起可扩布的AP。因此ERP时间越长，就越不易发生快速型心律失常。

（二）心律失常发生的电生理学机制

1. 冲动形成障碍

（1）异位节律点自律性升高：正常心脏以窦房结的自发除极速率最快，自律性最高，以此调节心脏的正常活动。当窦房结功能降低、其他自律细胞4期自发除极速率加快或最大舒张电位减少（少负），都可引起冲动形成增多，导致快速型心律失常。

（2）后除极和触发活动：后除极是异位起搏细胞继0期除极后尚未完全复极时所发生的除极，一旦达到阈电位则引起一连串异常冲动的发放，即触发活动。根据后除极发生的时间不同，可分为早后除极（early afterdepolarization，EAD）和晚后除极（delayed afterdepolarization，DAD）。早后除极发生在完全复极之前的2期或3期，主要由 Ca^{2+} 内流增多引起。晚后除极则发生在完全复极的4期中，是细胞内 Ca^{2+} 过多而诱发 Na^{+} 短暂内流所致。

2. 冲动传导障碍　心肌冲动传导障碍除可引起部分或完全传导阻滞外，尚可引起折返（reentry）形成。折返指一个冲动沿着逆方向的环行通路返回到其起源的部位，并反复运行的现象（图5-2）。

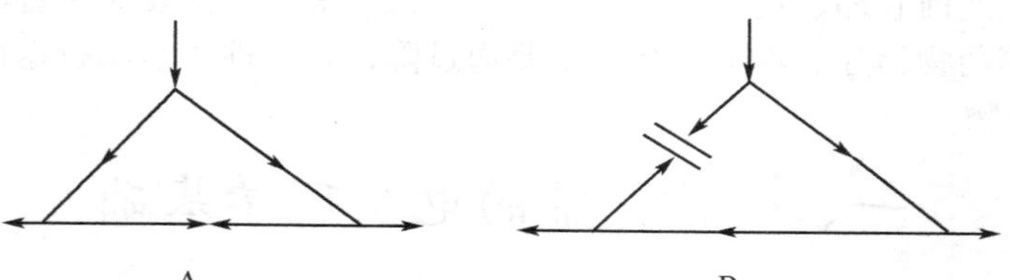

图5-2　浦肯野纤维末梢正常冲动传导、单向传导阻滞、折返激动

A. 正常冲动传导；B.B支有一病变区发生单向传导阻滞

折返形成

正常人浦肯野纤维末梢的两个分支（A支和B支）可与心室肌组成环路。正常冲动经浦肯野纤维A和B两支，同时传到心室肌，引起心室肌一致性地除极而兴奋收缩，而冲动传导则在心室肌内各自遇到对方的不应期即消失。若B支有病变则发生单向阻滞，冲动不能下传，只能沿A支下传到心室肌，引起兴奋收缩，此时该冲动可逆行至B支，并通过单向阻滞区而折回原处。由于逆行冲动传导速度慢，当折回B支时，该支不应期已过，所以返回的冲动可再一次沿A支下传，激动心室肌。单个折返只引起一次期前收缩，多次折返则可引起室性阵发性心动过速或心室颤动。

链接

二、抗心律失常药的基本作用和分类

（一）抗心律失常药的基本作用

针对心律失常产生的原因，抗心律失常药主要通过选择性作用于心肌细胞膜的离子通道，干扰 Na^+、K^+、Ca^{2+} 转运，改变心肌细胞膜的电生理特性，从而抑制异常冲动形成或改善异常冲动传导，发挥其抗心律失常的作用。

1. 降低自律性　通过减慢 4 期自动除极速率、增大最大舒张电位或上移阈电位等方式，降低自律性。奎尼丁阻滞快反应细胞 4 期 Na^+ 内流、维拉帕米阻滞慢反应细胞 4 期 Ca^{2+} 内流，因而减慢 4 期自动除极速率，降低自律性。利多卡因促进 4 期 K^+ 外流，能增大最大舒张电位而降低自律性。

2. 减少后除极和触发活动　钙通道阻滞药（维拉帕米等）通过阻滞 Ca^{2+} 内流、钠通道阻滞药（奎尼丁等）则抑制短暂 Na^+ 内流而减少后除极和触发活动。

3. 消除折返

（1）改善传导，消除折返：苯妥英钠促进 4 期 K^+ 外流，使最大舒张电位下移，0 期上升速率加速而加快病区冲动的传导，消除单向传导阻滞，中止折返；奎尼丁阻滞 0 期 Na^+ 内流，使 0 期上升速率减慢而抑制病区传导，使单向阻滞转变为双向阻滞，消除折返。

（2）改变有效不应期，消除折返。①绝对延长 ERP：延长 ERP 和 APD，但延长 ERP 更显著，使冲动有更多机会落在 ERP 内，不产生兴奋而消除折返。例如，奎尼丁阻滞 0 期 Na^+ 内流，ERP 延长比 APD 延长更显著。②相对延长 ERP：缩短 ERP 及 APD，APD 缩短更显著，因而冲动也有更多机会落在 ERP 内，不产生兴奋而中止折返。例如，利多卡因促进 3 相 K^+ 外流，APD 缩短比 ERP 缩短更明显。③促使相邻心肌细胞 ERP 趋于均一，消除折返（心肌细胞 ERP 不均一可致折返形成）。

（二）抗心律失常药的分类

主要根据药物对心肌细胞膜离子通道的选择性不同，将治疗快速型心律失常药分为如下几类。

1. Ⅰ类药　钠通道阻滞药，分为ⅠA、ⅠB、ⅠC 三个亚类。

（1）ⅠA类：适度阻滞钠通道，如奎尼丁、普鲁卡因胺。

（2）ⅠB类：轻度阻滞钠通道，如利多卡因、苯妥英钠。

（3）ⅠC类：重度阻滞钠通道，如普罗帕酮、氟卡尼。

2. Ⅱ类药　β受体拮抗药，如普萘洛尔、美托洛尔。

3. Ⅲ类药　钾通道阻滞药，如胺碘酮等。

4. Ⅳ类药　钙通道阻滞药，如维拉帕米、地尔硫䓬。

三、常用抗心律失常药

（一）Ⅰ类药——钠通道阻滞药

奎　尼　丁

奎尼丁（quinidine）是由金鸡纳树皮中提取的生物碱，是抗疟药奎宁的右旋体。

【药理作用】

1. 降低自律性　治疗量即可阻滞 4 期 Na^+ 内流和后除极 Ca^{2+} 内流，降低异位节律点的自律性。减少异位节律点过多冲动发放，故奎尼丁对心房颤动疗效较好，常能恢复窦性心律。对正常窦房结自律性影响较弱，但窦房结功能不全时，则呈现明显的抑制作用。

2. 减慢传导速度 阻滞 0 期 Na^+ 内流，减慢心房肌、心室肌和浦肯野纤维的传导速度，使单向阻滞变为双相阻滞而消除折返。

3. 延长不应期 阻滞 Na^+ 内流，可使心房肌、心室肌和浦肯野纤维的 ERP 延长，减少折返形成。

4. 其他 奎尼丁还具有抗胆碱作用，能解除迷走神经对房室结的抑制，使心率加快、房室结传导加快，最终使心室率加快而影响心功能。因此用奎尼丁治疗心房颤动或心房扑动时，应先用强心苷或β受体拮抗药抑制房室结传导以防心室频率过快。

【临床应用】 奎尼丁为广谱抗心律失常药，对各种快速型心律失常均有效。但因毒性大，目前仅用于：①心房颤动和心房扑动应用电复律术取得疗效后，用本药维持窦性心律，预防复发，或在电复律前，与强心苷合用减慢心室率；②防治顽固性频发性房性和室性期前收缩；③预激综合征可用本药中止室性心动过速。

【不良反应和注意事项】 安全系数小，约 1/3 患者可发生不良反应，现已少用。最常见的不良反应为胃肠道反应、金鸡纳反应（轻者出现耳鸣、听力减退、视力模糊、胃肠不适等，重者出现复视、神志不清、谵妄、精神失常）等。心血管的毒性反应有低血压、传导阻滞、心脏抑制等。中毒量可引起"奎尼丁晕厥"，患者可出现意识丧失、四肢抽搐、呼吸停止，是由于阵发性室性心动过速和心室颤动所致，严重时可猝死。一旦发生，应立即进行人工呼吸、心脏按压或电复律抢救。用于治疗心房颤动或心房扑动时，应先用强心苷，以免导致心率过快。心功能不全、低血压、肝功能不全和肾衰竭患者慎用；重度房室阻滞、严重心肌损害、强心苷中毒和高血钾者禁用。

普鲁卡因胺

普鲁卡因胺（procainamide）也属于广谱抗心律失常药，与奎尼丁比较有下列特点：①抗心律失常作用与奎尼丁相似，但较弱；②抗胆碱作用也较奎尼丁弱；③对室性心律失常疗效比奎尼丁快；④静脉注射可抢救危重病例；⑤久用可致红斑狼疮样症状，故本药不宜长期应用。禁忌证同奎尼丁。

利多卡因

【抗心律失常作用】 利多卡因（lidocaine）为局部麻醉药，1963 年始用于治疗心律失常。主要作用于浦肯野纤维，抑制 Na^+ 内流，促进 K^+ 外流，对心房几无影响。是一速效、短效、有效的抗室性心律失常药。

（1）降低自律性：抑制 Na^+ 内流，使浦肯野纤维 4 期除极速率减慢，自律性降低。

（2）改善传导速度：治疗量的利多卡因对浦肯野纤维传导速度的影响，与 K^+ 浓度有关。当细胞外液 K^+ 浓度升高时（如心肌梗死时缺血的浦肯野纤维），可抑制 Na^+ 内流，明显减慢传导，使单向阻滞转变为双向阻滞而消除折返。当细胞外液 K^+ 浓度降低或心肌部分除极时，可促进 K^+ 外流，加快传导，消除单向阻滞而中止折返。

（3）延长有效不应期：促进 3 期 K^+ 外流，相对延长 ERP 而消除折返。并可促进 ERP 均一，消除折返。

【临床应用】 主要用于各种原因引起的室性心律失常，如急性心肌梗死诱发的室性心律失常，常作为首选药。特别适用于危急病例，静脉给药能迅速达到有效血药浓度，即刻缓解症状。对室上性心律失常效果差。

【不良反应和注意事项】 不良反应多在静脉注射时发生，主要有中枢神经系统症状，如嗜睡、眩晕，大剂量可引起语言障碍、惊厥，甚至呼吸抑制。本药是目前使用的抗心律失常药中心脏毒性最低的一种，但剂量过大仍可引起房室传导阻滞、心动过缓、血压下降甚至窦性停搏。眼球震颤是利多卡因中毒的早期信号。禁用于严重的传导阻滞及过敏者。

苯妥英钠

苯妥英钠（phenytoin sodium）原为抗癫痫药，于 20 世纪 50 年代开始用于治疗心律失常。作用与利多卡因相似，也能抑制 Na^+ 内流、促进 K^+ 外流，主要作用于浦肯野纤维，降低其自律性。能与强心苷竞争 Na^+-K^+-ATP 酶，恢复因强心苷中毒而受抑制的传导。主要用于治疗室性心律失常，尤其是对强心苷中毒所致室性心律失常，常作首选药物。静脉注射过快可引起窦性心动过缓、窦性停博、低血压等。禁用于严重心功能不全、心动过缓、贫血、白细胞减少者。

美 西 律

美西律（mexiletine）作用与利多卡因相似，其特点是对浦肯野纤维的选择性更高、对心肌的抑制作用更弱、口服有效、作用持续时间长。适用于各种室性心律失常的治疗。口服可见胃肠道反应。静脉注射或大剂量口服，可出现神经系统症状，如震颤、眩晕、共济失调等。此外，可发生窦性心动过缓、房室传导阻滞。传导阻滞者禁用；肝功能不全者慎用。

普罗帕酮

【药理作用】 普罗帕酮（propafenone，心律平）重度阻滞 Na^+ 内流，并有轻度阻滞 Ca^{2+} 内流及 β 受体阻滞作用。主要作用于房室束及浦肯野纤维，可降低自律性，明显减慢传导速度，绝对延长 ERP，轻度抑制心肌收缩力。

【临床应用】 为广谱抗心律失常药，对室上性和室性心律失常均有效，但对室性较好。

【不良反应和注意事项】 常见不良反应为唇舌发麻（局麻作用）、口干、头晕及胃肠道症状；大剂量可致传导阻滞、窦房结功能障碍、心功能不全等。严重心力衰竭、低血压、传导阻滞及支气管哮喘患者禁用；孕妇和乳母慎用。

氟 卡 尼

氟卡尼（flecainide）明显阻滞钠通道，抑制传导，延长 ERP，并抑制窦房结自律性。对室上性和室性心律失常均有效。但心肌梗死后心律失常患者应用本药后，病死率较高，故一般不宜应用，仅用于其他药物无效的室性心动过速。

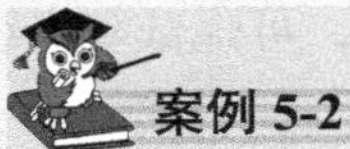

案例 5-2

患者，男，45 岁，木工，患支气管哮喘 10 余年。因胸闷气促、四肢乏力入院就诊。在应用氨茶碱 0.25g 静脉注射后，患者立即出现阵发性室性心动过速，呼吸困难加剧。

诊断：

1. 阵发性室性心动过速。
2. 支气管哮喘急性发作。

问题与思考：

1. 试问该患者宜应用何药进行抢救？
2. 医、护人员应注意什么？

（二）Ⅱ类药——β 受体拮抗药

普萘洛尔

【抗心律失常作用】 普萘洛尔（propranolol）交感神经过度兴奋或儿茶酚胺释放增多

时，心肌自律性增高，传导加快，不应期缩短，易引起快速型心律失常。本品能阻滞 β_1 受体，大剂量尚有膜稳定作用，因而能抑制上述反应而发挥抗心律失常作用。

（1）降低自律性：通过阻滞心脏 β_1 受体，降低窦房结、心房束及浦肯野纤维的自律性，在交感神经兴奋时这一作用最为明显。

（2）减慢传导速度：治疗量能轻度抑制房室传导，大剂量明显减慢房室结及浦肯野纤维的传导速度。

（3）延长不应期：对房室结 ERP 有明显延长作用。

【临床应用】

（1）窦性心动过速：对交感神经兴奋（运动、情绪激动、甲状腺功能亢进、嗜铬细胞瘤、麻醉等）所致窦性心动过速有显著疗效，为首选药。

（2）室上性心律失常：可用于治疗心房颤动、心房扑动及阵发性室上性心动过速。对心房颤动、心房扑动者一般只能减慢心室率，较少转为窦性心律，故可单用或与强心苷合用控制心室率。

（3）室性心律失常：对运动、情绪激动引起的室性心动过速、室性期前收缩也有效。

【不良反应和注意事项】 过量可引起窦性心动过缓、房室传导阻滞、低血压、心力衰竭等。应用时心率不能低于 50 次 / 分，严重心力衰竭者应先纠正心衰症状。禁用于病窦综合征、房室传导阻滞、支气管哮喘或慢性肺部疾病患者。

美托洛尔

美托洛尔（metoprolol）为选择性 β_1 受体拮抗药，其作用与普萘洛尔相似但较弱，对窦房结、房室结的自律性和传导性有明显抑制作用，还有较弱的膜稳定作用，具有良好的抗心律失常作用。

临床上主要用于室上性心律失常。禁用于病态窦房结综合征、房室传导阻滞、严重心动过缓、心力衰竭等患者。支气管哮喘、肝肾功能不全者慎用。

（三）Ⅲ类药——钾通道阻滞药

胺 碘 酮

【药理作用】 胺碘酮（amiodarone）主要阻滞钾通道，也具有阻滞钠、钙通道及非竞争性阻滞 α、β 受体的作用。

（1）降低自律性：通过阻滞 4 期 Na^+ 和 Ca^{2+} 内流及 β 受体阻滞作用，可降低窦房结和浦肯野纤维的自律性。

（2）减慢传导速度：阻滞 0 期 Na^+ 和 Ca^{2+} 内流，减慢浦肯野纤维和房室结的传导速度。

（3）延长不应期：能阻滞 3 期 K^+ 外流，延长 APD 和 ERP，由于 ERP 的绝对延长而消除折返。

【临床应用】 为广谱抗心律失常药，可用于各种室上性及室性心律失常。能使阵发性室上性心动过速、心房颤动、心房扑动转复为窦性心律，但对持续性心房颤动的疗效不如电复律术和奎尼丁。静脉给药可用于室性心动过速和室颤的急救，口服给药能降低其复发率。

【不良反应和注意事项】 不良反应与剂量及用药时间长短有关。若在应用负荷量后改用较小剂量维持则可减少不良反应发生。①常见窦性心动过缓，静脉注射给药时，可加重心功能不全。②长期口服后主要有胃肠道反应及角膜黄染；如食欲减退、恶心、呕吐和便秘等；角膜黄染，系因少量药物经泪腺排出而形成微结晶，可导致角膜黄褐色颗粒沉着，一般不影响视力，停药后可自行恢复。③少数人可发生甲状腺功能紊乱，因本药分子中的碘原子可致甲状腺功能亢进或减退。④最严重的不良反应是肺间质纤维化，一旦发现应立即停药，并用肾上腺皮质激素治疗，长期用药者应定期做胸部 X 线检查。

（四）Ⅳ类药——钙通道阻滞药

维拉帕米

【抗心律失常作用】 维拉帕米（verapamil）为钙通道阻滞药，能抑制心脏和血管平滑肌细胞 Ca^{2+} 内流，使慢反应细胞（窦房结、房室结）自律性降低、传导速度减慢和有效不应期延长，消除折返。

【临床应用】 主要用于治疗室上性心律失常。对阵发性室上性心动过速疗效显著，为首选药。对室上性心动过速、心房颤动或心房扑动，可减慢房室传导而控制室性心率。

【不良反应和注意事项】 静脉注射过快可产生心血管反应，如心动过缓、房室传导阻滞、低血压、诱发心功能不全等，与 β 受体拮抗药合用更易发生，应禁止合用。与地高辛合用时可阻碍后者的排泄，引起中毒，故两者合用时，应适当减少地高辛用量。禁用于严重房室传导阻滞、心功能不全及心源性休克者。老年人，尤其是心、肾功能不全者慎用。

地尔硫䓬

地尔硫䓬（diltiazem）作用与维拉帕米相似，能降低自律性、抑制房室传导、延长不应期。主要用于治疗室上性心律失常，如阵发性室上性心动过速、心房扑动、心房颤动。

四、抗心律失常药用药原则

1. 合理选药　在选择药物时，应考虑原发病及心律失常的类型，如窦性心动过速宜选择 β 受体拮抗药；室上性心动过速宜选择维拉帕米；控制房颤的心室率选择毛花苷 C 或 β 受体拮抗药，心房颤动转复窦律选择奎尼丁或普罗帕酮；室性心律失常宜选择利多卡因、胺碘酮、美西律；对强心苷中毒所导致的室性心律失常宜选择苯妥英钠；对心室颤动等严重心律失常应首先采用电击除颤。

2. 严格控制联合用药　一般不宜采用联合用药，因联合用药易产生毒性的叠加效应，从而导致严重的心脏毒性反应，但下列情况可考虑联合用药：①治疗心房颤动应先用强心苷，再合用小剂量维拉帕米或 β 受体拮抗药；心房颤动复律后用奎尼丁维持窦性心律，若伴心功能不全再合用小剂量强心苷；②胺碘酮用于治疗顽固性心律失常，若伴有心功能不全时应合用小剂量强心苷。

3. 严密观察不良反应　本类绝大多数药物均可抑制心脏、扩张血管，若用药不当，易导致心动过缓、房室传导阻滞、血压下降、窦性停搏或心力衰竭等严重反应。因此，用药期间必须严密观察患者的脉搏、血压等。一旦出现上述严重反应，应立即停药，并及时进行抢救。

制剂和用法

奎尼丁　片剂：0.2g。用于复律时，先服 0.1g，如无不良反应，第一天一次 0.2g，每 2 小时 1 次，连用 5 ～ 6 次，如无效而又无明显毒性，第 2 天改为一次 0.3g，2 小时 1 次，连用 5 ～ 6 次，如仍然无效，应停药改换其他药物。心律纠正后，改为一次 0.2g，一天 3 次。

普鲁卡因　片剂：0.25g。一次 0.25 ～ 0.5g，一天 1 ～ 2 次，心律纠正后减量。注射剂：0.2g/2ml、0.5g/5ml、lg/10ml。一次 0.25 ～ 0.5g，肌内注射；或一次 0.5 ～ 1g 用 5% 葡萄糖注射液 200ml 稀释后静脉滴注。

利多卡因　注射剂：0.1g/5ml、0.4g/20ml。先以 1 ～ 2 mg/kg，静脉注射，继以 0.1%

溶液静脉滴注，每小时不超过 100mg。

苯妥英钠　片剂：50mg、100mg。一次 50 ～ 100mg，一天 2 ～ 3 次。极量：一次 300mg，一天 500 mg。注射剂：0.25g/5ml。一次 0.125 ～ 0.25g，以注射用水 20 ～ 40ml 稀释后缓慢静脉注射，一天总量不超过 0.5g。

美西律　片剂：50mg、100mg。一次 50 ～ 200mg，一天 3 次。注射剂；100mg/2ml。首剂 100 ～ 200mg，10 ～ 15 分钟缓慢静脉推注，然后以每分钟 1 ～ 1.5mg 的滴速静脉滴注 3 小时，继以每分钟 0.5 ～ 1mg 静脉滴注维持。

普罗帕酮　片剂：50mg、100mg、150mg。一次 100 ～ 200mg，一天 3 ～ 4 次，饭后口服，不得咬碎。维持量一次 150mg，一天 3 次。注射剂：17.5mg/5ml、35mg/10ml。一次 70mg，8 小时一次，缓慢静脉注射或静脉滴注。一天总量不超过 350mg。

普萘洛尔　片剂：10mg。一次 10 ～ 30mg，一天 3 ～ 4 次。注射剂：5mg/5ml。每次 3 ～ 5mg，以 5% 葡萄糖注射液 100ml 稀释后静脉滴注。

胺碘酮　片剂：0.2g。一次 0.1 ～ 0.2g，一天 1 ～ 4 次。注射剂：0.15g/3ml。一天 0.3 ～ 0.45g 静脉注射；或 0.3g 加入 250ml 0.9% 氯化钠注射液中静脉滴注，于 30 分钟内滴完。

索他洛尔　片剂：80mg、160mg、240mg。口服起始量每次 80mg，一天 2 次，如有必要，2 ～ 3 天内增至一次 120 ～ 160mg，一天 2 次。

维拉帕米　片剂：40mg。一次 40 ～ 120mg，一天 3 ～ 4 次。注射剂：5mg/2ml。0.075 ～ 0.15mg/kg，稀释后静脉注射或滴注，症状控制后改片剂口服。

地尔硫䓬　片剂：30mg。一次 30 ～ 60mg/ 次，一天 3 次。缓释片：30mg。一次 30 ～ 60mg，一天 1 次。

目标检测

1. 阵发性室性心动过速患者，应选用下列哪种药物治疗（　　）
   A. 普鲁卡因胺　B. 胺碘酮
   C. 奎尼丁　D. 普萘洛尔
   E. 利多卡因
2. 下列哪种不良反应是奎尼丁特有的（　　）
   A. 角膜微粒沉淀　B. 传导阻滞
   C. 低血压　D. 金鸡纳反应
   E. 低血钾
3. 窦性心动过速首选药物是（　　）
   A. 利多卡因　B. 普萘洛尔
   C. 丙吡胺　D. 普罗帕酮
   E. 维拉帕米
4. 仅用于室性心律失常有效的药物是（　　）
   A. 利多卡因　B. 奎尼丁
   C. 普萘洛尔　D. 维拉帕米
   E. 胺碘酮
5. 长期大量应用胺碘酮最为严重的不良反应是（　　）
   A. 肝损害
   B. 角膜褐色微粒沉着
   C. 甲状腺功能亢进或低下
   D. 窦性心动过缓、房室传导阻滞
   E. 形成肺纤维化
6. 有关普萘洛尔的抗心律失常作用机制的叙述，错误的是（　　）
   A. 阻断心肌 β_1 受体
   B. 降低窦房结、浦氏纤维的自律性
   C. 抑制房室结，延长房室结 ERP
   D. 产生负性频率作用
   E. 高浓度时能明显提高浦氏纤维传导性

（7、8 题共用题干）

患者，男，45 岁。心力衰竭使用强心苷类药物后出现心脏中毒反应，表现有室性快速型心律失常。

7. 该患者宜选用下列哪种药物救治（　　）
   A. 苯妥英钠　　B. 普鲁卡因胺
   C. 普罗帕酮　　D. 美托洛尔
   E. 氟卡尼
8. 该药物属于下列哪类（　　）
   A. 钾通道阻滞药　　B. 钙通道阻滞药
   C. 钠通道阻滞药　　D. β 受体拮抗药
   E. 以上都不对

（9、10 题共用选项）
   A. 普萘洛尔　　B. 维拉帕米
   C. 利多卡因　　D. 苯妥英钠
   E. 胺碘酮
9. 广谱抗心律失常药是（　　）
10. 具有局部麻醉作用的抗心律失常药物是（　　）

（11、12 题共用题干）

患者，女，58 岁。心慌、胸闷两天。查体：心率 84 次/分，间歇发作可闻及期前收缩（早搏）。心电图：4 次快速的宽大畸形 QRS 波，可见室性融合波。化验：血钾正常。临床诊断：阵发性室性心动过速。

11. 该患者可选用（　　）
   A. 普罗帕酮　　B. 奎尼丁
   C. 苯妥英钠　　D. 维拉帕米
   E. 地尔硫䓬
12. 对该药描述不正确的是（　　）
   A. 能降低浦肯野纤维自律性
   B. 能延长 APD 和 ERP
   C. 无局部麻醉作用
   D. 具有 β 受体阻断作用
   E. 具有钙通道阻滞作用

（张维霞）

中英文对照

心肌细胞静息电位　resting potential，RP
动作电位　action potential，AP
动作电位时程　action potential duration，APD
最大舒张电位　maximal diastolic potential，MDP
自律性　autonomy
传导性　conductivity
有效不应期　effective refractory period，ERP
早后除极　early afterdepolarization，EAD
晚后除极　delayed afterdepolarization，DAD
折返　reentry
奎尼丁　quinidine
普鲁卡因胺　procainamide
利多卡因　lidocaine
苯妥英钠　phenytoin sodium
美西律　mexiletine
普罗帕酮　propafenone
氟卡尼　flecainide
普萘洛尔　propranolol
美托洛尔　metoprolol
胺碘酮　amiodarone
维拉帕米　verapamil
地尔硫䓬　diltiazem

第 3 节　抗慢性心功能不全药

学习目标

1. 掌握强心苷类药物的作用、作用机制、临床应用、不良反应和注意事项。
2. 熟悉血管紧张素转化酶抑制药、利尿药的作用、作用机制、临床应用和注意事项。
3. 了解 β 受体激动药、磷酸二酯酶抑制药、血管扩张药的作用和临床应用。

慢性心功能不全也称充血性心力衰竭（congestive heart failure，CHF），是由不同病因引起的各种器质性心脏病的失代偿阶段。它是由于心室重构、心肌收缩与舒张功能障碍，以致心脏泵血功能衰竭而引起动脉系统缺血和静脉系统淤血的一种临床综合征。主要表现有疲劳、乏力、呼吸困难、体位性水肿及肺水肿等。

心功能不全的分级

根据美国心脏病协会（NYHA）1994 年第九次修订的心功能不全标准分级为如下四级。

心功能Ⅰ级：患有心脏病，但体力活动不受限制，一般体力活动不引起过度疲乏、心悸、呼吸困难或心绞痛。该级处于心功能代偿期。

心功能Ⅱ级（轻度）：患有心脏病，体力活动稍受限制，休息时无症状，感觉舒适，但一般体力活动会引起疲乏、心悸、呼吸困难或心绞痛。

心功能Ⅲ级（中度）：患有心脏病，体力活动大受限制，休息时无症状，尚感舒适，但一般轻微体力活动会引起疲乏、心悸、呼吸困难或心绞痛。

心功能Ⅳ级（重度）：患有心脏病，体力能力完全丧失，休息时仍可存在心力衰竭症状或心绞痛，即呼吸困难和疲乏，进行任何体力活动都会使症状加重。即轻微活动能使呼吸困难和疲乏加重。

链接

近年研究证明，CHF 的进展性恶化是由于血流动力学和神经内分泌因素相互作用的结果。这一发现促进了许多新型药物和新的治疗方法不断地应用于临床，因而对 CHF 的治疗也提出了新的目标：一是要防止或逆转心室肥厚，以降低发病率和病死率，改善预后；二是改善症状，提高生活质量。目前认为，心脏负荷过度和（或）内分泌激素所致的基因结构和表达异常是心力衰竭发生的分子学基础。因此，基因治疗将为 CHF 的彻底治愈提供了新的前景。

抗慢性心功能不全药是一类能增强心肌收缩力或减轻心脏前、后负荷，增加心排血量的药物。根据其作用机制的不同，目前临床上用于治疗 CHF 的药物分为如下几种。

1. 正性肌力药　洋地黄类（地高辛等），非洋地黄类正性肌力药（如多巴酚丁胺、米力农、匹莫苯、环磷腺苷葡胺等）。

2. 肾素 - 血管紧张素 - 醛固酮系统（RAAS）抑制药　血管紧张素转化酶抑制药（卡托普利等）、血管紧张素Ⅱ受体（AT_1）阻滞药（氯沙坦等）、醛固酮拮抗药（螺内酯等）。

3. 利尿药　氢氯噻嗪等。

4. 血管扩张药　钙通道阻滞药（硝苯地平等）、硝酸酯类（硝酸甘油等）、直接扩血管药（肼屈嗪等）、α_1 受体拮抗药（哌唑嗪等）。

5. β 受体拮抗药　美托洛尔等。

一、正性肌力药

（一）洋地黄类

洋地黄类强心苷是由苷元和糖结合而成的苷类化合物，其作为传统治疗心力衰竭药物，迄今已有 200 余年历史。强心苷对衰竭的心脏具有其他药物不可替代的、显著的正性肌力作用，对 CHF 的疗效确切可靠，且来源广、应用方便，价格低廉，故至今仍是治疗 CHF 的一线药。强心苷类来源于植物，临床应用的药物有洋地黄毒苷（digitoxin）、地高辛（digoxin）、毛花苷丙（lanatosidec，西地兰）、毒毛花苷 K（strophanthin K），其中最常用的为地高辛。

【体内过程和分类】　本类药物的体内过程与强心苷甾核上的羟基数目相关：羟基数

目多，极性大、脂溶性低，口服吸收率、血浆蛋白结合率低，作用快而短，主以原形由肾排泄；羟基数目少，极性小、脂溶性高，口服吸收率、血浆蛋白结合率高，作用慢而长，主要在肝代谢。根据药物作用的快、慢、长、短，可将强心苷类药物分为快速短效类（毒毛花苷 K、毛花苷丙）、中速中效类（地高辛）、慢速长效类（洋地黄毒苷）。

【药理作用】

（1）正性肌力作用（positive inotropic action）：强心苷对心脏有高度选择性，能直接作用于心肌，显著增强心肌收缩力、增加心排血量。其作用特点如下。

1）使心肌收缩敏捷而有力，导致收缩期缩短，舒张期相对延长，有利于衰竭心脏充分休息，增加静脉血回流及冠状动脉供血，从而有利于改善心脏泵血功能。

2）增加衰竭心脏的心排血量（对正常人的心脏排血量并不增加），改善体循环和肺循环。

3）减少衰竭心脏的心肌耗氧量（对正常人无此作用），提高心脏工作效率。

（2）负性频率作用（negative chronotropic action）：对心力衰竭者有明显减慢心率作用，对正常人的心率则影响小。由于心肌收缩力增强，心排血量增加，通过窦弓反射，兴奋迷走神经，使心率减慢。心率的减慢有助于消除 CHF 症状，因心率减慢既可减少心肌耗氧量，又可因舒张期延长，使衰竭心脏得到充分休息，并进一步增加冠状动脉供血和静脉回流。

（3）对心肌电生理特性的影响

1）自律性：①治疗量强心苷能加强迷走神经活性而降低窦房结自律性。通过增强迷走神经张力而促进 K^+ 外流，使最大舒张电位下移，与阈电位距离加大，从而降低自律性。②提高浦肯野纤维自律性。中毒量直接抑制 Na^+-K^+-ATP 酶，使细胞内失 K^+，最大舒张电位上移而提高自律性（发生快速型心律失常）。

2）传导性：治疗量的强心苷可增强迷走神经张力而阻滞房室结 0 期 Ca^{2+} 内流，使房室传导减慢（即负性传导作用）。大剂量直接抑制房室传导，中毒量导致房室传导阻滞（发生缓慢型心律失常）。

3）有效不应期：①缩短心房、心室肌有效不应期。通过增强迷走神经张力而促进 K^+ 外流，使复极加快，缩短有效不应期。②缩短浦肯野纤维有效不应期。通过直接抑制 Na^+-K^+-ATP 酶，使细胞内失 K^+，最大舒张电位上移而缩短浦肯野纤维有效不应期。

（4）神经内分泌功能：强心苷对 CHF 的神经内分泌异常有良好的调节作用，包括：①抑制交感神经活性，降低血浆肾素和去甲肾上腺素（NA）水平；②增强迷走神经活性；③增加心房钠尿肽（ANP）和内皮细胞舒张因子（EDRF，即 NO）的分泌。

（5）肾：强心苷对 CHF 患者有明显的利尿作用，这是因其正性肌力作用导致肾血流量增加和直接抑制肾小管细胞膜 Na^+-K^+-ATP 酶，减少肾小管对 Na^+ 的重吸收，促进 Na^+ 和水的排出所致。

【作用机制】 现证明心肌细胞膜上的 Na^+-K^+-ATP 酶是强心苷的受体。治疗量的强心苷能选择性抑制 Na^+-K^+-ATP 酶（活性降低 20% ～ 40%），使 Na^+-K^+ 交换减少，Na^+-Ca^{2+} 交换增加，导致细胞内 Ca^{2+} 浓度升高，兴奋 - 收缩耦联过程增强，继而增强心肌收缩力。

强心苷中毒机制：中毒量的强心苷能重度抑制 Na^+-K^+-ATP 酶（活性降低 60% ～ 80%），使细胞内严重缺 K^+，导致异位起搏细胞自律性增高，从而引起快速型心律失常。同时由于细胞内 Ca^{2+} 含量增加而导致钙超负荷，可诱发强心苷中毒。

【临床应用】

（1）CHF：强心苷对各种原因所致的 CHF 都有一定的治疗作用，应用后能迅速缓解或消除体循环和肺循环静脉淤血症状，是临床上治疗 CHF 的一线药物。凡有收缩功能障碍的 CHF 都可应用强心苷，但疗效可因病因不同而各异。①对伴有心房颤动而心室率过快的

CHF 者疗效最好；②对瓣膜病、先天性心脏病、高血压性心脏病等所致的 CHF 也有较好疗效；③对缩窄性心包炎、严重二尖瓣狭窄等有机械性阻塞的 CHF，疗效差甚至无效。

（2）心房颤动：系指心房肌快速而不规则的纤维颤动，可达 400 ～ 600 次 / 分。心房颤动的主要危害是由于过多的冲动下传到心室，使心室率过快，妨碍心室充盈和射血，导致严重的循环障碍。强心苷通过增强迷走神经张力和直接抑制房室传导，使来自心房的过多冲动不能通过房室结下传至心室，从而导致心室率减慢、心功能改善而纠正循环障碍，是心房颤动伴心室率过快的首选药物。

（3）心房扑动：心房扑动时的心房率一般为 250 ～ 350 次/分。其主要危险是该冲动比较规则而且较强，比心房颤动更易传入心室而引起室性快速型心律失常。强心苷通过缩短心房肌有效不应期，引起更频繁的折返激动，使心房扑动转为心房颤动，继而发挥治疗心房颤动的作用。有部分患者甚至在心房扑动转为心房颤动后，停用强心苷可恢复窦性心律，这是因为此时停用强心苷，相当于取消了缩短不应期的作用，即延长了不应期，从而中止折返。强心苷是治疗心房扑动最常用的药物。

（4）阵发性室上性心动过速：强心苷能增强迷走神经功能，降低心房的兴奋性而中止阵发性室上性心动过速。

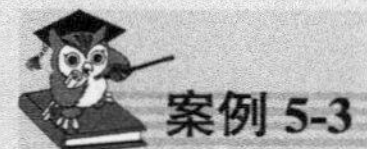

患者，男，60 岁，农民。劳动后呼吸困难五年，伴下肢水肿一个月。一年前，因砍柴时突感心悸、胸闷，休息片刻稍有缓解。以后自觉体力逐渐下降，轻微劳作即感气短、胸闷，夜间时有憋醒，无心前区痛。一个月前患感冒后，开始出现咳嗽、咳白色黏痰、气短明显、不能平卧、尿少、腹胀、颜面及两下肢水肿。今天因上述症状加重而入院。既往史：二十余年前发现高血压（150/100mmHg），未经任何治疗；八年前有阵发性心悸、气短发作；无结核、肝炎病史，无长期咳嗽、咳痰史，吸烟 30 年，不饮酒。

诊断：

1. 高血压性心脏病：心脏扩大，心房颤动，心功能Ⅲ级。
2. 高血压Ⅱ期。
3. 肺部感染。

问题与思考：

1. 根据诊断结果及所学药理学知识，请阐述治疗方案与依据。
2. 若选择强心苷类药物进行治疗，患者出现哪些症状要考虑洋地黄中毒？
3. 医护人员应如何指导患者用药和休息？

【毒性反应和注意事项】 强心苷类安全范围小，剂量的个体差异性大，中毒症状与心力衰竭症状难区别。因此，毒性反应发生率高，临床大约有 20% 患者发生不同程度的毒性反应。

（1）毒性反应

1）胃肠道反应：主要有厌食、恶心、呕吐、腹泻等（早期中毒症状）。需要注意的是这些胃肠道症状应与强心苷用量不足、未能控制心力衰竭所致的胃肠道淤血症状鉴别。还应注意如果患者剧烈呕吐可导致失钾而加重强心苷中毒，应注意补钾，并考虑停药或换药。

2）神经系统反应：可有头痛、眩晕、疲乏、失眠、谵妄等；偶见视觉障碍，如黄视症、绿视症及视物模糊。视觉障碍是特殊的中毒先兆，是停药指征之一。

3）心脏毒性反应：主要是心律失常和心衰加重。心律失常包括如下几种。①快速型心律失常：室性期前收缩（室性早搏）、二联律、三联律、室性心动过速、心室颤动。其中，室性早搏是中毒时出现最早和最常见的症状，而室性心动过速则是最危险的信号，一旦出现应立即停药并进行抢救，以免发展为致命的心室颤动。②房室传导阻滞：可见各种程度的房室传导阻滞。③窦性心动过缓：心率降至 60 次 / 分以下应作为停药的指征之一。心力衰竭加重表现为体循环和肺循环静脉淤血症状加重。

（2）中毒的防治

1）预防：①注意剂量个体化，随时调整剂量；②注意补钾、补镁、禁用钙剂，低血钾、低血镁、高血钙等均可诱发强心苷中毒，应注意避免并予以纠正；③警惕中毒先兆，一旦出现频发性室性早搏、视觉障碍、心率＜ 60 次 / 分等，应立即停药；④定期进行药动学监测，一般 2 ～ 3 个月 1 次，根据监测报告，酌情调整剂量。当地高辛血浆浓度＞ 3ng/ml，洋地黄毒苷＞ 45ng/ml 时即可诊断为中毒。

2）治疗分如下几种。①快速型心律失常：轻者口服钾盐，必要时静脉滴注钾盐，因细胞外 K^+ 可阻止强心苷与 Na^+-K^+-ATP 酶结合，阻止毒性发展；但补钾不可过量，并要注意患者的肾功能，以防高血钾发生；对并发传导阻滞的强心苷中毒，不能补钾，因可致心脏停搏。重度强心苷中毒者可用苯妥英钠，以阻止强心苷与 Na^+-K^+-ATP 酶结合而解毒，并能控制室性心律失常。也可用利多卡因解救室性心动过速及心室颤动。②缓慢型心律失常：宜用阿托品解救。③严重中毒：可应用地高辛抗体 FAb 片段抢救，该抗体与强心苷有强大亲和力（每 80mg FAb 能拮抗 1mg 地高辛），可使强心苷与 Na^+-K^+-ATP 酶解离而解除毒性，效果迅速可靠。

【给药方法】

（1）传统给药方法：先给全效量，后给维持量。即先在短期内给予能够充分达到疗效而又不发生中毒的剂量（全效量、洋地黄化量、饱和量），然后逐日给予小剂量以补充每天从体内的消除量（维持量），以维持疗效。全效量又分为缓给法和速给法。①缓给法：适用于轻症，可于 3 ～ 4 天内给予全效量。通常用地高辛口服。②速给法：适用于重症，且近两周内未用过强心苷类药物的患者，可在 24 小时内给足全效量。可用毛花苷 C 或毒毛花苷 K。传统给药方法易致中毒，现已少用。

（2）每日维持量疗法：目前对轻、中度心力衰竭者，多采用小剂量地高辛逐日恒量给药法，既可达到治疗目的，又可减少中毒的发生率。例如，地高辛每日给予 0.25mg，需经 4 ～ 5 个半衰期（即 6 ～ 7 天），即可达到稳态血药浓度而产生治疗作用。通常 7 天后可改为每 36 小时给药一次，以防过量中毒。

考点：强心苷类药物的作用、作用机制、临床应用、不良反应和注意事项

（二）非洋地黄类正性肌力药

该类药物短期内应用可获得一定疗效，但长期应用不良反应多，并可增加心力衰竭患者的病死率，故不宜作为常规治疗药。

1. β 受体激动药

多巴酚丁胺

多巴酚丁胺（dobutamine）能激动心脏 β_1 受体，产生正性肌力作用，增加衰竭心脏的排血量，但不明显增加心率。对骨骼肌血管的 β_2 受体也有一定的激动作用，故能降低外周阻力，减轻心脏后负荷，有助于增加衰竭心脏的排血量。

其主要用于强心苷治疗效果不好的严重左心衰竭患者。主要不良反应是剂量过大可引起血压升高、心率加快，并可因心肌耗氧量增加而诱发心律失常、心绞痛，故应注意控制剂量。

2. 磷酸二酯酶抑制药

米　力　农

米力农（milrinone）能选择性抑制磷酸二酯酶Ⅲ（PDE- Ⅲ）而明显提高细胞内 cAMP 含量，

增强心肌收缩力，扩张血管。现主要采用短期静脉给药法治疗急性心力衰竭。也用于对强心苷、利尿药等无效的 CHF 患者。不良反应少，常见心律失常、低血压等。

本类药物中还有维司力农（vesnarinone）、依诺昔酮（enoximone）等。

3. 钙增敏药

匹 莫 苯

钙增敏药匹莫苯（pimobendan）是新一代正性肌力药，能轻度抑制心肌 PDE-Ⅲ，并通过与肌钙蛋白结合而增加心肌收缩蛋白对 Ca^{2+} 的敏感性，使心肌收缩力增强，心排血量增加。此外，尚有扩张血管和抑制心室重构作用，且不增加心肌耗氧量，不影响心肌舒张功能，也不增加恶性心律失常的风险。目前主要用于对洋地黄类、利尿药、ACEI 等基础治疗药无效的轻、中度 CHF 者。

4. 其他

环磷腺苷葡胺

环磷腺苷葡胺（meglumine adenosine cyclophosphate）为非洋地黄类强心剂，具有正性肌力作用，能增强心肌收缩力，改善心肌泵血功能，有扩张血管作用，可降低心肌耗氧量；能改善心肌细胞代谢，保护缺血、缺氧的心肌；能改善窦房结P细胞功能。主要用于心力衰竭、心肌炎、病窦综合征、冠心病及心肌病，也可用于心律失常的辅助治疗。不良反应为偶见心悸、头晕等症状。

二、肾素-血管紧张素-醛固酮系统抑制药

（一）血管紧张素转化酶抑制药（ACEI）

血管紧张素Ⅰ转化酶抑制药（ACEI）具有血管扩张作用，不但能缓解心力衰竭症状，而且能降低 CHF 的病死率和改善预后。本类药物有卡托普利（captopril）、依那普利（enalapril）、雷米普利（ramipril）、赖诺普利（lisinopril）及培哚普利（perindopril）等。

【抗 CHF 作用】

1. 改善血流动力学　通过抑制 Ang Ⅰ转化酶活性，减少血液及组织中的 Ang Ⅱ，使全身阻力血管和容量血管舒张，心脏前后负荷降低，增加心排血量，从而缓解或消除 CHF 患者的症状。也可增加肾血流量，改善肾功能。

2. 抑制心肌及血管的肥厚、增生　CHF 为超负荷心肌病，在代偿早期和中期就出现心肌重构肥厚，表现为心肌细胞肥大、心肌纤维化、心脏泵血功能减退。

考点： 药血管紧张素转化酶抑制药抗 CHF 的作用机制、常用的 ACEI 及其临床应用

小剂量的 ACEI 就能有效阻止或逆转 CHF 心室肥厚的发生，抑制纤维组织和肌层内冠脉壁的增厚，提高心肌和血管的顺应性，改善左心室功能，降低 CHF 病死率。

【临床应用】　广泛用于各种原因引起的 CHF，常与利尿药、地高辛合用。

心肌重构

心肌重构指心肌发生形态学和功能学上的重新调整或组合，包括细胞、组织、电位和功能的重构。重构是心肌的适应性变化，分为生理性和病理性两种。前者对机体有益，如胎儿发育及体育锻炼。后者不仅使心血管疾病患者心功能严重减退，并发症发生率明显增加，而且患者的死亡率也明显增加，其特征主要是心肌肥厚、心肌凋亡、成肌纤维与胶原纤维异常增加，同时心肌代谢和电生理表现也随之改变。

链 接

（二）血管紧张素Ⅱ受体拮抗药

氯沙坦、缬沙坦及伊贝沙坦等 AT_1 阻断药能直接阻断血管紧张素Ⅱ（Ang Ⅱ）与其受体结合，发挥拮抗作用，故能预防及逆转心血管的肥厚和重构。其抗 CHF 的作用与 ACE 抑制药相似，亦能降低 CHF 者的病死率。

不良反应较少，不易引起咳嗽、血管神经性水肿等。

（三）醛固酮拮抗药

应用醛固酮拮抗药治疗 CHF，是 CHF 药物治疗的又一进步。本类药物有螺内酯（spironolactone）和依普利酮（eplerenone）。

依普利酮是新型的选择性醛固酮拮抗药，对醛固酮受体具有高度选择性，不良反应少，是治疗高血压性心脏病心力衰竭安全有效的药物。临床上也可用于对其他药物无效的各种 CHF 及轻、中度高血压。

考点：常用的醛固酮拮抗药及其临床应用

三、利　尿　药

利尿药早期通过排钠利尿，减少血容量和回心血量，减轻心脏前负荷。久用使血管壁中 Na^+ 含量减少，Na^+、Ca^{2+} 交换也随之减少，进而使血管平滑肌细胞内的 Ca^{2+} 亦减少，导致血管张力和收缩程度下降，外周阻力降低，心脏后负荷减轻，从而缓解 CHF 症状。

利尿药是治疗 CHF 的基础药物，氢氯噻嗪等适用于轻、中度心功能不全。对于严重心功能不全，尤其是急性左心衰竭者可选用呋塞米静脉注射，疗效较好。为避免久用引起低血钾，应注意补钾或合用保钾利尿药。

目前推荐的利尿药使用方法为小剂量给药，同时合用小剂量地高辛、ACEI 或 β 受体拮抗药。

考点：利尿药治疗 CHF 的作用机制及氢氯噻嗪的临床应用

四、血管扩张药

血管扩张药可扩张容量血管，降低心脏前负荷，减轻静脉系统淤血；扩张阻力血管降低心脏后负荷，改善动脉系统缺血；心脏前后负荷降低，可改善心脏泵血功能，延长患者存活时间。尤其在治疗对强心苷和利尿药无效的重度及难治性心力衰竭时常能取得较好疗效。

在应用血管扩张药时，要注意调整剂量，使血压维持在（90～100）/（50～60）mmHg 为宜，否则可因冠状动脉灌注压下降，冠状动脉流量减少而影响心肌供血。

1. 扩张阻力血管药　包括钙通道阻滞药（硝苯地平、氨氯地平等）、直接扩血管药（肼屈嗪）及 ACEI（卡托普利等）。用于心排血量明显减少，外周阻力高的 CHF 患者。

2. 扩张容量血管药　硝酸酯类（硝酸甘油等）。用于肺循环淤血症状明显的 CHF 患者。

3. 扩张阻力和容量血管药　包括直接扩血管药（硝普钠）、α_1 受体拮抗药（哌唑嗪，酚妥拉明等）。用于心排血量低，肺循环淤血的 CHF 患者。

五、β 受体拮抗药

β 受体拮抗药具有负性肌力作用，传统观念认为禁用于 CHF。但在心力衰竭的病理生理过程中，交感神经系统活性长期代偿性增强，血中儿茶酚胺水平持续升高，对机体心血管系统造成有害效应。应用 β 受体拮抗药，通过全面拮抗过度兴奋的交感神经系统活性，可显著改善 CHF 患者血流动力学变化，降低其住院率、死亡率。因此，合理应用 β 受体拮抗药治疗 CHF，逐渐被医药界接受，并获得了较好的评价，也是近年来 CHF 治疗的重要进展之一。

其主要适用于治疗某些常规药物治疗无效的CHF；扩张型心肌病伴心力衰竭患者；冠心病心绞痛伴心力衰竭；风湿性心脏病心力衰竭伴交感神经亢进者。

常用药物有美托洛尔（metoprolol）、比索洛尔（bisoprolol）、卡维地洛（carvedilol）等。

CHF发生机制与治疗策略

20世纪90年代以来，认为CHF发生、发展的基本机制是心室重构。心室重构是神经-内分泌-细胞因子长期、慢性激活的结果。心室重构加剧心肌损伤和心功能恶化，后者又进一步激活神经-内分泌-细胞因子系统，由此而形成恶性循环。这种机体代偿机制，又是导致心室重构和心衰恶化的关键因素。CHF病理生理的研究成果带来了药物治疗策略的根本转变。从20世纪50年代以增加心肌收缩力为主的治疗模式，转变为目前以改善神经激素异常、阻止心室重构、阻断上述恶性循环为主的治疗模式，即从短期血流动力学/药理学措施转为长期的、修复性的策略，目的是改变衰竭心脏的生物学性质，以达彻底治愈CHF的目的。因此，现代CHF的治疗目标是降低CHF的发病率和死亡率，改善预后。而不是单纯的改善症状，提高生活质量。

链 接

制剂和用法

洋地黄毒苷　片剂：0.1mg。一次0.05～0.2mg。全效量0.8～1.2mg，维持量一天0.05～0.1mg。

地高辛　片剂：0.25mg。一般首剂0.25～0.75mg，以后每隔6小时0.25～0.5mg直至洋地黄化，再改用维持量（每天0.25～0.5mg）。轻型慢性病例：一天0.5mg。

去乙酰毛花苷　注射剂：0.4mg/2ml。一次0.4mg～0.8mg，以25%或50%葡萄糖注射液稀释后缓慢静脉注射。全效量1～1.2mg，于24小时内分次静脉注射。

毒毛花苷K　注射剂：0.25mg/ml。一次0.25mg，以25%葡萄糖注射液10～20ml稀释后缓慢静脉注射。全效量0.25～0.5mg，于24小时内分次静脉注射。

多巴酚丁胺　注射剂：250mg/5ml。一次250mg用5%葡萄糖注射液500ml稀释后，按每分钟2.5～10μg/kg的速度静脉滴注。

米力农　片剂：2.5mg、5mg。一次2.5～7.5 mg，一天4次。注射剂：10mg/10ml。一般开始10分钟以50μg/kg静脉注射，然后以每分钟0.375～75μg/kg维持。每天最大剂量不超过1.13mg/kg。小儿每分钟2.5～1μg/kg。

环磷腺苷葡胺　注射剂：90mg/2ml。加入5%葡萄糖注射液200～500 ml稀释后静脉滴注，一天一次，一次60～180mg。静脉滴注不应太快，用量在150mg以上应在90分钟以上滴完。

卡托普利　片剂：12.5mg；50mg、100 mg。开始一次12.5mg，一天2～3次（饭前服用），以后逐渐增加剂量，每日最大剂量为450mg。

依那普利　片剂：5mg、10mg。一次2.5～10mg，一天2次，最大剂量为一天40mg。

目 标 检 测

1. 一心力衰竭患者在应用强心苷类药物时，出现下列哪种症状提示中毒（　　）
   A. 室性期前收缩　B. 心率70次/分
   C. 电解质紊乱　D. 低血钾
   E. 眩晕

2. 氢氯噻嗪在治疗CHF时应注意补充下列哪种物质（　　）
   A. 补钠　B. 补氯

C. 补镁　　D. 补钙

E. 补钾

3. 新型的醛固酮拮抗药是（　　）

A. 螺内酯　　B. 依普利酮

C. 多巴酚丁胺　　D. 依那普利

E. 哌唑嗪

（4～6 题共用题干）

患者，女，69 岁，心衰病史 10 年同时伴有心房颤动

4. 该患者应首先选用下列哪种药物进行治疗（　　）

A. 呋塞米　　B. 地高辛

C. 氨氯地平　　D. 哌唑嗪

E. 多巴酚丁胺

5. 该药物的主要作用是（　　）

A. 降低窦房结自律性

B. 减少肾小管对 Na^+ 的重吸收

C. 减慢心率

D. 使心肌收缩敏捷而有力

E. 减慢房室传导

6. 该药物通过作用于哪种酶而产生作用（　　）

A. Na^+K^+-ATP 酶　　B. ACE

C. 磷酸二酯酶　　D. 腺苷酸环化酶

E. 鸟苷酸环化酶

（7～9 题共用选项）

A. 硝酸甘油　　B. 硝苯地平

C. 硝普钠　　D. 米力农

E. 氯沙坦

7. 阻滞 Ang Ⅱ受体的药物是（　　）

8. 通过抑制磷酸二酯酶Ⅲ而产生正性肌力作用的药物是（　　）

9. 通过扩张容量血管改善 CHF 患者肺静脉淤血症状的药物是（　　）

（钟辉云）

中英文对照

充血性心力衰竭　congestive heart failure，CHF
洋地黄毒苷　digitoxin
地高辛　digoxin
毛花苷 C　lanatoside
毒毛花苷 K　strophanthin K
正性肌力作用　positive inotropic action
负性频率作用　negative chronotropic action
多巴酚丁胺　dobutamine
米力农　milrinone
环磷腺苷葡胺　meglumine adenosine cyclophosphate
维司力农　vesnarinone
依诺昔酮　enoximone
匹莫苯　pimobendan
卡托普利　captopril
依那普利　enalapril
雷米普利　ramipril
赖诺普利　lisinopril
培哚普利　perindopril
螺内酯　spironolactone
依普利酮　eplerenone
美托洛尔　metoprolol
比索洛尔　bisoprolol
卡维地洛　carvedilol

第 4 节　抗心绞痛药

学 习 目 标

1. 掌握硝酸甘油、硝酸异山梨酯、普萘洛尔、硝苯地平、维拉帕米、地尔硫䓬的药理作用、临床应用、主要不良反应和注意事项。

2. 熟悉硝酸异山梨酯与单硝酸异山梨酯的药理作用差异及窦房结抑制剂的作用机制和临床应用。

3. 了解其他抗心绞痛药的作用和临床应用。

心绞痛（angina pectoris）是缺血性心脏病的常见症状，是由于冠状动脉供血不足，心肌急剧、短暂缺血、缺氧所引起的临床综合征。抗心肌缺血药（也称为抗心绞痛药）是一类能增加心肌供血供氧、降低心肌耗氧量，从而恢复心肌氧供需平衡，用于治疗心绞痛的药物。目前常用的抗心肌缺血药物包括以下三类。①硝酸酯类：包括硝酸甘油、硝酸异山梨酯、单硝酸异山梨酯等。②β受体拮抗药：包括普萘洛尔、阿替洛尔、美托洛尔等。③钙通道阻滞药：包括硝苯地平、地尔硫䓬、维拉帕米等。

心绞痛的分类

1. 稳定型心绞痛：是较常见的类型，常因劳累、情绪激动或其他增加心肌需氧量因素所诱发，休息或舌下含服硝酸甘油等药物可缓解疼痛。此类患者多数已有动脉粥样硬化斑块形成。

2. 不稳定型心绞痛：常在活动较少时甚至在安静时发生，其疼痛与心肌需氧量增加无明显关系，昼、夜都可能发作，疼痛重且时间长，不易为硝酸甘油所缓解。可逐渐转变为稳定型心绞痛，也可恶化导致心肌梗死或猝死。

3. 变异型心绞痛：为冠状动脉痉挛所诱发，常在安静时发作，在一般活动或夜间休息时也可发生。

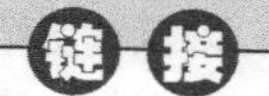

一、硝酸酯类

硝酸甘油

硝酸甘油（nitroglycerin）是防治心绞痛最常用的有效药物，其脂溶性高，舌下含服后1～2分钟生效，维持20～30分钟，生物利用度80%。

【药理作用】 硝酸甘油的基本作用是松弛平滑肌，特别是血管平滑肌，这是其防治心绞痛的药理学基础。

1. 减少心肌耗氧量　硝酸甘油能扩张全身小静脉和小动脉，其中以扩张小静脉为显著。容量血管扩张可减少回心血量，降低心脏前负荷；阻力血管扩张可降低外周阻力，减轻心脏后负荷。通过上述作用，导致心室壁张力降低，使心肌耗氧量显著减少。

2. 增加缺血区血流量　扩张冠状动脉，增加冠状动脉血流量；并能促进侧支循环，从而增加缺血区供血量。此外，由于容量血管扩张可使心室舒张末期压力下降，减轻了室内压对心内膜下层血管的压迫，因而有利于血液从心外膜流向心内膜下层缺血区。

此外，通过释放NO，促进依前列醇（PGI2）和降钙素基因相关肽（CGRP）的生成而保护心肌细胞，并防止血栓形成，从而减轻或避免缺血性损伤。

【作用机制】 硝酸酯类药物作为NO的供体，在进入血管内皮细胞和平滑肌细胞后经谷胱甘肽转移酶的催化作用而释放出NO。NO则通过与内源性血管内皮舒张因子（endothelium derived relaxing factor，EDRF）相同的作用机制（通过NO-cGMP途径，降低细胞内钙离子浓度）松弛血管平滑肌，因此对血管内皮细胞损伤的病变血管（生成NO减少）仍能产生扩张作用。

【临床应用】

（1）心绞痛：对各种类型的心绞痛均有效，舌下含服后能迅速中止或缓解症状，疗效确实可靠，可作首选药。预防发作：常用缓释剂口服，用于不稳定型心绞痛患者，与β受体拮抗药合用可提高疗效；也可使用硝酸甘油的透皮制剂（油膏或贴膜），预防夜间心绞痛发作。

（2）急性心肌梗死：及时采用静脉给药可缩小梗死面积，防止猝死。但必须控制用量，以免过度降压而加重病情。血压过低者禁用。

（3）急、慢性充血性心力衰竭：通过扩张外周血管，降低心脏前、后负荷，从而改善心脏的泵血功能。

【不良反应和注意事项】

（1）扩血管反应：常见搏动性头痛及颜面潮红，连续使用可减轻。并可致颅内压和眼压升高，故颅内压增高及青光眼者禁用。外周血管扩张可引起直立性低血压和晕厥，采取卧位可缓解。剂量过大时导致血压下降，可反射性引起心率加快，由于心肌耗氧量增加反而加重心绞痛，与 β 受体拮抗药合用即可防止。

考点：硝酸甘油的药理作用、临床应用、不良反应和注意事项

（2）高铁血红蛋白症：大剂量或频繁用药可引起高铁血红蛋白症。

（3）耐受性：连续用药 2 ～ 3 周可产生耐受性，停药 1 ～ 2 周可消失。故本药不宜长期连续应用，宜采用小剂量、间歇给药法。

（4）停药综合征：长期应用硝酸酯类药物机体可产生“依赖性”，如果突然停药，可产生严重的心肌缺血甚至心肌梗死或猝死。应逐渐减量直至停用。

硝酸异山梨酯

硝酸异山梨酯（sosorbide dinitrate，消心痛）药理作用与硝酸甘油相似，但较弱。口服后 30 分钟起效，维持 4 ～ 6 小时，可用于预防心绞痛发作。舌下含服 2 ～ 5 分钟起效，作用持续时间为 2 ～ 3 小时，用于缓解心绞痛。该药的缺点是：用药剂量的个体差异较大，不良反应较多。缓释剂则不良反应较少。

考点：硝酸异山梨酯与单硝酸异山梨酯的药理作用差异

单硝酸异山梨酯

单硝酸异山梨酯（isosorbide mononitrate）口服生物利用度 100%，半衰期 4 ～ 5 小时，作用维持时间可达 8 小时，主要用于预防心绞痛，效果较硝酸异山梨酯好。

二、β 受体拮抗药

β 受体拮抗药主要用于稳定型心绞痛，对不稳定型心绞痛也有效，可减少心绞痛发作次数，提高运动耐量。对心肌梗死者，可缩小梗死面积，降低死亡率。现已作为抗心绞痛的一类重要药物。代表药物是普萘洛尔（propranolol）。

普 萘 洛 尔

【药理作用】

（1）减少心肌耗氧量：通过阻断心脏 β_1 受体，使心率减慢、心肌收缩力减弱，心肌耗氧量明显减少，缓解心绞痛。

（2）改善心肌缺血区的供血供氧：由于心率减慢，可使舒张期延长，冠脉灌注时间延长，这样有利于血液从心外膜流向心内膜缺血区；同时也有利于血液通过侧支流向低阻力的缺血区，增加缺血区的供血供氧。

（3）改善心肌代谢：普萘洛尔能增加心肌细胞对葡萄糖的摄取和利用，并促进氧合血红蛋白的解离，增加心肌的供氧，改善心肌代谢。

【临床应用】 用于稳定型和不稳定型心绞痛，尤其适用于伴有高血压或心律失常的心绞痛患者。对变异型心绞痛患者则不宜使用，因阻断 β 受体后，可使 α 受体作用相对占优势，导致冠状动脉收缩，减少心肌供血。

临床上常将普萘洛尔与硝酸酯类合用，可相互取长补短。即两药通过不同的作用机制

减少心肌耗氧量，增加心肌缺血区供血供氧；同时普萘洛尔能对抗硝酸酯类引起的反射性心率加快，硝酸酯类可缩小普萘洛尔引起的心室容积增大。故两药合用可使疗效增强，副作用相互抵消。同时，两药合用可适当减少各药的用量，使不良反应减轻。

【不良反应和注意事项】 常见恶心、呕吐等消化道反应。能诱发或加重支气管哮喘，故支气管哮喘患者禁用。有效剂量的个体差异性较大，宜从小剂量开始并逐渐增加剂量。久用停药，必须逐渐减量，以防出现反跳现象，加剧心绞痛发作，甚至引起心肌梗死或猝死。长期用药可使血脂升高，血脂升高者禁用。

考点： 普萘洛尔的药理作用、临床应用及注意事项

此外，本类药物中常用的尚有阿替洛尔（atenolol，氨酰心安）、美托洛尔（metoprolol）、比索洛尔（bisoprolol）等，药理作用与普萘洛尔相似，也可用于防治心绞痛。

三、钙通道阻滞药

钙通道阻滞药（CCB）中用于防治心绞痛的药物有：硝苯地平（nifedipine）、维拉帕米（verapamil）、地尔硫䓬（diltiazem）、普尼拉明（prenylamine）、哌可昔林（perhexiline）、苄普地尔（bepridil）等，以前三者最为常用。

【抗心绞痛作用】

（1）减少心肌耗氧量：本类药物通过阻滞心肌和血管平滑肌细胞膜上的电压依赖性钙通道，阻止 Ca^{2+} 内流，一方面减慢心率，减弱心肌收缩力，使心脏做功减少；另一方面扩张外周血管，减轻心脏负荷，从而减少心肌耗氧量。

（2）增加缺血区供血供氧：通过阻滞钙通道和刺激血管内皮细胞生成与释放 NO，扩张冠状动脉，促进侧支循环，增加冠脉血流量，从而增加缺血区心肌的供血供氧。

（3）保护心肌细胞：心肌缺血时，可使细胞内 Ca^{2+} 积聚，引起细胞内钙超负荷，造成心肌细胞尤其是线粒体严重损伤，从而失去氧化磷酸化的能力，由于 ATP 生成减少，氧自由基增多而促使细胞凋亡。本类药物能阻止 Ca^{2+} 内流，保护线粒体，减少自由基产生，延迟或避免心肌细胞凋亡。因此，对缺血性心肌具有显著的保护意义。此外，还能抑制血小板聚集，保持冠脉循环通畅。

【临床应用】 本类药物适用于各种类型心绞痛，是治疗变异型心绞痛首选药。其中，硝苯地平对变异型心绞痛最为有效，尤其适用于伴高血压的患者；维拉帕米对稳定型心绞痛有效，而对变异型心绞痛，因扩张冠状动脉作用较弱，故不宜单独应用；地尔硫䓬作用强度介于上述两药之间，对各种心绞痛患者都适用，是一较为安全有效的药物。

【不良反应和注意事项】 常见有颜面潮红、头痛、眩晕、恶心、便秘、心动过缓或房室传导阻滞、踝部水肿等。此外，大剂量易引起严重的心血管反应。①心肌缺血事件：可导致严重的心绞痛或急性心肌梗死，常见于硝苯地平，这与其强烈的血管扩张、血压下降及反射性兴奋交感神经有关，但硝苯地平与 β 受体阻断剂合用可减少各种心肌缺血的风险；② 诱发血压急剧下降，可导致脑卒中，应用硝苯地平时多见，舌下含服或夜间用药尤其要谨慎。综上所述，硝苯地平不宜单独应用于不稳定型心绞痛患者；维拉帕米因抑制心肌收缩力和房室传导，故禁用于伴心力衰竭、病窦综合征及房室传导阻滞的患者。地尔硫䓬应慎用于心动过缓者。

考点： 钙通道阻滞药的抗心绞痛作用、临床应用和不良反应

四、窦房结抑制剂

依伐布雷定

依伐布雷定（ivabradine）选择性作用于窦房结，通过阻断窦房结起搏电流 If 通道，使

心率减慢而减少心肌耗氧量，发挥抗心绞痛作用。对房室传导无影响。主要用于禁用或不能耐受β受体阻滞剂和 CCB 同时又需要控制窦性心率的稳定型心绞痛患者。常见心动过缓、头晕、乏力等不良反应。必须注意，当心率＜ 50 次 / 分时应停药。

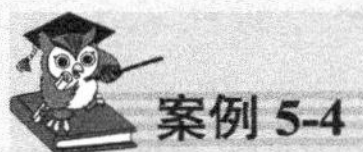

案例 5-4

患者，女，50 岁。心前区疼痛 2 周，加重 1 天。两周前，上楼时感觉心前区疼痛，并向左肩放射，经休息可缓解。走路快时亦有类似情况发作，每次持续 3 ～ 5 分钟，含服硝酸甘油后迅速缓解。今天疼痛加重，服药无效，特入院就诊。发病以来进食好，大小便正常，体重无明显变化。既往有高血压病史 3 年，血压（140 ～ 165）/（90 ～ 100）mmHg，无冠心病史，无药物过敏史。

诊断：

1. 冠心病稳定型心绞痛。
2. 高血压Ⅱ期。

问题与思考：

1. 试问该患者应选用哪些药物治疗较好？为什么？
2. 医、护人员应如何指导患者用药？

制剂和用法

硝酸甘油　片剂：0.3mg、0.6mg。一次 0.3 ～ 0.6mg，舌下含服。缓释片（胶囊）：2.5mg，一次 2.5mg，一天 2 次。喷雾剂：发作时喷于口腔黏膜或舌面 1 ～ 2 次。贴剂，一天 1 次，贴皮肤时间不超过 8 小时。

硝酸异山梨酯　片剂：2.5mg、5mg。一次 2.5mg ～ 5mg，舌下含化。

单硝酸异山梨酯　片剂：20mg。一次 20mg，一天 2 ～ 3 次。

普萘洛尔　片剂：10mg。一次 10mg，一天 3 次，可根据病情增减剂量。

硝苯地平　片剂：10mg。一次 5 ～ 10mg，一天 3 次。缓释片，一次 20mg，一天 1 ～ 2 次。

维拉帕米　片剂：40mg、80mg、120mg。开始一次 40 ～ 80mg，一天 3 次，达有效浓度后改维持量一次 40mg，一天 3 次；注射剂：5mg/2ml。一次 5 ～ 10mg，静脉注射。于 10 分钟内注完，继以每分钟 5μg/kg 静脉滴注。

地尔硫䓬　片剂：30mg、60mg。一次 30 ～ 60mg，一天 4 次，可逐渐增量至一天 240mg。

目标检测

1. 对于变异型心绞痛的患者，使用下列哪种药物最合适（　　）
   A. 维拉帕米　　B. 地尔硫䓬
   C. 硝苯地平　　D. 卡托普利
   E. 米诺地尔
2. 在抗心绞痛时使用的地尔䓬属于下列哪类药物（　　）
   A. 肾上腺素受体拮抗药　B. 钠通道阻滞药
   C. 钾通道阻滞药　D. 钙通道阻滞药
   E. 以上都不是
3. 以下对各种心绞痛患者都适用，较为安全有效的是（　　）
   A. 硝苯地平　　B. 维拉帕米
   C. 地尔硫䓬　　D. 卡托普利

E. 利血平

4. 抗心绞痛药物依伐布雷定为（　　）

A. 钙通道阻滞药（CCB）

B. β受体拮抗药

C. 硝酸酯类药

D. 窦房结抑制剂

E. 以上都不是

（5～7题共用题干）

某患者有冠心病史10年，近日检查眼压偏高。

5. 在选用抗心绞痛药物时不应选用哪种药物（　　）

A. 硝酸甘油　　B. 维拉帕米

C. 地尔硫䓬　　D. 普萘洛尔

E. 氯贝丁酯

6. 该药物通过生成下列何种物质产生抗心绞痛作用（　　）

A. CO　　B. PGI_2

C. 5-HT　　D. TXA_2

E.NO

7. 该药物通过下列哪种因素使心肌耗氧量减少（　　）

A. 扩张冠状动脉　　B. 促进侧支循环建立

C. 舒张容量血管　　D. 收缩阻力血管

E. 扩张容量血管和阻力血管

（8～10题共用选项）

A. 普萘洛尔　　B. 硝酸甘油

C. 阿替洛尔　　D. 维拉帕米

E. 硝普钠

8. 可引起高铁血红蛋白症的抗心绞痛药物是（　　）

9. 不宜用于变异型心绞痛的药物的是（　　）

10. 对缺血心肌有显著保护作用的药物是（　　）

（钟辉云）

中英文对照

心绞痛　angina pectoris
硝酸甘油　nitroglycerin
内源性血管内皮舒张因子　endothelium derived relaxing factor，EDRF
硝酸异山梨酯　sosorbide dinitrate
单硝酸异山梨酯　isosorbide mononitrate
普萘洛尔　propranolol
阿替洛尔　atenolol
美托洛尔　metoprolol
比索洛尔　bisoprolol
硝苯地平　nifedipine
维拉帕米　verapamil
地尔硫䓬　diltiazem
普尼拉明　prenylamine
哌可昔林　perhexiline
苄普地尔　bepridil
依伐布雷定　ivabradine

第5节　调血脂药

学习目标

1. 掌握他汀类调血脂药的药理作用、临床应用、不良反应及注意事项。
2. 熟悉其他类调血脂药的药理作用和临床应用。
3. 了解高脂血症的发病机制与分型。

高脂血症是由于血浆总胆固醇（TC）和（或）三酰甘油（TG）超过正常水平而出现的相应症状。它是导致动脉粥样硬化的一个重要致病因素，尤其是高胆固醇血症和高三酰甘油血症。

血浆中胆固醇和三酰甘油均不溶于水，必须在血浆中与不同的载脂蛋白（Apoprotein，APO）结合后以脂蛋白的形式转运。根据脂蛋白密度范围和电泳特性的不同，血浆脂蛋白可分为五类：①乳糜微粒（CM）；②极低密度脂蛋白（VLDL）；③低密度脂蛋白（LDL）；④中密度脂蛋白（IDL）；⑤高密度脂蛋白（HDL）。当血浆中 VLDL、LDL、IDL 的水平高出正常，胆固醇则易沉积在动脉血管壁从而导致动脉粥样硬化。近年研究发现，HDL 具有清除动脉壁的胆固醇和抗氧化作用。因此，HDL 水平低于正常，也是导致动脉粥样硬化的重要因素。

高脂血症的分型及防治措施

高脂血症一般分为五型。①Ⅰ型：三酰甘油特别高，胆固醇正常。②Ⅱ型：三酰甘油正常或稍高，胆固醇显著增高。③Ⅲ型：三酰甘油及胆固醇均明显增高。④Ⅳ型：三酰甘油显著增高，胆固醇正常或稍高。⑤Ⅴ型：三酰甘油高而胆固醇稍高。凡能使血浆中 LDL、VLDL、TC、TG 水平降低，或使 HDL 水平升高而用于防治动脉粥样硬化的药物，统称为抗动脉粥样硬化药。动脉粥样硬化的防治措施：对于血脂异常或轻度动脉粥样硬化者，宜采用饮食疗法（低胆固醇、低脂肪、低热量饮食）和增加体力活动，并戒除不良习惯（戒烟、戒酒等）及积极治疗有关疾病（如高血压、糖尿病）。经采用上述防治措施后仍未正常者，可根据血脂情况适当选用下列药物。

链接

一、他　汀　类

他汀类（statins）为 3- 羟基 -3- 甲基戊二酰辅酶 A（3-hydroxy-3-methylglutaryl-coenzymeA，HMG-CoA）还原酶抑制药，最初由真菌培养液中提取，为新型的治疗高胆固醇血症的药物。常用药物有洛伐他汀（lovastatin）、普伐他汀（pravastatin）、辛伐他汀（simvastatin）以及人工合成的氟伐他汀（fluvastatin）、阿伐他汀（atorvastatin）、瑞舒伐他汀（rosuvastatin）等。

【药理作用】

（1）降低血浆胆固醇：他汀类药物在肝竞争性抑制 HMG-CoA 还原酶，抑制肝细胞合成胆固醇，使血浆胆固醇明显降低。其作用机制：HMG-CoA 还原酶是肝细胞合成胆固醇的限速酶，他汀类药物对该酶的亲和力比 HMG-CoA 大数千倍，并对此酶具有高度的特异竞争性抑制作用，能使肝内胆固醇合成显著减少。可增加肝细胞膜上的 LDL 受体数目并增强其活性，使血浆中 LDL、VIDL 清除增加，从而降低血浆胆固醇。降低 TG 作用较弱，可使 HDL- 胆固醇上升。降低 LDL- 胆固醇作用以瑞舒伐他汀、洛伐他汀为强，普伐他汀最弱。

（2）其他作用：他汀类药物尚具有阻止血小板聚集、抑制平滑肌细胞增殖和调节血管内皮细胞功能等作用，从而有利于预防心脑血管急性事件的发生。

【临床应用】　适用于高胆固醇血症为主的高脂血症；为Ⅱ、Ⅲ型高脂血症的首选药。也可用于预防心脑血管事件和器官移植的排异反应。

案例 5-5

患者，男，76 岁，高血压 30 年，最高 BP 190/116mmHg。吸烟 40 年，已经戒烟 10 年。正服用“复方降压片”2 片，tid。检查：BP 160/60mmHg，HR 80 次 / 分，空腹血糖 5.3mmol/L，血　脂：LDL-C 160mg/dl（4.1 mmol/L），TG 260mg/dl（2.0mmol/L），HDL-C 45mg/dl（1.16mmol/L）。

诊断：

1. 高血压 3 级，中危患者。

2. 血脂异常，混合型，中危患者。

问题与思考：

1. 请根据诊断结果及所学药理学知识，谈谈你的药物治疗思路。

2. 如果主管医生对该患者采用如下药物治疗方案，请对该方案的合理性作出评价，并说明理由。

阿司匹林肠溶片 100mg Qd。

血脂康胶囊（含有洛伐他汀等多种降脂成分）0.6 Bid。

氨氯地平片 5mg Qd。

3. 作为医护人员，你能够对该患者做出怎样的健康教育（含用药教育）？

考点：他汀类降血脂药的作用机制、临床应用及不良反应

【不良反应和注意事项】 可有胃肠道反应及眩晕、头痛、皮疹等；偶见血清转氨酶、碱性磷酸酶升高及横纹肌溶解症（肌痛、肌无力等）。不宜与贝特类、烟酸、红霉素、环孢素、蛋白酶抑制剂等合用（增加肌溶解症发生率）；老年人宜减量；肝肾功能不全者慎用，孕妇和哺乳妇女禁用。

用药警示：拜斯亭事件

2001 年 8 月 8 日，德国拜尔公司停止销售拜斯亭（西立伐他汀钠），主要原因是美国 FDA 报道了 31 例被认为与该药有关的横纹肌溶解症导致用药死亡的事件。横纹肌溶解症是指肌细胞产生有害物质而导致肾损害（肾衰竭）的一种疾病，临床表现为尿色异常（黑色、红色），患者出现关节疼痛和疲劳等症状，个别患者出现癫痫发作。

二、苯氧酸类药

苯氧酸衍生物又称贝特类（fibrates），最早应用的是氯贝丁酯（clofibrate，安妥明），降低血脂作用明显，但不良反应多而严重，现已少用。新型苯氧酸类药的效应强、毒性低，有吉非贝齐（gemfibrozil）、苯扎贝特（bezafibrate）、非诺贝特（fenofibrate）及环丙贝特（ciprofibrate）等。

【药理作用】

（1）降低血浆 TG、VLDL：主要通过增强脂蛋白脂酶活性，增加 VLDL- 三酰甘油水解，加速 VLDL 降解并转化为 LDL；其次是抑制 VLDL 在肝细胞内的合成和分泌，从而使富含三酰甘油的 VLDL 消除加速。

（2）升高 HDL（是降低 VLDL 的结果）：正常时 VLDL 中的 TG 与 HDL 的胆固醇酯可互换，因 VLDL 减少，胆固醇酯则留于 HDL 中，导致 HDL 升高。

（3）其他作用：贝特类还具有抗血小板聚集、抗凝血和降低血浆黏度、增加纤溶酶活性等作用。

考点：苯氧酸类药降血脂药的作用机制和临床应用

【临床应用】 适用于高三酰甘油血症为主的高脂血症，包括Ⅱ、Ⅲ、Ⅳ、Ⅴ型高脂血症。也用于 HDL 下降的轻度高胆固醇血症及黄色瘤患者。

【不良反应和注意事项】 较轻。可有胃肠道反应：轻度腹痛、腹泻、恶心等。偶见皮疹、脱发、视物模糊、阳痿、肌溶解症、血象及肝肾功能异常等。肝肾功能不全者慎用，孕妇和哺乳妇女禁用。不宜与他汀类（可致肌溶解症）合用。

三、胆汁酸结合树脂

本类药物中常用的有考来烯胺（colestyramine）、考来替泊（colestipol），它们均为碱性阴离子交换树脂，不溶于水，而且不易被消化酶破坏。

【药理作用】 能显著降低TC和LDL-胆固醇水平，轻度升高HDL。其作用机制为：口服不吸收，在肠腔内与胆汁酸结合形成络合物随粪便排出，故能阻断胆汁酸的肝肠循环。由于胆汁酸重吸收减少，则可促进肝内胆固醇转化为胆汁酸。因肝中胆固醇减少，诱导肝细胞表面LDL受体向上调节，使肝细胞自血浆中摄取LDL增多，导致血浆LDL-胆固醇水平下降。

【临床应用】 适用于胆固醇升高的Ⅱ型高脂血症。

【不良反应和注意事项】 本类药物有刺激性，常致恶心、食欲减退、腹胀、便秘等胃肠道症状。长期应用可影响脂溶性维生素和叶酸吸收。考来烯胺为氯化物形式，大剂量应用可引起高氯性酸血症。并可妨碍香豆素类、他汀类、噻嗪类利尿药、强心苷类药物吸收，故应避免同时服用。如必须使用，也宜在服用考来烯胺前1小时或后4小时应用。

四、其他药物

阿昔莫司

【药理作用】 阿昔莫司（acipimox，氧甲吡嗪）降低血脂的作用比烟酸强，但不良反应多而重，故已少用。其作用机制为：①抑制脂肪酶活性，降低脂肪酸分解，减少游离脂肪酸转运到肝，造成肝合成TG的原料不足，继而降低VLDL、LDL水平；②降低apoA代谢，升高HDL。此外，还能抑制TXA_2合成并增加PGI_2生成，产生抗血小板聚集和扩血管作用。

【临床应用】 适用于Ⅱ、Ⅲ、Ⅳ型高脂血症。

【不良反应和注意事项】 可有胃肠道反应；偶见面部潮红、热感及皮疹等血管扩张反应。消化性溃疡患者禁用，肾功能不全者应减量。

普罗布考

【药理作用】 普罗布考（probucol，丙丁酚）为脂溶性抗氧化剂，具有抗氧化作用。能抑制氧自由基的生成及巨噬细胞对LDL的氧化修饰，阻止巨噬细胞对脂质的吞噬，从而防止动脉粥样硬化斑块形成并使斑块消退。其降血脂作用系通过降低LDL-胆固醇，并改变HDL亚组分的分布。HDL的改变，有利于胆固醇自外周向肝的逆转运，促进黄色瘤消退，但对VLDL、TG影响较小。

【临床应用】 适用于LDL升高的高胆固醇血症。也用于黄色瘤及冠心病的防治。

【不良反应和注意事项】 常见恶心、腹胀、腹痛、腹泻等胃肠道症状。偶见嗜酸性粒细胞增多、感觉异常、血管神经性水肿。个别患者心电图Q-T间期延长，因而不宜用于有心肌损害的患者。

多烯脂肪酸类

多烯脂肪酸类（polyenoic fatty acids）又称为多不饱和脂肪酸类（polyunsaturated fatty acids，PUFAs）。多烯脂肪酸指有2个或2个以上不饱和键结构的脂肪酸。根据第一个不饱和键的位置不同可分为两类。①n-6PUFAs：主要含于植物油中，降脂作用弱；②n-3PUFAs：主要含于海洋生物藻、鱼及贝壳类中，临床应用的有含n-3PUFAs的浓缩鱼油制剂。

临床实验结果表明，n-3PUFAs 有降低 TG 的作用，并可轻度升高 HDL，对 TC 和 LDL 胆固醇影响小。其作用机制是由于 n-3PUFAs 抑制肝合成 TG 及 apoB，提高脂蛋白脂酶活性，促进 CM、VLDL 分解为脂肪酸；并抑制肝脂肪酶减少 HDL 分解而升高 HDL。长期服用 n-3PUFAs，能预防动脉粥样硬化斑块形成并使斑块消退。此外，n-3PUFAs 还能抑制血小板聚集，使全血黏度下降，红细胞可变性增加，出血时间略有延长；使白细胞表面白三烯含量减少，血小板与血管内皮反应减弱，并能抑制血小板活化因子和血小板生长因子的产生，可抑制血管壁增厚。临床上适用于 TG 性高脂血症。此外，也用于血管再造术后，预防再造血管梗死；用于心肌梗死后，改善预后。

制剂和用法

洛伐他汀　片剂：10mg、20mg。一次 10 ～ 20mg，一天 1 次，晚餐时服用。必要时 4 周后根据血脂变化调整剂量，最大剂量一天 80mg，1 次或分 2 次服。

辛伐他汀　片剂：5mg、10mg、20mg。一次 10 ～ 20mg，一天 1 次，晚餐时服，必要时于 4 周内增至一天 1 次 40mg.

考来烯胺　散剂：4 克 / 包。一次 4 ～ 5g，一天 3 次，餐中服。

吉非贝齐　片剂：0.3g。一次 0.6g，一天 2 次，于早、晚餐前 30 分钟服。

非诺贝特　片剂或胶囊剂：0.1g。一次 0.1g，一天 2 ～ 3 次。

烟酸　片剂：50mg、100mg。可由小剂量开始，一次 50mg ～ 100mg，渐增至 500mg，一天 3 次，餐后服。

阿昔莫司　胶囊剂：250mg。一次 250mg，一天 2 ～ 3 次，餐后服。

瑞舒伐他汀　片剂：10mg。一次 10mg，一天 1 次，晚餐时服，3 ～ 4 周后可增至一次 20mg，最大剂量一天 40mg。

考来替泊　粉剂：一次 4 ～ 5g，一天 3 ～ 4 次，餐中服。

普罗布考　片剂：0.25g。一次 0.25 ～ 0.5g，一天 2 次，早晚餐中服。

目标检测

1. 他汀类降血脂药属于（　　）
   A. ACEI
   B. HMG-CoA 还原酶抑制剂
   C. Ang Ⅱ受体阻断剂
   D. HMG-CoA 还原酶
   E. Ang Ⅱ受体兴奋剂

2. 他汀类降血脂药主要影响血中（　　）
   A. 三酰甘油水平　B. 凝血因子合成
   C. 血栓素合成　D. 胆固醇水平
   E. 血小板合成

3. 降血脂药不包括（　　）
   A. 考来烯胺　B. 烟酸
   C. 洋地黄毒苷　D. 辛伐他汀
   E. 血脂康胶囊

4. 下列能明显降低血浆胆固醇的药物是（　　）
   A. 烟酸　B. 考来烯胺
   C. 多烯康胶囊　D. 普伐他汀
   E. 吉非贝特

5. 使用他汀类调血脂药时我们需要高度关注的主要不良反应是（　　）
   A. 胃肠道反应　B. 眩晕
   C. 头痛　D. 皮疹
   E. 横纹肌溶解

6. 适用于高三酰甘油血症为主的高脂血症的治疗药物是（　　）
   A. 非诺贝特　B. 考来烯胺
   C. 洛伐他汀　D. 普罗布考
   E. 普伐他汀

（7～10 题共用选项）

A. 吉非贝特　　B. 考来替泊

C. 瑞舒伐他汀　　D. 普罗布考

E. 卡托普利

7. 为Ⅱ、Ⅲ型高脂血症的首选药（　　）

8. 适用于高三酰甘油血症为主的高脂血症的药物是（　　）

9. 适用于 LDL 升高的高胆固醇血症的药物的是（　　）

10. 适用于胆固醇升高的Ⅱ型高脂血症的药物是（　　）

（钟辉云）

中英文对照

他汀类　statins

3- 羟基 -3- 甲基戊二酰辅酶 A　3-hydroxy-3-methylglutaryl-coenzymeA，HMG-CoA

洛伐他汀　lovastatin

普伐他汀　pravastatin

辛伐他汀　simvastatin

氟伐他汀　fluvastatin

阿伐他汀　atorvastatin

瑞舒伐他汀　rosuvastatin

贝特类　fibrates

氯贝丁酯　clofibrate

吉非贝齐　gemfibrozil

苯扎贝特　bezafibrate

非诺贝特　fenofibrate

环丙贝特　ciprofibrate

考来烯胺　colestyramine

考来替泊　colestipol

阿昔莫司　acipimox

普罗布考　probucol

多烯脂肪酸类　polyenoic fatty acids

多不饱和脂肪酸类　polyunsaturated fatty acids，PUFAs

第 6 章　利尿药和脱水药

学 习 目 标

1. 掌握呋塞米、氢氯噻嗪、螺内酯的药理作用、临床应用和不良反应。

2. 熟悉布美他尼、依他尼酸、氯噻酮、氨苯蝶啶、阿米洛利、乙酰唑胺的作用特点及临床应用。

3. 熟悉甘露醇、山梨醇、高渗葡萄糖的药理作用、临床应用和不良反应。

第 1 节　利　尿　药

利尿药（diuretic）是一类作用于肾，增加电解质及水的排出，使尿量增多的药物。临床上主要用于治疗各种原因引起的水肿，也可用于高血压、高血钙等非水肿性疾病的治疗。

一、利尿药的分类

利尿药按其作用部位和利尿作用强弱分为高效、中效、低效三类（表 6-1）。

表 6-1　利尿药的分类和作用部位

分类	作用部位	药物
高效利尿药	髓袢升支粗段	呋塞米、托拉塞米、布美他尼 依他尼酸
中效利尿药	远曲小管近端	噻嗪类、氯噻酮
低效利尿药	远曲小管和集合管 近曲小管	螺内酯、氨苯蝶啶、阿米洛利、乙酰唑胺

二、利尿药的作用机制

尿液的生成过程包括肾小球滤过、肾小管和集合管的重吸收和分泌三个环节，利尿药通过影响尿液的生成过程发挥利尿作用（图 6-1）。

1. 增加肾小球的滤过　正常人每日从肾小球滤过的原尿约 180L，而每日排出的终尿仅为 1 ～ 2L，说明尿液流经肾小管和集合管时 99% 被重吸收，只有 1% 左右的原尿成为终尿排出体外。因此，仅能增加肾小球滤过率的药物利尿作用不明显，一般不作为利尿药用。

2. 抑制肾小管与集合管的重吸收及分泌　原尿到终尿所发生的量和质的变化，主要是经过肾小管和集合管的重吸收及分泌完成的。凡能抑制肾小管与集合管对 Na^+、Cl^- 及水重吸收的药物都可产生明显的利尿作用，但由于各类利尿药的作用部位不同，而利尿作用强度也有明显差异。

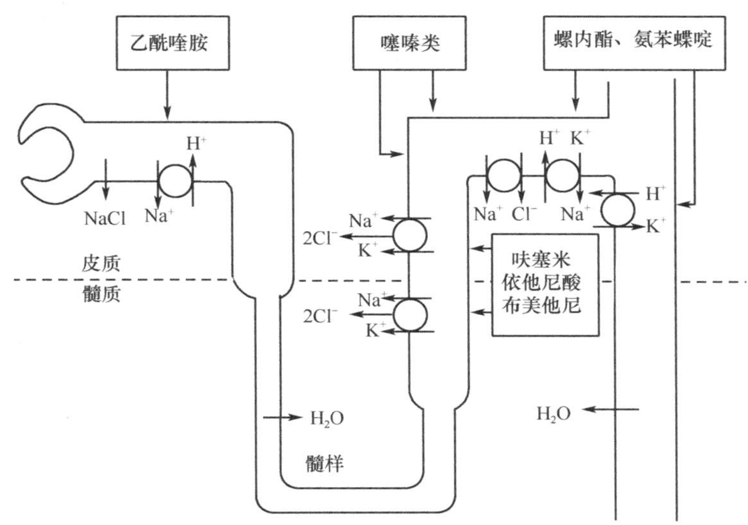

图 6-1　肾小管各段功能和利尿药作用部位

（1）近曲小管：此段重吸收原尿中 60% ～ 65% 的 Na^+。Na^+ 在近曲小管被重吸收的方式有两种，一是以弥散方式通过 Na^+ 通道进入肾小管细胞内；二是通过 H^+-Na^+ 交换而被重吸收。Na^+ 的重吸收伴有 Cl^- 和 H_2O 的被动重吸收，60% 的水被动重吸收以维持近曲小管液体渗透压的稳定。H^+ 的产生来自 H_2O 与 CO_2 所生成的 H_2CO_3，此过程需要细胞内碳酸酐酶的催化。H^+ 由小管细胞分泌到小管腔液内并换回 Na^+。

碳酸酐酶抑制药乙酰唑胺，通过抑制近曲小管上皮细胞内碳酸酐酶活性，减少 H^+ 生成，使 H^+-Na^+ 交换减少，从而增加 Na^+ 的排出而发挥利尿作用。由于利尿作用弱，且易引起代谢性酸中毒，故已少用于利尿，主要用于治疗青光眼等。

（2）髓袢升支粗段髓质部和皮质部：此段重吸收原尿中 30% ～ 35% 的 Na^+，而不伴有水的重吸收。髓袢升支粗段对 NaCl 的重吸收依赖于肾小管上皮细胞管腔膜上的 Na^+-K^+-$2Cl^-$ 同向转运体完成，该载体将管腔液中的 1 个 Na^+、1 个 K^+ 和 2 个 Cl^- 转运至上皮细胞内。进入细胞内的 Na^+ 由细胞基侧膜上的 Na^+，K^+-ATP 酶（Na^+ 泵）主动转运至细胞间液。由于细胞内 Na^+ 浓度下降，形成肾小管管腔液与上皮细胞内 Na^+ 浓度差，促进 Na^+ 从管腔液向细胞内转运。Cl^- 经细胞基侧膜上的 Cl^- 通道进入细胞间液，而 K^+ 则经管腔膜侧的 K^+ 通道返回管腔，形成 K^+ 的再循环，导致管腔内呈现正电位，驱动 Ca^+、Mg^{2+} 被重吸收。当尿液流经髓袢升支粗段时，随着 NaCl 不断重吸收，而水几乎不被重吸收，使髓质间液形成高渗状态，而原尿渗透压逐渐降低，这就是肾对尿的稀释功能。当尿液流经集合管时，在抗利尿激素（ADH）作用下，大量的水被重吸收，尿液浓缩，这是肾对尿的浓缩功能。

高效利尿药通过抑制髓袢升支粗段管腔膜上的 Na^+-K^+-$2Cl^-$ 同向转运体，阻止 NaCl 重吸收，一方面降低了肾的稀释功能；另一方面由于髓质高渗无法维持而降低了肾的浓缩功能，排出大量低渗尿液，产生强大的利尿作用，同时 K^+、Ca^{2+}、Mg^{2+} 的排出也增加。

（3）远曲小管：此段重吸收原尿中 5% ～ 10% 的 Na^+，对水几乎不通透。Na^+ 的重吸收方式为通过管腔膜上的 Na^+-Cl^- 同向转运体，把管腔液中的 Na^+ 和 Cl^- 转运到细胞内；Na^+ 又由细胞基侧膜上的 Na^+-K^+-ATP 酶转运至细胞间液，无 K^+ 转运。

噻嗪类利尿药通过抑制远曲小管近端 Na^+-Cl^- 同向转运体，阻止 NaCl 的重吸收，降低肾的稀释功能，可产生中等强度的利尿作用。

（4）集合管：此段重吸收原尿中 2% ～ 5% 的 Na^+，其重吸收的方式除继续进行 Na^+-H^+ 交换外，还有 Na^+-K^+ 交换过程，后者主要受醛固酮调节。醛固酮的作用是促进 Na^+ 的重吸收以及 K^+ 的分泌。

作用于该部位的药物螺内酯能对抗醛固酮的作用，而氨苯蝶啶和阿米洛利直接抑制 Na^+-K^+ 交换，它们均增加 Na^+ 的排出，使尿量增多，K^+ 排出减少，故称保钾利尿药，利尿作用较弱。

三、常用利尿药

（一）高效利尿药

呋 塞 米

【体内过程】 呋塞米（furosemide，呋喃苯胺酸，速尿）口服易吸收，30 分钟起效，1 小时达高峰，维持 6 ～ 8 小时；静脉注射 5 ～ 10 分钟起效，0.5 ～ 1 小时达高峰，维持 2 ～ 3 小时。血浆蛋白结合率为 95% ～ 99%，大部分以原形由近曲小管分泌排泄，1/3 随胆汁排出。半衰期为 30 ～ 70 分钟，反复给药不易在体内蓄积。

【药理作用】

（1）利尿作用：通过抑制肾小管髓袢升支粗段 Na^+-K^+-$2Cl^+$ 同向转运体而抑制 NaCl 的重吸收，降低肾的稀释与浓缩功能而发挥利尿作用。其特点是作用强、起效快、维持时间短。Na^+ 重吸收减少，使到达远曲小管和集合管尿液中的 Na^+ 浓度升高，因而促进 Na^+-K^+ 交换，导致 K^+ 排出增加。除增加 Na^+、K^+、Cl^- 和水的排出外，还使 Ca^{2+} 和 Mg^{2+} 的排出增加。

（2）扩张血管：呋塞米能扩张小动脉，降低肾血管阻力，增加肾血流量，肾衰竭时尤为明显；其还能扩张小静脉，减轻心脏负荷，降低左心室充盈压，减轻肺水肿。

【临床应用】

（1）严重水肿：对心、肝、肾等各类水肿均有效。因易引起电解质紊乱，一般不作为首选药，主要用于其他利尿药无效的顽固性水肿和严重水肿。

（2）急性肺水肿和脑水肿：静脉注射呋塞米可迅速扩张容量血管，减少回心血量，在利尿作用发生前缓解急性肺水肿，是治疗急性肺水肿快捷有效的首选药。其利尿作用可使血液浓缩，血浆渗透压升高，用于消除脑水肿，降低颅内压；对脑水肿合并心力衰竭的患者尤为适用。

（3）急性肾衰竭：静脉注射呋塞米可用于预防急性肾衰竭和治疗急性肾衰竭早期的少尿患者。这是因为其强大的利尿作用可冲刷阻塞的肾小管，减少肾小管的萎缩和坏死；加之其扩张肾血管，增加肾血流量和肾小球滤过率，使尿量增多。对其他药物无效的慢性肾衰竭，静脉滴注大剂量呋塞米可取得较好疗效，使尿量增加，水肿减轻。

（4）加速某些毒物排泄：应用呋塞米的同时配合输液，使 24 小时尿量达 5L 以上，可加速毒物的排出。主要用于某些经肾排泄的药物中毒的抢救，如巴比妥类、水杨酸类等药物中毒的解救。

（5）高钙血症：可一定程度抑制 Ca^{2+} 的重吸收而降低血钙。高钙危象时，可静脉注射呋塞米。

【不良反应和注意事项】

（1）水与电解质紊乱：最常见，主要表现为低血容量、低血钠、低血钾、低血镁、低氯性碱中毒等。其中以低血钾常见，低血钾易诱发强心苷中毒和肝性脑病，应注意及时补钾或与留钾利尿药合用。

低钾血症

血清钾浓度的正常范围是 3.5 ～ 5.5mmol/L，低于 3.5mmol/L 时称低钾血症。低血钾时主要引起神经肌肉应激性降低和心血管功能障碍。最早表现是肌无力，先是四肢软弱无力，以后延及躯干和呼吸肌，可出现软瘫，以四肢肌肉最为突出，腱反射迟钝或消失；同时伴有厌食、恶心、呕吐、腹胀、心悸、心律失常等症状；严重时出现呼吸困难、呼吸肌麻痹、心室颤动、血压下降危及生命。

链 接

（2）耳毒性：大剂量快速静脉注射可引起眩晕、耳鸣、听力下降或暂时性耳聋。肾功能不全者尤易发生，故静脉注射应缓慢，避免与氨基苷类抗生素等具有耳毒性的药物合用，以免加重听力损害。

（3）高尿酸血症：由于减少尿酸排泄，可导致高尿酸血症，诱发痛风发作，故痛风患者慎用。

（4）其他：可有恶心、呕吐、上腹不适等症状，大剂量可引起胃肠道出血。少数患者可见白细胞、血小板减少。也可发生过敏反应，表现为皮疹、嗜酸性粒细胞增多，偶见间质性肾炎等，停药后可恢复。

考点：呋塞米的利尿作用、临床应用、不良反应和注意事项

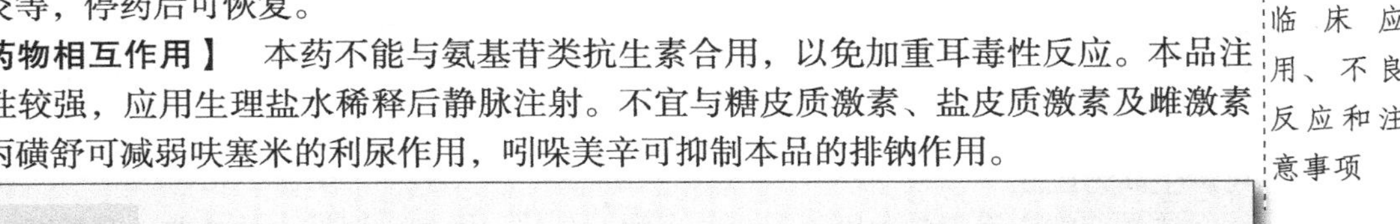

【药物相互作用】　本药不能与氨基苷类抗生素合用，以免加重耳毒性反应。本品注射液碱性较强，应用生理盐水稀释后静脉注射。不宜与糖皮质激素、盐皮质激素及雌激素配伍。丙磺舒可减弱呋塞米的利尿作用，吲哚美辛可抑制本品的排钠作用。

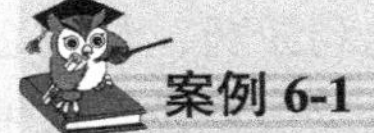

案例 6-1

患者，女，36 岁。患风湿性心脏瓣膜病十余年，每当劳累或感冒时出现心慌、气短，休息后可缓解。近半年来，自觉症状较以前明显，一般活动即可诱发。入院前 3 天因受凉而感冒，昨夜睡眠中突然坐起，极度呼吸困难、频繁咳嗽，咳粉红色泡沫痰，伴大汗和口唇发绀而急诊入院。体格检查显示：患者二尖瓣面容，神志清楚，呼吸急促，双肺底闻及湿啰音。颈静脉无怒张，心率 140 次/分，肝脾未触及，双下肢无水肿。

诊断：风湿性心脏瓣膜病伴急性肺水肿。

问题与思考：

1. 根据你所学过的有关知识阐述该患者应使用哪些药物治疗？为什么？
2. 该患者能否用甘露醇脱水利尿，为什么？

布美他尼

布美他尼（bumetanide，丁尿胺）与呋塞米均为磺胺类衍生物。布美他尼的利尿作用机制、临床应用和不良反应与呋塞米相似，其特点是起效快、作用强、毒性低、用量小。其作用强度是呋塞米的 40 ～ 60 倍，为目前作用最强的利尿药。也能扩张血管，增加肾血流量。用于各类顽固性水肿及急性肺水肿等；对急、慢性肾衰竭尤为适宜；对用呋塞米无效的病例，仍有效。

托拉塞米

托拉塞米（torasemide）为磺酰脲类衍生物，作用部位、作用机制与呋塞米相同，其利尿作用强于呋塞米，尚有一定扩张血管作用。因其能拮抗醛固酮受体，故排 K^+ 作用较呋塞米弱。不良反应较呋塞米少。

依他尼酸

依他尼酸（etacrynic acid，利尿酸）化学结构不同于呋塞米，但利尿作用和机制相似。利尿作用弱于呋塞米，不良反应较严重，耳毒性发生率较高，现已少用。

（二）中效利尿药

中效利尿药包括噻嗪类和非噻嗪类。噻嗪类药物基本结构相同，作用部位和作用机制相同，利尿效能基本一致，只是起效快慢及维持时间、所需剂量各不相同，其中以氢氯噻嗪（hydrochlorothiazide）最为常用，其次还有氯噻嗪（ch1orothiazide）、氢氟噻嗪（hydroflumethiazide）、苄氟噻嗪（bendrofluazide）、环戊噻嗪（cyclopenthiazide）等。非噻嗪类药物，如氯噻酮（chlortalidone，氯酞酮）、吲哒帕胺（indapamide）、希帕胺（xipamide）等，药理作用、作用机制、临床应用和不良反应与噻嗪类相似。

【体内过程】 氢氯噻嗪口服约 70% 被吸收，其他噻嗪类利尿药脂溶性高，口服约 80% 被吸收，口服 1 ～ 2 小时出现利尿作用。噻嗪类利尿药主要以原形从肾小管分泌排出。氯噻酮因吸收和排泄缓慢，作用最为持久。

【药理作用和临床应用】

（1）利尿作用：通过抑制远曲小管近端 Na^+-Cl^- 同向转运体而抑制 NaCl 的重吸收，降低肾的稀释功能，产生温和持久的利尿作用。由于转运至远曲小管和集合管的 Na^+ 增加，促进了 K^+-Na^+ 交换。此外，尚有轻度碳酸酐酶抑制作用，故略增加 HCO_3^- 的排泄。用此类药后，Na^+、Cl^-、K^+、Mg^{2+}、HCO_3^- 的排泄均有增加。但本类药物促进远曲小管对钙的重吸收，可产生高钙血症。

该类药临床用于各种原因引起的水肿，是轻、中度心源性水肿的首选利尿药，与强心苷合用时应注意补钾；对肾性水肿的疗效与肾功能损害程度相关，肾功能受损较轻者效果较好，肾功能不全者慎用；肝性水肿者在使用时要慎防低血钾诱发肝性脑病。

（2）降压作用：本类药物通过排钠利尿，即使血容量降低，又使血管外周阻力降低，从而发挥温和持久的降压作用。

单用治疗轻度高血压，也可作为基础降压药，与其他降压药合用治疗中、重度高血压，可减少后者的剂量，减少副作用（详见第 5 章）。

（3）抗利尿作用：噻嗪类能明显减少尿崩症患者的尿量及口渴症状。主要因排 Na^+，使血浆渗透压降低，而减轻患者的口渴感和饮水量，从而使尿量减少。

可用于肾性尿崩症及抗利尿激素（ADH）无效的中枢性尿崩症。

尿 崩 症

尿崩症是由于下丘脑 - 神经垂体部位病变引起抗利尿激素（ADH）减少或缺乏所致，又称中枢性尿崩症。因肾小管对 ADH 不敏感引起者称肾性尿崩症。临床表现主要是多尿、烦渴、多饮、低比重尿和低渗尿。起病常较急，24h 尿量可多达 5 ～ 10L，但最多不超过 18L。尿比重常在 1.005 以下，尿渗透压常为 50 ～ 200mmol/L，尿渗透压低于血浆渗透压，尿色淡如清水。

链 接

【不良反应和注意事项】

（1）电解质紊乱：长期用药可致低血钾、低血钠、低血氯、低血镁，其中以低血钾最常见，为防止发生低钾血症，给药应从小剂量开始，并宜间歇停药，用药期间应注意补钾或与保钾利尿药合用。肝硬化患者或与强心苷合用者更应注意。

（2）高尿酸血症：其原因与呋塞米相同。有痛风史者可诱发或加剧痛风症状，应慎用。

宜与促进尿酸排泄的氨苯蝶啶合用。又因其降低肾小球滤过率，故肾功能不全的患者应禁用。

（3）高血糖：抑制胰岛素释放和组织对葡萄糖的利用而升高血糖，糖尿病患者慎用。

（4）高血脂：长期应用使血中三酰甘油、胆固醇及低密度脂蛋白升高。

（5）其他：久用可致高钙血症。本类药与磺胺类药有交叉过敏反应，可引起皮疹、皮炎等，偶见粒细胞及血小板减少等。

考点：噻嗪类利尿药的药理作用、临床应用、不良反应和注意事项

（三）低效利尿药

螺　内　酯

【体内过程】　螺内酯（spironolactone，安体舒通）口服易吸收，吸收率约 90%，起效缓慢，口服 1 天左右见效，2 ～ 4 天达高峰，停药后作用仍维持 2 ～ 3 天。主要在肝灭活后经肾排泄，部分经胆道排泄，可形成肝肠循环。

【药理作用】　螺内酯的化学结构与醛固酮相似，是醛固酮的竞争性拮抗药。它与醛固酮在远曲小管末端和集合管部位竞争醛固酮受体，拮抗醛固酮的保钠排钾作用，促进 Na^+ 和水的排出，减少 K^+ 排出。其特点是利尿作用弱、缓慢而持久；利尿作用强弱与体内醛固酮水平有关，对醛固酮增高的水肿患者利尿效果较好。

【临床应用】　主要用于伴有醛固酮升高的顽固性水肿，如充血性心力衰竭、肝硬化腹水和肾病综合征等。单用效果差，常与排钾利尿药合用，以提高疗效，并防止低血钾。

【不良反应和注意事项】

（1）高血钾：久用易致高钾血症，肾功能不全或糖尿病患者尤易发生；常表现为嗜睡、极度疲劳、心率减慢、心律失常等。严重肝、肾功能不全和血钾偏高者禁用。

（2）性激素样作用：久用可致男性乳房发育、女性多毛症、月经不调等，停药后可消失。

（3）其他：可见胃肠道反应。少数患者可引起头痛、困倦与精神紊乱等中枢神经反应。

考点：螺内酯的药理作用、所引起的高血钾

氨苯蝶啶和阿米洛利

【药理作用】　氨苯蝶啶（triamterene，三氨蝶呤）和阿米洛利（amiloride，氨氯吡咪）虽化学结构不同，却有相同的药理作用。它们均阻滞远曲小管末端和集合管腔膜上的 Na^+ 通道，减少 Na^+ 重吸收，抑制 Na^+-K^+ 交换，而产生排 Na^+、利尿、保 K^+ 的作用。利尿作用较螺内酯快、短、略强。

【临床应用】　两药在临床上常与排钾利尿药合用治疗顽固性水肿和腹水。氨苯蝶啶能促进尿酸排泄，故适用于痛风患者的利尿。

【不良反应和注意事项】　常见恶心、呕吐、腹泻等消化道症状。久用可致高钾血症，肾功能不良者较易发生，应慎用，高血钾者禁用。氨苯蝶啶可抑制二氢叶酸还原酶，引起叶酸缺乏，肝硬化患者服用此药可发生巨幼红细胞性贫血。

乙 酰 唑 胺

【药理作用】　乙酰唑胺（acetazolamide，醋唑磺胺）作用于近曲小管上皮细胞，抑制碳酸酐酶的活性而抑制 HCO_3^- 的重吸收，由于 Na^+ 在近曲小管与 HCO_3^- 结合排出，因此近曲小管 Na^+ 和水重吸收会减少。但集合管 Na^+ 重吸收会大大增加，使 K^+ 的分泌相应增多。因而本药主要造成尿中 HCO_3^-、K^+ 和水的排出增多。

【临床应用】

（1）青光眼：本品可抑制青光眼患者睫状体上皮细胞中碳酸酐酶，使房水生成减少，降低眼压。口服可治疗多种类型的青光眼。

（2）急性高山病：因其可作用于脉络丛，减少脑脊液生成，24 小时前预防性服用本药，

可减轻高山反应中的脑水肿。

（3）碱化尿液：因增加 HCO_3^- 的排出而碱化尿液，促进尿酸及弱酸性药物的排泄。

【不良反应】 与其他磺胺类药物一样，可有过敏反应，长期用药可导致代谢性酸中毒、尿结石、低血钾等。

第2节 脱 水 药

脱水药（dehydrant agents）又称渗透性利尿药（osmotic diuretics）。静脉注射给药后，能迅速提高血浆和肾小管腔液渗透压，引起组织脱水和渗透性利尿作用。本类药物具备以下特点：①静脉注射给药后不易透出血管进入组织；②体内不易被代谢；③易经肾小球滤过而不易被肾小管重吸收。常用药物包括甘露醇、山梨醇、高渗葡萄糖等。

甘 露 醇

甘露醇(mannitol)是一种己六醇，口服不吸收，必须静脉给药，临床上用20%的高渗溶液。

【药理作用】

（1）脱水作用：静脉注射后，能迅速提高血浆渗透压，促使组织间液和细胞内的水分向血液转移，尤其对脑、眼前房等具有屏障功能的组织脱水作用更明显，减少脑脊液和房水量，降低颅内压和眼压。静脉注射 20 分钟后颅内压显著下降，2 ～ 3 小时达最低水平，作用维持 6 小时以上。

（2）利尿作用：静脉注射后，可稀释血液，增加循环血容量和肾小球滤过率；不被肾小管重吸收，增加肾小管内液体的渗透压，减少肾小管对水的重吸收，产生渗透性利尿作用。

【临床应用】

（1）脑水肿和青光眼：是治疗脑水肿，降低颅内压安全而有效的首选药物，若合用地塞米松，效果更佳。也可用于青光眼的急性发作和术前应用以降低眼压。

（2）预防急性肾衰竭：急性肾衰早期少尿时及时应用甘露醇，可通过其脱水、利尿和增加血流量作用，可减轻肾间质水肿；维持足够的尿量，稀释管内有害物质，防止肾小管萎缩、坏死及改善肾缺血。

（3）其他：口服用药，可引起渗透性腹泻，用于从胃肠道清除毒性物质。

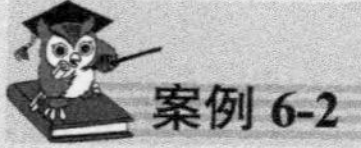

案例 6-2

患者，男，62 岁。因头痛 1 年，视物不清 2 周入院。1 年前无明显诱因出现阵发性头痛，以左颞顶部为重，并进行性加重，时有夜间痛醒。1 周来头痛后出现喷射性呕吐，吐后头痛减轻，并有视物模糊。体格检查：神志清楚，双侧瞳孔等大等圆，对光反射正常。胸腹四肢无阳性体征。眼底检查：视乳头水肿。初步诊断为颅内压增高症。

问题与思考：

宜选用何药降低颅内压？使用该药时注意事项有哪些？

考点：药甘露醇治疗脑水肿和青光眼的临床应用

【不良反应和注意事项】 一般少见，静脉注射过快可引起一过性头痛、眩晕、畏寒和视力模糊。静脉注射时若药液漏出血管外，可引起局部组织肿胀甚至坏死，一旦外漏应及时热敷。禁用于慢性心功能不全、活动性颅内出血及尿闭者。

使用时应注意如下问题。①静脉注射切勿漏出血管外，否则可致局部组织肿胀甚至坏死。一旦外漏应及时热敷。②气温较低时，易析出结晶，可用热水浴（80℃）加温，振摇溶解后使用。不能与其他药物混合静脉滴注。

山 梨 醇

山梨醇（sorbitol）是甘露醇的同分异构体，临床常用 25% 的高渗溶液。其作用、用途与甘露醇相似，因其在肝内被部分转化成果糖而失去脱水作用，故作用较弱，但易溶于水，价廉，不良反应较轻，临床常作为甘露醇的代用品。

高渗葡萄糖

50% 的高渗葡萄糖（glucose）静脉给药也具有脱水和渗透性利尿作用。但因葡萄糖易从血管弥散到组织细胞被代谢，故作用较弱且不持久。单独用于脑水肿时，由于葡萄糖可进入脑组织内，同时带入水分而使颅内压回升，甚至超过用药前水平，造成反跳现象，故临床上可与甘露醇或山梨醇交替使用。

制剂和用法

呋塞米　片剂：20mg。一次 20 ～ 40mg，一天 1 ～ 2 次。为避免发生电解质紊乱，应从小量开始，间歇给药，即服药 1 ～ 3 天，停药 2 ～ 4 天。注射剂：20mg/2ml。一次 20 ～ 40mg，肌内注射或稀释后缓慢静脉注射，每日或隔天一次。

布美他尼　片剂：1mg。一次 0.5 ～ 2mg，一天 1 次，必要时可一天 2 ～ 3 次。注射剂 0.5mg/2ml。肌内或静脉注射，起始 0.5 ～ 1mg，必要时每隔 2 ～ 3 小时重复，最大剂量为一天 10mg。

托拉塞米　注射剂：10mg/ml。一次 10 ～ 20mg，一天 1 次。

依他尼酸　片剂：25mg。一次 25mg，一天 1 ～ 3 次。

氢氯噻嗪　片剂：10mg、25mg、50mg。一次 25 ～ 50mg，一天 1 ～ 2 次，间日或每周 1 ～ 2 次。针对不同疾病，用药次数可有所变动。

苄氟噻嗪　片剂：2.5mg、5mg、10mg。一次 2.5 ～ 10mg，一天 1 ～ 2 次，或隔天服用，或每周连续用 3 ～ 5 日。

环戊噻嗪　片剂：0.25mg、0.5mg。一次 0.25 ～ 0.5mg，一天 2 次。

氯噻酮　片剂：25mg、50mg、100mg。一次 25 ～ 50mg，一天 1 次；或一次 100mg，隔天 1 次。

螺内酯　胶囊剂：20mg。一次 20 ～ 40mg，一天 3 次。

氨苯蝶啶　片剂：50mg。开始一次 25 ～ 50mg，一天 2 次，最大剂量每天不宜超过 300mg。

阿米洛利　片剂：5mg。开始一次 2.5 ～ 5mg，一天 1 次，必要时可增加剂量，但每天不宜超过 20mg。

甘露醇　注射剂：20g/100ml、50g/250ml。一次 1 ～ 2g/kg，静脉滴注，必要时 4 ～ 6 小时重复使用一次。

山梨醇　注射剂：25g/100ml、62.5g/250ml。一次 1 ～ 2g/kg，在 20 ～ 30 分钟内输入，必要时 6 ～ 12 小时重复注射 1 次。

50% 葡萄糖注射液　注射剂：10g/20ml。一次 20 ～ 50ml，静脉注射。

目标检测

1. 排钠效能最高的利尿药是（　　）

A. 氢氯噻嗪　　B. 阿米洛利　　C. 呋塞米　　D. 环戊噻嗪　　E. 螺内酯

2. 下列哪项不是呋塞米的不良反应（　　）

A. 低血钾　　B. 高尿酸血症

C. 高血钙　　D. 耳毒性

E. 碱血症

3. 伴有糖尿病的水肿患者，不宜选用哪一种利尿药（　　）

A. 氢氯噻嗪　　B. 氨苯蝶啶

C. 呋塞米　　D. 乙酰唑胺

E. 螺内酯

4. 不宜与庆大霉素合用的利尿药是（　　）

A. 氢氯噻嗪　　B. 呋塞米

C. 氨苯蝶啶　　D. 氢氟噻嗪

E. 螺内酯

5. 治疗左心衰竭引起的急性肺水肿应首选（　　）

A. 呋塞米　　B. 甘露醇

C. 螺内酯　　D. 氢氯噻嗪

E. 高渗葡萄糖

6. 肝硬化腹水患者首选的利尿药是（　　）

A. 氨苯蝶啶　　B. 呋塞米

C. 螺内酯　　D. 氢氯噻嗪

E. 甘露醇

7. 尿崩症患者可用下列哪种药物治疗（　　）

A. 氨苯蝶啶　　B. 呋塞米

C. 螺内酯　　D. 氢氯噻嗪

E. 甘露醇

8. 伴有醛固酮增多的顽固性水肿宜选用（　　）

A. 螺内酯　　B. 氨苯蝶啶

C. 呋塞米　　D. 氢氯噻嗪

E. 甘露醇

9. 药物中毒时为加速毒物排泄应选用（　　）

A. 山梨醇　　B. 50% 葡萄糖

C. 呋塞米　　D. 乙酰唑胺

E. 氢氯噻嗪

10. 下列哪种药物可使心衰患者症状加重（　　）

A. 氢氯噻嗪　　B. 乙酰唑胺

C. 螺内酯　　D. 呋塞米

E. 甘露醇

（11、12 题共用题干）

患者，男，23 岁，头部外伤后昏迷 2 小时，曾呕吐数次，入院时测 Bp 150/80mmHg，P 100 次 / 分，R 12 次 / 分，考虑“脑挫裂伤”，给予非手术治疗。

11. 为降低颅内压宜选用下列哪药治疗（　　）

A. 呋塞米　　B. 20% 甘露醇

C. 地塞米松　　D. 氢化可的松

E. 50% 葡萄糖液

12. 使用该药溶液 250ml 静脉滴注，应在多长时间内滴完（　　）

A. 15 ～ 30 分钟　　B. 5 ～ 15 分钟

C. 30 ～ 45 分钟　　D. 45 ～ 60 分钟

E. 60 ～ 90 分钟

（13、14 题共用题干）

患者，女，40 岁，患风湿性心脏病二尖瓣狭窄，心房颤动 7 年，近来体力活动后心慌、气短、下肢水肿，医生诊断为慢性心功能不全。

13. 该患者除给予地高辛治疗外，还应使用下列哪种利尿药（　　）

A. 呋塞米　　B. 甘露醇

C. 螺内酯　　D. 氢氯噻嗪

E. 乙酰唑胺

14. 使用该利尿药时应特别注意防止出现（　　）

A. 低钠血症　　B. 高钾血症

C. 低钾血症　　D. 高钠血症

E. 低镁血症

（15 ～ 17 题共用选项）

A 抑制远曲小管和集合管对 Na^+ 的重吸收

B. 抑制远曲小管近端对 Na^+、Cl^- 的重吸收

C. 竞争性对抗醛固酮的作用

D. 抑制髓袢升支粗段对 Na^+、Cl^- 的重吸收

E. 抑制远曲小管对 K^+ 的分泌

15. 呋塞米的利尿机制是（　　）

16. 螺内酯的利尿机制是（　　）

17. 氢氯噻嗪的利尿机制是（　　）

（18 ～ 20 题共用选项）

A. 呋塞米　　B. 螺内酯

C. 乙酰唑胺　　D. 氨苯蝶啶

E. 氢氯噻嗪

18. 急性肾衰竭少尿时，宜选用（　　）

19. 作为基础降压药宜选用（　　）

20. 作为不受醛固酮影响的留钾利尿药是（　　）

（张　彬）

中英文对照

利尿药　diuretic

抗利尿激素　ADH

呋塞米　furosemide

布美他尼　bumetanide

托拉塞米　torasemide

依他尼酸　etacrynic acid

氢氯噻嗪　hydroch1orothiazide

氯噻嗪　ch1orothiazide

氢氟噻嗪　hydroflumethiazide

苄氟噻嗪　bendrofluazide

环戊噻嗪　cyclopenthiazide

氯噻酮　chlortalidone

吲哒帕胺　indapamide

希帕胺　xipamide

螺内酯　spironolactone

氨苯蝶啶　triamterene

阿米洛利　amiloride

乙酰唑胺　acetazolamide

脱水药　dehydrant agents

渗透性利尿药　osmotic diuretics

甘露醇　mannitol

山梨醇　sorbito1

高渗葡萄糖　glucose

第7章　作用于呼吸系统的药物

呼吸系统疾病为常见病和多发病，包括上呼吸道感染、支气管炎、支气管哮喘、慢性支气管炎及其并发的肺炎、阻塞性肺气肿、肺源性心脏病等，而咳、痰、喘则是呼吸系统疾病常见的症状，这三大症状常同时存在并相互影响，可使疾病反复发作甚至加重。因此，对于呼吸系统疾病在对因治疗的同时，还应适当的对症治疗，故本章主要讨论镇咳药、祛痰药和平喘药。

第1节　镇　咳　药

学 习 目 标

1. 掌握可待因的药理作用、临床应用和不良反应。
2. 熟悉其他中枢性镇咳药的作用特点及临床应用。
3. 了解外周性镇咳药作用特点。

咳嗽是一种保护性反射，有利于呼吸道内痰液和异物的排出。轻度咳嗽一般不需要应用镇咳药；对于剧烈咳嗽，为了减轻患者的痛苦，使其更好地休息，防止疾病进展和避免并发症的出现，应采用镇咳药治疗。常用的镇咳药根据其作用部位不同可分为中枢性镇咳药和外周性镇咳药。有些药物兼有中枢和外周两种作用。

一、中枢性镇咳药

中枢性镇咳药主要通过抑制延髓咳嗽中枢而镇咳，镇咳作用较强。

可　待　因

【药理作用和临床应用】 可待因(codeine，甲基吗啡)为阿片生物碱之一，与吗啡相似，有镇咳、镇痛作用，其镇咳作用为吗啡的1/4，镇痛作用为吗啡的1/10～1/7。镇咳剂量不抑制呼吸。适用于各种原因引起的剧烈干咳，尤其适用于剧烈干咳伴胸痛者，也可用于中等程度的疼痛患者。

考点：可待因的临床应用、耐受性和依赖性

【不良反应】 比吗啡轻。少数患者可出现恶心、呕吐、便秘、眩晕等副作用，长期使用也有耐受性和依赖性。过量可引起兴奋、烦躁不安、呼吸抑制、昏睡、瞳孔缩小等中毒症状。

右美沙芬

右美沙芬（dextromethorphan，右甲吗喃）为人工合成的吗啡衍生物。镇咳强度与可待因相等，但无成瘾性，无镇痛作用。治疗量对呼吸无抑制作用。口服15～30分钟起效，维持3～6小时。主要用于干咳，是目前临床应用最广泛的镇咳药。偶有头晕、嗜睡、口干、便秘等副作用，过量中毒时有中枢抑制作用。

喷托维林

喷托维林（pentoxyverine，咳必清）为人工合成的非成瘾性中枢镇咳药。其镇咳作用机制为选择性抑制延髓咳嗽中枢，镇咳强度为可待因的 1/3，并有阿托品样作用和局部麻醉作用，能松弛支气管平滑肌和麻醉呼吸道感受器。适用于上呼吸道感染引起的干咳、阵咳和小儿百日咳等。偶有轻度头痛、头昏、口干、便秘等。无成瘾性，青光眼患者禁用。

氯哌斯汀

氯哌斯汀（cloperastine，咳平）为苯海拉明的衍生物，兼有中枢和外周镇咳作用。镇咳作用弱于可待因，但强于喷托维林；有较弱的 H_1 受体阻断作用，能缓解支气管痉挛，减轻支气管黏膜充血、水肿。适用于上呼吸道感染及急、慢性支气管炎等引起的干咳。不良反应少见，偶有口干、嗜睡等症状，无依赖性。

二、外周性镇咳药

外周性镇咳药是通过抑制咳嗽反射弧中的感受器、传入或传出神经的传导而产生镇咳作用的药物。

苯佐那酯

苯佐那酯（benzonatate，退嗽露）为丁卡因的衍生物，有较强的局麻作用，能抑制肺牵张感受器和感觉神经末梢。口服 20 分钟显效，持续 3 ～ 4 小时。对干咳、镇咳效果好，也可用于支气管镜检查前预防咳嗽。不良反应较轻，可有轻度头晕、嗜睡、鼻塞、口干、胸闷等，偶见过敏性皮炎。口服时勿咬破药丸，以免引起口腔麻木。

考点：苯佐那酯的不良反应和注意事项

苯丙哌林

苯丙哌林（benproperine，咳快好）兼有中枢和外周镇咳作用，能抑制咳嗽中枢，也能抑制肺及胸膜牵张感受器引起的肺 - 迷走神经反射，且有平滑肌解痉作用。镇咳作用比可待因强 2 ～ 4 倍，作用可维持 4 ～ 7 小时。适用于各种原因引起的刺激性干咳。偶有头晕、乏力、口干、皮疹、嗜睡等，口服时勿咬破药丸，以免引起口腔麻木。孕妇慎用，对本药过敏者禁用。

第2节 祛痰药

学习目标

1. 掌握乙酰半胱氨酸的临床应用。
2. 熟悉氯化铵、溴己新等祛痰药的作用特点。
3. 了解其他祛痰药的作用及临床应用。

祛痰药是能使痰液稀释、黏度降低或分解黏痰而有利于痰液排出的药物。痰液的清除可减轻或消除黏痰对支气管黏膜的刺激和对小气道的阻塞作用，因此，祛痰药还能起到镇咳和平喘的作用。常用的祛痰药按作用机制可分为恶心性祛痰药、刺激性祛痰药和黏痰溶解药三类。

一、恶心性祛痰药

本类药物可刺激胃黏膜，引起轻度恶心，兴奋迷走神经，反射性增加呼吸道腺体分泌，使痰液稀释而易于咳出。常用药物有氯化铵、愈创甘油醚、中药桔梗和远志等。

氯 化 铵

【药理作用和临床应用】

（1）祛痰作用：口服氯化铵（ammonium chloride）后可刺激胃黏膜，引起轻度恶心，兴奋迷走神经，反射性增加呼吸道腺体分泌，使痰液稀释而易于咳出。此外，氯化铵被吸收后，部分经呼吸道腺体排出，因高渗作用带出水分而使痰液稀释，也可起到祛痰作用。适用于急、慢性呼吸道炎症痰多黏稠不易咳出者。

（2）酸化血液和尿液：氯化铵为酸性无机盐，吸收后可酸化血液和尿液，可用于酸化尿液和治疗某些碱血症。

考点：氯化铵的祛痰作用

【不良反应和注意事项】 大量服用可引起恶心、呕吐、胃痛等胃肠道刺激症状，宜饭后服用。消化性溃疡及肝、肾功能不全者慎用。

二、刺激性祛痰药

刺激性祛痰药是具有挥发性的药物，对呼吸道黏膜有温和的刺激作用，吸入蒸气后可增加呼吸道腺体分泌，使痰液稀释；并能改善呼吸道黏膜血液循环，促进炎症消退；还有轻度抗菌消炎作用。常用药物：安息香酊（Benzoin tincture）、桉叶油（Eucalyptus）等。适用于慢性支气管炎、支气管扩张、流感等引起的咳 嗽、痰液黏稠不易咳出者。应用药物浓度过高时，可刺激眼、鼻、喉等处的黏膜，引起流泪、疼痛、流涕、咳嗽等刺激症状。

三、黏痰溶解药

黏痰溶解药是使黏痰中的黏性成分分解、黏度降低，使其易于排出的药物。

乙酰半胱氨酸

乙酰半胱氨酸（acetylcysteine，痰易净）分子中含有的巯基能使黏痰中黏蛋白多肽链中的二硫键断裂，使多肽链变成小分子肽链，从而降低痰液的黏滞度。此外，也可裂解脓痰中的DNA纤维，使其液化而易于排出。雾化吸入可用于大量黏痰阻塞气道而咳出困难者。紧急情况下可气管内滴入或滴注给药，能迅速溶解黏痰，要及时吸引排痰以防止稀释的痰液阻塞气道。

本药有特殊的酸臭味，可引起恶心、呕吐；对呼吸道有刺激性，可引起呛咳或支气管痉挛，可以合用异丙肾上腺素避免支气管痉挛。不宜与青霉素类、头孢菌素类、四环素类等抗生素合用，以免降低抗菌活性。支气管哮喘患者禁用或慎用。

溴 己 新

溴己新（bromhexine，溴己铵）可裂解黏痰中的黏多糖，并抑制其合成，降低痰液的黏稠度；还兼有恶心性祛痰的作用，使痰液稀释而易于排出；并能促进支气管纤毛运动，有利于痰液的排出。适用于急、慢性支气管炎、哮喘、支气管扩张症等痰液黏稠而不易咳出者。偶有恶心、胃部不适、血清转氨酶升高等不良反应。消化性溃疡、肝功能不全者慎用。

羧甲司坦

羧甲司坦（carbocysteine，羧甲半胱氨酸）能减少高黏度的岩藻黏蛋白的产生，促进呼吸道腺体分泌黏度低的黏蛋白，并能使黏蛋白多肽链中的二硫键断裂。适用于各种呼吸道疾病引起的痰液黏稠不易咳出者，也可用于手术后咳痰困难者。有轻度的恶心、呕吐、头晕、胃部不适、腹泻等不良反应，严重者可出现胃肠出血及皮疹等。消化性溃疡病患者慎用或禁用。

考点：羧甲司坦的药理作用、临床应用、不良反应

四、酶　制　剂

糜蛋白酶

糜蛋白酶（chymotrypsin，胰凝乳蛋白酶）能迅速分解蛋白质，使黏稠痰液稀释易于咳出，对黏白和脓黄痰均有效。用于慢性化脓性气管炎、肺脓肿等。

五、表面活性剂

泰洛沙泊

泰洛沙泊（tyloxapol）能降低痰液的表面张力，从而降低痰液的黏度。雾化吸入适用于各种呼吸道疾病所致痰液黏稠不易咳出者。

第3节　平　喘　药

学习目标

1. 掌握 β_2 受体激动药、氨茶碱的作用、临床应用和不良反应。
2. 熟悉平喘药的分类。
3. 了解其他平喘药的作用特点及临床应用。

喘息是支气管哮喘和喘息型支气管炎的主要症状，而支气管哮喘和喘息型支气管炎是由多种原因引起的发作性气道慢性炎症性疾病。其基本的病理变化为炎性细胞浸润、炎症介质释放，引起呼吸道黏膜下微血管通透性增加、黏膜水肿、平滑肌痉挛、气道反应性增高等。平喘药是能缓解或消除哮喘及其他呼吸系统疾病所致的喘息症状的药物。

一、肾上腺素受体激动药

（一）非选择性 β 受体激动药

本类药物以异丙肾上腺素、肾上腺素和麻黄碱为代表。异丙肾上腺素、肾上腺素主要用于控制哮喘急性发作，麻黄碱口服用于预防哮喘发作及轻症的治疗。但本类药物在激动 β_2 受体的同时也可不同程度的激动 β_1 受体，易导致心悸、心律失常、震颤等不良反应，故临床上常用选择性 β_2 受体激动药平喘。

（二）选择性 β_2 受体激动药

本类药物通过选择性激动 β_2 受体，可松弛支气管平滑肌，解除支气管平滑肌痉挛，是哮喘急性发作时的首选药。治疗量时心血管不良反应少而轻，但大剂量仍可引起心悸、恶心、头晕、头痛等。用药早期可出现明显的手指震颤，继续用药可逐渐减轻或消失。长期或反复用药，可产生快速耐受性或引起气道反应性增高，哮喘发作加重甚至猝死。高血压、心功能不全、甲状腺功能亢进者慎用。常用的药物有沙丁胺醇（salbutamol，舒喘灵）、特布他林（terbutaline）、克伦特罗（clenbuterol）、福莫特罗（formoterol）等。

考点：选择性 β_2 受体激动药的种类

二、茶 碱 类

茶碱难溶于水，临床上常用其复盐或衍生物。本类药物能松弛平滑肌，对痉挛状态的支气管平滑肌松弛作用更显著，兼有一定的抗炎和免疫调节作用。

氨 茶 碱

氨茶碱（aminophylline）为茶碱和乙二胺的复合物。口服、静脉、直肠给药均有效，口服2～3小时达最大效应，作用可维持5～6小时。静脉滴注15～30分钟达最大效应。

【药理作用和临床应用】

（1）平喘作用：氨茶碱的平喘作用主要与松弛支气管平滑肌和抗炎作用有关。短期应用能促进肾上腺素和去甲肾上腺素的释放，激动 β_2 受体而松弛支气管平滑肌；阻断腺苷受体，拮抗腺苷引起的支气管平滑肌痉挛；抑制磷酸二酯酶，减少细胞内cAMP分解，使细胞内cAMP水平升高，松弛支气管平滑肌；还具有抗炎作用，缓解哮喘急性期症状，减轻慢性哮喘的症状。可用于治疗各种支气管哮喘和喘息型支气管炎。对重症哮喘及哮喘持续状态，可静脉滴注或用25%葡萄糖注射液稀释后缓慢静脉注射给药；口服可用于预防哮喘急性发作。

（2）兴奋心脏：可加强心肌收缩力和增加心排血量，对急性心功能不全和心源性哮喘有效。

（3）利尿作用：可增加肾血流量和肾小球滤过，抑制肾小管对 Na^+ 的重吸收。可用于心源性水肿的辅助治疗。

【不良反应和注意事项】 本药碱性强，刺激性大，口服可致恶心、呕吐，宜饭后服用；安全范围小，静脉注射过快或剂量过大，易致心悸、心律失常、血压骤降、兴奋不安等毒性反应，严重时甚至心搏骤停或猝死，故应稀释后缓慢静脉注射。

考点：氨茶碱的药理作用、临床应用、不良反应和注意事项

氨茶碱的缓释剂和控释剂常用药物有葆乐辉（protheo，优喘平）、舒弗美片等。本类制剂的优点是血药浓度稳定，血药浓度的峰值与谷值之间的波动小；作用持续时间长，适用于夜间哮喘发作和慢性反复发作者；胃肠刺激性小，患者易耐受。

二羟丙茶碱

二羟丙茶碱（diprophylline，甘油茶碱，喘定）为茶碱和甘油的缩合物，pH接近中性，对胃肠刺激性较小，对心脏兴奋作用弱，安全范围较大，平喘效果不及氨茶碱。主要用于不能耐受氨茶 碱或伴有心动过速的患者。

三、M受体拮抗药

异丙托溴铵

异丙托溴铵（ipratropine，异丙阿托品）为阿托品的季铵盐衍生物。能选择性阻断支气管平滑肌上的M受体，松弛支气管平滑肌；同时还能减少支气管腺体分泌。口服难吸收，主要采用气雾吸入给药，在呼吸道内保持较高的药物浓度，局部作用强而全身作用弱，副作用较阿托品少。

其主要用于喘息型支气管炎及支气管哮喘，尤其适用于年龄较大、合并心血管疾病、对糖皮质激素疗效较差、不能耐受或禁用 β_2 受体激动药的哮喘患者。无明显不良反应，但大剂量使用可有口干、干咳、喉部不适等症状，青光眼患者禁用。

四、肾上腺皮质激素

糖皮质激素用于哮喘治疗已有50多年的历史，是目前治疗哮喘最有效的抗炎药，其平

喘作用和抗炎、抗免疫作用有关，是治疗哮喘持续状态和危重发作的重要抢救药物。地塞米松、泼尼松、泼尼松龙等全身应用抗炎作用较强，平喘效果明显，但不良反应多且严重。气雾剂吸入给药则具有局部抗炎作用强、用药量小、全身不良反应少等优点。常用的气雾吸入剂有倍氯米松、布地奈德、丙酸氟地卡松、曲安奈德、氟尼缩松等。

倍氯米松

倍氯米松（beclometasone，二丙酸氯地米松）为地塞米松的衍生物，具有强大的局部抗炎作用，作用强度约为地塞米松的 500 倍。气雾吸入后可直接作用于呼吸道发挥抗炎平喘作用，吸收作用很小，几无全身不良反应，长期应用对肾上腺皮质功能无抑制作用。可作为哮喘发作间歇期及慢性哮喘的首选药；长期低剂量或短期高剂量可用于中、重度哮喘患者，须提前 1 ～ 2 周用药；对皮质激素依赖的哮喘患者，可用本药代替其他糖皮质激素类药的全身应用。本药起效慢，不宜用于哮喘急性发作和哮喘持续状态的抢救治疗。长期用药，少数患者可发生口腔、咽部白色念珠菌感染，用药后及时漱口能起到一定的预防作用。妊娠早期及婴儿慎用。

考点：倍氯米松的平喘作用

布地奈德和氟尼缩松

两药均为局部用的糖皮质激素类药，药理作用、临床应用和不良反应与倍氯米松相似。布地奈德（budesonide，布地松，丁地去炎松）不含卤素，局部抗炎作用较强，对肾上腺皮质抑制作用更轻；氟尼缩松（flunisolide）的作用维持时间较长。

五、肥大细胞膜稳定药

色甘酸钠

色甘酸钠（sodium cromoglicate，咽泰）口服难吸收，治疗哮喘常用其微细粉末制成喷雾剂吸入给药。

【药理作用】 色甘酸钠无直接松弛支气管平滑肌的作用，也不能对抗组胺、白三烯等过敏介质的作用。但能稳定肥大细胞膜，减少 Ca^{2+} 内流，阻止肥大细胞脱颗粒，阻止组胺、白三烯等过敏介质的释放，对已释放出来的过敏介质无效。

【临床应用】 主要用于预防各型支气管哮喘的发作，能防止变态反应或运动引起的速发和迟发性哮喘，对已发作的哮喘无效。此外，也可用于过敏性鼻炎、溃疡性结肠炎以及胃肠过敏性疾病的预防。

【不良反应和注意事项】 几无毒副作用，是防治支气管哮喘最安全的药物。少数患者在吸入粉雾时可引起呛咳、咽喉刺激感、气急、胸闷甚至诱发哮喘等。同时吸入异丙肾上腺素可防止支气管痉挛的发生。

酮替芬

酮替芬（ketotifen，甲哌噻庚酮）主要通过抑制肥大细胞释放过敏介质，减轻过敏反应而产生作用。用于预防多种原因引起的支气管哮喘，也可用于过敏性鼻炎、食物或药物过敏等。口服易吸收，作用维持时间长。用药后可出现头晕、嗜睡、乏力等症状，继续用药可自行缓解。

奈多罗米钠

奈多罗米钠（nedocromil sodium）为色甘酸钠的衍生物，能稳定肥大细胞膜，作用较色甘酸钠强；还有较强的抗炎作用，能降低非特异性气道反应。吸入给药可预防哮喘或作为哮喘早期的维持治疗。儿童及孕妇慎用。

六、抗白三烯类药

本类药物通过阻断白三烯受体、对抗过敏介质白三烯而产生作用。临床常用的药物有扎鲁司特（zafirlukast）、孟鲁司特（montelukast）、齐留通（zileuton）等。

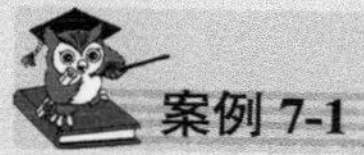

案例 7-1

患者，女，25 岁。因春游赏花，出现咳嗽、咳痰伴喘息，呼气性呼吸困难。查体：喘息貌，口唇发绀，在肺部可闻及广泛的哮鸣音。

诊断：支气管哮喘。

问题与思考：

1. 该患者发病最可能的诱因是什么？
2. 为控制哮喘急性发作的症状应首先哪类平喘药？
3. 如静脉注射氨茶碱，在注射时应注意哪些事项？
4. 如患者病情稳定，为了预防哮喘复发，可指导该患者服用哪类平喘药？

制剂和用法

氯化铵　片剂：0.3g。一次 0.3 ～ 0.6g，一天 3 次。

乙酰半胱氨酸　粉剂：0.5g、1g。临用前配成 10% 的溶液喷雾吸入，一次 1 ～ 3ml，一天 2 ～ 3 次。急救时以 5% 的溶液气管滴入，一次 1 ～ 2ml，一天 2 ～ 6 次。急救时也可以 5% 的溶液气管注入，一次 0.5 ～ 2ml。

美司钠　气雾剂：0.2g/ml。溶液剂：10% 水溶液。一次 20% 溶液 1 ～ 2ml，雾化吸入或气管内滴入。

脱氧核糖核酸酶　粉针剂：10 万 U/ 支。一次 5 万～ 10 万 U，溶入 2 ～ 3ml 的 10% 丙二醇或 0.9% 氯化钠注射液中，气雾吸入，一天 3 ～ 4 次。

溴己新　片剂：8mg。一次 8 ～ 16mg，一天 3 次。注射剂：4mg/2ml。一次 4 ～ 8mg，一天 2 次，肌内注射。

羧甲司坦　片剂：0.25g。口服液：0.2g/10ml、0.5g/10ml。糖浆剂：20mg/ml。一次 0.5g，一天 3 次。

可待因　片剂：15mg、30mg。一次 15 ～ 30mg，一天 3 次。注射剂：15mg/ml、30mg/ml，一次 15 ～ 30mg，皮下注射。

喷托维林　片剂：25mg。滴丸：25mg。一次 25mg，一天 3 ～ 4 次。

右美沙芬　片剂：15mg。一次 15 ～ 30mg，一天 3 ～ 4 次。

苯丙哌林　片剂或胶囊剂：20mg。口服液：10mg/10ml、20mg/10ml。冲剂：20mg。一次 20 ～ 40mg，一天 3 次。

氯哌斯汀　片剂：5mg、10mg。一次 10 ～ 30mg，一天 3 次。

苯佐那酯　丸剂：25mg、50mg。一次 50 ～ 100mg，一天 3 次。

沙丁胺醇　片剂或胶囊剂：2mg。一次 2 ～ 4mg，一天 3 次。气雾剂：28mg。一次 0.1 ～ 0.2mg（即喷吸 1 ～ 2 次），每 4 小时 1 次。

特布他林　片剂：2.5mg、5mg。一次 2.5mg ～ 5mg，一天 3 次。气雾剂：50mg、100mg。一次 0.25 ～ 0.5mg，一天 3 ～ 4 次吸入。

克仑特罗 片剂：20μg、40μg。一次 20 ～ 40μg，一天 3 次。气雾剂：2mg。一次 10 ～ 20μg，一天 3 ～ 4 次吸入。

福莫特罗 片剂：20μg、40μg。一次 40 ～ 80μg，一天 2 次。一次 12 ～ 24μg，一天 2 ～ 3 次气雾吸入，一天剂量不超过 72μg。

氨茶碱 片剂：0.1g、0.2g。一次 0.1 ～ 0.2g，一天 3 次。注射剂：0.25g/2ml、0.5g/2ml、0.25g/10ml。一次 0.25 ～ 0.5g，一天 2 次，肌内注射或静脉注射。静脉注射时以 50% 葡萄糖注射液 20 ～ 40ml 稀释后缓慢静脉注射。

异丙托溴铵 气雾剂：0.025%。一次 40 ～ 80μg，一天 4 ～ 6 次吸入。

倍氯米松 气雾剂：10mg。一次 100 ～ 200μg，一天 2 ～ 3 次吸入。

扎鲁司特 片剂：20mg。一次 20mg，一天 2 次，饭前 1 小时或饭后 2 小时服。

齐留通 片剂：200mg、400mg。一次 400 ～ 600mg，一天 4 次。

色甘酸钠 粉雾剂胶囊：20mg。一次 20mg，一天 4 次，用特制吸入器吸入。滴眼剂：2%。一次 2 滴，一天数次。

酮替芬 片剂或胶囊剂：0.5mg、1mg。一次 1mg，一天 2 次。

目标检测

1. 具有成瘾性的镇咳药是（ ）
   A. 可待因 B. 右美沙芬
   C. 喷托维林 D. 苯丙哌林
   E. 苯佐那酯
2. 治疗急性哮喘发作宜选用（ ）
   A. 茶碱类
   B. 肾上腺素受体激动药
   C. 倍氯米松
   D. 色苷酸钠
   E. 异丙托溴铵
3. 某患者哮喘发作，用异丙肾上腺素治疗，护士监测其不良反应时最常出现的是（ ）
   A. 心动过缓 B. 心动过速
   C. 嗜睡 D. 血压升高
   E. 直立性低血压
4. 关于氨茶碱的应用描述不正确的是（ ）
   A. 为支气管扩张剂
   B. 常用的给药途径为肌内注射
   C. 静脉注射时应稀释后慢推
   D. 速度过快可引起头晕、心律失常
   E. 浓度过高可导致血压下降、心搏骤停

（5 ～ 9 题共用题干）

患者，女，28 岁。因外出春游去植物园，出现咳嗽、咳痰并伴喘息 1 天入院。体检：T 36.5℃，P 90 次 / 分，R 28 次 / 分，BP 110/80mmHg，喘息貌，口唇发绀，肺部可闻及广泛的哮鸣音。

5. 该患者最可能的诊断是（ ）
   A. 肺炎 B. 支气管扩张
   C. 支气管哮喘 D. 肺心病
   E. 心功能不全
6. 该患者发病最可能的诱因是（ ）
   A. 花粉 B. 尘螨
   C. 动物毛屑 D. 病毒感染
   E. 精神因素
7. 下面哪种是控制症状的首选药（ ）
   A. 氨茶碱 B. β_2 受体激动药
   C. 色甘酸钠 D. 倍氯米松
   E. 异丙托溴铵
8. 患者进一步表现为发绀、端坐呼吸、大汗淋漓，经一般解痉、平喘治疗 24 小时后症状无缓解，判断患者为（ ）
   A. 混合性哮喘 B. 内源性哮喘
   C. 哮喘持续状态 D. 左心衰竭
   E. 右心衰竭
9. 对患者采取的护理措施错误的是（ ）
   A. 每日饮水量应在 2000ml 以上
   B. 在病室内摆放鲜花
   C. 遵医嘱给予祛痰药物

D. 遵医嘱给予糖皮质激素

E. 避免食用鱼、虾等食物

（10～13 题共用选项）

A. 心脏毒性　　B. 肝毒性

C. 口腔感染　　D. 诱发哮喘

E. 肺纤维化

10. 异丙肾上腺素的不良反应是（　　）

11. 倍氯米松的不良反应是（　　）

12. 氨茶碱的不良反应是（　　）

13. 色甘酸钠的不良反应是（　　）

（毛玉霞）

中英文对照

可待因　codeine
右美沙芬　dextromethorphan
喷托维林　pentoxyverine
氯哌斯汀　cloperastine
苯佐那酯　benzonatate
苯丙哌林　benproperine
氯化铵　ammonium chloride
安息香酊　Benzoin tincture
桉叶油　Eucalyptus
乙酰半胱氨酸　acetylcysteine
溴己新　bromhexine
羧甲司坦　carbocysteine
糜蛋白酶　chymotrypsin
泰洛沙泊　tyloxapol
沙丁胺醇　salbutamol
特布他林　terbutaline
克伦特罗　clenbuterol
福莫特罗　formoterol
氨茶碱　aminophylline
二羟丙茶碱　diprophylline
异丙托溴铵　ipratropine
倍氯米松　beclometasone
布地奈德　budesonide
氟尼缩松　flunisolide
色甘酸钠　sodium cromoglicate
酮替芬　ketotifen
奈多罗米钠　nedocromil sodium
扎鲁司特　zafirlukast
孟鲁司特　montelukast
齐留通　zileuton

第 8 章　作用于消化系统的药物

学习目标

1. 掌握 H_2 受体拮抗药的作用、临床应用、不良反应及注意事项；比较其他胃酸分泌抑制药的作用特点。

2. 熟悉胃黏膜保护药、胃肠动力药、硫酸镁的作用、应用、不良反应及注意事项。

3. 了解助消化药的作用特点、临床应用和应用注意事项。

消化系统疾病是常见病、多发病，因此，作用于消化系统的药物是目前临床最常用的药物之一。

第 1 节　抗消化性溃疡药

消化性溃疡（peptic ulcer）是消化系统的常见病，具有自然缓解和反复发作的特点，其发病机制尚未完全阐明。目前认为该病是攻击因子（胃酸、胃蛋白酶、幽门螺杆菌等）作用增强或防御因子（胃黏膜屏障、胃黏膜血流及黏膜修复等）作用减弱，两者失去平衡所引起。药物治疗主要着眼于：①降低胃液中胃酸浓度，减少胃蛋白酶活性，从而减少攻击因子的作用；②增强胃肠黏膜的保护功能，修复或增强胃的防御因子。目前常用药物有抗酸药、胃酸分泌抑制药、黏膜保护药和抗幽门螺杆菌药等。

一、抗　酸　药

常用抗酸药物可分为易吸收类，如碳酸氢钠；难吸收类，如氢氧化铝、氢氧化镁、三硅酸镁等（表 8-1）。

表 8-1　常用抗酸药作用特点比较

常用抗酸药	抗酸强度	起效时间	持续时间	保护作用	碱血症	产生 CO_2	继发性胃酸增多	排便影响
氧化酶	强	慢	久	无	无	无	无	轻泻
氢氧化镁	强	快	久	无	无	无	无	轻泻
三硅酸镁	弱	慢	久	有	无	无	无	轻泻
氢氧化铝	较强	慢	久	有	无	无	无	便秘
碳酸钙	较强	较快	较久	无	无	有	有	便秘
碳酸氢钠	较弱	最快	短	无	有	有	有	便秘

【药理作用和临床应用】　抗酸药（antacids）为弱碱性化合物。口服后在胃里直接中和胃酸，降低胃内酸度和胃蛋白酶的活性，从而缓解胃酸、胃蛋白酶对胃、十二指肠黏膜

的侵蚀及对溃疡面的刺激，减轻疼痛，有利于溃疡的愈合。理想的抗酸药应起效快、疗效强而持久，不吸收，不产气，不引起腹泻或便秘，对黏膜及溃疡面具有保护和修复作用。但目前还没有任何抗酸药能完全达到这些要求，故临床常联合用药或应用复方制剂，以扬长避短、增强疗效。

临床主要用于消化性溃疡和反流性食管炎。

【不良反应和注意事项】

（1）恶心、呕吐、嗳气、腹泻或便秘。

（2）长期服用可致代谢性碱中毒、高钙血症或高镁血症。

（3）液体制剂效果最佳，粉剂次之，片剂应咀嚼后服用，并饮少量水。

（4）空腹服用时，药效仅维持 30 分钟，若餐后 1 小时服用，药效可维持 3 ～ 4 小时。合理用药应在餐后 1 ～ 2 小时。睡前加服一次，可中和夜间所分泌的大量胃酸，疗效更好。

（5）大多数抗酸药具有吸附能力及改变胃内 pH 的作用，因此与其他药物联合用药时，应在服用抗酸药 1 ～ 2 小时后再用药为宜。

二、抑制胃酸分泌药

（一）H_2 受体拮抗药

H_2 受体拮抗药，通过阻断胃壁细胞上的 H_2 受体，抑制胃酸分泌。对各种原因引起的胃酸分泌增多均有抑制作用。常用的药物有西咪替丁、雷尼替丁、法莫替丁、尼扎替丁等。

西 咪 替 丁

西咪替丁（cimetidine，甲氰咪胍）口服吸收迅速而完全，30 分钟起效，约 1.5 小时达有效血药浓度，维持 3 ～ 4 小时，体内分布广，可透过血脑屏障。

【药理作用】 西咪替丁抑制基础（空腹）胃酸、夜间胃酸和各种刺激引起的胃酸分泌，并能抑制胃蛋白酶分泌，故对胃黏膜具有保护作用。

【临床应用】

（1）胃、十二指肠溃疡：对十二指肠溃疡的疗效优于胃溃疡。能减少十二指肠溃疡患者白天和夜间的疼痛及抗酸药的用量。服药 4 ～ 6 周后能明显促进溃疡面愈合，但停药后复发率高。溃疡愈合后继续采用维持剂量给药，可减少复发率。

（2）其他：反流性食管炎、佐林格 - 埃利森综合征（卓 - 艾综合征）及其他胃酸分泌过多症的治疗。

卓 - 艾综合征

卓 - 艾综合征又称为佐林格 - 埃利森综合征（Zollinger-Ellison syndrome），是一种具有分泌促胃液素的肿瘤，其临床表现为胃液和胃酸分泌过多、高促胃液素血症及难治性不典型溃疡，并容易出血和穿孔。60% ～ 70% 为恶性，常伴有淋巴结或肝转移。上述综合征群由 Zollinger 和 Ellison 于 1955 年首先报道，故由此命名。对该病的根本治疗是切除产生胃泌素的肿瘤，对没有发现肿瘤及肿瘤不能完全切除者可以用药物进行治疗。

链 接

【不良反应和注意事项】

（1）常见的有头痛、头晕、乏力、腹泻、便秘、肌肉痛、皮疹、皮肤干燥、脱发等。

（2）中枢神经系统可见嗜睡、焦虑，少数患者可见定向力障碍、幻觉等。

（3）内分泌系统作用：可出现精子数减少、性功能减退、男性乳腺发育、女性溢乳等抗雄激素作用。

（4）长期或大剂量应用可引起转氨酶升高、肝肾功能损伤。

（5）西咪替丁是肝药酶抑制剂，可抑制苯二氮䓬类、华法林、苯妥英钠、普萘洛尔、茶碱、奎尼丁等药物在体内转化，使上述药物血药浓度升高，延长作用时间。故合用时应注意调整剂量。

（6）抗酸药可影响西咪替丁的吸收，故不宜同服，如需要合用，两药间隔至少 1 小时。

雷尼替丁

雷尼替丁（ranitidine，呋喃硝胺）为一速效长效 H_2 受体拮抗药，抑制胃酸分泌作用比西咪替丁强 5 ～ 8 倍，作用持续 12 小时。副作用少，治疗量不改变催乳素、雄激素浓度，复发率低。临床主要用于治疗胃及十二指肠溃疡、术后溃疡、反流性食管炎和卓 – 艾综合征等。偶见白细胞、血小板减少，血清氨基转移升高等，停药后可恢复。孕妇和哺乳期妇女及 8 岁以下小儿禁用。

考点：雷尼替丁的药理作用及临床应用

法莫替丁

法莫替丁（famotidine）抑制胃酸分泌的作用比西咪替丁强 30 ～ 100 倍，比雷尼替丁强 6 ～ 10 倍。显效快，作用持续时间长达 12 小时以上，不良反应少，无抗雄激素作用，也不影响血催乳素浓度。临床应用与雷尼替丁相似。

同类药物还有尼扎替丁（nizatidine）和罗沙替丁（roxatidine），两药的作用及临床应用与雷尼替丁相似。

（二）H^+-K^+-ATP 酶抑制药

H^+-K^+-ATP 酶抑制药又称质子泵抑制药（proton pump inhibitor），临床常用的有奥美拉唑、兰索拉唑、泮托拉唑和雷贝拉唑。

奥美拉唑

奥美拉唑（omeprazole，洛赛克）口服易吸收，单次口服生物利用度约为 35%，反复用药的生物利用度约为 60%。达峰时间 1 ～ 3 小时，胃内食物充盈时，可减少吸收，故应餐前空腹口服。血浆蛋白结合率为 95%，肝中代谢、肾排泄、半衰期为 0.5 ～ 1.5 小时。

【药理作用】

（1）抑制胃酸分泌：本品为无活性前体，口服吸收后可选择性地浓集于胃壁细胞分泌小管周围，与 H^+ 结合转为活性的次磺酰胺衍生物。该活性物质能特异性地与胃壁细胞上 H^+-K^+-ATP 酶的巯基结合，使其失活从而不可逆地抑制氢泵功能，抑制基础胃酸以及由组胺、促胃液素、乙酰胆碱、食物等激发的胃酸分泌，作用强而持久（20 ～ 24 小时）。大剂量可导致无酸状态，是目前最强的抑酸药。

（2）促进溃疡愈合：抑制胃酸分泌后，胃内 pH 迅速升高，可反馈引起促胃液素分泌增加，血浆中促胃液素水平升高。由于促胃液素的泌酸作用已阻断，而增加黏膜血流量和促进胃肠黏膜生长的作用仍能发挥，故有利于溃疡愈合。

（3）抑制幽门螺杆菌：本药有较弱的抑制幽门螺杆菌生长作用，与阿莫西林等抗幽门螺杆菌的药物联合应用，可杀灭幽门螺肝菌。

【临床应用】　反流性食管炎、消化性溃疡、上消化道出血及幽门螺杆菌感染。该药缓解症状迅速，溃疡病愈合率高于 H_2 受体拮抗药，且复发率较低。

【不良反应和注意事项】

（1）服用过量会导致视物模糊、意识障碍、嗜睡、头痛、口干、颜面潮红、恶心及心动过速或心律失常等。

（2）奥美拉唑的缓释胶囊或肠溶片应整粒吞服，不可咀嚼，以防药物颗粒过早在胃内释放而影响疗效。

（3）婴幼儿、严重肾功能不全者不宜使用；肝肾功能不全者慎用；尽管动物实验尚未发现对妊娠或胎儿有影响，但是，建议孕妇尽可能避免使用该药物。

（4）动物实验证明，长期用药还可以发生胃部类癌。临床用药不得超过 8 周。

考点：奥美拉唑的药理作用及临床应用

（5）与地高辛合用会使地高辛的吸收增加，有加重地高辛中毒的危险。合用时，应该减少地高辛的用量，以免出现中毒。

（6）本药为肝药酶抑制剂，可延缓地西泮、香豆素类、苯妥英钠、硝苯地平等药物的代谢，使其血药浓度升高，作用时间延长；本药可减少四环素和铁剂的吸收。

兰索拉唑

兰索拉唑（lansoprazole）是第二代质子泵抑制药。抑制胃酸分泌、升高血促胃液素、胃黏膜保护作用及抗幽门螺杆菌作用与奥美拉唑相似，但抑制胃酸分泌作用及抗幽门螺杆菌作用比奥美拉唑强。口服易吸收，但对胃酸不稳定，口服吸收率约 85%。

潘多拉唑和雷贝拉唑

潘多拉唑（pantoprazole，泮他拉唑，喷妥拉唑）与雷贝拉唑（rabeprazole）属第三代质子泵抑制药。潘多拉唑口服后吸收迅速，持续时间长。两药的抗溃疡病作用与奥美拉唑相似，但潘多拉唑在 pH3.5 ～ 7.0 条件下较稳定。研究显示，雷贝拉唑在抗胃酸分泌能力和缓解症状、治愈黏膜损害的临床效果方面远优于其他抗酸药物，雷贝拉唑体外抗酸作用较强。雷贝拉唑和潘多拉唑对肝药酶系统的亲和力比奥美拉唑和兰索拉唑弱，对其他药物代谢的影响小，不良反应轻微，发生率约 2.5%。

（三）M 胆碱受体拮抗药

阿托品和溴化丙胺太林可减少胃酸分泌，解除胃肠痉挛，但不良反应较多。

哌仑西平（pirenzepine）主要阻断 M_1 受体，同时也有 M_2 受体阻断作用。能显著抑制胃酸分泌，对唾液腺、平滑肌和心房 M 受体亲和力低。能明显缓解溃疡患者的症状，用于治疗胃、十二指肠溃疡。不良反应以消化道症状为多见，主要是口干，此外可能有视物模糊、头痛、眩晕、嗜睡等。

替仑西平（telenzepine）与哌仑西平相似，作用较强，作用持续时间较长，半衰期约为 14 小时，主要用于治疗溃疡病。不良反应较少而轻。

（四）促胃液素受体拮抗药

丙 谷 胺

丙谷胺（proglumide，二丙谷酰胺）能竞争性阻断胃壁细胞上促胃液素受体，进而抑制胃酸及胃蛋白酶的分泌，有保护胃黏膜、促进溃疡愈合作用，还能调整胃肠运动。用于治疗胃、十二指肠溃疡，但临床疗效比 H_2 受体拮抗药差，故已少用于治疗溃疡病。

有大便干燥或大便次数增多、腹胀、食欲缺乏等胃肠道症状。少见神经系统反应，如头痛、头晕、失眠、外周神经炎。偶见皮疹、白细胞减少、血清转氨酶和胆红素升高等。

三、胃黏膜保护药

胃黏膜屏障包括细胞屏障和黏液 HCO_3^- 屏障。能防止胃酸、胃蛋白酶损伤胃黏膜细胞。当胃黏膜屏障功能受损时，可导致溃疡发作。胃黏膜保护药通过增强胃黏膜的细胞屏障和黏液 HCO_3^- 屏障而发挥抗溃疡病作用。

硫　糖　铝

硫糖铝（sucralfate，胃溃宁）在胃液中能形成黏稠的胶冻，牢固地黏附于胃、十二指肠黏膜表面，并能与胃黏膜表层的蛋白质络合而形成保护膜，覆盖溃疡面，从而阻止胃酸、胃蛋白酶及胆汁的刺激；还有抑制胃蛋白酶的活性、增强黏液 $-HCO_3^-$ 盐屏障作用、诱导溃疡区的表皮生长因子聚集及抑制幽门螺杆菌繁殖等作用。常用于治疗胃及十二指肠溃疡。不良反应有轻度的口干、恶心、胃痛、便秘等。

枸橼酸铋钾

枸橼酸铋钾（bismuth potassium citrate，胶体次枸橼酸铋，三钾二枸橼酸铋）于胃液酸性条件下能在溃疡表面或肉芽组织上形成一层坚固的氧化铋胶体膜，从而隔绝了胃酸、胃蛋白酶及酸性食物对溃疡的刺激和侵蚀。此外，本品还具有促进内源性前列腺素释放，改善胃黏膜血流量；使胃蛋白酶失活；促进黏液分泌及清除幽门螺杆菌作用。主要用于治疗胃及十二指肠溃疡。

考点：铋制剂的药理作用及临床应用

不良反应少，偶见恶心。可使舌、粪便染成黑色。

米索前列醇

米索前列醇（misoprostol，喜克溃）可促进胃黏液和 HCO_3^- 盐分泌，增强黏液—HCO_3^- 盐屏障功能；又能增加胃黏膜血流量，从而对胃黏膜产生强大的保护作用；还能通过激动前列腺素受体而产生强大的抑制胃酸分泌作用。临床用于治疗胃及十二指肠溃疡。

不良反应主要有腹泻，但不影响治疗。因对妊娠子宫有收缩作用，可引起流产，故孕妇禁用。对前列腺素类过敏者禁用。

十六角蒙脱石

十六角蒙脱石（smectite，思密达）是八面体氧化铝组成的多层结构，对消化道黏膜有较强的覆盖能力，增加胃黏液合成，使胃中磷脂含量增加，提高黏液层的疏水性，增强黏液屏障作用，促进上皮修复，并有抗幽门螺杆菌作用。适用于胃和十二指肠溃疡、胃炎、食管炎、结肠炎、急慢性腹泻等。

麦　滋　林

麦滋林（marzulene）由 99% 的谷氨酰胺和 0.3% 的水溶性奥林组成，前者增加胃黏膜前列腺素 E_2 合成，促进黏膜细胞增殖，增加黏液合成，增强黏膜屏障；后者有抗炎作用，抑制胃蛋白酶活性。可减轻溃疡病症状，促进溃疡愈合。不良反应有恶心、呕吐、便秘、腹泻、腹痛，个别患者有面部潮红。

四、抗幽门螺杆菌药

幽门螺杆菌（helicobacter pylori，HP）为革兰阴性厌氧菌，在胃十二指肠的黏液层与黏膜细胞之间生长，可产生多种酶及细胞毒素，使黏膜损伤，是慢性胃炎、消化性溃疡和胃腺癌等胃部疾患发生发展中的一个重要致病因子。抗幽门螺杆菌感染，除了抗溃疡药中的铋制剂、硫糖铝、H^+-K^+-ATP 酶抑制药有弱的作用外，临床常用的抗菌药物有庆大霉素、阿莫西林、克拉霉素、四环素和甲硝唑等。单一用药疗效差，且易产生耐药性，故临床常采用 2 ～ 3 种联合用药治疗。

第2节 助消化药

助消化药是指一类能促进胃肠道消化过程的药物，大多数助消化药本身就是消化酶的主要成分，用于消化道分泌不足时，可以发挥替代疗法的作用。另外，有些药物能促进消化液的分泌，调节胃肠功能，或制止肠道的过度发酵，也可用作消化不良的治疗。

双歧杆菌嗜酸乳杆菌肠球菌三联活菌

双歧杆菌嗜酸乳杆菌肠球菌三联活菌（bifid trpile viable，培菲康）可直接补充人体正常生理细菌，调整肠道菌群平衡，抑制并清除肠道致病菌，减少肠源性毒素的产生，促进机体对营养物质的消化，合成机体所需的维生素，主要治疗肠道菌群失调引起的急慢性腹泻；也可用于治疗轻中型急性腹泻、慢性腹泻及消化不良和腹胀。饭后半小时温水服用。

多 酶 片

多酶片（multienzyme Tablets）含胃蛋白酶、胰酶，用于胰腺疾病引起的消化障碍和胃蛋白酶缺乏或消化功能减退引起的消化不良症。为肠溶衣与糖衣的双层包衣片，内层为胰酶，外层为胃蛋白酶。饭前整片服用，不能嚼碎后服用。且不应与加热食物同时服用。不易与抗酸药、硫糖铝、奥美拉唑、复方氢氧化铝、西咪替丁、雷尼替丁、法莫替丁等合用，也不宜与猪肝同食。

地衣芽孢杆菌

地衣芽孢杆菌（bacillus licheniformis，整肠生）以活菌形式进入肠道后，对葡萄球菌、酵母菌等致病菌有拮抗作用，而对双岐杆菌、乳酸杆菌、拟杆菌、消化链球菌有促进生长作用，从而可调整肠道菌群失调，维持生态平衡，消除消化不良、腹胀等症。用于治疗急慢性肠炎、痢疾及各种因素引起的肠道菌群失调、腹泻等。对慢性溃疡性非特异性结肠炎急性发作、伪膜性肠炎、肝硬化引起的腹泻、胀气有理想的治疗效果，该药不可与环丙沙星合用。本品具有起效快、疗效高、不良反应极少等特点。

二 甲 硅 油

二甲硅油（dimethicone，消胀片）通过消除胃肠道内的泡沫，排除泡沫潴留的气体，缓解胃肠道胀气，用于消化不良和非机械性肠梗阻的胃肠胀气。饭前和临睡前服用。

乳 酶 生

乳酶生（lactasin，表飞鸣）为活乳酸杆菌的干粉剂及片剂，通常在肠内分解糖类生成乳糖，升高肠内酸度，抑制病菌繁殖，防止肠内发酵，减少产气。用于消化不良、肠发酵所致的小肠胀气、小儿消化不良引起的腹泻、肝性脑病等。饭前服用。不宜与磺胺药、药用炭、鞣酸、酊剂及铋剂合用，也不宜用开水送服。

干 酵 母

干酵母（dry yeast，酵母片，食母生片）含转化酶、麦糖酶、叶酸、烟酸、肌醇和B族维生素等，常用于营养不良、消化不良和B族维生素缺乏症的辅助治疗。饭后嚼碎服。剂量过大会引起腹泻。属拮抗磺胺类药物，不宜与碱性药物如氢氧化铝同服。

胃 蛋 白 酶

胃蛋白酶（pepsin）为消化酶，常用于食用蛋白性食物后缺乏胃蛋白酶所致的消化不良，病后恢复期的消化功能减退及食欲缺乏等，必须在胃酸作用下才能发挥作用，故常与稀盐酸同服，饭前服，禁与硫糖铝和碱性药物同服。

胰　酶

胰酶（pancreatin）含胰蛋白酶、胰淀粉酶、胰脂肪酶及糜蛋白酶，在中性或碱性环境中能促成蛋白质和淀粉的消化，对脂肪也有一定的消化作用，用于胰病引起的胰液分泌不足及糖尿病时的消化不良，饭前整片吞服，常与碳酸氢钠合用，可增加疗效；禁与酸性药物同服。

第 3 节　止吐药及胃肠动力药

恶心、呕吐是许多疾病的常见症状，治疗时应首先找出病因进行对因治疗，再根据具体情况选用适当的止吐药。

一、H_1 受体拮抗药

包括第一代中的苯海拉明、异丙嗪、赛庚啶、氯苯那敏和第二代中的西替利嗪、阿司咪唑及特非那定等。可抑制前庭功能，有中枢镇静和止吐作用，用于防治晕动病、内耳性眩晕病引起的呕吐。

二、M 胆碱受体拮抗药

最常用的具有止吐作用的 M 胆碱受体拮抗药是东莨菪碱，可通过降低内耳迷路感受器的敏感性，抑制前庭小脑通路的传导，预防恶心、呕吐。主要用于防治晕动病以及预防手术后恶心、呕吐。

三、多巴胺（D_2）受体拮抗药

1. 抗精神病药　常用药物有氯丙嗪、奋乃静、氟奋乃静、氟哌啶醇等。镇吐作用强大，不良反应多，主要用于各种疾病和药物所致的呕吐，但对晕动病无效（见第 4 章第 3 节抗精神失常药）。

2. 促胃动力药　代表药物为多潘立酮、甲氧氯普胺，常用于肿瘤化疗、放疗及多种原因引起的呕吐。

甲氧氯普胺

甲氧氯普胺（metoclopramide，灭吐灵，胃复安）阻断延髓催吐化学感受区（CTZ）多巴胺 D_2 受体而产生强大的中枢性镇吐作用；阻断胃肠多巴胺受体及促进乙酰胆碱释放，引起从食道下端至近端小肠平滑肌运动，促进胃排空和肠内容物向回盲部的推进；减少催乳素抑制因子释放，使催乳素的分泌增加。用于呕吐、反流性食管炎、胆汁反流性胃炎、产后少乳和轻度胃瘫。

不良反应偶见嗜睡、便秘、腹泻、皮疹、男性乳房发育等。大剂量或长期应用可致锥体外系反应。注射给药可引起直立性低血压。孕妇慎用。

多 潘 立 酮

多潘立酮（domperidone，吗丁啉，motilium）口服吸收迅速，但口服吸收率仅 15%，15 ～ 30 分钟血药浓度达峰值。半衰期为 7 ～ 8 小时。全部经肝代谢，主要由肠道排出。

【药理作用和临床应用】　可拮抗 CTZ 和上消化道的多巴胺 D_2 受体，加强胃肠蠕动，促进胃肠排空，防止食物反流。具有促进胃肠运动和抗吐特性。对胃肠运动障碍性疾病有效；

对偏头痛、颅外伤、放射治疗引起的恶心、呕吐也有效；对左旋多巴、溴隐亭治疗帕金森病引起的恶心、呕吐有特效。

【不良反应和注意事项】 不良反应轻，也可引起溢乳、男性乳房发育。本品不易通过血脑屏障，罕见锥体外系反应。

四、5-HT$_3$受体拮抗药

5-HT$_3$受体拮抗药为新型高效止吐药，代表药物有昂丹司琼（ondansetron）、格雷司琼（granisetron）、托烷司琼（tropisetron）等，能选择性地阻断中枢及迷走神经传入纤维的5-HT$_3$受体，抑制呕吐。主要用于化疗和放疗引起的恶心、呕吐。

昂丹司琼

昂丹司琼（ondansetron）选择性阻断中枢及迷走神经传入纤维5-HT$_3$受体，产生明显止吐作用。口服迅速吸收，口服吸收率为60%，用后0.5～1小时达有效血药浓度，血浆蛋白结合率为70%～75%，血浆半衰期约3.5小时。主要在肝羟化代谢，约10%以原形经肾排出。

本药对抗肿瘤药顺铂、环磷酰胺、多柔比星等引起的呕吐作用迅速、强大、持久。还可用于外科手术后呕吐。但对晕动病及多巴胺受体激动药阿扑吗啡引起的呕吐无效。不良反应少，仅有短时和轻度头痛、头晕、便秘、腹泻等。由于锥体外系不良反应较少，更适用于30岁以下的年轻患者。

五、促胃肠动力药

西沙必利

西沙必利（cisapride，普瑞博思）通过作用于胃肠壁肌神经丛胆碱能神经节后纤维突触后膜5-HT$_4$受体，促进Ach释放，加速胃排空，防止食物滞留和反流，改善胃肠协调运动，推进整个消化道的运动。作用强于多潘立酮、甲氧氯普胺，为全消化道促动力药。还有促进胆囊收缩和排空的作用。适用于治疗胃肠运动障碍性疾病，胃-食管反流、慢性功能性和非溃疡性消化不良、慢性自发性便秘和结肠运动减弱等。

莫沙必利（mosapride）也属于此类药物。

第4节 泻药和止泻药

一、泻　　药

泻药是指能刺激肠道蠕动或软化粪便、润滑肠壁，促进粪便排出的药物。按其作用机制可分为三类。

（一）容积性泻药

容积性泻药能使肠道内容积增大，刺激肠壁而导泻的药物。

硫 酸 镁

【作用和临床应用】 硫酸镁（magnesium sulfate）给药途径不同其作用完全不同。

（1）导泻：口服后，其Mg^{2+}和SO_4^{2-}不易被吸收而在肠内形成较高的渗透压，从而阻止水分的吸收，使肠腔容积增大，刺激肠壁反射性地引起肠道蠕动加快而产生泻下。其导泻作用强大、迅速，服药后大量饮水，1～6小时内即可排出流体样的粪便。常用于急性便秘、促进肠内毒物的排出及服用驱肠虫药后加速虫体排出。

（2）利胆：口服 33% 硫酸镁或导管直接导入十二指肠，能刺激十二指肠黏膜，反射性地引起胆总管括约肌松弛及胆囊收缩，促进胆囊排空，产生利胆作用。可用于阻塞性黄疸和慢性胆囊炎。

（3）抗惊厥：注射给药后，Mg^{2+} 能抑制中枢神经系统，又能减少运动神经末梢乙酰胆碱的释放而阻断神经肌肉接头，导致骨骼肌松弛。临床常用于破伤风和子痫所致的惊厥。

（4）降血压：注射本品后，Mg^{2+} 能抑制中枢神经系统和直接松弛血管平滑肌，从而使外周血管扩张，血压下降。临床主要用于高血压脑病、高血压危象和妊娠高血压综合征。

（5）消炎去肿：50% 硫酸镁溶液局部热敷患处可消炎去肿。

【不良反应和注意事项】

（1）导泻时因刺激肠壁易致盆腔充血，故月经期、孕妇慎用。

（2）大量应用本药可引起脱水。

（3）注射过快或过量，血镁过高，引起中毒，表现为中枢抑制、腱反射消失、血压急剧下降、呼吸抑制等。一旦出现应立即静脉注射钙盐抢救。

（4）肾功能不全者，镁离子易在体内蓄积中毒，应选用硫酸钠。

（5）有中枢抑制时，应选用硫酸钠。

硫　酸　钠

硫酸钠（sodium sulfate，芒硝）导泻机制同硫酸镁，但作用较弱，因无中枢抑制，临床多用于口服中枢抑制药中毒的导泻。肾功能不全者，应用本药安全。心功能不全者，禁用本品。

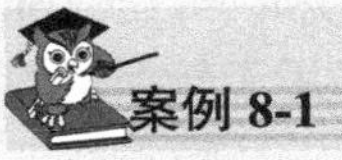

案例 8-1

患者，女，28岁。因个人问题口服大量地西泮片，服药30分钟后被紧急送往医院抢救。

诊断：地西泮急性中毒。

问题与思考：

医生给予硫酸镁治疗，合理否？为什么？

食物性纤维素

食物性纤维素（dietary fibers）系指植物性食物中未被消化的纤维素、半纤维素、果胶及其他多糖类。食用含纤维素丰富的食物是治疗与预防功能性便秘的最佳措施。半合成的多糖及纤维素及不能被人类消化的半合成多糖、纤维素衍生物都有亲水性，在肠道内吸水膨胀后增加肠内容物的容积，促进推进性肠蠕动，排出软便。

（二）刺激性泻药

酚　酞

酚酞（phenolphthalein，果导片）口服后与碱性肠液相遇，形成可溶性钠盐，具有刺激肠壁的作用，同时也抑制水分的吸收。导泻作用温和，用药后 6～8 小时排出软便。口服后约 15% 被吸收，主要由肾排出，尿液为碱性时呈红色。酚酞有肝肠循环，一次给药可以维持 3～4 天，适用于习惯性便秘，临床治疗效果个体差异较大。偶致过敏反应，肠绞痛，心、肺、肾损害及出血倾向等。

比沙可啶

比沙可啶（bisacodyl）与酚酞同属二苯甲烷类刺激性泻药，口服或直肠给药后，转换成有活性的代谢物，在结肠产生较强刺激作用。一般口服 6 小时内，直肠给药后 15 ～ 60 分钟起效。该药有较强刺激性，可致胃肠痉挛、直肠炎等。

蒽 醌 类

大黄（rhubarb）、番泻叶（senna）等中药含有蒽醌苷类物质，它在肠道内分解出蒽醌（anthraquinones），刺激结肠推进性蠕动，4 ～ 8 小时可排软便或引起腹泻。丹蒽醌（danthron）是游离的蒽醌，口服后 6 ～ 12 小时排便。

（三）润滑性泻药

润滑性泻药通过局部润滑作用并软化大便而发挥作用。适用于老人、痔疮及肛门手术者。液状石蜡（liquid paraffin）为矿物油，不被肠道消化吸收，同时妨碍水分的吸收，起到润滑肠壁和软化大便作用。适用于老人、幼儿便秘。长期应用影响脂溶性维生素及 Ca^{2+}、磷吸收，故不宜久用。

二、止 泻 药

腹泻是多种疾病的症状，治疗时以对因治疗为主。剧烈而持久的腹泻，可引起水、电解质紊乱，应在对因治疗的同时，适当给予止泻药。这些药物的主要功效是减少肠道运动，缓解腹泻症状。

（一）肠蠕动抑制药

阿片制剂

阿片制剂（opium preparation）如复方樟脑酊（tincture camphor compound）和阿片酊（opium tincture）可抑制肠道平滑肌蠕动，是临床有效的止泻药而被广泛应用。多用于较严重的非细菌感染性腹泻。

地芬诺酯

地芬诺酯（diphenoxylate，苯乙哌啶）是哌替啶同类物。对胃肠道的影响类似于阿片类，具有收敛及减少肠蠕动作用。可用于急、慢性功能性腹泻。不良反应轻，有厌食、恶心、呕吐、皮肤变态反应等。长期大量应用可成瘾。

洛哌丁胺

洛哌丁胺（loperamide）直接抑制肠蠕动，并可减少肠壁神经末梢释放 ACh，也可作用于胃肠道阿片受体，减少胃肠分泌。本药的止泻作用比吗啡强 40 ～ 50 倍，但不易进入中枢神经系统。止泻作用快、强、持久，用于治疗非细菌感染的急、慢性腹泻。不良反应常见腹绞痛、口干、皮疹、大剂量时对中枢有抑制作用。对儿童更敏感，2 岁以下儿童不宜应用。过量时可用纳洛酮治疗。

（二）收敛、吸附药

鞣酸蛋白

口服鞣酸蛋白（tannalbin）在碱性肠液中可分解释放出鞣酸，鞣酸起收敛作用，与肠黏膜表面蛋白质形成沉淀，附着在肠黏膜上，形成一层保护膜，减少炎性渗出物，起收敛止泻作用。用于急性胃肠炎及各种非细菌性腹泻、小儿消化不良等。

碱式碳酸铋

碱式碳酸铋（bismuth subcarbonate）为极细粉末，能与肠道中的毒素结合，保护肠道免受刺激；口服后在肠道形成保护膜而达到收敛止泻作用。常用于腹泻、慢性胃炎。近年来多用于治疗幽门螺杆菌感染的胃、十二指肠溃疡。

药　用　炭

药用炭（medicinal charcoal，活性炭）具有广谱吸附活性，口服后可吸附肠内大量气体、毒物和细菌毒素，从而减少毒物和细菌毒素的吸收，减轻其对肠道的刺激而止泻。但也能吸附维生素、抗生素、乳酶生等药物，故不宜合用。

案例 8-2

患者，男，30 岁，有吸烟史，间断少量饮酒。因“嗳气、反酸、上腹部疼痛加重二月余”就诊。病程中伴消瘦、乏力，食欲缺乏。行胃镜检查。

诊断：慢性浅表性胃窦炎（并胆汁反流）、胃溃疡。

问题与思考：

医生给予奥美拉唑、溴丙胺太林、多潘立酮治疗，合理否？为什么？

第 5 节　肝胆疾病用药

一、利胆药与胆石溶解药

利胆药是促进胆汁分泌或胆囊排空的药物。常用的有硫酸镁、去氢胆酸和熊去氧胆酸等。

去氢胆酸

去氢胆酸（dehydrocholic acid）促进胆汁分泌，而固体成分不改变，使胆汁变稀。促进脂肪的消化和吸收。用于胆囊及胆道功能失调、胆汁郁积、慢性胆囊炎、胆石症等。

熊去氧胆酸

熊去氧胆酸（ursodeoxycholic acid）增加胆汁酸的分泌，并使胆汁酸成分发生改变，使其在胆汁中的含量增加。此外，还可以抑制胆固醇合成酶，抑制胆固醇的生成，使胆结石溶解。适用于不适合手术治疗的胆固醇型胆结石，对胆囊炎、胆道炎也有效。

不良反应主要有腹泻，还有较少的人出现头晕、头痛、便秘、过敏、心动过速、胰腺炎等。

二、治疗肝性脑病药

谷　氨　酸

谷氨酸（glutamic acid）参与血氨合成尿素的过程，能与血氨结合成无毒的谷氨酰胺，再经肾小管细胞将氨分泌于尿中排出体外；参与脑内糖及蛋白质的代谢，促进氧化过程，改善中枢神经系统功能。主要用于防治各种原因引起的肝性脑病及恢复期，严重的肝功能不全。

静脉滴速过快可引起皮肤潮红、流涎、恶心呕吐及腹泻，过量可致低钾血症、碱中毒。

左旋多巴

左旋多巴（levodopa，L- 多巴）口服后透过血脑屏障进入脑细胞，在中枢生成多巴胺，再转化为去甲肾上腺素，拮抗假神经递质，改善神经元之间的正常冲动传递，恢复大脑功能。临床用于治疗帕金森病和肝性脑病。

乳 果 糖

乳果糖（lactulose）口服后在小肠内不被分解和吸收，进入结肠被细菌分解为乳酸和乙酸，降低肠内 pH，释出的 H^+ 与 NH_3 结合成 NH_4^+，阻止肠内氨的吸收，降低血氨。乳果糖在小肠内还可形成高渗，产生渗透性导泻作用。主要用于血氨升高的肝性脑病、亚临床型肝性脑病的辅助治疗，长期服用可预防肝性脑病，还可用于导泻。

不良反应有腹痛、腹泻、恶心、呕吐等。消化道出血、肠梗阻或穿孔、不明原因腹痛者禁用。

制剂和用法

碳酸氢钠　片剂：0.3g、0.5g。治疗消化性溃疡：一次 0.5 ～ 2g，一天 3 次，饭前服用。

氢氧化铝　片剂：0.3g。一次 0.6 ～ 0.9g，一日 3 次。复方氢氧化铝片（胃舒平）：内含氢氧化铝 0.245g、三硅酸镁 0.105g、颠茄流浸膏 0.0026ml。一次 2 ～ 4 片，一天 3 次，饭前半小时或胃痛时嚼碎服。

氧化镁　片剂：0.2g。一次 0.2 ～ 1g，一天 3 次。

三硅酸镁　片剂：0.3g。一次 0.3 ～ 0.9g，一天 3 次。

西咪替丁　片剂：0.2g、0.4g；胶囊剂：0.2g。一次 0.2 ～ 0.4g，一天 4 次，分别于餐后和睡前服用。注射剂：0.2g/2 ml。一次 200 ～ 600mg，稀释后缓慢静脉滴注。

雷尼替丁　片剂或胶囊剂：0.15g。一次 0.15g，一天 2 次，早、晚餐后服用。注射剂：50mg/2ml、50mg/5ml。一次 50mg，每 6 ～ 8 小时肌内注射或缓慢静脉注射。

法莫替丁　片剂：10mg、20mg。一次 20mg，一天 2 次，早餐后、晚餐后或临睡前服用。注射剂：20mg/2ml。一次 20mg 溶于 0.9% 氯化钠注射液或 5% 葡萄糖注射液 20ml，缓慢静脉注射或静脉滴注，一日 2 次。

尼扎替丁　胶囊剂：150mg/ 粒，300mg/ 粒。每次 300mg，1 次 / 天，睡前服用，或每次 150mg，2 次 / 天。

罗沙替丁　缓释胶囊：75mg/ 粒。一次 75mg，2 次 / 天，早餐后或睡前服用。

哌仑西平　片剂：25mg、50mg。一次 50mg，一天 2 次，早、晚餐前 1.5 小时服用。症状严重者，一次 50mg，一天 3 次。

丙谷胺　片剂或胶囊剂：0.2g。一次 0.4g，一天 3 次，饭前 15 分钟服用。

奥美拉唑　片剂或胶囊剂：20 mg。一次 20mg，一天 1 次。

枸橼酸铋钾　片（胶囊）剂：120mg。一次 240mg，一天 2 次，早餐前半小时与睡前用温水送服。

米索前列醇　片剂：200μg。一次 200μg，一天 4 次，于餐前和睡前服用。

硫糖铝　片剂或胶囊剂：0.25g。一次 1g，一天 3 ～ 4 次，饭前 1 小时及睡前服用。

稀盐酸　溶液剂（10%）：一次 0.5 ～ 2ml，一天 3 次，饭前或饭时用水稀释后，用非金属管吸食。

胃蛋白酶　片剂：0.1g。一次 0.3 ～ 0.6g，一天 3 次。饭前或饭时服用，勿嚼碎。

胰酶　肠溶片：0.3g、0.5g。一次 0.3 ～ 0.6g，一天 3 次，饭前服用，勿嚼碎。

乳酶生　片剂：0.3g。一次 0.3 ～ 0.6g，一天 3 次，饭前服用。

硫酸镁　粉剂。导泻，一次 5 ～ 20g，同时饮水 100 ～ 400ml；利胆，用 33% 溶液，一次 10ml，一天 3 次。注射剂：1g/10ml、2.5g/10ml。一次 1 ～ 2.5g，肌内注射或用 5% 或 10% 的葡萄糖注射液稀释成 1% 溶液缓慢静脉滴注。

硫酸钠　粉剂。一次 5 ～ 20g，同时大量饮水。

酚酞　片剂：50mg、100mg。一次 50 ～ 200mg，睡前服用。

比沙可啶　片剂：5mg。一次 5 ～ 10mg，一天 1 次，整片吞服。

液状石蜡　一次 15 ～ 30ml，睡前服。

甘油　栓剂：1.8g。一次 1 粒，塞入肛门。

开塞露　溶液剂：10ml、20ml。一次 20ml，小儿一次 10ml，用时将容器顶端剪破，将药液挤入直肠内。

复方地芬诺酯　片剂：每片含地芬诺酯 2.5mg、阿托品 0.025mg。一次 1 ～ 2 片，一天 3 次。

鞣酸蛋白　片剂：0.25g、0.5g。一次 1 ～ 2g，一天 3 次，空腹服。

药用炭　片剂：0.15g、0.3g、0.5g。一次 1 ～ 3g，一天 2 ～ 3 次，饭前服。

甲氧氯普胺　片剂：5mg。一次 5 ～ 10 mg，一天 2 ～ 3 次，饭前半小时服用。注射剂：10mg/ml。一次 10 ～ 20mg，肌内注射。

多潘立酮　片剂：10mg。一次 10mg，一天 3 次，饭前服用。栓剂：60mg。一次 60mg，一天 2 ～ 3 次，直肠给药。注射剂：10mg/2ml。一次 10mg，肌内注射。

西沙必利　片剂：5mg、10mg。一次 10mg，一天 3 次。

昂丹司琼　片剂：4mg、8mg。一次 8mg，一天 1 ～ 2 次。注射剂：4mg/ml、8mg/2ml。一次 0.15mg/kg，于化疗前 30 分钟静脉注射，之后每 4 小时一次，共 2 次，再改口服。

去氢胆酸　片剂：0.25g。注射剂：0.5g/10ml；1g/5ml。口服 0.25 ～ 0.5g，一天 3 次；或每天 0.5g 静脉注射。

熊去氧胆酸　片剂：50mg。一次 50mg，一天 150mg，早晚进餐时分次给予。

乳果糖　糖浆剂：60%。口服，起初 1 ～ 2 天，每次 10 ～ 20g，每天 2 ～ 3 次，后改为每次 3 ～ 5g，每天 2 ～ 3 次，以日排软便 2 ～ 3 次为宜。

谷氨酸　片剂：0.3g、0.5g。一次 2 ～ 3g，一天 2 ～ 3 次。

谷氨酸钠　注射剂：5.75g/20ml。一次 11.5g，一日不超过 23g，稀释后缓慢滴注。

谷氨酸钾　注射剂：6.3g/20ml。一次 6.3g，稀释后缓慢滴注，宜与谷氨酸钠合用，两者比例一般为 1 ∶ 3 或 1 ∶ 2。

目标检测

1. 能吸附大量毒物、气体的止泻药是（　　）

A. 药用炭　B. 阿片制剂

C. 地芬诺酯　D. 碱式碳酸铋

E. 鞣酸蛋白

2. 对溃疡面有收敛、保护作用的抗酸药物是（　　）

A. 氢氧化镁　B. 碳酸钙

C. 三硅酸镁　D. 氢氧化铝

E. 碳酸氢钠

3. 西咪替丁抑制胃酸分泌的机制是（　　）

A. 阻滞 M 受体　B. 阻滞 H_2 受体

C. 阻滞 H_1 受体　D. 保护胃黏膜

E. 中和胃酸

4. 能选择性阻滞 M_1 受体、抑制胃酸分泌的药物是（　　）

A. 阿托品　B. 哌仑西平

C. 丙谷胺　　D. 西咪替丁
E. 奥美拉唑

5. 有关硫糖铝的叙述错误项是（　　）
A. pH ＜ 4 时，可聚合成胶胨状
B. 聚合物可附着于黏膜和溃疡面
C. 能直接与胃蛋白酶结合
D. 减少胃黏液和碳酸氢盐的分泌
E. 促进黏膜上皮细胞的更新

6. 牛奶、抗酸药可干扰其作用的药物是（　　）
A. 哌仑西平　　B. 丙谷胺
C. 法莫替丁　　D. 奥美拉唑
E. 枸橼酸铋钾

7. 易造成流产的胃黏膜保护药是（　　）
A. 米索前列醇　　B. 硫糖铝
C. 奥美拉唑　　D. 胶体碱式枸橼酸铋
E. 雷尼替丁

8. 能引起腹泻的抗酸药是（　　）
A. 硫酸镁　　B. 氢氧化镁
C. 硫酸钠　　D. 枸橼酸
E. 碳酸氢钠

9. 能引起便秘的抗酸药是（　　）
A. 氢氧化铝　　B. 乳果糖
C. 三硅酸镁　　D. 碳酸氢钠
E. 硫酸镁

（10、11 题共用题干）

有一患者口服苯巴比妥中毒（服药 2 小时），为排除肠内毒物

10. 当前应如何处理（　　）
A. 给液状石蜡　　B. 给硫酸镁
C. 给硫酸钠　　D. 给酚酞
E. 给氯化铵

11. 应如何给药（　　）
A. 洗胃　　B. 口服
C. 灌肠　　D. 静脉注射
E. 肌内注射

（12、13 题共用题干）

患者，男，32 岁，婚后 5 年未育。自述近几天嗳气、反酸较严重，并有上腹饱胀感伴有进食后疼痛，钡餐透视示胃溃疡。

12. 此时患者不宜选用（　　）
A. 西咪替丁　　B. 雷尼替丁
C. 法莫替丁　　D. 哌仑西平
E. 胶体碱式枸橼酸铋

13. 可能的原因（　　）
A. 对抗雄激素作用
B. 疗效较差
C. 能抑制细胞色素 P450 活性
D. 引起肝损伤
E. 引起明显头痛、头晕

（14 ～ 16 题共用选项）
A. 多潘立酮　　B. 硫酸镁
C. 米索前列醇　　D. 酚酞
E. 奥美拉唑

14. 既可减少胃酸分泌又具有抗幽门螺杆菌作用的药物是（　　）
15. 慢性便秘可选用（　　）
16. 对药物所致恶心、呕吐选用（　　）

（17 ～ 19 题共用选项）
A. 硫酸镁　　B. 地芬诺酯
C. 阿片制剂　　D. 番泻叶
E. 甘油

17. 排除肠内毒物可选用（　　）
18. 较严重的非细菌感染性腹泻宜选用（　　）
19. 急性功能性腹泻宜选用（　　）

（苏湲淇）

中英文对照

消化性溃疡　peptic ulcer
抗酸药　antacids
西咪替丁　cimetidine
雷尼替丁　ranitidine
法莫替丁　famotidine
尼扎替丁　nizatidine
罗沙替丁　roxatidine
质子泵抑制药　proton pump inhibitor
奥美拉唑　omeprazole
兰索拉唑　lansoprazole

泮托拉唑　pantoprazole
雷贝拉唑　rabeprazole
哌仑西平　pirenzepine
替仑西平　telenzepine
丙谷胺　proglumide
硫糖铝　sucralfate
枸橼酸铋钾　bismuth potassium citrate
米索前列醇　misoprostol
八面蒙脱石　smectite
麦滋林　marzulene
谷氨酰胺　glutneami
幽门螺杆菌　helicobacter pylori，HP
双歧杆菌嗜酸乳杆菌肠球菌三联活菌　bifid triple viable
多酶片　multienzyme tablets
地衣芽孢杆菌　bacillus licheniformis
二甲硅油　dimethicone
乳酶生　lactasin
干酵母　dry yeast
胃蛋白酶　pepsin
胰酶　pancreatin
甲氧氯普胺　metoclopramide
多潘立酮　domperidone
吗丁啉　motilium
昂丹司琼　ondansetron
格雷司琼　granisetron
托烷司琼　tropisetron
西沙必利　cisapride
莫沙必利　mosapride
硫酸镁　magnesium sulfate
硫酸钠　sodium sulfate
食物性纤维素　dietary fibers
酚酞　phenolphthalein
比沙可啶　bisacodyl
蒽醌类　anthraquinones
大黄　rhubarb
番泻叶　senna
丹蒽醌　danthron
液状石蜡　liquid paraffin
阿片制剂　opium preparation
复方樟脑酊　tincture camphor compound
阿片酊　opium tincture
地芬诺酯　diphenoxylate
洛哌丁胺　loperamide
鞣酸蛋白　tannalbin
碱式碳酸铋　bismuth subcarbonate
药用炭　medicinal charcoal
去氢胆酸　dehydrocholic acid
熊去氧胆酸　ursodeoxycholic acid
谷氨酸　glutamic acid
左旋多巴　levodopa
乳果糖　lactulose

第9章　抗过敏药

学习目标

1. 掌握 H_1 受体拮抗药的药理作用、临床应用、不良反应及注意事项。
2. 熟悉第一代和第二代药物 H_1 受体拮抗药的作用特点及临床应用。
3. 了解钙剂的作用、临床应用、不良反应及注意事项；了解抗组胺药的分类。

抗过敏药又称抗变态反应药，是用于治疗过敏性疾病的一类药物。它包括肾上腺素受体激动药、组胺受体拮抗药、钙盐和糖皮质激素类药等。本章仅介绍组胺受体拮抗药和钙盐，其他药物在有关章节叙述。

第1节　组胺受体拮抗药

组胺(histamine)是一类广泛存在于动植物体内的自体活性物质，哺乳动物以心脏、皮肤、肠黏膜、肺含量较高。组胺在体内主要以结合型（无活性）储存在肥大细胞和嗜碱粒细胞的颗粒中，当组织损伤、炎症、变态反应及神经刺激时，肥大细胞及嗜碱粒细胞则发生脱颗粒而释放组胺。释放出来的组胺激动靶细胞上的组胺受体，产生多种生理及病理效应。目前发现组胺受体有 H_1、H_2 和 H_3 三种亚型受体，各亚型受体功能见表 9-1。

表 9-1　组胺受体分布及效应

受体类型	分布	效应
H_1 受体	支气管平滑肌	收缩
	胃肠平滑肌	收缩
	子宫平滑肌	收缩
	皮肤血管	扩张
	心房肌	收缩增强
	房室结	传导减慢
H_2 受体	胃壁细胞	分泌增强
	血管	扩张
	心室肌	收缩增强
	窦房结	心率加快
H_3 受体	中枢与外周神经末梢突触前膜	负反馈调节组胺合成与释放

抗组胺药可分为 H_1 受体拮抗药、H_2 受体拮抗药和 H_3 受体拮抗药。本节重点介绍 H_1 受体拮抗药。H_2 受体拮抗药详见消化系统用药章节。H_3 受体拮抗药（丙硫咪胺）只作科研用药，无临床药用价值。

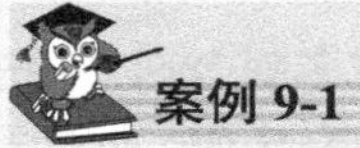

案例 9-1

患者，男，36 岁，长途汽车司机。因局部皮肤出现片状红色突起，瘙痒难忍。

诊断：荨麻疹。

问题与思考：

1. 可选用哪些药治疗？其药理基础是什么？

2. 若选用 H_1 受体拮抗药进行治疗，应选用其中何药？而不能用何药？为什么？

一、H_1 受体拮抗药

目前已有 50 多种 H_1 受体拮抗药供临床应用，常用的有第一代中的苯海拉明（diphenhydramine）、异丙嗪（promethazine）、赛庚啶（cyproheptadine）、氯苯那敏（chlorphenamine）和第二代中的西替利嗪（cetirizine）、阿司咪唑（astemizole）及特非那定（terfenadine）等。

【药理作用】

（1）抗 H_1 受体作用：本类药物能竞争性地阻断 H_1 受体，完全对抗组胺的收缩支气管及胃肠道平滑肌作用；对组胺所致的毛细血管通透性增强引起水肿的抑制作用较强，但仅能部分对抗其血管扩张和血压下降的作用；对组胺所致的胃酸分泌增多无效。

（2）中枢抑制作用：本类药物多数可透过血–脑脊液屏障，产生不同程度的中枢抑制作用，表现为镇静、催眠。此作用可能是由于阻断了中枢的 H_1 受体，从而拮抗了脑内源性组胺介导的觉醒反应所致。但各药的中枢抑制程度不同，其中，异丙嗪和苯海拉明最强。

（3）防晕止呕作用：部分 H_1 受体拮抗药具有中枢性抗胆碱作用，产生镇吐、抗晕动效应。

常用 H_1 受体拮抗药的作用特点见表 9-2。

表 9-2　常用 H_1 受体拮抗药的作用特点

药物	抗组胺	中枢抑制	防晕止呕	维持时间（小时）
苯海拉明	++	+++	++	4～6
异丙嗪	++	+++	++	6～12
氯苯那敏	+++	+	-	4～6
西替利嗪	+++	+	-	7～10
赛庚啶	+++	+	-	8
阿司咪唑	+++	-	-	10（天）
特非那定	+++	-	-	12～24

【临床应用】

（1）防治变态反应性疾病：对皮肤黏膜的变态反应性疾病如荨麻疹、过敏性鼻炎、花粉症疗效好，本类药物常作为首选药。对昆虫咬伤所致的皮肤瘙痒和水肿有良效；对血清病、药疹和接触性皮炎也有一定的疗效。还可用于输血、输液引起的过敏反应。但对支气管哮喘疗效差。

（2）防治晕动症及呕吐：苯海拉明、异丙嗪对晕船、晕车、妊娠及放射性呕吐均有良好的止吐效果。

（3）其他：异丙嗪可短期用于治疗失眠；也可与氯丙嗪、哌替啶组成冬眠合剂，用于人工冬眠；还可与氨茶碱合用治疗支气管哮喘，既可缓解氨茶碱的中枢兴奋作用，同时也对气道炎症有一定的治疗效果。

【不良反应】

（1）常见困倦、嗜睡、乏力等中枢抑制反应。用药期间勿驾驶车船和高空作业，以免发生意外。第二代 H_1 受体拮抗药多无中枢抑制作用。

（2）也可出现口干、厌食、恶心、呕吐、便秘或腹泻等消化道反应。宜进餐时服用或与牛奶同服。

（3）近年来发现阿司咪唑可引起严重的心律失常，应慎重选用。

抗过敏药物的新剂型

近年来，局部使用的抗组胺类药物开始用于临床，如鼻喷剂、滴眼液、皮肤霜剂等。局部用药，既能避免口服第一、二代抗组胺类药物时产生的不良反应，又能取得与口服药物同样的疗效。而且，起效时间快，无明显的中枢神经系统副作用和心脏毒性，长期应用不会产生耐药性，因此使用越来越广泛。

抗过敏药最好随身携带。一旦出现过敏的先兆，如打喷嚏、眼睛发痒、流鼻涕等，就需要马上服用抗过敏药，这样，能够防止病情进一步恶化。服用抗过敏药后，发现没有效果，甚至病情加重，不能擅自加大剂量，而是立即换用其他的抗过敏药。

链 接

考点：氯苯那敏的药理作用及临床应用

二、H_2 受体拮抗药

本类药物对 H_2 受体具有高度选择性，通过阻断胃黏膜壁细胞 H_2 受体，抑制胃酸分泌，主要用于治疗消化性溃疡，此外，还有部分对抗组胺扩张血管和降压的作用。目前常用的药物有西咪替丁、雷尼替丁、法莫替丁等（详见第 8 章）。

第2节 钙 盐

临床常用的钙盐有葡萄糖酸钙（calcium gluconate）、氯化钙（calcium chloride）和乳酸钙（calcium lactate）。

【药理作用和临床应用】

（1）抗过敏：钙盐能增加毛细血管的致密度，降低其通透性，使渗出减少，因而缓解过敏症状。可用于治疗过敏性疾病，如荨麻疹、血管神经性水肿、血清病、接触性皮炎和湿疹等。一般采用静脉给药。

（2）促进骨骼的生长和维持骨骼的硬度：钙是构成骨骼的主要成分，人体钙量的 99% 存在于骨中，是保证骨骼生长和维持骨骼的硬度所必需的。体内缺钙可致佝偻病或软骨病及骨质疏松，及时补充钙盐可防治之。口服钙盐常联用维生素 D，以促进钙的吸收和利用。

（3）维持神经肌肉的正常兴奋性：正常人血清钙含量为 90 ～ 110mg/L。当血钙含量降低时，神经肌肉组织的兴奋性则升高，出现手足搐搦症，幼儿可见喉痉挛或惊厥，此时静脉注射钙盐可迅速缓解症状。症状较轻或惊厥控制后可采用口服给药。

（4）解救镁中毒：由于钙与镁的化学性质相似，可以相互竞争同一结合部位而产生对抗作用，故注射镁盐过量所致急性中毒，可静脉注射氯化钙或葡萄糖酸钙解救。

【不良反应和注意事项】

（1）钙盐刺激性强，不宜肌内注射或皮下注射。静脉注射时须稀释，并避免漏出血管外引起剧痛及组织坏死。药液外漏时，应立即用 0.5% 普鲁卡因注射液做局部封闭。注射用葡萄糖酸钙的含钙量较氯化钙低，故刺激性较小而安全。

（2）钙盐静脉注射时，可引起全身发热感，并兴奋心脏引起心律失常，甚至心脏停搏，故应缓慢注射和密切观察患者反应。

此外，本药能增加强心苷的心脏毒性，故在强心苷治疗期间或停药后一周内忌静脉注射钙盐。钙离子与四环素类抗生素可生成不溶性络合物而互相影响吸收，两者不宜同服。

制剂和用法

组胺 注射剂：1mg/ml。晨起空腹皮下注射 0.25 ～ 0.5mg 后化验胃液，如无胃酸分泌，即可诊断为真性胃酸缺乏症。

苯海拉明 片剂：25mg、50mg。一次 25 ～ 50mg，一天 3 次。注射剂：20mg/ml。一次 20mg，一天 1 ～ 2 次，肌内注射。

异丙嗪 片剂：12.5mg、25mg。一次 12.5 ～ 25mg，一天 2 ～ 3 次。注射剂：25mg/ml、50mg/2ml，一次 25 ～ 50mg，肌内注射。

氯苯那敏 片剂：4mg。一次 4mg，一天 3 次。注射剂：10mg/ml，20mg/2ml，一次 5 ～ 20mg，肌内注射。

西替利嗪 片剂：10mg。一次 10mg，一天 1 次，或早晚各服 5mg。

赛庚啶 片剂：2mg。一次 2 ～ 4mg，一天 3 次。

阿司咪唑 片剂：10mg。一次 10mg，一天 1 次。

特非那定 片剂：60mg。一次 60mg，一天 2 次。

葡萄糖酸钙 片剂：0.3g、0.5g。一次 0.5 ～ 2g，一天 3 次。注射剂：1g/10ml。一次 1 ～ 2g，加等量 10% ～ 25% 葡萄糖注射液稀释后缓慢静脉注射（每分钟不超过 2ml）或加于 5% ～ 10% 葡萄糖注射液 50 ～ 100ml 中静脉滴注。

氯化钙 注射剂：0.5g/10ml、0.6g/20ml、1g/20 ml。一次 0.5 ～ 1g，加等量 5% ～ 25% 葡萄糖注射液稀释后缓慢静脉注射（每分钟不超过 2ml）。

乳酸钙 片剂：0.25g、0.5g。一次 0.5 ～ 1g，一天 2 ～ 3 次。

目标检测

1. H_1 受体拮抗药最佳适应证是（ ）
   A. 支气管哮喘 B. 过敏性休克
   C. 晕动病 D. 失眠
   E. 荨麻疹、过敏性鼻炎等皮肤黏膜变态反应
2. H_1 受体拮抗药最常用的不良反应是（ ）
   A. 烦躁、失眠 B. 嗜睡
   C. 消化道反应 D. 致畸
   E. 变态反应
3. H_1 受体拮抗药对下列何症无效（ ）
   A. 过敏性鼻炎 B. 过敏性休克
   C. 接触性皮炎 D. 花粉症
   E. 荨麻疹
4. 下列哪种药物镇吐作用最强（ ）
   A. 氯苯那敏 B. 苯海拉明
   C. 特非那定 D. 赛庚啶
   E. 阿司咪唑
5. 对异丙嗪叙述正确的是（ ）
   A. 具有镇吐作用 B. 抗精神病作用
   C. 可阻断 H_2 受体 D. 减少胃酸分泌
   E. 对支气管哮喘效果好
6. 镁离子中毒可用下列何药抢救（ ）
   A. 氯化铵 B. 氯化钾

C. 氯化钙　　D. 尼可刹米

E. 甘露醇

（7～9 题共用选项）

A. 西咪替丁　　B. 异丙嗪

C. 尼扎替丁　　D. 阿司咪唑

E. 法莫替丁

7. 可用于失眠的 H_1 受体拮抗药是（　）

8. 可抑制苯妥英钠代谢的 H_2 受体拮抗药是(　)

9. 作用时间最长的 H_1 受体拮抗药是（　）

（10、11 题共用选项）

A. 酚妥拉明　　B. 苯海拉明

C. 特非那定　　D. 雷尼替丁

E. 阿司咪唑

10. 防治晕动病选用（　）

11. 治疗消化性溃疡选用（　）

（苏溪淇）

中英文对照

组胺　histamine

苯海拉明　diphenhydramine

异丙嗪　promethazine

赛庚啶　cyproheptadine

氯苯那敏　chlorphenamine

西替利嗪　cetirizine

阿司咪唑　astemizole

特非那定　terfenadine

葡萄糖酸钙　calcium gluconate

氯化钙　calcium chloride

乳酸钙　calcium lactate

第10章 作用于血液和造血系统的药物

学习目标

1. 掌握维生素K、氨甲苯酸、酚磺乙胺、垂体后叶素的止血作用、临床应用、不良反应及注意事项。

2. 掌握肝素、香豆素类、枸橼酸钠、链激酶、尿激酶的抗凝作用、临床应用、不良反应及注意事项。

3. 掌握铁剂的作用、临床应用、不良反应及注意事项；比较叶酸和维生素B_{12}的作用及临床应用。

4. 熟悉右旋糖酐的作用、临床应用及不良反应。

5. 了解促进白细胞增生药的作用和临床应用。

血液是机体赖以生存的重要物质。血液系统参与机体多种生理功能的调节，如物质运输、营养储备、机体的凝血与抗凝等过程。一旦出现病理情况，可能导致出血或凝血功能障碍、血细胞数量和功能的改变等，此时需根据病因选用相应的药物治疗。

第1节 促凝血药和抗凝血药

生理状态下，血液在血管内维持正常的流动性，既不出血也不凝血，这是因为血液中的凝血系统和抗凝系统保持着精确的动态平衡。一旦这一平衡被打破，就会出现出血性或血栓性疾病，此时应选用促凝血药或抗凝血药加以纠正。

一、促凝血药

促凝血药是指通过促进凝血过程或抑制纤溶过程，促进凝血功能或降低毛细血管通透性而使出血停止的药物。临床主要用于出血性疾病。

出血性疾病

出血性疾病是指正常止血功能发生障碍所引起的异常情况，由血管壁异常、血小板数量或功能异常、凝血功能障碍所引起的，表现为自发出血或轻微损伤后出血不止。由于凝血是一个复杂的过程，急诊出血的患者更易造成诊断上的疏忽或延误，因此，正确的诊断和处理出血患者必需基于对凝血机制的理解和各类促凝血药知识的掌握。

链接

（一）促进凝血因子生成药

维生素K

维生素K（vitamin K）是一组甲萘醌衍生物，包括K_1、K_2、K_3、K_4。K_1存在于植物（如菠菜、番茄）中，K_2由肠道细菌合成或得自腐败鱼粉，两者均为脂溶性维生素，需胆汁参与才能吸收；人工合成的K_3（亚硫酸氢钠甲萘醌）和K_4（乙酰甲萘醌）均为水溶性维生素，不需要胆汁参与吸收。

【药理作用】

（1）维生素K作为γ-羧化酶的辅酶参与凝血因子Ⅱ、Ⅶ、Ⅸ、Ⅹ的合成。这些因子上的谷氨酸残基必须在肝微粒体酶系统羧化酶的作用下形成9～12个γ-羧基谷氨酸，才能有与Ca^{2+}结合的能力，从而使这些因子具有凝血活性。在羧化反应中，氢醌型维生素K被转为环氧型维生素K，后者在还原型辅酶Ⅰ作用下还原为氢醌型维生素K，继续参与羧化反应。因此，当维生素K缺乏或环氧化物还原反应受阻（被香豆素类），因子Ⅱ、Ⅶ、Ⅸ、Ⅹ合成停留于前体状态，凝血酶原时间延长，引起出血。

（2）解除平滑肌痉挛：K_3、K_4肌内注射具有解痉作用。

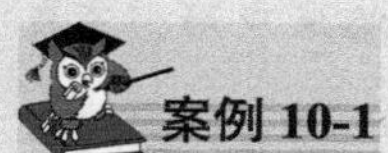

案例 10-1

患儿，女，出生4周，单纯母乳喂养。可见皮肤紫癜、黏膜出血，吐咖啡色奶块、有黑便。入院经检查凝血时间及凝血酶原时间延长，血中维生素K含量减低。

诊断：新生儿出血。

问题与思考：

患儿用何药治疗？为什么？

为预防不良反应，医、护人员应注意什么？

【临床应用】

（1）维生素K缺乏引起的出血：①维生素K吸收障碍，如阻塞性黄疸、胆瘘，慢性腹泻所致出血；②维生素K合成障碍，如新生儿出血，长期应用广谱抗生素应作适当补充，以免维生素K缺乏；③使用维生素K对抗剂引起的出血，如香豆素类、水杨酸钠或"敌鼠钠"中毒所致的出血。

（2）其他：可用于缓解胆绞痛、胃肠绞痛等。

【不良反应和注意事项】

（1）K_3、K_4有刺激性，口服引起恶心、呕吐等胃肠道反应，宜饭后服。

考点：维生素K的药理作用、临床应用及不良反应

（2）K_1静脉注射过快，可引起潮红、出汗、呼吸困难、胸痛、血压下降、虚脱，甚至休克等，一般应肌内注射。

（3）新生儿、早产儿大剂量使用K_3、K_4可引起溶血性贫血及高铁血红蛋白症；遗传性葡萄糖-6-磷酸脱氢酶缺乏患者也可诱发溶血性贫血。

（4）孕妇及哺乳妇女摄入过量的维生素K也可引起溶血、正铁血红蛋白尿和卟啉尿症，应避免大量摄入。

（5）维生素K大剂量或超剂量可加重肝损害，肝病患者慎用。

（二）抗纤维蛋白溶解药

氨甲苯酸

【药理作用】 氨甲苯酸（aminomethylbenzoic acid，PAMBA，止血芳酸，对羧基苄胺，抗血纤溶芳酸）能竞争性抑制纤溶酶原激活物，使纤溶酶原不能激活成纤溶酶，从而抑制纤溶过程，增强血液的凝固能力而止血。大剂量直接抑制纤溶酶原。

【临床应用】 主要用于纤溶酶活性亢进引起的出血，如产后出血，肝、脾、胰、肺、前列腺、甲状腺、肾上腺等外伤及手术时异常出血或手术后出血。对其他原因出血无效。

也用于链激酶或尿激酶过量所致的出血。

【不良反应和注意事项】 大剂量可诱发血栓形成，诱发心肌梗死。快速静脉给药可引起直立性低血压、心动过缓等。偶有头昏、头痛、嗜睡及消化系统症状，如恶心、呕吐等。

氨甲环酸

氨甲环酸（tranexamic acid，止血环酸，凝血酸）与氨甲苯酸相同，止血效果更显著，可口服、肌内注射或静脉注射，但不良反应较多，较少应用。

（三）促使血小板生成药

酚磺乙胺

【药理作用】 酚磺乙胺（etamsylate，止血敏，止血定）能促进血小板增生，并增强血小板的黏附性和聚集功能；可增强毛细血管抵抗力，降低毛细血管通透性，减少血浆渗出；促进血小板释放凝血活性物质，缩短凝血时间，加速血块收缩，有利于血管破损处血液凝固，达到止血效果。止血作用迅速、维持时间长、毒性低。

【临床应用】 防治各种手术前后的出血，也可用于血小板功能不良、血管脆性增加而引起的出血及血小板减少性紫癜及过敏性紫癜。可与其他止血药，如氨甲苯酸、维生素 K 并用。

【不良反应和注意事项】 本品毒性低，偶见过敏反应和暂时性低血压。本品可与维生素 K 注射液混合使用，但不可与氨基己酸注射液混合使用。

（四）作用于血管的促凝血药

垂体后叶素

垂体后叶素（Pituitrin）是神经垂体后叶分泌的激素，内含两种不同成分即缩宫素（催产素）和加压素（抗利尿素）。

【药理作用】 加压素能直接作用于血管平滑肌，使小动脉、小静脉和毛细血管收缩，对内脏血管作用明显，尤其对肺血管及肠细膜血管，使肺及门静脉血流量减少，降低门静脉压和肺循环压力，使血管破损部位的凝血过程容易发生而形成凝血块，达到止血目的。其次，还能促进远曲小管和集合管对水的再吸收，发挥抗利尿作用。

【临床应用】 主要用于肺咯血及肝门静脉高压引起的上消化道出血及产后大出血。治疗（中枢性）真性尿崩症。

【不良反应和注意事项】 静脉注射过快，可出现面色苍白、心悸、胸闷、恶心、腹痛等，故要缓慢静脉注射。偶见过敏反应。加压素可使血压升高和诱发心绞痛，故高血压、冠心病、动脉硬化、心功能不全、肺源性心脏病禁用。

二、抗凝血药

抗凝血药（anticoagulants）是一类能通过抑制凝血过程或促进纤溶过程而阻止血液凝固的药物，临床主要用于血栓栓塞性疾病的预防与治疗。

血栓栓塞性疾病

血栓栓塞性疾病主要包括动脉粥样血栓形成、静脉血栓栓塞和外周动脉栓塞。动脉粥样血栓形成是在动脉粥样硬化基础上斑块破裂和血栓形成，主要累及心血管、脑血管和外周动脉血管。深静脉血栓形成主要并发症或者后果是肺栓塞，两者统称为静脉血栓栓塞。外周动脉栓塞最常见于房颤、心肌梗死、主动脉瘤等患者，常导致急性动脉缺血，如卒中、肠梗死、下肢坏死等。临床最常见的血栓栓塞性疾病有心肌梗死（AMI）、脑栓塞（CE）、肺血栓（PE）、深部静脉血栓（DVT）和周围血管栓塞（VTE），排序在全球致死率最高病种的前列，严重威胁着人类的健康。迄今为止特异的、靶向的抗血栓剂尚少，溶栓药的合理应用仍具有现实意义。

链接

（一）抗凝血因子药

1. 体内体外抗凝血药

肝 素

肝素（heparin）是一种酸性黏多糖硫酸酯，因最初从肝中发现而得名。分子量大，带有大量负电荷（硫酸根 40%），呈强酸性。药用肝素由猪小肠黏膜和牛肝、肺提取。由于分子量大，不易通过生物膜，口服不被吸收，肌内注射局部出血或血肿，常静脉给药。静脉注射后 80% 与血浆蛋白结合，均匀分布于血浆和白细胞，很少进入组织。清除方式 60% 集中于血管内皮，大部分经单核 / 吞噬细胞系统破坏，极少以原形从尿排出。维持时间短，半衰期约为 1.5 小时，肝肾功能不全者，半衰期延长。

【药理作用】

（1）抗凝作用：在体内、体外均有迅速而强大的抗凝作用。抗凝机制是增强抗凝血酶Ⅲ（antithrombin Ⅲ，AT- Ⅲ）的抗凝作用。AT- Ⅲ是血浆中的一种生理性抗凝物质，能与凝血因子（$Ⅱ_α$、$Ⅻ_α$、$Ⅺ_α$、$Ⅸ_α$、$X_α$）结合成复合物而使其丧失活性，肝素能与 AT- Ⅲ结合而加速这一反应达千倍以上。此外，肝素还能抑制血小板聚集功能。

（2）降血脂作用：使血管内皮释放脂蛋白脂酶，分解酰甘油，加速乳糜微粒和 VLDL 分解，提高 HDL。但停药后易“反跳”。

（3）其他作用：具有抗炎作用，能抑制白细胞游走、黏附、趋化。还有抗血管内膜增生及保护动物内皮的作用。

【临床应用】

（1）防治急性血栓栓塞性疾病：防止血栓形成与扩大，如深静脉血栓、肺栓塞、脑栓塞及急性心肌梗死等，是需要迅速达到抗凝作用的首选药物。但对已形成的血栓无溶解作用。

（2）弥散性血管内凝血（DIC）：早期应用防止因纤维蛋白原及其他凝血因子耗竭而发生继发性出血。

（3）体外抗凝：心血管手术、心导管检查、血液透析、体外循环等抗凝。

（4）其他：也用于治疗肾小球肾炎、肾病综合征、类风湿关节炎等。

考点：肝素的药理作用及临床应用

【不良反应和注意事项】

（1）自发性出血：是肝素过量使用最主要危险。过量可致黏膜、关节、伤口出血，严重者可注射碱性鱼精蛋白解救。1mg 鱼精蛋白可中和肝素 100U。

（2）偶有过敏反应：如荨麻疹、皮疹、哮喘、心前区紧迫感及呼吸短促等。

（3）其他：连续应用 3 ～ 6 个月可致骨质疏松、骨折、脱发；孕妇应用可引起早产及胎儿死亡；少数可致血小板减少症。

（4）用药期间应定时测定凝血时间。60 岁以上老年人，尤其是老年女性对肝素较为敏感，用药期间容易出血，应减少用量，加强随访，注意出血倾向。

（5）对肝素过敏、肝肾功能不全、有血液凝固延缓的各种疾病、消化性溃疡、严重高血压、孕妇禁用。

低分子量肝素

低分子量肝素（low-molecular-weight heparin，LMWH）包括依诺肝素（enoxaparin）、替地肝素（tedelparin）、弗西肝素（fraxiparin）。可选择性对抗凝血因子 X_a 活性，对其他因子影响小。作用强，维持时间长，较安全。一日用药 1 次即可。

2. 体内抗凝血药

香豆素类

香豆素类（coumarin）为一类口服抗凝药，具有 4- 羟基香豆素的基本结构。此类有双香豆素（dicoumarol）、华法林（warfarin，苄丙酮香豆素）、醋硝香豆素（acenocoumarol，新抗凝）等。华法林口服吸收快而完全，生物利用度＞ 95%，与血浆蛋白结合率为 99.4%，半衰期为 10 ～ 60 小时，双香豆素吸收不规则，与血浆蛋白结合率为 90% ～ 99%，半衰期为 10 ～ 30 小时；华法林和双香豆素主要经肝代谢由肾排泄；醋硝香豆素大部分以原型经肾排泄，半衰期为 8 小时，还原型代谢产物仍有抗凝作用，半衰期为 20 小时。

【药理作用】 香豆素类化学结构与维生素 K 相似，是维生素 K 拮抗剂，在肝抑制维生素 K 由环氧化物型向氢醌型转化，从而阻止维生素 K 的反复利用，影响含有谷氨酸残基的凝血因子Ⅱ、Ⅶ、Ⅸ、Ⅹ的羧化作用，使这些因子停留于无凝血活性的前体阶段，从而影响凝血过程发挥抗凝作用。对已形成的上述因子无抑制作用，需待血液中具有抗凝活性的因子消耗后方显效，故显效慢；停药后凝血因子恢复至正常水平需时间，故作用持续时间长。且只在体内拮抗维生素 K，故只在体内抗凝，体外无抗凝作用。

【临床应用】 主要用于防治血栓栓塞性疾病，可防止血栓形成与发展，如肺栓塞、脑血管栓塞、静脉血栓、心肌梗死等；也可用于预防术后静脉血栓形成，如人工心脏瓣膜置换术、关节固定术等。优点是口服有效，作用维持时间较长，缺点是作用出现缓慢，剂量不易控制。

【不良反应和注意事项】 本类药物过量易发生自发性出血，大量出血时应立即停药，并用大剂量维生素 K 解救，必要时可输新鲜血浆或全血，可迅速得到控制。用药过程中应定期检查凝血酶原时间；长期口服停药时，要逐渐减量；本品可通过胎盘屏障，妊娠早期用药有致畸可能，同时妊娠期用药可造成胎儿内出血或死胎，故孕妇禁用；本品亦能通过乳汁分泌，哺乳期妇女服用本品可致婴幼儿低凝血酶原血症，哺乳期妇女慎用；有出血倾向、妊娠、严重肝肾功能不全、严重高血压、活动性消化性溃疡、亚急性感染性心内膜炎等禁用；恶病质、衰弱、发热、活动性肺结核、充血性心力衰竭、月经过多、先兆流产等慎用。

考点： 香豆素类的药理作用、药物相互作用

【药物相互作用】 肝素与丙硫氧嘧啶、甲巯咪唑等有协同作用。肝素与香豆素类、阿司匹林、非甾体抗炎镇痛药、右旋糖酐、糖皮质激素、依他尼酸、双嘧达莫、尿激酶、链激酶等合用，可加重出血危险，应尽量避免联合应用。

3. 体外抗凝血药

枸橼酸钠

【药理作用】 枸橼酸根能与血浆中钙离子结合，形成一种不易解离的可溶性络合物，从而降低血浆中钙离子浓度，使凝血过程受阻，发挥抗凝作用。

【临床应用】 枸橼酸钠（sodium citrate，柠檬酸钠）仅用于体外抗凝，体外血液保存和输血。每 100ml 全血中加入 2.5% 枸橼酸钠溶液 10ml，可使血液不再凝固。

【不良反应和注意事项】 大量输血（1000ml 以上）或速度过快引起低钙血症、心功能不全、血压下降、抽搐、出血倾向等，一旦发生应立即注射钙盐解救。为预防枸橼酸盐中毒反应，大量输血时可静脉注射适量葡萄糖酸钙或氯化钙。一般每输注 1000ml 含枸橼酸

钠血可静脉注射 10% 葡萄糖酸钙 10ml 或 5% 氯化钙 10ml，以中和输入的大量枸橼酸钠，防止低钙血症的发生。但钙剂应单独注射，不能加入血液中，以免发生凝血。

（二）促纤维蛋白溶解药

促纤维蛋白溶解药（fibrinolytic drugs）能使纤溶酶原断裂成纤溶酶而促进纤溶，溶解血栓，也称溶栓药。治疗急性血栓栓塞性疾病，对形成已久并已机化的血栓难以发挥作用。

链 激 酶

链激酶（streptokinase，SK）是从 C 组 β- 溶血性链球菌培养液中提纯精制而成的一种高纯度酶，应用基因重组技术可合成重组链激酶。

【药理作用】 能与内源性纤溶酶原结合成复合物，并促使纤溶酶原转变为纤溶酶，迅速水解血栓中纤维蛋白，血栓溶解。

【临床应用】 静脉或冠脉内注射可使急性心肌梗死面积减少，梗死血管重建血流。对深静脉血栓、肺栓塞、眼底血管栓塞均有疗效。须早期用药、血栓形成不超过 6 小时疗效最佳。

考点：链激酶的药理作用及临床应用

【不良反应和注意事项】 本品特异性低，易致全身性纤维蛋白溶解反应而引起自发性出血，严重出血可静脉注射氨甲苯酸对抗，更严重者可补充纤维蛋白原或全血。少数人出现皮疹、畏寒、药热等过敏反应。有慢性胃溃疡、新近空洞型肺结核、严重肝病伴有出血倾向者，均应慎用。出血性疾病禁用。

尿 激 酶

尿激酶（urokinase，UK）与链激酶相同，但有以下特点：①由人肾细胞合成，自尿中分离或基因重组技术而得，无抗原性不易致过敏。因价格昂贵，仅用于 SK 过敏或耐药者。②作用机制与链激酶不同，可直接促使无活性的纤溶酶原变为有活性的纤溶酶，使血栓中的纤维蛋白水解。对新形成的血栓起效快、效果好，对脑栓塞疗效明显。不良反应比链激酶少，也有自发性出血及发热。禁忌证同 SK。

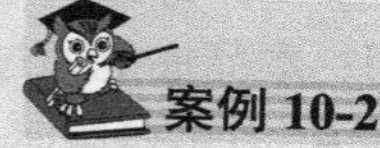

案例 10-2

患者，女，25 岁，既往身体健康。怀孕 5 个月后两下肢出现水肿，分娩后（剖宫产）水肿消退，产后 3 ～ 5 天左下肢又开始水肿，直到 20 天左右方入院就诊，血管造影和彩超等检查示左侧腘静脉血栓。

诊断：左下肢腘静脉血栓形成。

问题与思考：

1. 试问该患者可用何药治疗？

2. 患者应用溶栓药物治疗后效果不明显，为什么？为预防不良反应，医、护人员应注意什么？

重组组织型纤溶酶原激活物

重组组织型纤溶酶原激活物（recombinant tissues-type plasminogen activator，t-PA）能选择性激活附着在血栓表面的纤溶酶原转变成纤溶酶而使纤维蛋白溶解，溶解血栓。故不易引起全身出血现象。用于急性心肌梗死和肺梗死。

重组人组织型纤溶酶原激活物

重组人组织型纤溶酶原激活物（recombinant human tissue-type plasminogen activator，阿替普酶）是通过基因重组技术生产的 t-PA。与天然组织型纤溶酶原激活物（t-PA）的性能相同，主要作用是消化局部纤维蛋白凝块。主要用于发病 6 小时以内的严重心肌梗死患者。

（三）抗血小板聚集药

阿司匹林（aspirin，乙酰水杨酸）可与环加氧酶活性部分的丝氨酸残基发生不可逆的乙酰化反应，使酶失活，减少血栓素 A_2 的产生，使血小板功能抑制。临床上用于血小板功能亢进引起的血栓栓塞性疾病；对急性心肌梗死或不稳定型心绞痛患者，可降低再梗死率及死亡率；对一过性脑缺血也可减少发生率及死亡率。

双嘧达莫（dipyridamole，潘生丁）具有扩张冠状血管、促进侧支循环形成和轻度抗凝作用，可防止血栓的形成和发展。作用机制为：①抑制血小板摄取腺苷，而腺苷是一种血小板反应抑制剂；②抑制磷酸二酯酶，使血小板内环磷酸腺苷（cAMP）增多；③抑制前列腺素合成酶，使血栓素 A_2（TXA_2）形成减少，TXA_2 为血小板活性的强力激动剂；④增强内源性依前列醇（PGI_2）活性。用于治疗血栓栓塞性疾病，单独应用作用较弱，与阿司匹林合用效果好。也与华法林合用防止心脏瓣膜置换术后血栓形成。

第2节　抗贫血药

贫血是指循环血液中红细胞数和血红蛋白量持续低于正常值的一种病理现象。根据病因及发病机制的不同分为如下几种。①缺铁性贫血：由于机体缺铁所致，铁剂是治疗的特效药。②巨幼红细胞性贫血：由于缺乏维生素 B_{12} 或叶酸所致，可用叶酸和维生素 B_{12} 治疗。③再生障碍性贫血：是由于骨髓造血功能障碍所致，病因不明（药物、放射等），治疗比较棘手。

一、铁　　剂

本类药物有硫酸亚铁（ferrous sulfate）、富马酸亚铁（ferrous fumarate）、葡萄糖酸亚铁（ferrous gluconate）、乳酸亚铁（ferrous lactate）、枸橼酸铁铵（ferric ammonium citrate）、右旋糖酐铁（iron dextran）、山梨醇铁（iron sorbitex）等。其中以硫酸亚铁、枸橼酸铁铵和右旋糖酐铁最常用。食物中的铁及口服药用铁剂均以 Fe^{2+} 形式在十二指肠和空肠上段吸收。稀盐酸、维生素 C 等可促进 Fe^{3+} 转变为 Fe^{2+}，有助于铁的吸收。钙剂、抗酸药、茶叶及含鞣酸的植物药可使铁盐沉淀而妨碍其吸收。四环素类与铁剂可形成络合物，相互干扰吸收。

【药理作用】　铁是合成血红蛋白的必需原料，体内的铁约 95% 用于合成血红蛋白。吸收到骨髓的铁，吸附在有核红细胞膜上并进入细胞内的线粒体，与原卟啉结合，形成血红素，后者与珠蛋白结合，形成血红蛋白，进而发育为成熟的红细胞。故当机体缺铁时，血红素形成减少，血红蛋白含量降低，导致红细胞体积变小，颜色变淡，故又称为小细胞低色素性贫血。铁也是构成肌红蛋白、细胞色素系统、过氧化物酶等不可缺少的成分。

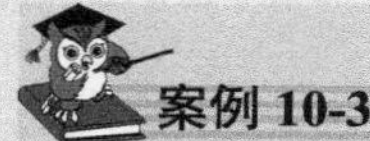

案例 10-3

患者，女，46 岁，患十二指肠溃疡病 3 年。近日感到疲乏、困倦无力，活动后心悸、气短、头晕目眩、耳鸣、注意力不集中、嗜睡、皮肤干燥、毛发枯干等，故入院治疗。经检查血象为血红蛋白 50g/L，红细胞 2×10^{12} g /L。

诊断：缺铁性贫血。

问题与思考：

该患者应用何药治疗？为什么？治疗中应注意什么？

【临床应用】

（1）治疗缺铁性贫血，疗效较佳。口服铁剂一周，血液中的红细胞即可上升，10～14 天达高峰，2～3 周后血红蛋白明显上升。但达正常值需 1～3 个月。为使体内铁储备恢复正常，待血红蛋白正常后尚需减半量继续服用 2～3 个月。

（2）对慢性病理性失血必须同时对因治疗。

【不良反应和注意事项】

考点：铁剂的药理作用、临床应用、不良反应和注意事项

（1）胃肠刺激症状：口服铁剂常见有恶心、呕吐、上腹部疼痛及腹泻等反应，多数患者因此而无法坚持服药，饭后服可减轻。

（2）便秘、黑便：铁能与肠内生理蠕动刺激剂硫化氢结合生成黑色的硫化铁，使肠蠕动减弱所致。应告诉患者服药后会出现黑便。

（3）急性中毒：小儿误服硫酸亚铁 1g 以上可致急性中毒，表现为坏死性胃肠炎、恶心、呕吐、血性腹泻、休克、昏迷、呼吸困难等，严重者可致死亡。一般采用洗胃、胃内注射特殊解毒剂去铁胺及抗休克等措施进行抢救。

二、维生素类

叶　酸

叶酸（folic acid）属于水溶性 B 族维生素，广泛存在于动植物食品中，以酵母、肝及绿叶蔬菜中最多。人体不能合成叶酸，故人体必须从食物中获得叶酸，每日最低需要量约为 50μg。

【药理作用】 食物中的叶酸及叶酸制剂主要在小肠上部吸收，吸收后在体内迅速还原成具有活性的四氢叶酸，作为一碳基团的传递体参与嘌呤核苷酸、嘧啶核苷酸的合成以及促进某些氨基酸的互变。叶酸缺乏时，一碳基团传递障碍，核酸代谢过程受阻，尤其是胸腺嘧啶脱氧核苷酸（dTMP）合成减少，导致 DNA 合成障碍，细胞有丝分裂减少，而对蛋白质及 RNA 合成影响较小，使增殖快的血细胞出现体积大而核发育幼稚的形态，形成巨幼红细胞性贫血；消化道上皮增殖受阻则出现舌炎、腹泻。

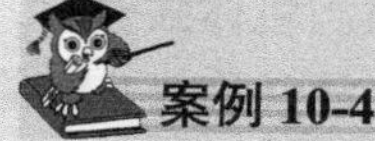

案例 10-4

患儿，男，1 岁半，单纯母乳喂养。近来，面黄、毛发稀疏、乏力、表情呆滞、嗜睡、反应迟钝、哭声低微，并有舌炎、舌下溃疡、腹泻等。经检查患儿血红蛋白、红细胞计数或红细胞比容（压积）低于正常值的下限，并有肝、脾、淋巴结肿大。

诊断：营养性巨幼红细胞性贫血。

问题与思考：

该患儿应用何药治疗？为什么？治疗中应注意什么？

【临床应用】

（1）治疗各种原因引起的巨幼红细胞性贫血，尤其对营养性巨幼红细胞性贫血、妊娠期和婴儿期巨幼红细胞性贫血疗效好。

（2）对二氢叶酸还原酶抑制剂（甲氨蝶呤、乙胺嘧啶、甲氧苄啶等）所致的巨幼红细胞性贫血，需用甲酰四氢叶酸（亚叶酸）钙治疗。

（3）叶酸只能部分地纠正恶性贫血的血象异常，而不能改善神经损害症状，故治疗时应与维生素 B_{12} 合用。

（4）小剂量可预防小儿神经管畸形。

【不良反应和注意事项】 不良反应较轻，偶见胃肠道反应和过敏反应。临床上应注意以下几点。

考点： 叶酸的药理作用及临床应用

（1）静脉注射较易致不良反应，故不宜采用；肌内注射时，不宜与维生素 B_1、维生素 B_2、维生素 C 同管注射。

（2）口服大剂量叶酸可以影响微量元素锌的吸收。

（3）营养性巨幼红细胞性贫血常合并缺铁，应同时补充铁，并补充蛋白质及其他 B 族维生素。

维生素 B_{12}

维生素 B_{12}（vitamin B_{12}，钴胺素）为含钴的 B 族维生素总称，属水溶性 B 族维生素，富含于动物的内脏及蛋、乳类食品中。药用的维生素 B_{12} 为氰钴胺和羟钴胺。人体所需维生素 B_{12} 必须从外界摄取，生理需要量为每日 1 ～ 2μg。维生素 B_{12} 口服后，必须与胃黏膜壁细胞分泌的糖蛋白即“内因子”结合成复合物才能免受胃液消化而进入空肠吸收。胃黏膜萎缩所致“内因子”缺乏可影响维生素 B_{12} 吸收，引起“恶性贫血”。需注射给药才能产生疗效。

【药理作用】 维生素 B_{12} 参与机体多种生化代谢过程，为细胞分裂和维持神经组织髓鞘完整性所必需。

（1）促进叶酸的循环利用：维生素 B_{12} 作为辅酶，在促使同型半胱氨酸转变成甲硫氨酸的同时，也使储存型 N^5- 甲基四氢叶酸转变成活化型四氢叶酸，促进四氢叶酸的循环利用。因此维生素 B_{12} 缺乏会引起叶酸循环利用障碍，红细胞发育迟缓，出现与叶酸缺乏类似的巨幼红细胞性贫血。

（2）参与神经髓鞘脂蛋白的合成：维生素 B_{12} 促进甲基丙二酰辅酶 A 代谢为琥珀酰辅酶 A，参与三羧酸循环，有助于神经髓鞘脂蛋白合成，当缺乏维生素 B_{12} 时甲基丙二酰辅酶 A 积聚，合成异常脂肪酸，而影响神经髓鞘磷脂合成，出现神经损害症状。故有神经症状的巨幼红细胞性贫血必须用维生素 B_{12} 治疗。

【临床应用】 主要治疗恶性贫血（有核巨红细胞性贫血）和其他巨幼红细胞性贫血，与叶酸合用疗效更好。也可作为神经系统疾病（神经炎、神经萎缩、神经痛）和肝病的辅助治疗。此外，用于预防小儿神经管畸形（小剂量）。

【不良反应和注意事项】 较少，极少数患者可出现过敏反应，甚至过敏性休克，一旦发生立即停药，并进行抗过敏治疗，故不宜滥用，而且必须注意以下几点。

（1）神经系统损害者，在诊断未明确前，不宜应用维生素 B_{12}，以免掩盖亚急性联合变性的临床表现。

考点：维生素 B_{12} 的药理作用及临床应用

（2）维生素 B_{12} 缺乏可同时伴有叶酸缺乏，如以维生素 B_{12} 治疗，血象虽能改善，但可掩盖叶酸缺乏的临床表现，对该类患者宜同时补充叶酸，才能取得较好疗效。

（3）维生素 B_{12} 治疗巨幼细胞性贫血，在起始 48 小时，宜查血钾，以便及时发现可能出现的严重低血钾。

三、基因重组类

重组红细胞生成素

重组红细胞生成素（recombinant human erythropoietin，rhEPO，利血宝）是由肾近端小管周围间质细胞分泌的一种活性糖蛋白，临床所用药物是用 DNA 重组技术合成的。能刺激红细胞系统干细胞的增殖和分化，促进红细胞生成的作用。主要用于因红细胞生成素缺乏所致贫血。也可治疗慢性肾功能不全、肿瘤化学治疗及抗艾滋病药物治疗引起的贫血。对尿毒症血液透析所致的贫血疗效显著。

不良反应主要有流感样症状、血压升高。偶可诱发脑血管意外或癫痫样发作。高血压及过敏者禁用。本品用药期间应定期检查红细胞比容，注意避免过度的红细胞生成。应用本品有时会引起血清钾轻度升高，应适当调整饮食，若发生血钾升高，应遵医嘱调整剂量。

第 3 节　血容量扩充药

血容量扩充药是一类能提高血浆胶体渗透压、增加血容量、改善微循环的高分子物质。临床主要用于大量失血或失血浆导致血容量降低、休克等紧急情况。本类药物也称血浆代用品。目前常用的是右旋糖酐。

右旋糖酐

右旋糖酐（dextran）是脱水葡萄糖的高分子聚合物。临床常用的有中分子右旋糖酐（平均分子量 7 万，右旋糖酐 70）、低分子右旋糖酐（平均分子量 4 万，右旋糖酐 40）和小分子右旋糖酐（平均分子量 1 万，右旋糖酐 10）。

【药理作用】

（1）扩充血容量：由于分子量大，静脉注射后不易渗出血管，可提高血浆胶体渗透压，吸收血管外的水分从而扩充血容量，维持血压。分子量大者扩容作用明显。

（2）改善微循环和防止血栓形成：低分子、小分子右旋糖酐由于分子量小，可附着在红细胞和血小板表面，能抑制其积聚，加之使血容量增加及血液稀释，黏滞度降低，并对凝血因子 II 有抑制作用，因而能改善微循环和防止血栓形成。

（3）渗透性利尿：低分子、小分子右旋糖酐可迅速由肾小球滤过，但不被重吸收，可提高管腔内渗透压，减少肾小管对水的重吸收而发挥渗透性利尿作用，可用于防止肾衰竭。

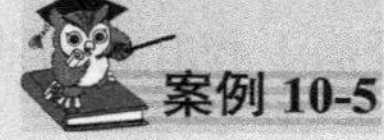

案例 10-5

患者，女，23 岁，因阴道不规则出血 40 天，乏力气短 1 天，伴头晕、面色苍白、出冷汗、肢端湿冷、呼吸急促、发绀、严重口渴、少尿入院。入院检查：T 37.2℃，心率 105 次 /

分，BP 82/48 mmHg，R 27 次 / 分。经阴道彩色超声提示：子宫内膜厚 0.3cm。

诊断：

1. 功能性子宫出血。

2. 低血容量性休克。

问题与思考：

对该患者除根据查明的病因迅速止血和补液外，主要是迅速补充什么？临床常用什么？为什么？应用时应注意什么？

【临床应用】

（1）防治低血容量性休克：如大出血、大面积烧伤、创伤性休克等所致，中分子右旋糖酐扩充血容量作用强，可维持 12 小时，疗效与血浆相似。

（2）防治血栓栓塞性疾病：如脑血栓形成、心肌梗死、心绞痛、术后静脉血栓形成及血栓性静脉炎等。改善微循环，防止休克后期弥散性血管内凝血早期血栓的形成。低分子和小分子右旋糖酐效果较好。

（3）防治急性肾衰竭：防治休克后的尿量剧减或尿闭，低分子和小分子右旋糖酐有显著的渗透性利尿作用，并能改善肾的微循环。

【不良反应与注意事项】

（1）过敏反应：偶见过敏反应，如发热、寒战、胸闷、呼吸困难，严重者可致过敏性休克，用药前取 0.1ml 作皮内注射，观察 15 分钟。静脉滴注要缓慢。一旦出现，应立即停药。

（2）凝血障碍和出血：用量超过 1000ml 时，少数患者可出现凝血障碍和出血，可用抗纤维蛋白溶解药对抗。禁用于血小板减少及出血性疾病。心功能不全、严重肾功能不全患者慎用。

（3）其他：重度休克时，如大量输注右旋糖酐，应同时给予一定数量的血液，以维持血液携氧功能。如未同时输血，由于血液在短时间内过度稀释，则携氧功能降低，组织供氧不足，而且影响血液凝固，出现低蛋白血症。

考点： 右旋糖酐的药理作用及临床应用

第 4 节　促白细胞增生药

白细胞的主要功能是对侵入人体的细菌等病原体，进行吞噬及杀灭，从而形成机体的防卫功能。白细胞减少的原因比较复杂，与遗传、免疫、物理、化学、药物等因素有十分重要的关系。如苯中毒、抗肿瘤药、解热镇痛药、X 射线及放射性物质、某些感染或疾病等使末梢血白细胞总数少于 4000/mm^3 时，称为白细胞减少症。其中以中性粒细胞极度缺乏为主者，称为粒细胞缺乏症。

非格司亭

【药理作用】粒细胞集落刺激因子（granulocyte colony-istmulating factor，G-CSF）是血管内皮细胞、单核细胞和成纤维细胞合成的糖蛋白。临床使用的是基因重组生产的含 174 个氨基酸的糖蛋白，即重组人粒细胞集落刺激因子。G-CSF 与靶细胞受体结合，促进粒细胞集落的形成，使血干细胞向中性粒细胞增殖、分化；促进成熟的粒细胞从骨髓释出，增强中性粒细胞的趋化、吞噬和细胞毒功能。

【临床应用】　非格司亭（filgrastim，重组人粒细胞集落刺激因子）用于肿瘤化疗、放疗后骨髓抑制所致中性粒细胞减少；用于骨髓移植，以促进中性粒细胞的增殖；用于骨髓损伤及再障伴随的中性粒细胞缺乏；对先天性、特发性中性粒细胞缺乏症也有效。

【不良反应和注意事项】 偶有皮疹、低热、转氨酶升高、胃肠道反应、骨痛等。长期静脉滴注可引起静脉炎。本品使用中，须定期进行血液检查，要特别注意不可让中性粒细胞增加到必需数量以上，否则须采取适当的减量或停药措施。用药前要详细问清病情，肝、肾、肺、心脏功能有较严重损害者和过敏史者慎用，必要时可作皮下过敏试验。对骨髓异常增生综合征伴随芽球增加的病例，有转移致骨髓白血病的危险，所以在使用本品时，应先采样细胞，确认并经过体外试验，未见有芽孢之增多，方可使用。对进行化疗的中性粒细胞减少的患者，应先给予化疗药物后再注射本品，须避免在化疗前使用。

粒细胞 - 巨噬细胞集落刺激因子

粒细胞 - 巨噬细胞集落刺激因子（granulocyte-macrophage colony-stimulating factor，GM-CSF，沙格司亭）主要由 T 淋巴细胞在抗原或有丝分裂原的刺激下产生的，单核细胞、内皮细胞、成纤维细胞等也可产生。药用制剂系 DNA 重组产品。

【药理作用】 作用于粒细胞、单核 - 吞噬细胞系的前体细胞表面的受体，刺激粒细胞、单核细胞、巨噬细胞等多种细胞集落的形成和增生，促进成熟细胞的释放，增强免疫细胞的功能，提高机体的抗肿瘤和抗感染的能力。

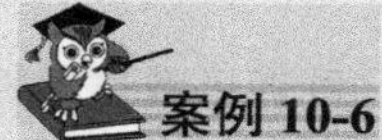

案例 10-6

患者，女，28 岁，长期减肥，近来，常感乏力、头晕、食欲减退、四肢酸软、失眠多梦、低热心悸、畏寒、腰酸等症状。前天，因突然出现畏寒、高烧持续不退、咽喉疼痛等入院就诊，经检查血中白细胞低于 4000/mm^3，中性粒细胞百分比正常略低。

诊断：白细胞减少症

问题与思考：

该患者可用何药治疗？为什么？治疗中应注意什么？

【临床应用】

（1）白细胞减少症：本品适用于各种原因所致的白细胞减少症，包括慢性坏死性白细胞减少症；再生障碍性贫血、骨髓功能损伤引起的白细胞减少症；亦适用于治疗骨髓衰竭患者的白细胞低下。

（2）药物所致的白细胞减少症：如癌症化疗和在用骨髓抑制疗法时所引起的白细胞减少症，人体特异反应对药物高度敏感引起的白细胞减少症。

【不良反应和注意事项】

（1）常见的不良反应是发热、皮疹，较少见胸痛、骨及肌肉疼痛；如发生过敏性休克、血管神经性水肿、支气管痉挛等急性过敏反应时应立即停药，并给予紧急处理。

（2）皮下注射部位有红斑，首次静脉滴注可出现潮红、低血压、呼吸急促等症，严重者可见肾功能减退、心律失常、支气管痉挛、肺水肿等。

（3）本药有时可伴发多质膜炎综合征，如胸膜炎、胸膜渗液、心包炎、心包渗液和体重增加，这往往与超剂量用药有关，一般可用非甾体抗炎药控制。

（4）凡用本品治疗的患者，在治疗期间应定期作全血检查。

其他促白细胞增生药见表 10-1。

表 10-1 其他促白细胞增生药

药名	作用和临床应用	不良反应和注意事项
维生素 B_4（vitamin B_4）	是核酸和某些辅酶的成分，参与 RNA 和 DNA 合成，促进白细胞生成，尤其白细胞低下时作用更明显。主要用于放疗、化疗及氯霉素、苯中毒所致的粒细胞减少症	治疗量未见明显不良反应
鲨肝醇（batylalcohol）	对放疗及化疗引起的骨髓抑制有拮抗作用，对苯中毒所致白细胞减少有一定疗效。主要用于放疗、化疗及苯中毒所致白细胞减少症	用药期间应定期检查白细胞数
肌苷（inosin）	进入细胞后转变为肌苷酸及磷酸腺苷，参与体内蛋白质合成，促进肌细胞能量代谢，提高多种酶尤其是辅酶 A 的活性，促进缺氧状态下的细胞代谢。主要用于白细胞减少症及血小板减少症	有胃部不适。静脉注射可引起颜面潮红
利血生（leucogen）	增强造血功能。用于防治各种原因引起的白细胞、血小板减少和再生障碍性贫血	不良反应较少，对本品过敏者禁用。急、慢性髓细胞白血病患者慎用

制剂和用法

肝素 注射剂：1000U/2ml、5000U/2ml、12 500U/2ml。一次 5000U 加入 5% 葡萄糖注射液或 0.9% 氯化钠注射液 100～200ml 中静脉滴注，30～60 分钟内滴完。必要时可每隔 4～6 小时 1 次，一天总量为 25 000U。

华法林 片剂：2.5mg、5mg。第 1 天 5～20mg，次日起用维持量，一天 2.5～7.5mg。

枸橼酸钠 注射剂：0.25g/10ml。每 100ml 全血中加 2.5% 枸橼酸钠溶液 10ml。

链激酶 注射剂：10 万 U、20 万 U、30 万 U。初剂量：50 万～100 万 U 溶入 0.9% 氯化钠注射液或 5% 葡萄糖注射液 100ml 中，静脉滴注，30 分钟滴完。维持剂量：60 万 U 溶入 5% 葡萄糖注射液 250～500ml 中，静脉滴注，每小时 10 万 U，疗程一般为 24～72 小时。

尿激酶 注射剂：1 万 U、5 万 U、10 万 U、20 万 U、50 万 U、150 万 U、250 万 U。急性心肌梗死时，一次 50 万～150 万 U 溶于 0.9% 氯化钠注射液或 5% 葡萄糖注射液 50～100ml 中，静脉滴注。

组织型纤溶酶原激活剂 注射剂：50mg。首剂 10mg，静脉注射。以后第 1 小时 50mg，第 2、3 小时各 20mg 静脉滴注。

维生素 K_1 注射剂：10mg/ml。一次 10mg，一天 1～2 次，肌内注射或静脉注射。

维生素 K_3 注射剂：2mg/ml、4mg/ml。一次 4mg，一天 2 次，肌内注射。

维生素 K_4 片剂：2mg、4mg。一次 4mg，一天 3 次。

巴曲酶 冻干粉：每支 1KU（克氏单位）。一次 1～2KU，肌内注射、皮下注射或静脉注射。一日总量不超过 8KU，一般用药不超过 3 天。

凝血酶 粉剂：200U、500U、1000U、5000U、10 000U。以干燥粉末或溶液洒或喷雾于创面。消化道出血：以溶液（10～100U/ml）口服或局部灌注。

酚磺乙胺 注射剂：0.25g/2ml、0.5g/5ml、1g/5ml。一次 0.25～0.5g，一天 2～3 次，肌内注射或静脉注射。片剂：0.25g、0.5g。一次 0.5～1g，一天 3 次。

氨甲苯酸 注射剂：0.05g/5ml、0.1g/10ml。一次 0.1～0.3g，静脉注射或静脉滴注，一日最大用量 0.6g。片剂：0.125g、0.25g。一次 0.25～0.5g，一天 3 次。

氨甲环酸 片剂：0.25g。一次 0.25g，一天 3～4 次。注射剂：0.1g/2ml、0.25g/5ml。一次 0.25g，一天 1～2 次，静脉注射或静脉滴注。

卡巴克络 片剂：2.5mg、5mg。成人一次 2.5～5mg，一天 3 次。注射剂：

10mg/2ml。成人一次 5 ～ 10mg，，一天 2 ～ 3 次，肌内注射，不可静脉注射。

双嘧达莫　片剂：25mg。一次 25 ～ 50mg，一天 3 次。

阿司匹林　片剂：25mg、40mg、100mg。预防血栓形成，一天 25 ～ 75mg，一天 1 次。

噻氯匹定　片剂：250mg。一次 250 ～ 500mg，一天 1 次，进餐时服。

依前列醇　粉针剂：500μg。临用时以专用的含甘氨酸缓冲剂溶解。静脉滴注，滴速每分钟 2 ～ 16μg/kg，一般不超过每分钟 30μg/kg。连续滴注时间应根据病情而定。静脉滴注：成人心肺分流术前连续静脉滴注每分钟 10ng/kg；在分流术中静脉滴注每分钟 20ng/kg，手术结束即停止静脉注射。肾透析：透析前静脉滴注每分钟 5ng/kg，透析中每分钟 5ng/kg，滴入透析器动脉入口处。

垂体后叶素　注射剂：5U/ml，10U/ml。一次 5 ～ 10U，肌内注射；一次 10U，静脉注射或静脉滴注，用于肺咯血、产后出血。

硫酸亚铁　片剂：0.3g。一次 0.3g，一天 3 次，饭后服。

葡萄糖酸亚铁　片剂：0.1、0.3g。一次 0.3 ～ 0.6g，一天 3 次。

富马酸亚铁　肠溶片：50mg、200mg。一次 0.2 ～ 0.4g，一天 3 次。

枸橼酸铁胺　溶液剂或糖浆剂：10%。一次 5 ～ 10ml，一天 3 次，饭后服。

右旋糖酐铁　注射剂：25mg/ml、50mg/2ml。一次 25 ～ 50mg，一天 1 次，深部肌内注射。

叶酸　片剂：5mg。一次 5 ～ 10mg，一天 3 次。

亚叶酸钙　注射剂：3mg、5mg。一次 3 ～ 6mg，一天 1 次，肌内注射。

维生素 B_{12}　片剂：25mg、50mg。一次 25mg，一天 3 次。注射剂：0.05mg/ml、0.1mg/ml、0.25mg/ml、0.5mg/ml、1mg/ml。一次 0.025 ～ 0.2mg，一天 1 次或隔天 1 次，肌内注射。

重组人促红细胞生成素　注射剂：2000U/ml、4000U/ml、10 000U/ml。开始 50 ～ 150U/kg，皮下或静脉注射，每周 3 次。2 周后视红细胞比容调整剂量。

沙格司亭　注射用冻干粉：50μg、100μg、150μg、300μg、400μg。一次 5 ～ 10μg/kg，一天 1 次，皮下注射，于化疗停止 1 天后使用，连用 7 ～ 10 天。

非格司亭　冻干粉针剂：50μg、75μg、100μg、150μg、250μg、300μg、460μg。一次 2 ～ 5μg/kg，以 5% 葡萄糖注射液稀释，皮下注射或静脉滴注。

维生素 B_4　片剂：10mg、25mg。一次 10 ～ 20mg，一天 3 次。注射剂：20mg。一次 20 ～ 30mg，一天 1 次，肌内注射或静脉注射。

鲨肝醇　片剂：25mg、50mg。预防：一次 25mg，一天 2 次。治疗：一次 50 ～ 100mg，一天 3 次，疗程为 4 ～ 6 周。

白血生　片剂：100mg。一次 200 ～ 300mg，一天 3 ～ 4 次。

肌苷　片剂：0.2g。一次 0.2 ～ 0.6mg，一天 3 次。注射剂：0.1g/2ml、0.2g/5ml。一次 0.2 ～ 0.6mg，一天 1 ～ 2 次，静脉注射或静脉滴注。

升白新　微胶囊剂：50mg。胶囊剂：200mg。一次 50mg（微粒胶囊）或 200mg（胶囊剂），一天 3 次。

茜草双酯　片剂：100mg。一次 400mg，一天 2 次。

利血生　片剂：10mg、20mg。一次 20mg，一天 3 次。

右旋糖酐 70　注射剂：30g/500ml。一次 500ml，静脉滴注，20 ～ 40ml/min，一天量不超过 1000 ～ 1500ml。

右旋糖酐 40　注射剂：10g/100ml、25g/250ml、50g/500ml。静脉滴注，用量视病情而定。

右旋糖酐 10　注射剂：30g/500ml。静脉滴注，用量视病情而定。

目标检测

1. 维生素K对下列哪种疾病所致出血无效（ ）
   A. 阻塞性黄疸
   B. 华法林过量
   C. 肺咯血、上消化道出血
   D. 长期大量应用四环素
   E. 新生儿出血

2. 产后出血（属纤溶系统亢进引起的出血）宜选用（ ）
   A. 维生素 K　　B. 鱼精蛋白
   C. 右旋糖酐　　D. 氨甲苯酸
   E. 华法林

3. 垂体后叶素可用于肺咯血，是由于它能（ ）
   A. 收缩肺小动脉
   B. 抑制咳嗽中枢
   C. 促进血小板聚集
   D. 抑制纤溶酶原转变为纤溶酶
   E. 促进凝血因子的合成

4. 肝素的抗凝血特点是（ ）
   A. 仅在体内有效　　B. 仅在体外有效
   C. 体内、外都有效　　D. 仅口服有效
   E. 起效缓慢

5. 肝素抗凝作用的主要机制是（ ）
   A. 与钙离子形成络合物
   B. 促进抗凝血酶Ⅲ的活性
   C. 激活纤溶系统
   D. 对抗维生素 K 的作用
   E. 收缩血管

6. 下列联合用药合理的是（ ）
   A. 铁剂 + 稀盐酸　　B. 铁剂 + 四环素
   C. 铁剂 + 抗酸药　　D. 铁剂 + 鞣酸
   E. 铁剂用茶水吞服

7. 枸橼酸钠临床用于（ ）
   A. 血栓栓塞性疾病的治疗
   B. 预防血栓栓塞形成
   C. 输血时防止血液在体外凝固
   D. 应用于弥散性血管内凝血早期
   E. 肺胃出血、也可用于外伤出血

8. 患儿，女，刚出生 4 周，单纯母乳喂养。可见皮肤紫癜、黏膜出血，吐咖啡色奶块、有黑便。入院经检查凝血时间及凝血酶原时间延长，血中维生素K含量减低。诊断为新生儿出血，应选用下列哪种药物治疗（ ）
   A. 垂体后叶素　　B. 维生素 K
   C. 氨甲苯酸　　D. 氨甲环酸
   E. 酚磺乙胺

9. 患者，男，48 岁，因患急性脑血栓入院，医生给予患者尿激酶静脉滴注治疗，其治疗的根据是（ ）
   A. 抑制凝血酶原激活物
   B. 竞争性拮抗维生素 K 的作用
   C. 激活抗凝血酶Ⅲ灭活多种凝血因子
   D. 激活纤溶酶原使之形成纤溶酶
   E. 扩张毛细血管

10. 患者，女，28 岁，因长期功能性子宫出血导致贫血，宜选用（ ）
    A. 叶酸　　B. 维生素 B_{12}
    C. 肝素　　D. 枸橼酸钠
    E. 硫酸亚铁

（11、12 题共用题干）

患儿，男，1 岁 3 个月，长期单纯母乳喂养。近来皮肤黏膜逐渐苍白，以唇口黏膜及甲床较明显，易疲乏、不爱活动、烦躁不安、精神萎靡，突然发热入院，经检查小儿患有营养性缺铁性贫血合并肺部感染。

11. 该患儿应选用下列何药治疗（ ）
    A. 枸橼酸铁胺糖浆　　B. 叶酸
    C. 维生素 B_{12}　　D. 维生素 K
    E. 甲酰四氢叶酸

12. 口服时，同服下列哪一物质会阻碍该药物的吸收（ ）
    A. 维生素 C　　B. 稀盐酸
    C. 碳酸氢钠　　D. 果糖
    E. 半胱氨酸

（13 ~ 15 题共用选项）

A. 富马酸亚铁　　B. 叶酸
C. 维生素 B_{12}　　D. 维生素 K

E. 维生素 C

13. 缺铁性贫血宜选（　　）

14. 恶性贫血宜选（　　）

15. 新生儿出血宜选（　　）

（蒋红艳）

中英文对照

维生素 K　vitamin K

氨甲苯酸　aminomethylbenzoic acid，PAMBA

氨甲环酸　tranexamic acid

酚磺乙胺　etamsylate

垂体后叶素　Pituitrin

抗凝血药　anticoagulants

肝素　heparin

低分子量肝素　low-molecular-weight heparin，LMWH

依诺肝素　enoxaparin

替地肝素　tedelparin

弗西肝素　fraxiparin

香豆素类　coumarin

双香豆素　dicoumarol

华法林　warfarin

醋硝香豆素　acenocoumarol

枸橼酸钠　Sodium Citrate

促纤维蛋白溶解药　fibrinolytic drugs

链激酶　streptokinase，SK

尿激酶　urokinase，UK

重组组织型纤溶酶原激活物　recombinant tissues-type plasminogen activator，t-PA

重组人组织型纤溶酶原激活物　recombinant human tissue-type plasminogen activator

阿司匹林　aspirin

双嘧达莫　dipyridamole

硫酸亚铁　ferrous sulfate

富马酸亚铁　ferrous fumarate

葡萄糖酸亚铁　ferrous gluconate

乳酸亚铁　ferrous lactate

枸橼酸铁铵　ferric ammonium citrate

右旋糖酐铁　iron dextran

山梨醇铁　iron sorbitex

叶酸　folic acid

维生素 B_{12}　vitamin B_{12}

重组红细胞生成素　recombinant human erythropoietin，rhEPO

右旋糖酐　dextran

非格司亭　filgrastim

粒细胞 - 巨噬细胞集落刺激因子　granulocyte-macrophage colony-stimulating factor，GM-CSF

维生素 B_4　vitamin B_4

升白新　cleistanthin-B

茜草双酯　rubidate　ablets

鲨肝醇　batylalcohol；batyl alcohol

利血升　leucogen

肌苷　inosin

第11章　糖类、盐类及酸碱平衡调节药

学习目标

1. 了解常用糖类、盐类和酸碱平衡调节药的作用、临床应用及不良反应。
2. 熟悉各类药物的应用注意事项。

第1节　糖　　类

葡　萄　糖

【药理作用】　葡萄糖（glucose）进入机体，可补充机体水分。在体内被氧化成二氧化碳和水，同时供给能量，或以糖原形式储存，对肝具有保护作用。高渗葡萄糖溶液静脉注射可提高血浆渗压，使组织脱水并有短暂利尿作用。

【临床应用和注意事项】

（1）补充水分：选5%～10%葡萄糖溶液静脉滴注，用于严重腹泻、呕吐、创伤大失血等体内大量失水患者。根据需要同时滴注适量生理盐水，以补充钠不足。

（2）补充营养：可静脉注射本品，对不能饮食的重病患者，以补充营养。

（3）低血糖昏迷：可用50%溶液静脉注射，对血糖过低或胰岛素应用过量的患者，以升高血糖，供给脑细胞足够的能量，消除昏迷。但对糖尿病所致的酮血症须与胰岛素同用。

（4）组织水肿：50%高渗溶液静脉注射可用于辅助治疗青光眼、治疗肺水肿及脑水肿等（见第15章）。

（5）其他：5%～10%葡萄糖溶液可作为某些药物溶剂，多用于静脉滴注给药；葡萄糖与胰岛素合用于高钾血症。葡萄糖还可用于测定糖耐量。

（6）高渗溶液应缓慢静脉注射，勿漏出血管外，以免刺激组织。

第2节　盐　　类

一、钠　　盐

氯　化　钠

【药理作用】　正常人体内总钠量平均为150g，细胞外液中Na^+占阳离子含量的90%左右，是维持细胞外液容量和渗透压的主要因素。Na^+还以$NaHCO_3$形式构成体液缓冲系统，对调节体液的酸碱平衡具有重要作用。Na^+的正常浓度是维持细胞兴奋性、神经肌肉应激性的必要条件。

【临床应用】

（1）低钠综合征：体内大量失钠，如出汗过多、剧烈吐泻、大面积烧伤、大量失血、强效利尿药的作用以及肾上腺皮质功能不全等，均可引起低钠综合征。表现为全身

虚弱、表情淡漠、头痛、肠绞痛、手足痉挛、循环障碍、昏迷甚至死亡。氯化钠（sodium chloride）等钠盐制剂可补充血容量和 Na^+，用于各种缺钠性脱水症。对于缺钠严重而渗透压明显降低者，适当给予高渗（3%～5%）氯化钠溶液，可补充细胞外液容量并提高细胞内液的渗透压。

（2）外用冲洗液：0.9% 氯化钠溶液的渗透压与哺乳类动物的体液渗透压相同，属于等渗溶液，无刺激性。可外用于眼、鼻、手术野及伤口的冲洗。

（3）其他：高温作业者以 0.1%～0.2% 的溶液做口服饮料，可预防中暑；还可作注射用药的溶剂或稀释剂。

【不良反应和注意事项】 过量输入可导致高钠血症，引起组织水肿，故高血压及心、肾功能不全者应慎用，肺水肿者禁用；已有酸血症倾向的患者，大量应用可引起高氯性酸中毒，应予注意不宜使用本品。

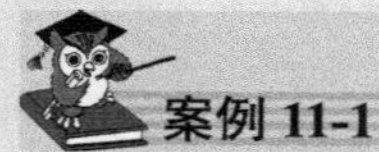

案例 11-1

患者，男，25 岁。因高热 2 日未能进食，自述口渴、口干、尿少色黄。查体：口舌干燥，皮肤弹性差，眼窝凹陷。实验室检查：尿比重 1.028，血清钠浓度为 155mmol/L。

诊断：中度高渗性脱水

问题与思考：

该患者宜选何药、何浓度补液？为什么？

二、钾　盐

氯 化 钾

【体内过程】 正常人体内总钾量平均为 120g，仅 2% 存在于细胞外液。口服钾盐大部分在肠中吸收并迅速进入细胞内，过量的钾离子则经肾排出。

【药理作用】

（1）维持细胞的等渗压：K^+ 为细胞内主要阳离子，与细胞外的 Na^+ 共同维持细胞的等渗压。

（2）维持骨骼肌张力：参与糖、蛋白质及能量的代谢和神经冲动的传导，是维持骨骼肌正常张力所必需的阳离子，缺钾时运动终板兴奋性降低。

（3）降低心肌兴奋性、自律性和传导性：缺钾时心肌兴奋性增高，易引起异位节律。钾过多时则抑制心肌的自律性、传导性和兴奋性，还能拮抗洋地黄等对 Na^+-K^+-ATP 酶的抑制作用。

（4）参与酸碱平衡的调节：K^+ 通过与细胞外的 H^+ 交换，参与酸碱平衡的调节。

【临床应用】

（1）低钾血症：用于严重吐泻不能进食，长期应用排钾利尿药或肾上腺皮质激素等各种原因导致 K^+ 摄入量不足、排出量增多或在体内分布异常引起的低钾血症。

（2）心律失常：用于强心苷中毒所致的阵发性心动过速或频发性室性期前收缩等。

【不良反应和注意事项】

（1）胃肠反应：氯化钾（potassium chloride）有强烈刺激性，口服可引起恶心、呕吐、腹痛，甚至可引起胃肠溃疡、坏死等并发症，应稀释或餐后服。

（2）抑制心脏：诱发或加重房室传导阻滞，甚至心脏骤停。故禁止静脉注射。静脉滴注时，浓度不宜超过 0.3%，速度宜慢（每小时不超过 1g），而且有尿才能补钾。

（3）局部组织坏死：静脉滴注时漏于皮下可致局部组织坏死。

（4）禁忌证：肾衰竭、房室传导阻滞、高钾血症。

门冬氨酸钾镁

门冬氨酸对细胞的亲和力很强，可作为钾离子的载体，使钾离子重返细胞内以促进心肌去极化，维持心肌收缩力，并降低氧耗量。镁离子是生成糖原及高能磷酸酯的重要物质，与钾离子有协同作用。天门冬氨酸可使氨和二氧化碳生成尿素，降低血氨和血二氧化碳，增强肝功能。门冬氨酸钾镁（potassium magnesium aspartate）用于强心苷中毒引起的心律失常疗效较好；也可用于低血钾、低血镁、高氨血症的治疗。

附：口服补液盐

【成分】　口服补液盐（oral rehydration salt）为白色晶体粉末，有以下两种处方。

处方 1：氯化钠 1750g、碳酸氢钠 1250g、氯化钾 750g、葡萄糖 11 000g，制成 1000 包。

处方 2：氯化钠 1750g、枸橼酸钠 1450g、氯化钾 750g、无水葡萄糖 10 000g，制成 1000 包。

【临床应用】　主要用于腹泻和呕吐引起的急性脱水和电解质紊乱，尤其对急性腹泻脱水疗效显著，也常用于静脉补液后的维持治疗。

【用法与用量】　口服。临用前 1 号大、小袋各 1 包同溶于 500ml 凉开水中或 2 号 1 包溶于 500ml 凉开水中。轻度脱水，一天 30 ～ 50ml/kg 体重；中、重度脱水一天 80 ～ 110ml/kg 体重，于 4 ～ 6 小时内分次服。成人总量不超过 3000ml。对小儿或有恶心呕吐而口服困难的患者，可采用直肠输注法，输注宜缓慢，一般于 4 ～ 6 小时内补完累积损失量。

【注意事项】　腹泻停止，应立即停服，以防出现高钠血症。心功能不全、高钾血症、急慢性肾衰竭者禁用。

不可小视的“水、电解质紊乱”

水和电解质广泛分布在细胞内外，参与体内许多重要的功能和代谢活动，对正常生命活动的维持起着非常重要的作用。当某些器官系统出现疾病或药物使用不当时可导致“水、电解质紊乱”。此时，若得不到及时的纠正，水、电解质代谢紊乱又可使全身各器官系统特别是心血管系统、神经系统的生理功能和机体的物质代谢活动发生相应的障碍，严重时常可导致死亡。

链接

第 3 节　酸碱平衡调节药

一、纠正酸血症药

碳酸氢钠

【药理作用】　碳酸氢钠（sodium bicarbonate）属于弱碱性药，口服或静脉滴注，均可给机体直接提供 HCO_3^-，通过 HCO_3^- 与 H^+ 结合，可使体液的 pH 升高。

【临床应用】

（1）代谢性酸血症：静脉滴注作用迅速，疗效确切，为临床首选药。

（2）高钾血症：碳酸氢钠升高血液的 pH，K^+ 在 pH 升高时由细胞外进入细胞内，从而使血钾降低。

（3）碱化尿液：碳酸氢钠通过增加尿中的HCO_3^-排泄而碱化尿液，故可用于：①防治磺胺类药在肾小管析出结晶。②减少急性溶血性贫血所致的血红蛋白在肾小管沉积。③提高氨基苷类抗生素治疗泌尿系统感染的疗效。④促进巴比妥类药物过量中毒时从尿中排泄。

【不良反应和注意事项】

（1）刺激性：碳酸氢钠为弱碱性药物，静脉注射时切勿漏出血管。

（2）代谢性碱血症：由于应用过量引起，故应禁止过量使用。

（3）水钠潴留及缺钾：对充血性心力衰竭、急性或慢性肾衰竭、低钾血症或伴有二氧化碳潴留的患者，补充碳酸氢钠要谨慎。

乳 酸 钠

【药理作用和临床应用】 乳酸钠（sodium lactate）进入体内，以解离的乳酸根与H^+生成乳酸，在有氧条件下一部分经肝氧化成H_2O和CO_2，CO_2可代谢转化为HCO_3^-，以增加碱储备。用于纠正代谢性酸血症，但作用不及碳酸氢钠迅速和稳定，现已较少采用。但在高钾血症或某些药物过量（如普鲁卡因胺、奎尼丁等）引起的心律失常伴有酸血症者，仍以乳酸钠治疗为宜。对于伴有休克、缺氧、肝及心功能不全者不宜使用。过量可致代谢性碱中毒。

氨丁三醇

氨丁三醇（trometamol，三羟甲基氨基甲烷）为不含钠的氨基缓冲碱，能摄取氢离子而纠正酸血症。作用较强，且能透过细胞膜。可用于急性代谢性及呼吸性酸血症，但不良反应较多而严重，可引起低血糖、低血压、低血钙、高血钾、恶心、呕吐、呼吸抑制、静脉炎或血栓形成，故临床应用受到限制。注射时漏出血管可引起局部组织坏死。慢性呼吸性酸血症、肾性酸血症、肾功能不全者、无尿者禁用。

二、纠正碱血症药

氯 化 铵

【药理作用】

（1）酸化体液：氯化铵（ammonium chloride）进入体内，NH_4^+迅速经肝代谢形成尿素，而Cl^-可使血氯浓度增高。Cl^-在体内可置换HCO_3^-，减少体内过量的碱储备而纠正代谢性碱血症。

（2）酸化尿液：Cl^-从肾排出时可使HCO_3^-重吸收增多，H^+排出增多，尿液pH降低。

（3）祛痰作用：口服刺激胃黏膜，反射性增加呼吸道腺体分泌而祛痰。

【临床应用】

（1）代谢性碱血症：大多数代谢性碱血症的患者只需用生理盐水治疗就能纠正；重度代谢性碱血症，可口服或静脉滴注适量的氯化铵。

（2）有机碱类药物中毒：用于氨茶碱等药物过量中毒，可促进其排泄。

【不良反应和注意事项】 过量应用可致高氯性酸血症，并引起呼吸增强和血液CO_2张力的下降；静脉滴注过快，可引起惊厥和呼吸停止。严重肝、肾功能不全者禁用。溃疡病患者慎用。

制剂和用法

葡萄糖 注射剂：12.5g/250ml、25g/500ml、50g/1000ml、25g/250ml、50g/500ml、100g/1000ml、5g/20ml、10g/20ml、12g/10ml。粉剂：250g、500g。静脉滴注含本药5%～10%的水溶液200～1000ml，同时静脉滴注适量生理盐水，以补充体液的损失及钠的不足。

静脉滴注 50% 溶液 40 ～ 100ml，用于血糖过低症或胰岛素过量，以保护肝。静脉滴注 25% ～ 50% 溶液，用于降低眼压及因颅压增加引起的各种病症。

氯化钠　注射剂：为含 0.9% 氯化钠的灭菌水溶液，2ml、10ml、250ml、500ml、1000ml。静脉滴注或皮下滴注，剂量根据病情决定，一般一次 500 ～ 1000ml。浓氯化钠注射液：1g/10ml。临用前稀释。

氯化钾　片剂：0.25g、0.5g。控释片：0.6g。微囊片：0.75g。注射剂：1g/10ml。补充钾盐大多采用口服，1 次 1g，1 天 3 次。血钾过低，病情危急或吐泻严重口服不易吸收时，可用静脉滴注，每次用 10% ～ 15% 液 10ml，用 5% ～ 10% 葡萄糖液 500ml 稀释或根据病情酌定用量。

葡萄糖酸钙　片剂：0.1g、0.5g。口服液：1g/10ml。含片：0.1g、0.15g、0.2g。成人一次 0.5 ～ 2g，一天 3 次；儿童一次 0.5 ～ 1g，一天 3 次。注射剂：1g/10ml。静脉注射，每次 10% 液 10 ～ 20ml，对小儿手足搐搦症，每次 5 ～ 10ml，加等量 5% ～ 25% 葡萄糖液稀释后缓慢静脉注射（每分钟不超过 2ml）。

口服补盐液　每升含氯化钠 3.5g，氯化钾 1.5g，碳酸氢钠 2.5g（或枸橼酸钠 2.9g），无水葡萄糖 20g，每次口服 500ml 治疗和预防急性腹泻造成的脱水。

碳酸氢钠　片剂：0.3g、0.5g。注射剂：0.5g/10ml、12.5g/250ml。

乳酸钠　注射剂：2.24g/20ml、5.60g/50ml。11.2% 溶液 5 ～ 8ml/kg，以 5% ～ 10% 葡萄糖液 5 倍量稀释后静脉滴注。

氨丁三醇　注射剂：7.28%（10ml）、7.28%（20ml）、7.28%（100ml）。对急症每次用 7.28% 溶液每千克静脉滴注 2 ～ 3mg，于 1 ～ 2 小时内滴完，严重者可再用 1 次。

目标检测

1. 临床上治疗代谢性酸中毒宜首选（　　）
   A. 氯化钠　B. 乳酸钠　C. 碳酸氢钠　D. 氨丁三醇　E. 氯化铵
2. 临床上治疗代谢性酸中毒伴有呼吸性酸中毒宜选用（　　）
   A. 氯化钠　B. 乳酸钠　C. 碳酸氢钠　D. 氨丁三醇　E. 氯化铵
3. 临床上治疗代谢性碱中毒或有机碱类药物中毒宜选用（　　）
   A. 氯化钠　B. 乳酸钠　C. 氯化钾　D. 氯化铵　E. 门冬氨酸钾镁
4. 临床上为防止磺胺类药物肾毒性等最常用的尿液碱化剂是（　　）
   A. 氯化钠　B. 乳酸钠　C. 碳酸氢钠　D. 氨丁三醇　E. 氯化铵

（苏溪淇）

中英文对照

葡萄糖　glucose
氯化钠　sodium chloride
氯化钾　potassium chloride
门冬氨酸钾镁　potassium magnesium aspartate
碳酸氢钠　sodium bicarbonate
乳酸钠　sodium lactate
氨丁三醇　trometamol
氯化铵　ammonium chloride

第12章　子宫收缩药及舒张药

学习目标

1. 掌握缩宫素、麦角新碱的药理作用、临床应用及不良反应。
2. 熟悉地诺前列酮的药理作用和临床应用。
3. 了解子宫舒张药的药理作用和临床应用。

第1节　子宫收缩药

子宫收缩药是一类选择性地兴奋子宫平滑肌，引起子宫不同程度收缩的药物。

一、垂体后叶素

缩　宫　素

缩宫素（oxytocin，催产素）口服易被消化液破坏，肌内注射吸收良好。也可经口腔及鼻黏膜吸收，能通过胎盘屏障，大部分经肝破坏，少部分以原形经肾排出。

【药理作用】

（1）兴奋子宫平滑肌：缩宫素能激动子宫平滑肌上的缩宫素受体，加强子宫平滑肌收缩强度和收缩频率。其作用特点有：①对子宫体的兴奋作用强，而对子宫颈的兴奋作用弱；②作用强度受剂量和女性激素的影响：小剂量（2～5U）使子宫（特别是妊娠末期子宫）呈节律性收缩，利于胎儿顺利娩出；大剂量（5～10U）则引起子宫持续性强直性收缩，不利于胎儿娩出。雌激素增强子宫对缩宫素的敏感性，而孕激素则降低子宫对缩宫素的敏感性；③作用出现快，维持时间短。肌内注射3～5分钟起效，持续20～30分钟。静脉注射起效更快，维持时间更短，故常采用静脉滴注以维持疗效。

（2）其他作用：缩宫素能兴奋乳腺腺泡周围的平滑肌，使乳腺导管收缩，促进排乳（但不能增加乳汁的分泌量）。大剂量能直接扩张血管，引起血压下降。

【临床应用】

（1）催产和引产：对胎位、产道正常而宫缩无力的产妇，用小剂量缩宫素加强子宫节律性收缩，促进分娩。对于死胎、过期妊娠及妊娠合并严重心脏病等疾病需提前终止妊娠者，也可用小剂量缩宫素引产。一般每次2～5U，用5%葡萄糖溶液500ml稀释后，先以8～10滴/分的速度静脉滴注，以后根据子宫收缩和胎心情况调节滴注速度，必须严密观察，一般不超过40滴/分。

（2）产后出血：产后出血时，应立即肌内或皮下注射较大剂量（5～10U）缩宫素，使子宫迅速产生强直性收缩，以压迫子宫肌层血管而止血，但缩宫素作用不持久，应加用麦角制剂以维持疗效。

【不良反应和注意事项】　偶见恶心、呕吐；静脉注射过快，可引起血压下降、心率加快；用量过大，可使子宫呈强直性收缩，导致胎儿窒息或子宫破裂。故催产或引产时应严格控制剂量、滴速，严格掌握禁忌证。

产道异常、胎位不正、头盆不称、前置胎盘和有剖宫产史者禁用。

二、麦角生物碱类

考点： 缩宫素的药理作用及临床应用

麦角是寄生在黑麦或其他禾本科植物子房中的一种麦角菌的干燥菌核。麦角中含有多种生物活性成分，麦角生物碱是其主要成分。包括氨基麦角碱（如麦角新碱）和氨基酸麦角碱（如麦角胺、麦角毒），前者主要对子宫有兴奋作用，后者主要对血管产生作用。

麦角新碱

【药理作用】 麦角新碱（ergometrine）能选择性兴奋子宫平滑肌，引起子宫收缩。其作用也取决于子宫的功能状态，妊娠子宫较未妊娠子宫敏感，在分娩前后最为敏感。与缩宫素相比，具有以下特点：①兴奋子宫作用强大、迅速而持久，一次用药可维持 3 ～ 6 小时，剂量稍大即引起子宫强直性收缩。②子宫体和子宫颈的兴奋作用无明显差异，不利于胎儿的娩出，不宜用于催产和引产。

【临床应用】

（1）子宫出血：用于产后出血或其他原因（如刮宫术后、月经过多等）引起的子宫出血，通过促进子宫持久而强直性收缩，压迫子宫肌层血管而止血，常采用肌内注射，必要时 30 分钟后重复给药一次。

（2）产后子宫复原：产后 10 天内子宫迅速复原，如果产后子宫复原缓慢可发生出血或感染。可用麦角新碱，通过促进子宫收缩，加速子宫复原。

考点： 麦角新碱的药理作用及临床应用

【不良反应和注意事项】 常见恶心、呕吐、头晕、血压升高等，妊娠毒血症者产后慎用；偶见过敏反应，严重者可致呼吸困难、血压下降等。高血压、冠心病禁用。禁用于催产、引产，以免发生子宫强直性收缩而引起胎儿窒息或子宫破裂。

二氢麦角碱

二氢麦角碱（dihydroergot oxine，海特琴）为麦角毒还原后的加氢衍生物。其兴奋子宫作用较弱，主要对外周血管产生作用。双氢麦角碱能阻滞α受体，使外周血管扩张，血压下降，能翻转肾上腺素的升压作用。可用于治疗外周血管痉挛性疾病。此外，双氢麦角碱还有中枢镇静作用，可与异丙嗪、哌替啶组成冬眠合剂，用于人工冬眠。

其主要不良反应是直立性低血压，因此，在注射用药后患者应平卧 2 小时。禁用于动脉硬化、冠心病、低血压及肾功能不全患者。

麦角胺

麦角胺（ergotamine）具有直接收缩血管作用。通过收缩脑血管，降低脑动脉搏动幅度，可缓解偏头痛，用于偏头痛的诊断和治疗，有效率可达 90%，但不能预防发作。本药吸收慢且不规则，可与咖啡因合用，既可促进其吸收，又可加强收缩脑血管作用。长期应用可损害血管内皮细胞，引起肢端坏死，故用药时间不可过长，以 2 ～ 4 天为限。

三、前列腺素类

前列腺素（prostaglandins，PG）是一类存在于全身各组织器官中的自体活性物质，具有广泛的生理作用和药理作用，现已人工合成。作为子宫兴奋药用于临床的有地诺前列酮（dinoprostone）、地诺前列素（dinoprost）、米索前列醇（misoprostol）、卡前列甲酯（carboprost methylate）及硫前列酮（sulprostone）等。PG 能刺激子宫平滑肌产生节律性收缩。PG 对妊娠各期子宫均有兴奋作用，分娩前子宫尤为敏感，对妊娠早期和中期的子宫兴奋作用强于缩宫素。在增强子宫平滑肌节律性收缩的同时，使子宫颈松弛。故临床上PG不仅用于足月妊娠引产、中期妊娠引产，还可用于药物流产和抗早孕等。

流产、早产、催产、产后出血

流产是指妊娠不足28周，胎儿体重不足1000g而终止妊娠者。流产分为先兆、难免、不全和完全流产。早产是指妊娠于28～37周之间终止者，此时娩出的新生儿称早产儿。催产是当子宫已开全，无禁忌证而出现低张性宫缩无力时，用药物增强子宫收缩力以促进分娩。引产是指对过期妊娠或因某种原因必须提前中断妊娠者，用药物诱发子宫收缩，促使胎儿娩出。产后出血是指胎儿娩出24小时内阴道流血量超过500ml者。

链 接

不良反应主要有恶心、呕吐、腹痛、腹泻等，用药前后可合用止呕、止泻药，以缓解胃肠道症状。因可兴奋支气管平滑肌而诱发哮喘，并能升高眼压，故不宜用于支气管哮喘及青光眼患者。引产时的禁忌证和注意事项同缩宫素。

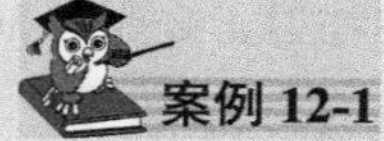

案例 12-1

患者，女，30岁。初次妊娠，现孕（40+1）周，腹痛1天，加重4小时伴阴道见红，来院急诊。体查：BP 15.8/8.8kPa，无水肿。产科检查：胎方位LOA，胎心146次/分，宫缩时间15～20秒，间隔时间8～10分钟，强度较弱，入院观察10小时后检查宫口开全，头先露，下降位置0。

诊断：足月妊娠。

问题与思考：

根据孕妇情况，可采用哪种药物？为什么？在药物应用过程中应注意哪些问题？

第2节 子宫舒张药

该类药物能抑制子宫平滑肌收缩，减少子宫活动，有利于胎儿在宫内安全生长而防止早产。常用药物有β_2受体激动药（利托君、沙丁胺醇、特布他林）及硫酸镁等。

利 托 君

利托君（ritodrine，羟苄羟麻黄碱）能选择性兴奋子宫平滑肌上的β_2受体，使子宫收缩强度及收缩频率降低，具有松弛子宫平滑肌的作用。临床主要用于防止先兆早产，一般先采用静脉滴注，获得疗效后再改用口服维持。

口服用药不良反应少，但静脉滴注时可有心悸、血压升高、水肿、高血糖等β受体兴奋症状。静脉注射过快还可引起震颤、恶心、呕吐、头痛、红斑以及神经过敏、烦躁等反应。凡妊娠不足20周和分娩进行期（宫口开大4cm以上）者或伴有子痫、出血、心脏病者禁用。

同类药物还有沙丁胺醇、特布他林等。其作用、临床应用及不良反应均与利托君相似。

硫 酸 镁

通过拮抗Ca^{2+}可明显抑制子宫平滑肌收缩，妊娠期间应用硫酸镁（magnesium sulfate）

可以防治早产和妊娠高血压综合征及子痫发作，还可用于对 β_2 受体激动药有禁忌证的产妇。本品还可治疗早产。可先在 20 分钟内静脉应用 4g 负荷量，随后以 1 ～ 2g/h 的速率静脉滴注，持续用药 24 ～ 72 小时。

制剂和用法

缩宫素　注射剂：5U/ml、10U/ml。子宫出血：一次 5 ～ 10U，肌内注射。催产和引产：一次 2.5 ～ 5U，加入 5% 葡萄糖注射液 500ml 中静脉滴注，根据宫缩和胎儿情况随时调节，最快每分钟不超过 0.02U。

麦角新碱　片剂：0.2mg、0.5mg。一次 0.2 ～ 0.5mg，一天 2 ～ 3 次。注射剂：0.2mg/ml、0.5mg/ml。一次 0.2 ～ 0.5mg，肌内注射；或一次 0.2mg，加入 5% 葡萄糖注射液 500ml 中，缓慢静脉滴注。极量：每次 0.5mg，每天 1mg。

地诺前列酮　注射剂：2mg/ml，另附一支 1mg 的碳酸钠溶液及一支 10ml 的 0.9% 氯化钠注射液。应用前，将地诺前列酮及碳酸钠溶液各 1 支加入 10ml0.9% 氯化钠注射液中，摇匀使成稀释液，供宫腔给药或静脉滴注。静脉滴注时，将上述稀释液加入 5% 葡萄糖注射液 500ml 中滴注，一般滴速为 15 ～ 30 滴 / 分钟。宫腔内或羊膜腔外给药：一次 0.2mg，2 小时给药 1 次。

米索前列醇　片剂：0.2mg。抗早孕：在服用米非司酮 36 ～ 48 小时后，单次空腹口服 0.6mg。

麦角胺　片剂：0.5mg、1mg。一次 1 ～ 2mg，一日不超过 6mg。注射剂：0.25mg/ml、0.5mg/ml。一次 0.25 ～ 0.5mg，皮下注射，一天不超过 1mg。

麦角胺咖啡因　片剂：每片含酒石酸麦角胺 1mg、咖啡因 100mg。偏头痛发作时，立即服 0.5 ～ 1.5 片，如无效，间隔 1 小时后可重复同剂量，但 24 小时内不得超过 6 片。

利托君　片剂：10mg。注射剂：50mg/5ml。取本品 100mg 用 5% 葡萄糖注射液 500ml 稀释为 0.2mg/ml 的溶液，于 48 小时内静脉滴注完。溶液变色或沉淀则不能再用。静脉滴注结束前 30 分钟，可以开始口服维持治疗，一次 10mg，开始 24 小时内每 2 小时 10mg，此后每 4 ～ 6 小时 10 ～ 20mg，每日总量不超过 120mg。

目标检测

1. 大剂量缩宫素禁用于催产是因为（　　）
   A. 子宫底部肌肉节律性收缩
   B. 子宫无收缩
   C. 子宫强直性收缩
   D. 患者血压升高
   E. 患者冠状动脉血管收缩
2. 关于缩宫素下列叙述不正确的是（　　）
   A. 临产时子宫对缩宫素最敏感
   B. 大剂量缩宫素可降低血压
   C. 催产时滴速最快不超过 40 滴 / 分
   D. 催产时应监测胎儿胎心
   E. 宫缩无力可大量应用缩宫素
3. 患者，女，28 岁，患高血压 4 个月，妊娠足月后，自然分娩，产后 3 小时突然阴道大出血，宜选用（　　）
   A. 小剂量缩宫素静脉滴注
   B. 麦角新碱
   C. 大剂量缩宫素静脉滴注
   D. 麦角胺
   E. 垂体后叶素
4. 患者，女，29 岁，妊娠期间因患急性粟粒性肺结核，用耳毒性较大的氨基苷类药物治疗，若中止妊娠可用哪种药物引产（　　）
   A. 麦角胺　　B. 麦角新碱
   C. 雌激素　　D. 前列腺素

E. 大剂量缩宫素

（5～7题共用题干）

一足月临产妇，临产前由于宫缩乏力，经医生检查后决定应用缩宫素催产，并由一护士具体执行医嘱。

5. 应用缩宫素催产的重要依据是（　　）

A. 兴奋子宫作用强而大

B. 大剂量也不会引起强直性收缩

C. 临产时对其敏感性最强

D. 临产时对其敏感性弱

E. 适当剂量使宫体产生节律性收缩，子宫颈部松弛

6. 宫缩无力的临产妇，下列哪项情况是使用缩宫素的适应证（　　）

A. 宫口开全，胎位和产道正常

B. 头盆不称，胎儿横位

C. 有剖宫产史

D. 多胎妊娠

E. 前置胎盘

7. 护士给该产妇注射缩宫素时哪项是正确的（　　）

A. 以2～5U肌内注射

B. 以2～5U皮下注射

C. 以2～5U加入5%葡萄糖注射液500ml缓慢静脉滴注

D. 滴速应保持在60滴/分

E. 以2～5U静脉注射

（蒋红艳）

中英文对照

缩宫素　oxytocin

麦角新碱　ergometrine

二氢麦角碱　dihydroergot oxine

麦角胺　ergotamine

前列腺素　prostaglandins，PG

地诺前列酮　dinoprostone

地诺前列素　dinoprost

米索前列醇　misoprostol

卡前列甲酯　carboprost methylate

硫前列酮　sulprostone

利托君　ritodrine

硫酸镁　magnesium sulfate

第 13 章　激素类药物

激素是由内分泌腺或内分泌细胞所合成或分泌的一种高效能生物活性物质，与神经系统共同调节机体的各种功能活动和维持内环境的稳定。正常情况下体内各种激素的作用是相互平衡的，任何一种内分泌功能发生亢进或减退，均会破坏这种平衡，扰乱正常的生理功能和代谢活动，从而影响机体的正常发育和健康。

第 1 节　肾上腺皮质激素类药物

学习目标

1. 掌握糖皮质激素类药物的药理作用、临床应用、给药方法、不良反应及注意事项。
2. 熟悉糖皮质激素类药物的禁忌证及药物相互作用。
3. 了解糖皮质激素对糖代谢、蛋白质代谢和脂肪代谢的影响；了解盐皮质激素和促皮质素的药理作用特点。

肾上腺皮质激素（adrenocortical hormones，简称皮质激素）是肾上腺皮质所分泌激素的总称，在化学结构上均属甾体类（steroid，类固醇）化合物。根据其生理功能可分三类：①盐皮质激素（mineralocorticoid），由肾上腺皮质球状带细胞合成和分泌，包括醛固酮（aldosterone）和去氧皮质酮（desoxycorticosterone），主要影响水盐代谢，受肾素 - 血管紧张素系统调节，其生理意义重要，但临床应用较少；②糖皮质激素（glucocorticoids，GCS），由肾上腺皮质束状带细胞合成和分泌，包括氢化可的松（hydrocortisone）和可的松（cortisone），主要影响糖、脂肪和蛋白质代谢，分泌受垂体 - 肾上腺皮质轴调节；③性激素（sex hormones），由肾上腺皮质网状带细胞所分泌，包括雄激素和雌激素，量少。临床常用的皮质激素类药主要是指糖皮质激素，大多数是半合成品，虽然临床应用广泛，但不可滥用，否则可出现多种严重不良反应。

一、糖皮质激素类药

糖皮质激素类药种类繁多，按作用持续时间长短，可将本类药物分为短效、中效和长效；氢化可的松、可的松为短效类；泼尼松（prednisone，强的松）、泼尼松龙（prednisolone）、甲泼尼龙（methylprednisolone）、曲安西龙（triamcinolone，去炎松）等为中效类；长效类药物有地塞米松（dexamethasone，氟美松）、倍他米松（betamethasone）等。各药口服、注射均可吸收，外用糖皮质激素制剂，如氟氢可的松（fludrocortisone）、氟氢松（fluocinolone，acetonide，肤轻松）等也可经皮肤、眼结膜等局部吸收。本类药物主要在肝内代谢，大部分由肾排泄。可的松和泼尼松需在肝内分别转化为氢化可的松和泼尼松龙才能发挥作用，故严重肝病患者宜使用氢化可的松或泼尼松龙。常用糖皮质激素类药物的比较见表 13-1。

表 13-1 糖皮质激素类药物的比较

分类	药物	水盐代谢（比值）	糖代谢（比值）	抗炎作用（比值）	等效剂量（mg）	半衰期（分钟）	持续时间（小时）
短效	氢化可的松	1.0	1.0	1.0	20.0	90	8 ～ 12
	可的松	0.8	0.8	0.8	25.0	30	8 ～ 12
中效	泼尼松	0.8	4.0	3.5	5.0	60	12 ～ 36
	泼尼松龙	0.8	4.0	4.0	5.0	200	12 ～ 36
	曲安西龙	0	5.0	5.0	4.0	＞ 200	12 ～ 36
长效	地塞米松	0	20 ～ 30	30	0.75	100 ～ 300	36 ～ 54
	倍他米松	0	20 ～ 30	25 ～ 35	0.6	100 ～ 300	36 ～ 54
外用	氟氢可的松	75	12	12	4	＞ 200	
	氟轻松	强	17	40	4		

糖皮质激素对物质、水及电解质代谢的影响

1. 糖代谢　糖皮质激素是调节机体糖代谢的重要激素之一，能增加肝糖原和肌糖原含量并升高血糖。其机制是能促进糖原异生，尤其是利用肌肉组织中蛋白质代谢过程产生的一些氨基酸及其中间代谢产物作为原料合成糖原；减少机体组织细胞对葡萄糖的摄取和利用，同时增加丙酮酸和乳酸等中间代谢产物在肝和肾再合成葡萄糖，增加血糖的来源。有加重和诱发糖尿病的倾向。

2. 蛋白质代谢　促进淋巴、皮肤、肌肉、骨骼等肝外组织蛋白质的分解，抑制蛋白质的合成，引起负氮平衡。久用可致生长减慢、肌肉消瘦、皮肤变薄、骨质疏松、淋巴组织萎缩和伤口愈合延缓等。

3. 脂肪代谢　促进脂肪分解，抑制脂肪合成。大剂量长期应用可增高血浆胆固醇，激活四肢皮下的酯酶，促使脂肪分解，重新分布于面部、胸部、颈背部、腹部和臀部，形成向心性肥胖，表现为“满月脸、水牛背”。

4. 水和电解质代谢　也有较弱的盐皮质激素的作用，能潴钠排钾，增加细胞外液，导致高血压和水肿。过多时还可引起低血钙，长期应用可致骨质脱钙。

链接

【药理作用】　糖皮质激素类药物作用复杂而广泛，在生理剂量下主要影响机体物质代谢，超生理剂量（药理剂量）还可产生“抗炎”、“抗免疫”、“抗毒”、“抗休克”等药理作用。

（1）抗炎作用：糖皮质激素具有强大的抗炎作用，对各种原因（如物理、化学、生物、免疫等）引起的炎症和炎症发展过程的不同阶段均有强大的非特异性抑制作用，能降低机体对各种致炎物质引起的血管反应和细胞反应。在炎症早期可收缩局部血管，降低毛细血管通透性，抑制充血、渗出、水肿、白细胞浸润及吞噬反应，缓解红、肿、热、痛等症状；在炎症后期可抑制毛细血管和成纤维细胞的增生，抑制胶原蛋白、黏多糖的合成，延缓肉芽组织的生成，防止粘连和瘢痕形成，减轻后遗症。但必须注意，炎症反应是机体的一种防御功能，炎症后期是重要的组织修复过程。糖皮质激素在抗炎的同时，也降低了机体的防御和修复功能，可致感染扩散及伤口愈合延缓。

糖皮质激素的抗炎机制十分复杂，至今仍未完全阐明，可能通过以下几个环节而抑制炎症过程：①抑制炎症介质的产生及释放；② 抑制细胞因子的产生；③抑制 NO 生成；

④降低炎症时血管的通透性；⑤抑制肉芽组织中 DNA 的合成。

（2）抗免疫作用：糖皮质激素对免疫应答的多个环节均有抑制作用。治疗量能抑制细胞免疫反应，大剂量可抑制体液免疫反应。其机制是：①抑制巨噬细胞对抗原的吞噬和处理；②干扰淋巴细胞的识别及抑制淋巴细胞在抗原刺激下的增殖与分化，加速淋巴细胞的破坏和解体，也可使淋巴细胞移行至血液以外的组织（如骨髓、肝、淋巴结等），使血中淋巴细胞减少；③干扰体液免疫，使抗体生成减少；④抑制过敏介质的产生，抑制肥大细胞脱颗粒而释放的组胺等过敏介质，并抑制补体参与迟发型过敏反应。糖皮质激素通过上述环节减轻免疫性损伤，对抗排异反应，改善症状，对自身免疫性疾病发挥一定疗效。但还应注意糖皮质激素在抗免疫的同时也能降低机体正常免疫力。

（3）抗毒作用：细菌内毒素可致机体高热、乏力、食欲减退等毒血症状。糖皮质激素可提高机体对内毒素的耐受力，减轻其对机体造成的损伤，缓解毒血症症状。对严重感染和癌症晚期的发热具有良好的解热作用。此作用与其稳定溶酶体膜、减少内热源的释放及降低下丘脑体温调节中枢对内热源的敏感性有关。但其既不杀灭细菌和病毒，也不能中和、破坏细菌内毒素，对细菌外毒素无效。

（4）抗休克：大剂量糖皮质激素具有抗休克作用，特别是感染中毒性休克的治疗。其作用机制可能是：①抗炎、抗免疫、抗毒的综合作用；②稳定溶酶体膜，减少心肌抑制因子的形成；③降低血管对某些缩血管物质的敏感性，解除小血管痉挛，改善微循环，增强心肌收缩力。

（5）对血液和造血系统的影响：能刺激骨髓造血功能，使血液中红细胞和血红蛋白含量增加；大剂量可使血小板数量增加、提高纤维蛋白原浓度并缩短凝血时间；使中性粒细胞增多，但其游走、吞噬和消化等能力减弱，因而阻止其向炎症区域的浸润和吞噬功能；可使血中淋巴细胞、嗜酸性粒细胞减少。

（6）其他作用：①中枢兴奋作用，用药后出现欣快、激动、失眠等，偶可诱发精神失常；②糖皮质激素的允许作用，即指糖皮质激素对有些组织细胞虽无直接效应，但可给其他激素发挥作用创造有利条件，如糖皮质激素可增强儿茶酚胺的血管收缩作用和胰高血糖素的升高血糖作用；③长期大量使用时可出现骨质疏松，特别是脊椎骨，可有腰背痛，甚至发生压缩性骨折；④增加胃酸和胃蛋白酶分泌，可促进消化，增进食欲，但大剂量长期使用可诱发或加重溃疡病。

【临床应用】

（1）严重感染或预防炎症后遗症

1）严重急性感染：主要用于严重感染伴有毒血症者，如中毒性菌痢、中毒性肺炎、暴发型流行性脑脊髓膜炎、急性粟粒性肺结核、重症伤寒、猩红热及败血症等，糖皮质激素可通过其抗炎、抗毒、抗休克等作用，迅速缓解症状，帮助患者度过危险期，为病因治疗争取时间。但必须注意，糖皮质激素无抗菌和抗病毒作用，而且在抗炎、抗免疫的同时又可降低机体防御功能，因此在治疗细菌感染时，必须合用足量有效的抗菌药物，以免感染扩散。对于病毒感染（如水痘、带状疱疹等）一般不用糖皮质激素治疗，因目前尚无有效的抗病毒药物，使用糖皮质激素后又降低机体保护性免疫力，反而会加重病情。但对某些严重的病毒感染，如流行性乙型脑炎、严重传染性肝炎、流行性腮腺炎、非典型性肺炎（severe acute respiratory syndrome，SARS）及麻疹等，为了迅速缓解症状，防止并发症，可酌情选用糖皮质激素突击治疗，病情好转后立即停用。

2）治疗炎症及防止炎症后遗症：如结核性脑膜炎、胸膜炎、风湿性心瓣膜炎、睾丸炎、腱鞘炎、损伤性关节炎及烧伤等，在结合病因治疗的同时，早期应用糖皮质激素可防止组织过度破坏及粘连或瘢痕的形成。对眼科疾病，如虹膜炎、角膜炎、视网膜炎和视神经炎等非特异性眼炎，应用后可迅速消炎止痛，防止角膜混浊和瘢痕粘连的发生。眼前部的炎症可局部用药，眼后部的炎症则需全身用药。有角膜溃疡患者禁用。

（2）自身免疫性疾病、器官移植排斥反应和过敏性疾病：糖皮质激素用于风湿热、风湿性心肌炎、风湿性及类风湿关节炎、全身性红斑狼疮及肾病综合征等自身免疫性疾病，可缓解症状，但不能根治，应采取综合治疗。对荨麻疹、血清病、血管神经性水肿、花粉症、过敏性鼻炎、支气管哮喘和过敏性休克等，也可用糖皮质激素作辅助治疗。此外，还用于对异体器官移植术后产生的排斥反应，与环孢素等免疫抑制剂合用疗效好。

（3）各种休克：大剂量的糖皮质激素适用于各种类型休克。感染中毒性休克，在与足量、有效抗菌药物合用的前提下，可在早期短时间突击使用大剂量糖皮质激素；过敏性休克，应首选肾上腺素，重症可合用糖皮质激素；低血容量性休克和心源性休克要配合病因进行治疗。

（4）血液病：糖皮质激素对急性淋巴细胞性白血病，尤其是儿童急性淋巴细胞性白血病，有较好的疗效；对再生障碍性贫血、粒细胞缺乏症、血小板减少性紫癜、过敏性紫癜等也有效，但疗效维持时间短，停药易复发。

（5）局部应用：对一般性皮肤病，如接触性皮炎、湿疹、肛门瘙痒、牛皮癣等均有疗效，可局部应用氢化可的松、泼尼松或氟轻松等软膏、霜剂局部用药。当肌肉、韧带或关节损伤时，可将泼尼松龙混悬液与1%普鲁卡因注射液合用局部注射，可消炎止痛。

（6）替代疗法：用于急、慢性肾上腺皮质功能不全症、腺垂体功能减退症及肾上腺次全切除术后补充治疗。

【不良反应和注意事项】

（1）长期大量用药引起的不良反应（每天相当氢化可的松20～30mg，1周以上）。

1）医源性肾上腺皮质功能亢进（库欣综合征）：又称类肾上腺皮质功能亢进综合征。由于超生理剂量应用糖皮质激素，引起机体糖、脂肪、蛋白质和水盐代谢紊乱，表现满月脸、水牛背、向心性肥胖、皮肤变薄、肌肉萎缩、多毛、痤疮、低血钾、水肿、高血压、糖尿病、骨质疏松、脱钙、病理性骨折、肌肉萎缩及延缓伤口愈合等。一般停药后可自行消失，用药期间可采取低盐、低糖、高蛋白饮食及适量补钾、补维生素D和钙，必要时应用抗高血压药、降血糖药等对症治疗。

糖皮质激素与股骨缺血性坏死

糖皮质激素所导致骨缺血性坏死大致有三种情况：一是皮质激素促进蛋白质分解，抑制其合成，增加钙磷排泄。长期应用致骨质疏松，随后产生关节软骨下细微骨折，引起骨塌陷、碎裂，局限性缺血性坏死。二是皮质激素引起肝脂肪变，产生脂肪栓子进入血循环引起骨血管栓塞，形成局部坏死。三是皮质激素引起血管炎及凝血功能改变，而致血管栓塞。

链 接

2）诱发或加重感染：由于糖皮质激素能降低机体防御能力且无抗菌作用，故长期应用可诱发感染或使体内潜在感染病灶扩散，特别是原有疾病已使机体抵抗力降低者，如肾病综合征、肺结核、再生障碍性贫血患者更易发生。故采用长程治疗时应排除潜在感染，必要时应与有效抗菌药物合用。

3）诱发或加重溃疡病：糖皮质激素可增加胃酸和胃蛋白酶的分泌，抑制胃黏液的分泌，降低胃黏膜的保护和修复功能，故可诱发或加重胃及十二指肠溃疡，严重时造成出血或穿孔。长期大剂量应用糖皮质激素时，可考虑加用 M 受体拮抗药或抗酸药，不宜与能引起胃出血的药物（如阿司匹林、吲哚美辛、保泰松等）合用。

4）伤口愈合减慢和骨质疏松：糖皮质激素抑制蛋白质合成，促进蛋白质分解，增加钙、磷的排泄，以及炎症后期抑制肉芽组织形成等，可造成伤口愈合减慢甚至伤口不愈合、肌肉萎缩。骨质疏松多见于儿童、老年人和绝经妇女，严重者可有自发性骨折。

5）高血糖、高血脂、高血压、低血钾：①对糖代谢的影响，可升高血糖、出现糖尿，诱发或加重糖尿病；②对脂肪代谢的影响，可升高血脂，诱发或加重动脉粥样硬化；③水钠潴留，可致血容量增加，促进高血压和水肿；④保钠排钾造成体内钾离子的丢失，易致低血钾。长期应用，由于水钠潴留和血脂升高可诱发高血压和动脉粥样硬化。

6）其他：①影响儿童生长发育；②导致胎儿畸形；③欣快、激动、失眠等中枢兴奋症状，儿童应用大剂量可引起惊厥；④诱发精神失常或癫痫发作。

（2）停药反应

1）医源性肾上腺皮质功能不全：长期大剂量应用糖皮质激素类药物，通过负反馈作用，抑制下丘脑 - 垂体 - 肾上腺皮质轴，抑制促皮质激素（ACTH）释放，造成肾上腺皮质失用性萎缩，内源性糖皮质激素分泌减少。一旦突然停药或减量过快时，萎缩的肾上腺皮质不能立即分泌激素，患者可出现肾上腺皮质功能不全症状，表现为全身无力、恶心、呕吐、低血糖、低血压、休克等，在合并感染、创伤、手术、分娩等应激情况时症状会加重，甚至发生肾上腺皮质危象，出现昏迷或休克，需及时抢救。

肾上腺皮质功能恢复的时间与剂量、用药期限和个体差异有关。停用激素后垂体分泌 ACTH 的功能需经 3 ～ 5 个月才恢复，肾上腺皮质对 ACTH 起反应的功能恢复需 6 ～ 9 个月或更久。因此，长期应用糖皮质激素应逐渐减量，缓慢停药；尽量减少每天维持量或采用隔日给药法；停药前应用 ACTH 以促进肾上腺皮质功能恢复；停药后一年内如遇应激情况，应及时给予足量的糖皮质激素。

2）反跳现象：长期用药者因减量过快或突然停药，使原有的症状复发或加重的现象，称为反跳现象。产生原因是由于患者对激素产生依赖性或疾病尚未完全控制所致，需加大剂量重新治疗，待症状缓解后再逐渐减量直至停药。长期用药减量过快或突然停药时，有些患者还可出现一些原来疾病没有的症状，如肌痛、肌僵直、关节痛、疲乏无力、情绪消沉、发热等，称为停药反应。

【禁忌证】　肾上腺皮质功能亢进、抗菌药物不能控制的感染（如水痘、带状疱疹、真菌感染等）、活动性消化性溃疡、严重高血压、糖尿病、严重精神病和癫痫、新近胃肠吻合术、骨折或创伤修复期、孕妇、角膜溃疡等。当适应证和禁忌证并存时，应权衡利弊，慎重使用。

【药物相互作用】

（1）糖皮质激素与强心苷、排钾利尿药合用，应注意补钾；糖皮质激素升高血糖可降低口服降糖药或胰岛素的降血糖作用。

（2）糖皮质激素与阿司匹林、吲哚美辛等药合用，易引起消化性溃疡、穿孔或出血；与口服抗凝血药合用，可使其抗凝血作用减弱。

（3）苯巴比妥、苯妥英钠、利福平等肝药酶诱导剂能加速糖皮质激素的代谢，合用时需加大其用量；氯霉素、异烟肼和口服避孕药等肝药酶抑制剂，可使糖皮质激素代谢减慢，作用增强，合用时应减少激素用量。

【用法】　糖皮质激素的用法，应根据患者病情、药理作用和不良反应等特点，选择适当的用法及疗程，以求最好疗效，减少和避免不良反应的发生。

（1）大剂量突击疗法：适用于病情严重危及生命时抢救，如严重感染、各种休克、哮喘持续状态、器官移植急性排异反应等。常在短期内给予大剂量糖皮质激素，目的是迅速缓解症状及控制病情发展。可选用氢化可的松静脉滴注，首次剂量 200 ～ 300mg，一天总量可达 1g 以上，疗程一般不超过 3 天。对于感染性休克可采用超大剂量，静脉注射氢化可的松，每次 1g，一天 4 ～ 6 次。

（2）一般剂量长期疗法：适用于慢性、顽固性、反复发作性疾病，如结缔组织病、肾病综合征、顽固性支气管哮喘、各种恶性淋巴瘤、淋巴细胞性白血病等。常选用中效制剂，如泼尼松、泼尼松龙口服，开始一次 10 ～ 20mg，一天 3 次。显效后逐渐减至维持量，持续数月或更长时间。

考点：糖皮质激素类药的药理作用、临床应用、不良反应；隔日一次疗法

（3）隔日疗法：将两天总药量于隔天早晨一次给予，称为隔日疗法。糖皮质激素分泌具有昼夜节律性，每日上午 8 ～ 10 时为分泌高峰，随后逐渐下降，午夜 12 时最低。这是由于促皮质激素分泌的昼夜节律所引起。根据此节律，对某些慢性病，可将两天总量于隔天早晨一次给予，此时恰逢机体内源性糖皮质激素分泌高峰，对肾上腺皮质的反馈性抑制最小，可避免肾上腺皮质失用性萎缩，减轻长期用药引起的不良反应。宜选用中效糖皮质激素制剂，如泼尼松、泼尼松龙等。

（4）小剂量替代疗法：用于腺垂体功能减退、肾上腺皮质功能不全、肾上腺皮质次全切手术后。一般选用可的松，每天 12.5 ～ 25mg 或氢化可的松每天 10 ～ 20mg，需长期用药。

案例 13-1

患儿，女，10 岁，学生。因全身水肿、蛋白尿和血浆蛋白降低，诊断为单纯性肾病综合征，以往无癫痫病史。开始口服泼尼松 20mg，每日 3 次，几天后改为口服地塞米松 3mg，每日 3 次，直到第 8 周开始改为每日晨 8.25mg 一次服，此后未再减量。于第 13 周患儿突然中断说话，眼睑与面肌抽动，随即意识丧失，全身肌肉痉挛，口唇发绀，口吐白沫。

诊断：癫痫大发作。

问题与思考：

1. 分析患者出现癫痫大发作的原因。
2. 出现癫痫发作后应如何进行治疗？

二、盐皮质激素类药

醛固酮和去氧皮质酮

醛固酮（aldosterone）和去氧皮质酮（desoxycorticosterone）能促进远曲小管对 Na^+、Cl^- 的重吸收和 K^+、H^+ 的分泌，具有明显的保钠排钾作用。主要用于慢性肾上腺皮质功能减退症，常与糖皮质激素类药物，如可的松或氢化可的松合用作为替代疗法，以纠正失水、失钠和钾潴留等，恢复和维持水与电解质的平衡。盐皮质激素过量应用，可致水肿、高钠血症、低钾血症、高血压、心力衰竭等。

三、促皮质素与皮质激素抑制药

促皮质素

促皮质素（adrenocorticotropic hormone，ACTH 促肾上腺皮质激素）是在下丘脑分泌的促皮质素释放激素（CRH）作用下，由腺垂体合成、分泌的激素。ACTH 可促进糖皮质激素的合成与分泌，口服被消化酶破坏，只能注射给药。糖皮质激素也可对 CRH、ACTH 产生负反馈调节作用。ACTH 临床可用于诊断脑垂体前叶 - 肾上腺皮质轴功能及防止长期应用糖皮质激素患者发生皮质萎缩和功能不全。但易引起过敏反应，应予注意。

制剂和用法

乙酸可的松　片剂：5mg、25mg。替代疗法：一天 12.5 ～ 37.5mg，分两次口服。治疗用药：开始一天 75 ～ 300mg，分 3 ～ 4 次口服，维持量一天 25 ～ 50mg。注射剂：50mg/2ml；125mg/2ml；250mg/10ml。一次 25 ～ 125mg，一天 2 ～ 3 次，肌内注射。

氢化可的松　片剂：10mg、20mg。替代疗法：一天 20 ～ 30mg，早晨 1 次口服。治疗用药：一天 60 ～ 120mg，分 3 ～ 4 次口服。注射剂：10mg/2ml；25mg/5ml；50mg/10ml；100mg/20ml。一次 100 ～ 200mg，临用时以 0.9% 氯化钠或 5% 葡萄糖注射液 500ml 稀释后静脉滴注。软膏剂：0.5% ～ 2.5%，外用。

乙酸泼尼松（强的松）片剂：5mg。开始一般剂量一次 5 ～ 10mg，一天 2 ～ 4 次，口服。维持量一天 5 ～ 10mg。也可将两天量于隔天早晨 8 时一次顿服。泼尼松注射液：25mg/2ml、50mg/2ml、100mg/20ml。肌内注射，25 ～ 50mg。软膏剂：4mg/ 支，10mg/ 支。外用。

乙酸泼尼松龙（强的松龙）片剂：5mg。开始一天 10 ～ 40mg，分 2 ～ 3 次口服。维持量一天 5 ～ 10mg。注射剂：10mg/2ml。一次 10 ～ 25mg，以 5% 葡萄糖注射液 500ml 稀释后静脉滴注。注射剂（混悬液）：125mg/5ml。一次 5 ～ 50mg，局部或关节腔注射。软膏：0.5%。

曲安西龙（去炎松）片剂：2mg、4mg、8mg。开始一天 8 ～ 40mg，一天 1 ～ 3 次，口服。维持量一次 1 ～ 4mg，一天 1 ～ 2 次。混悬液：10mg/ml、40mg/ml、125mg/5ml。一次 10 ～ 25mg，局部或关节腔注射，每周 1 ～ 2 次。

乙酸地塞米松（氟美松）片剂：0.75mg。开始一次 0.75 ～ 3mg，一天 2 ～ 4 次，口服。维持量一天 0.5 ～ 0.75mg。注射剂：2mg/ml、5mg/ml。一次 5 ～ 10mg，肌内注射或静脉滴注。软膏：0.05%。

倍他米松　片剂：0.5mg。开始一天 1.5 ～ 2mg，分 2 次服用。维持量：一天 0.5 ～ 1mg。注射液：1.5mg/ml。一次 6 ～ 120mg，肌内注射。

乙酸氟轻松（肤轻松）软膏、霜剂、洗剂（含药 0.01% ～ 0.025%）。外用。

目标检测

1. 糖皮质激素用于严重感染必须（　　）
   A. 逐渐加大剂量
   B. 加用促皮质激素
   C. 与有效、足量抗菌药合用
   D. 用药至症状改善一周，以巩固疗效
   E. 合用肾上腺素防止休克

2. 下列哪一项不是糖皮质激素的禁忌证（　　）
A. 带状疱疹　B. 真菌感染
C. 活动性溃疡病　D. 充血性心力衰竭
E. 肾病综合征

3. 糖皮质激素类药物全身应用时不良反应很多，但不引起（　　）
A. 水肿　B. 高血压
C. 血糖升高　D. 高血钾
E. 低血钾

4. 糖皮质激素诱发和加重感染的主要原因为（　　）
A. 激素用量不足，无法控制症状
B. 患者对激素不敏感
C. 激素促进了病原微生物的繁殖
D. 病原微生物毒力过强
E. 降低了机体的防御功能

5. 有关糖皮质激素的药理作用的叙述下列哪项是错误的（　　）
A. 有强大的非特异性抗炎作用
B. 能中和细菌的内毒素
C. 能抑制免疫反应
D. 能刺激骨髓造血功能
E. 能提高中枢神经系统的兴奋性

（6、7 题共用题干）

患者，男，60 岁，因患类风湿关节炎服用泼尼松和多种非甾体抗炎药 5 个月有余。近日突发自发性胫骨骨折，入院治疗。

6. 其原因可能与哪种药物有关（　　）
A. 阿司匹林　B. 吲哚美辛
C. 布洛芬　D. 泼尼松
E. 保泰松

7. 预防自发性骨折可采取下列何种措施
A. 补充维生素 D 和钙剂　B. 补充维生素 D
C. 补钙　D. 补充钾盐
E. 低盐、低糖饮食

（8、9 题共用题干）

患者，女，25 岁，平素易患咽炎及扁桃体炎，近来不规则低烧 3 月，膝及踝关节红肿热痛明显，小腿有散在红斑，心肺（-），WBC 高于正常，患慢性迁延性肝炎多年。

8. 此患者不宜选用的药物是（　　）
A. 氢化可的松　B. 泼尼松
C. 泼尼松龙　D. 阿司匹林
E. 布洛芬

9. 在利用地塞米松治疗过程中与下列哪一药合用易导致消化性溃疡（　　）
A. 西咪替丁　B. 罗痛定
C. 阿托品　D. 阿司匹林
E. 硫糖铝

（10 ~ 12 题共用选项）
A. 大剂量突击疗法　B. 一般剂量长程疗法
C. 小剂量替代疗法　D. 局部应用
E. 以上都不是

10. 严重感染性休克采用（　　）
11. 慢性病如肾病综合征采用（　　）
12. 肾上腺皮质功能不全（　　）

（13、14 题共用选项）
A. 增加糖皮质激素代谢
B. 减慢糖皮质激素代谢
C. 减弱抗凝血作用
D. 增强降血糖作用
E. 以上都不是

13. 苯妥英钠与糖皮质激素合用（　　）
14. 异烟肼与糖皮质激素合用（　　）

（李秀丽）

中英文对照

肾上腺皮质激素　adrenocortical hormones
甾体类　steroid
盐皮质激素　mineralocorticoid
醛固酮　aldosterone
去氧皮质酮　desoxycorticosterone
糖皮质激素　glucocorticoids
可的松　cortisone
氢化可的松　hydrocortisone
性激素　sex hormones
非典型性肺炎　severe acute respiratory syndrome, SARS
泼尼松　prednisone

泼尼松龙　prednisolone
甲泼尼龙　methylprednisolone
曲安西龙　triamcinolone
地塞米松　dexamethasone
倍他米松　betamethasone
氟氢可的松　fludrocortisone
氟氢松　fluocinolone，acetonide

第 2 节　甲状腺激素和抗甲状腺药

学习目标

1. 掌握硫脲类的常用药物、药理作用、临床应用、不良反应及注意事项。
2. 熟悉碘和碘化物的药理作用、临床应用、不良反应及注意事项。
3. 了解甲状腺激素其他抗甲状腺药的药理作用、临床应用、不良反应及注意事项。

甲状腺激素（thyroid hormones）是由甲状腺滤泡上皮细胞合成、分泌的激素，具有维持机体正常代谢、促进生长发育的作用，包括甲状腺素（thyroxine，T_4，四碘甲状腺原氨酸）和三碘甲状腺原氨酸（triiodothyroxine，T_3）。正常人每日释放 T_4 与 T_3 量分别为 70 ～ 90μg 及 15 ～ 30μg。体内甲状腺激素分泌过多或过少，将会引起甲状腺功能亢进或甲状腺功能低下，可分别采用抗甲状腺药和甲状腺激素类药治疗。

一、甲状腺激素类药

甲状腺激素

临床所用的甲状腺激素（thyroid hormone）是从猪、牛、羊等动物的甲状腺中提取的，脱脂、干燥、研碎而得，含有 T_3 和 T_4 两种成分，以 T_4 为主。现临床常用的为合成品：左甲状腺素钠（levothyroxine sodium，优甲乐）。

甲状腺激素口服易吸收，T_3、T_4 的生物利用度分别为 50% ～ 75% 和 90% ～ 95%，与血浆蛋白结合率 99% 以上。T_3 作用快而强，维持时间短，用药后 6 小时内起效，24 小时作用达高峰，维持时间短，半衰期约 2 日；T_4 在外周组织中转变为 T_3 后才产生效应，起效慢、作用弱、维持时间长，半衰期为 5 日。主要在肝、肾线粒体内脱碘，并与葡萄糖醛酸或硫酸结合而经肾排泄。甲状腺激素可通过胎盘，也可进入乳汁，妊娠期和哺乳期应注意。

甲状腺激素合成、储存、分泌和调节

甲状腺具有高度的摄碘和浓集碘的能力，血液中的碘离子（I^-）被甲状腺细胞通过碘泵主动摄取。

1. 合成与储存　在过氧化物酶作用下，I^- 被氧化成活性碘（I^0），I^0 与甲状腺球蛋白（TG）中的酪氨酸残基结合，生成单碘酪氨酸（MIT）和双碘酪氨酸（DIT）。在过氧化物酶的作用下，一分子 MIT 和一分子 DIT 缩合生成 T_3，两分子 DIT 缩合生成 T_4。T_3 和 T_4 与 TG 结合，储存于腺泡腔胶质中。

2. 分泌与调节　在促甲状腺激素（TSH）的作用下，滤泡上皮细胞将 TG 吞入细胞内并与溶酶体结合，在溶酶体的蛋白水解酶作用下，TG 水解将 T_3 和 T_4 释放入血。

链接

垂体释放的 TSH 受下丘脑促甲状腺激素释放激素（TRH）的调节，促进甲状腺细胞增生，促进 T_3、T_4 合成和释放。当血液中游离 T_3、T_4 的浓度增高时，又能反馈抑制垂体 TSH 的合成和分泌。

【药理作用】

（1）维持正常生长发育：甲状腺激素促进蛋白质合成、骨骼生长及中枢神经系统发育。当甲状腺功能低下时，甲状腺激素合成、分泌减少，婴幼儿则生长发育迟缓，表现为身材矮小，肢体粗短，智力低下，称呆小病（克汀病）；成人表现为中枢神经兴奋性降低、记忆力减退，严重时可出现黏液性水肿。

（2）促进新陈代谢：甲状腺激素促进蛋白质、糖、脂肪和水盐代谢，促进物质氧化，提高基础代谢率，使耗氧量增加，产热量增多。

（3）维持神经系统功能和心血管效应：维持中枢神经和交感神经的兴奋性，提高心血管对儿茶酚胺的敏感性。过量时可出现心率加快、血压升高、情绪激动、神经反射敏感、失眠、急躁、手震颤等症状。

【临床应用】

（1）呆小病：甲状腺功能减退始于胎儿或新生儿。对婴幼儿治疗越早越好，若尽早诊治，发育仍可恢复正常；否则，即使躯体发育正常，智力仍较低下。因此本病应以预防为主，早发现早治疗，做到剂量个体化，并终身用药。

（2）黏液性水肿：一般采用口服甲状腺片，从小剂量开始，逐渐增至常用量。一般2～3周后水肿、脉搏缓慢、体温低、困倦乏力等症状消除，待病情稳定后，可逐渐减至维持量。

（3）单纯性甲状腺肿：其治疗用药取决于病因。由于缺碘所致者应补碘；临床上未发现明显原因者，可给予适量甲状腺激素，以补充内源性甲状腺素的不足，同时抑制促甲状腺素过量分泌，缓解甲状腺组织代偿性增生肥大，早期应用可使腺体缩小，相关症状减轻。

【不良反应和注意事项】 过量可引起甲状腺功能亢进症的临床表现，如心悸、手指震颤、消瘦、神经反射敏感、失眠、情绪激动等，重者可出现发热、呕吐、腹泻、心动过速甚至心律失常等，老年人和心脏病患者可诱发心绞痛和心肌梗死等。一旦出现，应立即停药，并选用β受体拮抗药对抗。再次使用应1周后，并从小剂量开始。

糖尿病、高血压、冠心病、快速型心律失常、肾上腺皮质功能低下、甲状腺功能亢进者禁用；孕妇、哺乳期妇女慎用。

左甲状腺素

左甲状腺素为人工合成的四碘甲状腺原氨酸，起效慢，作用弱，但维持时间长，半衰期为6～7天。作用、临床应用及不良反应与甲状腺激素相似。黏液性水肿昏迷者可静脉注射，症状改善后改用口服制剂。

碘塞罗宁

碘塞罗宁（liothyronine，T_3）为人工合成的三碘甲状腺原氨酸。主要用于治疗严重的甲状腺功能减退症，但一般不作为替代治疗首选药。不良反应同甲状腺激素。

二、抗甲状腺药

抗甲状腺药是一类能干扰甲状腺素的合成与释放，消除甲状腺功能亢进症症状的药物。包括硫脲类、碘及碘化物、放射性碘和β肾上腺素受体拮抗药。

（一）硫脲类

硫脲类药物包括：①硫氧嘧啶类，如甲硫氧嘧啶（Methylthiouracil，MTU）和丙硫氧嘧啶（propylthiouracil，PTU）；②咪唑类（imidazoles），如甲巯咪唑（thiamazole，他巴唑）和卡比马唑（carbimazole，甲亢平）。

【体内过程】 硫氧嘧啶类药物口服吸收迅速，生物利用度约 80%，2 小时血药浓度达高峰，血浆蛋白结合率为 75%，在体内分布广泛，易进入乳汁和通过胎盘。丙硫氧嘧啶半衰期为 2 小时，甲巯咪唑的半衰期为 6 ～ 13 小时，作用持续时间较长。硫脲类药物主要在肝代谢，其代谢物及部分原型以结合型随尿排泄。

【药理作用】 本类药物抗甲状腺的作用机制相同，但作用强度不同，咪唑类药物的效价是硫氧嘧啶类药物的 10 倍。

（1）抑制甲状腺激素的合成：通过抑制甲状腺过氧化物酶所介导的酪氨酸的碘化及藕联，使过氧化物酶不能结合到甲状腺球蛋白上，从而抑制甲状腺激素的生物合成。硫脲类对甲状腺过氧化物酶并没有直接抑制作用，而是作为过氧化酶的底物本身被氧化，影响酪氨酸的碘化及藕联。它对已合成的甲状腺激素无效，须待体内已合成的激素被耗竭到一定程度才能生效。一般症状改善常需 2 ～ 3 周，基础代谢率恢复常需 1 ～ 3 个月。

（2）抑制外周组织的 T_4 转化为 T_3：丙硫氧嘧啶作用较强，可迅速控制血清中 T_3 水平，故可作为重症甲状腺功能亢进症和甲状腺危象的首选药物。

（3）减弱 β 受体介导的糖代谢：硫氧嘧啶减少心肌、骨骼肌的 β 受体数目，降低腺苷酸环化酶活性而减弱 β 受体介导的糖代谢。

（4）免疫抑制作用：硫脲类药物能轻度抑制甲状腺免疫球蛋白的生成，减少甲状腺刺激性免疫球蛋白水平。由于甲状腺功能亢进症发病机制与自身异常免疫反应有关，因此，该类药物除能控制高代谢症状外，对甲状腺功能亢进症有一定的病因治疗作用。

【临床应用】

（1）甲状腺功能亢进症内科治疗：适用于轻症和不适宜手术或放射性碘治疗的患者。疗程 1 ～ 2 年，治疗可使 40% ～ 70% 的患者获得痊愈。但疗程过短则易复发。

（2）甲状腺功能亢进症手术前准备：为减少甲状腺次全切除手术患者在麻醉和手术后的并发症，甲状腺功能亢进症手术前先服用硫脲类药物，使患者的甲状腺功能接近正常。但用药后可使 TSH 分泌增加，致使甲状腺腺体增生、充血、变软，增加手术难度，为此，应在术前两周内加服大剂量碘剂，使腺体缩小变硬，以利于手术进行及减少出血。

（3）甲状腺危象的辅助治疗：甲状腺功能亢进症患者在感染、手术、外伤、精神刺激等诱因的作用下，可使甲状腺激素突然大量释放入血，患者出现高热、虚脱、心力衰竭、肺水肿、电解质紊乱等症状，称为甲状腺危象。此时除消除诱因、对症治疗外，主要应用大剂量碘剂抑制甲状腺激素释放，同时应用大剂量硫脲类药物，以阻断甲状腺激素的合成。

【不良反应和注意事项】

（1）过敏反应：常见瘙痒、药疹等，少数伴有发热，应密切观察。

（2）消化道反应：有厌食、呕吐、腹泻、腹痛等。

（3）粒细胞缺乏症：为严重不良反应，发生率为 0.3% ～ 0.6%。多于用药后 2 ～ 3 个月内出现，若用药后出现咽痛或发热，应立即查血象，停药后可恢复。

（4）甲状腺肿及甲状腺功能减退：长期应用可使血清甲状腺激素水平显著下降，反馈性增加 TSH 分泌而引起腺体代偿性增生，腺体增大、充血，严重者可产生压迫症状。

哺乳期妇女、结节性甲状腺肿合并甲状腺功能亢进症及甲状腺癌患者禁用。

【药物相互作用】 磺酰脲类抗甲状腺药物之间存在交叉过敏反应，与抗凝药合用，可增强抗凝作用。磺胺类、对氨基水杨酸、对氨基苯甲酸、保泰松、巴比妥类、酚妥拉明、妥拉唑啉、磺酰脲类等都能不同程度的抑制甲状腺的功能，如与硫脲类合用，可增强其抗甲状腺作用，应予注意。碘剂可明显延缓硫脲类药物起效时间，一般不应同用。

考点：硫脲类药物的药理作用、临床应用、不良反应和注意事项

（二）碘和碘化物

临床常用的药物有碘化钾（potassium iodide）、碘酸钾（potassium iodate）、复方碘溶液（compound iodine solution，卢戈液）。

【药理作用】 不同剂量的碘化物对甲状腺有不同作用。

（1）小剂量碘作为原料，参与甲状腺激素合成。

（2）大剂量碘化物对甲状腺功能亢进症患者和正常人都能产生抗甲状腺作用，主要是抑制甲状腺激素的释放，也可抑制其合成，作用迅速。用药后 1 ～ 2 天起效，10 ～ 15 天达最大效应。此时若继续用药，则失去抑制激素合成的效应，甲状腺功能亢进症症状可复发。大剂量碘剂还能抑制 TSH 使腺体增生的作用，腺体缩小变硬，血管减少，其机制尚未明了。

【临床应用】

（1）单纯性甲状腺肿：在食盐中加入碘化钠，预防单纯性甲状腺肿。疾病早期用复方碘溶液或碘化钾，必要时加用甲状腺片以抑制腺体增生。对晚期患者疗效差，应考虑手术治疗。

（2）大剂量碘剂可用于如下方面。

1）甲状腺功能亢进症患者甲状腺手术前准备：一般在术前两周给予复方碘溶液以使甲状腺组织退化、血管减少、腺体缩小变硬，减少术中出血。

2）甲状腺危象的治疗：可将碘化物加到 10% 葡萄糖溶液中静脉滴注，也可服用复方碘溶液，并在两周内逐渐停服，需同时配合服用硫脲类药物。

考点：大、小不同剂量的碘的药理作用及临床应用

【不良反应和注意事项】 一般反应为咽喉不适、唾液分泌增多、眼部刺激症状等。停药后可消退。少数对碘过敏者可在服药后立即或几小时后发生血管神经性水肿、上呼吸道黏膜刺激症状，甚至喉头水肿引起窒息。一般停药后可消退，必要时可采取抗过敏措施。长期服用诱发甲状腺功能紊乱，甚至诱发甲状腺功能亢进症。

对碘过敏者、活动性肺结核患者禁用。孕妇、哺乳妇、婴幼儿禁用。

（三）放射性碘

临床常用的放射性碘（radioative iodine）为 ^{131}I，其半衰期为 8 天。甲状腺对 ^{131}I 有很强的摄取能力，腺细胞内 ^{131}I 主要产生 β 射线（占 99%）和 γ 射线（占 1%），β 射线的射程为 0.5 ～ 2mm，辐射损伤只限于甲状腺内，选择适当剂量，可破坏大部分腺体组织，疗效类似手术切除。

^{131}I 适用于不宜手术或手术后复发及硫脲类无效或过敏的甲状腺功能亢进症患者。^{131}I 作用缓慢，疗效多在用药后 3 ～ 4 周出现，3 ～ 4 个月甲状腺功能可恢复正常，在用药前两周需要合用硫脲类药物。γ 射线可在体表测到，也可作甲状腺摄碘功能的测定。

^{131}I 剂量过大易致甲状腺功能低下，应严格掌握剂量，定期检查甲状腺功能，密切观察有无不良反应。20 岁以下患者、孕妇、哺乳期妇女、活动性肺结核、肾功能不全、甲状腺危象、重症浸润性突眼症及甲状腺不能摄碘者禁用。治疗前后一个月避免用碘剂及其他含碘食物或药物。

（四）β 受体拮抗药

目前用于甲状腺功能亢进症治疗的 β 受体拮抗药包括普萘洛尔、阿替洛尔、美托洛尔等。本类药物可通过阻断 β 受体而抑制心脏兴奋性，降低基础代谢率，也能抑制 T_4 在外周组织

中脱碘变为 T_3。主要用于对其他疗法无效的甲亢，可减轻患者紧张、焦虑、震颤、多汗、心动过速等症状，与硫脲类药物合用疗效显著。但应注意本类药物对心血管和气管平滑肌可能引起的不良反应。

甲状腺功能亢进症的分阶段治疗

甲状腺功能亢进症的药物治疗包括抗甲状腺药物及辅助药物治疗。抗甲状腺药物治疗甲状腺功能亢进症分三个阶段：一是症状控制阶段；二是减量阶段；三是维持阶段。甲状腺功能亢进症治疗疗程较长，在病情控制后尚需持续用药一年半至两年。少年患者疗程更长，持续服药的效果较断续服药为佳，复发的机会较少。患者应支持随诊，在治疗过程中遵医嘱调整剂量。如剂量过大，可引起甲状腺功能减退，反而使甲状腺肿大，并对突眼不利，如剂量过小，则甲状腺功能亢进症不能控制。

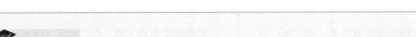

链接

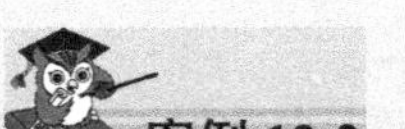

案例 13-2

患者，男，26 岁。1 年前无明显诱因出现多汗、心悸、气短、体重下降，当地医院诊断为“甲状腺功能亢进症”。口服药物甲巯咪唑（10mg，一日两次）、普萘洛尔（10mg，一日三次），服药过程中未检测血常规。近 3 天发热，体温高达 40℃。为求进一步治疗入院。

检查：甲状腺功能检查显示 TSH 0mU/L，FT_3 8.03pg/L，FT_4 31.6mg/L。白细胞 2.71×10^9/L，中性粒细胞 1.29×10^9/L。治疗过程中患者咳嗽、咳痰，无胸闷、气短。

诊断：原发性甲状腺功能亢进症，粒细胞减少症。

问题与思考：

患者出现粒细胞减少的原因是什么？

制剂和用法

甲状腺粉　片剂：10mg、40mg、60mg。黏液性水肿：开始一天 15 ～ 30mg，逐渐增至一天 90 ～ 180mg，分三次服。维持量一天 60 ～ 120mg。单纯性甲状腺肿：开始一天 60mg，逐渐增至一天 120 ～ 180mg，疗程一般为 3 ～ 6 个月。

左甲状腺素　片剂：25g、50g、75g、100g。开始一次 25 ～ 50g，一天 1 次，每 2 周递增 25g，最大剂量为 150 ～ 300g，维持量 100 ～ 150g。小儿 1 岁以上剂量为一天 4g/kg，1 岁以下开始一天 25 ～ 50g，以后依血中 T_4 和促甲状腺激素浓度来调整剂量。注射剂：1mg/ml。黏液性水肿昏迷：首剂 200 ～ 400g 静脉注射，随之加用 T_3，6 ～ 8 小时后出现效应，有效后改口服，一天 100g。

碘塞罗宁　片剂：20g。开始一天 10 ～ 20g，渐增至一天 80 ～ 100g，分 2 ～ 3 次服。小儿体重在 7kg 以下者开始一天 2.5g，7 kg 以上者一天 5g，以后每隔一周增加 1 次，一次增加 5g，维持量一天 15 ～ 20g，分 2 ～ 3 次服。

丙硫氧嘧啶　片剂：50mg、100mg。开始一天 150 ～ 400mg，分 3 次服。维持量一天 25 ～ 100mg，分 1 ～ 2 次服。

甲巯咪唑　片剂：5mg。开始一天 20 ～ 60mg，分 3 次服。维持量一天 5 ～ 10mg，全疗程 18 ～ 24 个月。

卡比马唑　片剂：5mg。一天 15 ～ 30mg，分 3 次服。服用 4 ～ 6 周后如症状改善，改用维持量，一天 2.5 ～ 5mg，分 1 ～ 2 次服。

碘化钾　片剂：10mg。单纯性甲状腺肿：开始剂量宜小，一天 10mg，20 天为一个疗程，连用 2 疗程，疗程间隔 30 ～ 40 天，1 ～ 2 个月后，剂量可渐增大至一天 20 ～ 25mg，总疗程为 3 ～ 6 个月。

复方碘溶液　溶液剂：为含 5% 碘、10% 碘化钾的水溶液。单纯性甲状腺肿：一次 0.1 ～ 0.5ml，一天 1 次，2 周为一疗程，疗程间隔 30 ～ 40 天。甲状腺功能亢进症术前准备：一次 3 ～ 10 滴，一天 3 次，用水稀释后服用，服 2 周。甲状腺危象：首次 2 ～ 4ml，以后每 4 小时 1 ～ 2ml; 或 3 ～ 5ml 加于 10% 葡萄糖注射液 500ml 中，静脉滴注，危象缓解后停药。

目 标 检 测

1. 丙甲氧嘧啶最主要的不良反应是（　　）
   A. 肝损害　B. 肾损害
   C. 红细胞减少　D. 白细胞减少
   E. 血小板减少
2. 对硫脲类药物叙述错误的是（　　）
   A. 抑制甲状腺激素的合成
   B. 对已合成的甲状腺激素无效
   C. 作用缓慢
   D. 不宜透过胎盘屏障
   E. 治疗后期可引起甲状腺肿
3. 以下哪项不是硫脲类药物的用途（　　）
   A. 甲状腺功能亢进症内科治疗
   B. 与放射性碘合用于甲状腺功能亢进症以增强疗效
   C. 治疗单纯性甲状腺肿
   D. 甲状腺功能亢进症术前准备
   E. 甲状腺功能亢进症危象综合治疗
4. 可抑制甲状腺球蛋白水解酶，抑制甲状腺激素释放的是（　　）
   A. 甲状腺素　B. 小剂量碘
   C. 大剂量碘　D. 放射性碘
   E. 硫脲类
5. 适用于黏液性水肿的药物是（　　）
   A. 甲状腺制剂　B. 小剂量碘
   C. 大剂量碘　D. 放射性碘
   E. 硫脲类
6. 甲状腺功能亢进症患者术前服用复方碘剂的方法是（　　）
   A. 5 滴 / 次，3 次 / 天，逐日每次加 1 滴至 10 滴维持不超过 3 周
   B. 10 滴 / 次，3 次 / 天，逐日每次加 1 滴至 15 滴维持不超过 3 周
   C. 5 滴 / 次，3 次 / 天，逐日每次加 1 滴至 15 滴维持不超过 2 周
   D. 10 滴 / 次，3 次 / 天，逐日每次加 1 滴至 15 滴维持不超过 2 周
   E. 5 滴 / 次，2 次 / 天，逐日每次加 1 滴至 15 滴维持不超过 2 周
7. 放射性 ^{131}I 治疗甲状腺功能亢进症的最主要并发症是（　　）
   A. 甲状腺癌变　B. 诱发危象
   C. 粒细胞减少　D. 突眼恶化
   E. 甲状腺功能减退
8. 甲状腺吸 ^{131}I 率增高可见于（　　）
   A. 甲状腺功能亢进　B. 功能减退甲状腺肿
   C. 地方性甲状腺肿　D. 避孕药片无须特殊保管
   E. 针剂应深部肌内注射
9. 对于甲状腺肿物质所致的单纯性甲状腺肿治疗上应（　　）
   A. 停用致甲状腺肿食物及药物
   B. 酌情补充碘剂
   C. 碘化食盐治疗
   D. 口服碘化钾
   E. 给予甲状腺制剂 A

（10、11 题共用题干）

患者，女，45 岁。因多汗、易饥、心悸、易怒等就诊，血清检查 T_3、T_4 明显增高，医生诊断为甲状腺功能亢进症。

10. 医生所开的下列哪一药治疗甲状腺功能亢进症（　　）
A. 甲巯咪唑　B. 地西泮　C. 阿托品
D. 甲状腺素片　E. 普罗帕酮
11. 患者在用药期间查血象出现了粒细胞缺乏，是由下列哪一药引起（　　）
A. 丙硫氧嘧啶　B. 小剂量碘　C. 大剂量碘
D. 放射性碘　E. 普萘洛尔

（12 ~ 15 共用选项）
A. 小剂量碘　B. 大剂量碘　C. 甲巯咪唑
D. 甲状腺素片　E. 放射性碘
12. 黏液性水肿的患者选用（　　）
13. 甲状腺功能亢进症术前两周应加服（　　）
14. 治疗甲状腺危象的主要药物是（　　）
15. 轻度甲状腺功能亢进症内科治疗选用（　　）

（李秀丽）

中英文对照

甲状腺激素　thyroid hormones
甲状腺素　thyroxine
三碘甲状腺原氨酸　triiodothyroxine
左甲状腺素钠　levothyroxine sodium
碘塞罗宁　liothyronine
甲硫氧嘧啶　methylthiouracil
丙硫氧嘧啶　propylthiouracil
咪唑类　imidazoles
甲巯咪唑　thiamazole
卡比马唑　carbimazole
碘化钾　potassium iodide
碘酸钾　potassium iodate
复方碘溶液　compound iodine solution

第3节　降血糖药

学习目标

1. 掌握胰岛素的作用、临床应用、不良反应及防治。
2. 熟悉磺酰脲类、双胍类和胰岛素增敏药的作用、临床应用与不良反应。
3. 了解胰岛素制剂的分类。

糖尿病（diabetes mellitus）是由于遗传、环境、免疫等诸多因素引起的胰岛素分泌绝对或相对不足所致的代谢紊乱性疾病。临床以高血糖为主要特征，可合并多种急、慢性并发症，现已成为全世界致残、致死的主要疾病之一。糖尿病的治疗应采用饮食控制、适当运动和药物治疗的综合措施，治疗药物主要包括胰岛素和口服降血糖药。近年来治疗糖尿病又有一些新的尝试，如胰岛细胞移植、免疫疗法、胰岛素增敏剂的应用等，为重建患者胰岛分泌功能、治疗糖尿病开辟了新的途径。

糖尿病

糖尿病是一种常见的内分泌-代谢疾病，因胰岛素分泌的缺陷及靶细胞对胰岛素敏感性的降低，引起糖、蛋白质、脂肪、水和电解质代谢紊乱。临床以慢性高血糖为特征，久病可引起多系统损害，导致心血管、肾、神经、眼、足等组织的慢性进行性病变，引起功能缺陷及衰竭；重症或应急时可发生酮症酸中毒、高渗性昏迷等急性代

链接

谢紊乱。糖尿病的临床类型分为：1型，胰岛素依赖性糖尿病（IDDM），发病突然，多发生于青幼年，多饮、多食、多尿、体重减轻等症状较明显，依赖胰岛素治疗。2型，非胰岛素依赖性糖尿病（DIDDM），发病缓慢，多见于中、老年，临床症状不明显，主要用口服降血糖药物治疗，有20%～30%的患者需要用胰岛素治疗。

一、胰 岛 素

胰岛素（insulin）是胰岛B细胞合成、分泌的一种多肽类激素。药用者是从牛、猪等家畜的胰腺中提取的。目前也可通过重组DNA技术，利用大肠埃希菌合成胰岛素。作为一种蛋白质，胰岛素普通制剂易被消化酶破坏，口服无效，必须注射给药。皮下注射吸收快，尤以前臂外侧和腹壁明显，较常用。紧急情况时可静脉滴注。主要在肝、肾灭活，代谢快，半衰期为9～10分钟。但胰岛素和组织结合后，作用可维持数小时。为延长胰岛素的作用时间，可加入碱性蛋白质（如精蛋白）和锌，降低其溶解度，提高稳定性，制成中、长效制剂。这类制剂经皮下或肌内注射后，在注射部位发生沉淀，再缓慢释放、吸收，作用维持时间延长。所有中、长效制剂均为混悬剂，不可静脉注射。故临床上常用的胰岛素制剂按起效快慢和维持时间长短分为短效、中效和长效三类（表13-2）。为克服胰岛素频繁注射给药的不便，临床进行了制剂改革，如吸入式胰岛素制剂、口腔黏膜给药、滴鼻剂和直肠栓剂等。此外，无针注射器、胰岛素笔和胰岛素泵的临床应用也渐趋广泛。

表13-2 胰岛素制剂分类及作用时间

分类	药物	给药途径	作用时间（小时）			给药时间
			开始	高峰	维持	
速效	胰岛素	静脉	立即	0.5	2	急救时
	（regular insulin）	皮下	0.5～1	2～4	6～8	早、中、晚餐前0.5小时
中效	低精蛋白锌胰岛素（isophane insulin）	皮下	2～4	8～12	18～24	早、晚餐前1小时
	珠蛋白锌胰岛素（globin zinc insulin）	皮下	2～4	6～10	12～18	早、晚餐前1小时
长效	精蛋白锌胰岛素（protamine zine insulin）	皮下	4～6	16～18	24～36	早餐或晚餐前1小时，一天1次

【药理作用】 胰岛素对代谢具有广泛的影响。

（1）糖代谢：促进葡萄糖进入细胞，加速葡萄糖磷酸化和有氧氧化，增加糖原合成和储存，使去路增加；抑制对糖原的分解和糖原异生，故使血糖来源减少，产生降血糖作用。

（2）脂肪代谢：促进脂肪合成，促进糖转化成为脂肪；抑制脂肪分解，减少游离脂肪酸和酮体的生成。增加脂肪酸和葡萄糖的转运，使其利用增加。

（3）蛋白质代谢：促进核酸、蛋白质的合成，抑制蛋白质分解，与生长激素有协同作用。

（4）钾离子转运：胰岛素可激活Na^+-K^+-ATP酶，促进K^+内流，增加细胞内K^+浓度。

【临床应用】

（1）糖尿病：对各型糖尿病均有效。用于如下几种。①1型糖尿病：胰岛素是治疗的最重要药物，而且须终身用药。②2型糖尿病经饮食控制或用口服降血糖药未使血糖降至理想水平者。③发生各种严重并发症的糖尿病，如酮症酸中毒及非酮症性高渗性昏迷。④糖尿病合并重度感染、消耗性疾病、高热、妊娠、创伤以及手术等。

（2）纠正细胞内缺钾：临床将葡萄糖、胰岛素、氯化钾配成极化液（GIK），可促进钾内流，纠正细胞内缺钾。

胰岛素泵

胰岛素泵又称胰岛素持续皮下注射泵（CSII），由微电脑芯片、超微马达和储药器组成。胰岛素泵的最大特点是模拟正常人的胰岛 B 细胞按不同速度向体内持续释放胰岛素。主要通过两种方式向人体输注，即基础输注和餐前输注。基础输注是根据血糖水平设定 24 小时持续小剂量释放胰岛素，使患者空腹血糖平稳，尤其可以保持夜间和清晨空腹血糖的稳定；进餐前，根据饮食调整餐前剂量，控制餐后血糖，使全天血糖接近正常水平。

目前胰岛素泵有两种形式。①开环式，根据患者血糖水平、自行设定胰岛素剂量。②闭环式，患者血糖监测及基础 / 餐前胰岛素剂量的设定都由微电脑来自动完成。

链接

【不良反应和注意事项】

（1）低血糖反应：多为胰岛素应用过量过大或未按时进食所致。胰岛素能迅速降低血糖，此时患者出现饥饿感、出汗、心悸、焦虑、震颤等症状，严重者可出现昏迷、惊厥、休克，甚至死亡。为防止低血糖症的严重后果，应教会患者熟知反应。一旦出现必须及时给予糖类。轻者可饮用糖水或摄食，严重者应立即静脉注射 50% 葡萄糖注射液 50ml，必要时再静脉滴注 5% 葡萄糖注射液。应严格控制剂量，并密切观察用药后的反应。长效胰岛素降糖作用缓慢，一般不出现上述症状。

（2）过敏反应：较多见，一般反应轻微，可出现荨麻疹、血管神经性水肿，偶可发生过敏性休克。因多数是由牛胰岛素所致，可改用不同动物来源胰岛素及高纯度胰岛素或人胰岛素制剂代替。可用 H_1 受体拮抗药及糖皮质激素治疗。

（3）胰岛素耐受性：可分为急性和慢性两种类型。急性耐受性的产生常由于并发感染、创伤、手术、情绪激动等应激状态所致，此时血中抗胰岛素物质增多；或因酮症酸中毒时，血中大量游离脂肪酸和酮体的存在妨碍了葡萄糖的摄取和利用。出现急性耐受性时，需短时间内增加胰岛素剂量达数百乃至数千单位，消除诱因后可恢复常规治疗量。慢性耐受性产生的原因较为复杂，可能是：①体内产生了抗胰岛素受体的抗体，可用糖皮质激素或免疫抑制药控制症状，能使患者对胰岛素的敏感性恢复正常；②胰岛素受体数量减少。此时换用其他动物来源的胰岛素或改用高纯度胰岛素并适当调整其剂量常可奏效。

（4）局部反应：多次注射部位可出现红肿、皮下脂肪萎缩或皮下结节。应经常更换注射部位。选用高纯度制剂较少发生。

胰岛素的储存

胰岛素一般有效期为 1 ～ 2 年，高温或冰冻均影响其效力，应冷藏避光保存。未开瓶的胰岛素应在 2 ～ 8℃条件下冷藏保存。已开瓶使用的胰岛素可在室温（最高 25℃）保存最长 4 ～ 6 周，使用中的胰岛素笔芯不要放在冰箱里，可以与胰岛素笔一起使用或者随身携带，在室温最长保存 4 周。冷冻后的胰岛素不可使用。

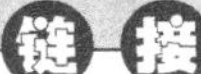

考点：胰岛素治疗糖尿病的临床应用、低血糖的不良反应

【药物相互作用】 糖皮质激素、甲状腺激素、肾上腺素等均可升高血糖，合用可降低胰岛素的作用；噻嗪类利尿药抑制内源性胰岛素分泌，可使血糖升高，拮抗胰岛素降血糖作用；水杨酸盐、磺胺类、口服抗凝血药、甲氨蝶呤等可与胰岛素竞争血浆蛋白，使血中游离胰岛素水平升高，增强胰岛素的作用；β受体拮抗药可阻止肾上腺素的升高血糖反应，与胰岛素合用可增加低血糖危险性，掩盖低血糖症状，合用时应注意调整胰岛素的剂量。

二、口服降血糖药

本类药物具有口服有效，使用方便的特点，但作用慢而弱，不能完全代替胰岛素。目前常用的口服降血糖药包括磺酰脲类、双胍类、胰岛素增敏药、α- 葡萄糖苷酶抑制药等。

（一）磺酰脲类

常用的磺酰脲类第一代药物有甲苯磺丁脲（tolbutamide，甲糖宁，D860）、氯磺丙脲（chlorpropamide）。第二代有格列本脲（glibenclamide，优降糖）、格列吡嗪（glipizide，美吡达）、格列齐特（gliclazide，达美康）、格列喹酮（gliquidone，糖适平）等。第二代口服降血糖药与第一代口服降血糖药相比作用较强，不良反应较少。

本类药物口服吸收迅速而完全，与血浆蛋白结合率 90% 以上。多数药物在肝内经氧化代谢，代谢物经肾排泄。甲苯磺丁脲作用弱，维持时间短；氯磺丙脲则主要以原形由肾小管分泌排泄，故其作用时间长，每日只需给药一次。第二代磺酰脲类作用较强，可维持 24 小时，每天只需给药 1 ～ 2 次。常用药物药动学特点见表 13-3。

表 13-3 磺酰脲类药物的药动学特点

药物	半衰期（小时）	维持时间（小时）	血浆蛋白结合率（%）	达峰时间（小时）	给药时间（次/天）
甲苯磺丁脲	3 ～ 5	6 ～ 12	96	3 ～ 5	2 ～ 3（餐前）
氯磺丙脲	33 ～ 36	30 ～ 60	90	10	1（早餐前）
格列本脲	10 ～ 16	16 ～ 24	99	2 ～ 6	1 ～ 2（餐前）
格列吡嗪	2 ～ 4	6 ～ 10	95	1 ～ 2	1 ～ 2（餐前）
格列齐特	10 ～ 12	12 ～ 24		2 ～ 6	1 ～ 2（餐前）

【药理作用】

（1）降血糖：对正常人和胰岛功能尚存的糖尿病患者均有降血糖作用，对 1 型糖尿病及胰岛功能完全丧失的患者无效。作用机制：①刺激胰岛β细胞分泌胰岛素，使血中胰岛素增多是其主要作用机制；②抑制胰岛α细胞胰高血糖素分泌；③抑制肝胰岛素水解酶，减少胰岛素代谢；④提高靶细胞对胰岛素的敏感性，增加靶细胞膜上胰岛素受体的数目和亲和力，增强胰岛素的作用。

（2）抗利尿：氯磺丙脲通过促进抗利尿激素的分泌并增强其作用，减少水的排泄，而产生抗利尿作用。

（3）影响凝血功能：格列齐特能降低血小板黏附力，抑制血小板聚集；还可刺激纤溶酶原的生成，恢复纤溶活性，改善微循环。对预防或减轻糖尿病患者微血管并发症有一定作用。

【临床应用】

（1）糖尿病：用于胰岛功能尚存（＞ 30%）且单用饮食控制无效的 2 型糖尿病。对胰岛素产生抵抗者，使用本类药物后，可刺激内源性胰岛素分泌，而减少胰岛素用量。

（2）尿崩症：氯磺丙脲可用于尿崩症的治疗，与噻嗪类合用可提高疗效。

【不良反应和注意事项】

（1）胃肠反应：常见食欲缺乏、恶心、呕吐、腹痛、腹泻等，可改饭后服药，从小剂量开始加服抗酸剂可减轻或防止这些症状。

（2）低血糖反应：常因药物过量所致，较严重的是出现持久性低血糖反应。尤以氯磺丙脲多见，老人及肝、肾功能不全者易发生，故老年糖尿病患者不宜用氯磺丙脲。

（3）过敏反应：可见皮疹、红斑、瘙痒、荨麻疹等。少数可发生粒细胞减少、血小板减少及溶血性贫血等。偶见肝损害。用药期间需定期检查血常规和肝功能。

（4）可引起黄疸、肝功能损害，故肝、肾功能不全者禁用。

【药物相互作用】 保泰松、水杨酸钠、吲哚美辛、青霉素、双香豆素、氯贝丁酯、氯霉素、西咪替丁、磺胺类药等可通过与磺酰脲类药物竞争血浆蛋白，合用时可使游离型的磺酰脲类药物浓度升高，增强其降血糖作用；氯丙嗪、糖皮质激素、甲状腺激素、苯妥英钠、利福平、噻嗪类利尿药等因抑制胰岛素的释放，而降低磺酰脲类药物的降血糖作用；β受体拮抗药可掩盖降血糖反应。

考点： 磺酰脲类药物降血糖作用

（二）双胍类

国内常用药物有二甲双胍（metformin，甲福明）、苯乙双胍（phenformin，苯乙福明）。口服均易吸收。二甲双胍半衰期约1.5小时，在体内不与血浆蛋白结合，肝内代谢少，大部分以原形从尿中排出。苯乙双胍半衰期约为3小时，约1/3以原形从尿中排出，作用维持4～6小时。

【药理作用】 双胍类药物能明显降低糖尿病患者血糖水平，但对正常人血糖无影响。其作用机制是减少葡萄糖经肠道吸收、促进组织摄取葡萄糖、增加肌肉组织中糖的无氧酵解、减少糖异生、增加胰岛素与受体的结合能力、抑制胰高血糖素的释放等，还能降低血脂，延缓糖尿病患者并发症的发生。

【临床应用】 主要用于轻、中度2型糖尿病。由于本类药物能降低三酰甘油和胆固醇，并减轻体重，尤其是单用饮食不能控制的伴有肥胖的患者。也可与胰岛素或磺酰脲类合用，治疗对胰岛素耐受的患者。

【不良反应和注意事项】 主要表现食欲缺乏、恶心、腹部不适等消化道反应。严重者可发生乳酸性酸血症、酮血症等，这与药物增加组织无氧酵解，乳酸产生增加有关，肝肾功能不良者更易发生，二甲双胍发生率较低。

【禁忌证】 尿酮阳性者、重度感染、急性传染病、手术、肝肾功能不全、充血性心力衰竭、孕妇和哺乳期妇女禁用。

考点： 二甲双胍的药理作用和临床应用

（三）胰岛素增敏药

胰岛素增敏药能增强靶组织对胰岛素的敏感性，减轻胰岛素抵抗，对2型糖尿病及其心血管并发症均有明显疗效。主要为噻唑烷二酮类化合物（TZD）。代表药有罗格列酮（rosiglitazone）、吡格列酮（pioglitazone）、环格列酮（ciglitazone）、曲格列酮（troglitazone）、恩格列酮（englitazone）等。

【作用和临床应用】 本类药物能提高机体（肝、骨骼肌和脂肪组织）对胰岛素的敏感性，降低血糖；保护胰岛B细胞功能；有效降低血脂；抑制血小板聚集、炎症反应和内皮细胞的增生，发挥抗动脉粥样硬化作用。

本类药主要用于其他口服降血糖药疗效不佳的2型糖尿病患者，尤其是伴有胰岛素抵抗的糖尿病患者。无论是单独应用还是联合治疗（与胰岛素、磺酰脲类或二甲双胍合用）都能取得较好的降糖效果。

【不良反应】 本类药物具有良好的安全性和耐受性，低血糖反应发生率低。副作用主要是嗜睡、头痛及胃肠道反应等。

胰岛素抵抗及其相关疾病

胰岛素抵抗（insulin resistance，IR）是指全身性胰岛素敏感性下降的一种状态，即机体胰岛素分泌量处于正常水平时，刺激靶细胞摄取和利用葡萄糖的生理效应显著减弱，或者靶细胞摄取和利用葡萄糖的生理效应正常进行，但需要超常量的胰岛素，导致高胰岛素血症。IR与高胰岛素血症常共存。IR也称X综合征（X Syndrome），它概括一系列与IR有关的代谢及生理紊乱，包括：胰岛素刺激的葡萄糖摄取抵抗、高血糖、胰岛素血症、高血压、冠心病、低密度脂蛋白血症、肥胖、高尿酸血症及脑血管意外等。近年来随着对IR研究的深入，IR所致疾病的范围也在不断扩大和延伸，发现缺血性脑血管病、脂肪肝、微量白蛋白尿、高瘦素血症、胆石症等也与IR密切相关，IR是滋生多种相关疾病的"共同土壤"。

链 接

考点：胰岛素增敏药的药理作用

（四）α-葡萄糖苷酶抑制药

目前用于临床的有阿卡波糖（acarbose）、伏格列波糖（voglibose）、米格列醇（miglitol）等。

考点：α-葡萄糖苷酶抑制药的临床作用

【作用和临床应用】 α-葡萄糖苷酶抑制剂为新型的口服降血糖药，其作用机制是通过竞争性抑制小肠葡萄糖苷酶的活性，使淀粉和蔗糖转化为单糖的过程减慢，从而延缓葡萄糖的吸收，降低餐后血糖，单独使用不引起低血糖反应。

临床主要用于治疗糖尿病餐后高血糖。既可单用也可与其他降血糖药（胰岛素和磺酰脲类）合用治疗2型糖尿病。

【不良反应】 本药可延缓糖类的吸收，故腹胀、排气多、腹泻等反应较常见。消化道溃疡患者慎用，孕妇、哺乳期妇女及有明显消化、吸收障碍的患者禁用。

（五）其他类

瑞格列奈

瑞格列奈（repaglunide）是苯甲酸类衍生物，属于新型胰岛素增敏剂。1998年作为"第一个餐时血糖调节剂"上市，是新型的非磺酰脲类的口服降糖药，作用机制同磺酰脲类。具有口服吸收迅速、起效快（口服15分钟起效，30分钟达高峰），持续时间短（半衰期短，仅0.5～1小时），耐受性好、安全性高的特点。主要在肝代谢经胆汁排泄，极少发生低血糖反应。其降血糖作用是通过刺激胰岛B细胞分泌胰岛素而产生的。作用比格列本脲强3～5倍。其最大优点是促进糖尿病患者胰岛素生理性分泌曲线的恢复，并对功能受损的胰岛细胞起到保护作用。若餐时或餐后立即服药，在餐后血糖升高时恰好促进胰岛素分泌增多，又称速效餐后血糖调节剂；而胃排空后不再促进胰岛素分泌。适用2型糖尿病患者，尤其是老年和肥胖患者、糖尿病肾病者。与双胍类合用有协同作用。因结构中不含硫，故对磺脲类过敏者仍可应用。

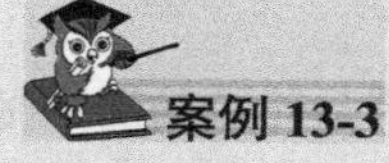

案例 13-3

患者，男，45岁，因淋巴瘤化疗并发糖尿病，给予胰岛素治疗，静脉输液时出现全身冷汗，胸前挂满汗珠。当时滴注液体中有胰岛素 40U。急查：血糖 2.6mmol/L、血钾 2.9mmol/L。患者，女，65 岁，因 1 型糖尿病于每天三餐前皮下注射胰岛素，某天注射药物 1 小时左右感觉心慌、出汗。

问题与思考：

1. 分析上述两案例患者出现心慌、出汗的原因。
2. 应如何进行治疗？

常用制剂和用法

胰岛素　注射剂：400U/10ml、800/10ml。剂量及给药次数视病情而定。通常在 24 小时内排尿糖 2 ～ 4g 者，注射胰岛素 1U。中型糖尿病患者，一天注射 5 ～ 10U，重型患者一天用量在 40U 以上。一般于餐前 30 分钟皮下注射，一天 3 ～ 4 次，必要时可作静脉注射。糖尿病昏迷时一天用量可达 100U。

珠蛋白锌胰岛素　注射剂：400U/10ml。剂量视病情而定，早餐或晚餐前 30 分钟给药，一天 1 ～ 2 次，皮下注射。

精蛋白锌胰岛素 注射剂：400U/10ml、800U/10ml。剂量视病情而定，早餐前 30 ～ 60 分钟给药，一天 1 次，皮下注射。

低精蛋白锌胰岛素　注射剂：400U/10ml、800U/10ml。剂量视病情而定，早餐前 30 分钟给药，一天 1 ～ 2 次，皮下注射。

Exubera（吸入型胰岛素）剂量时病情而定，规格 1mg 和 3mg，口腔吸入。

甲苯磺丁脲　片剂：0.5g。第 1 天一次 1g，一天 3 次；第 2 天起一次 0.5g，一天 3 次，餐前服。待血糖正常或尿糖少于一天 5g 时，改维持量：一次 0.5g，一天 2 次。

氯磺丙脲　片剂：0.1g、0.25g。治疗糖尿病：一次 0.1 ～ 0.3g，一天 1 次，待血糖降到正常时，剂量酌减至一天 0.1 ～ 0.2g，早餐前一次口服。治疗尿崩症：一天 0.125 ～ 0.25g，一天 1 次。

格列吡嗪　片剂：5mg。开始剂量：一天 2.5 ～ 5mg，餐前 30 分钟口服，根据需要可调整剂量，最大剂量为一天 40mg，一天剂量超过 15mg 时，应分成 2 ～ 3 次，餐前服用。

格列齐特　片剂：40mg、80mg。开始剂量：一次 40 ～ 80mg，一天 1 ～ 2 次，连服 2 ～ 3 周，然后根据血糖变化调整剂量。一般剂量范围一天 80 ～ 240mg。

格列本脲　片剂：2.5mg。开始一次 2.5mg，早餐后服一次服用，以后逐渐增量，但一天不得超过 15mg。出现疗效后逐渐减量至维持量，一天 2.5 ～ 5mg。一天量超过 10mg 时，应分早、晚两次服用。

盐酸苯乙双胍　片剂：25mg、50mg。开始剂量一次 25mg，一天 2 ～ 3 次，餐前服用，以后视病情调整剂量。但最多一天不得超过 75mg。

盐酸二甲双胍　片剂：0.25g。一次 0.25 ～ 0.5g，一天 3 次，饭后服用。以后根据血糖水平变化调整剂量。

阿卡波糖　片剂：50mg；100mg。开始剂量：一次 50mg，一天 3 次。根据血糖反应在 6 ～ 8 周内逐渐增加到一次 100mg，一天 3 次，饭前服用。最大剂量不超过 200mg，一天 3 次。

罗格列酮　片剂：2mg。一次 2 ～ 4mg，一天 2 次。

目 标 检 测

1. 不是胰岛素低血糖反应症状的是（　　）
A. 饥饿感　B. 出冷汗
C. 心悸　D. 震颤
E. 血压升高

2. 可减弱磺酰脲类药物降血糖作用的药物是（　　）
A. 双香豆素　B. 保泰松
C. 吲哚美辛　D. 氢氯噻嗪
E. 青霉素

3. 胰岛素不适用于（　　）
A. 糖尿病酮症酸中毒
B. 妊娠的糖尿病
C. 需做手术的糖尿病
D. 非胰岛素依赖性糖尿病，经口服降血糖药治疗无效
E. 低血钾症

4. 降血糖作用显效快、维持时间短，适用于糖尿病急救的是（　　）
A. 甲苯磺丁脲　B. 罗格列酮
C. 二甲双胍　D. 精蛋白锌胰岛素
E. 胰岛素

5. 可用于低血糖反应的急救有效措施是（　　）
A. 减少胰岛素用量
B. 立即食糖果或含糖饮料
C. 就地休息
D. 立即输入氯化钠
E. 加大饭量

6. 为防止胰岛素注射部位皮下组织硬化及脂肪萎缩，应注意（　　）
A. 局部严密消毒　B. 注射后局部消毒
C. 注射不可过深　D. 经常更换注射部位
E. 药液温度不可过高

7. 配制混合胰岛素时，必须先抽吸胰岛素是为了防止（　　）
A. 发生中和反应
B. 胰岛素降解能加速
C. 增加胰岛素的不良反应
D. 胰岛素速效特性丧失
E. 降低鱼精蛋白胰岛素的药效

8. 胰岛素每支400u，稀释为10ml，现需注射10u，应抽多少（　　）
A. 0.1ml　B. 0.2ml
C. 0.25ml　D. 0.45ml
E. 0.5ml

9. 某患者2型糖尿病，体态肥胖，“三多一少”症状不明显，血糖偏高，长期采用饮食控制、休息、口服降血糖药，但血糖仍高，对此下列哪项处理最恰当（　　）
A. 改用胰岛素治疗　B. 增加运动疗法
C. 加大降糖药剂量　D. 用抗生素控制感染
E. 住院进一步待查

（10、11题共用题干）

患者，男，17岁。近来善饥多量，多尿、烦渴、多饮，消瘦、疲乏无力、体重下降。随机血糖≥13.3mmol/L，空腹血糖≥7.8mmol/L。医生诊断为1型糖尿病，需用胰岛素治疗。

10. 胰岛素不会引起（　　）
A. 胃肠反应　B. 过敏反应
C. 胰岛素抵抗　D. 低血糖反应
E. 注射部位的局部反应

11. 应用胰岛素时不需注意下列哪项（　　）
A. 早期出现的饥饿、心慌、出汗、头痛、震颤
B. 注射部位红斑、肿胀
C. 低血糖昏迷与酮症酸中毒性昏迷的鉴别
D. 经常更换注射部位
E. 以上都不是

（12～14题共用选项）
A. 甲苯磺丁脲　B. 罗格列酮
C. 二甲双胍　D. 阿卡波糖
E. 胰岛素

12. 用于胰岛功能尚存的糖尿病患者（　　）
13. 用于胰岛素抵抗的糖尿病患者（　　）
14. 主要用于餐后高血糖的糖尿病者（　　）

（15、16题共用选项）
A. 胰岛素　B. 精蛋白锌胰岛素
C. 珠蛋白锌胰岛素　D. 二甲双胍
E. 阿卡波糖

15. 饭前即刻吞服或与第一口主食一起咀嚼服用

的是（　　）

16. 可引起乳酸血症的是（　　）

（17、18 题共用选项）

A. 胰岛素　　B. 阿卡波糖

C. 氯磺丙脲　　D. 二甲双胍

E. 罗格列酮

17. 抑制 α- 葡萄糖苷酶的药物是（　　）

18. 纠正脂质代谢紊乱，改善胰岛素抵抗（　　）

（李秀丽）

中英文对照

胰岛素　insulin

口服降糖药　oral antidiabetic drug

磺酰脲类　sulfonylurea

双胍类　biguanides

甲苯磺丁脲　tolbutamide

氯磺丙脲　chlorpropamide

格列本脲　glibenclamide

格列齐特　gliclazide

格列吡嗪　glipizide

格列喹酮　gliquidone

二甲双胍　metformin

苯乙双胍　phenformin

吡格列酮　pioglitazone

罗格列酮　rosiglitazone

瑞格列奈　repaglunide

第 4 节　性激素类药与抗生育药

学习目标

1. 熟悉性激素类药的药理作用、临床应用和不良反应。
2. 了解促性腺激素、抗性腺激素类药和抗生育药的作用和临床应用。

性激素（sex hormones）为性腺分泌的类固醇激素，包括雌激素、孕激素和雄激素。临床应用的性激素类药物大多为人工合成品及其衍生物。常用的抗生育药大多属于雌激素与孕激素的复合制剂。

性激素的产生和分泌受下丘脑 – 腺垂体调节。下丘脑分泌促性腺激素释放激素（gonadotropin releasing hormone，GnRH），促使腺垂体分泌卵泡刺激素（follicle stimulating hormone，FSH）和黄体生成素（luteinizing hormone，LH）。对女性，FSH 促进卵泡的生长发育；FSH 和 LH 的共同作用，促使成熟的卵泡分泌雌激素和孕激素。对男性，FSH 可促进睾丸中精子的生成；LH 可促进睾丸间质细胞分泌雄激素。

性激素对腺垂体的分泌功能具有正反馈和负反馈两方面的调节作用，这取决于机体的性周期。在排卵前血中雌激素水平较高，可直接或通过下丘脑促进腺垂体分泌 LH，导致排卵（正反馈）；在月经周期的黄体期，由于血中雌激素、孕激素水平较高，从而减少 GnRH 的分泌，抑制排卵（负反馈）。常用的甾体避孕药就是根据这一负反馈机制而设计的。雄激素也可通过反馈机制抑制促性腺激素的释放。

一、雌激素类药与抗雌激素类药

（一）雌激素类药

卵巢分泌的雌激素有雌二醇（estradiol）、雌酮（estrone）和雌三醇（estriol），其中雌二醇活性最强。人工合成品是以雌二醇为母体，改变其化学结构而获得。具有口服有效，强效或长效的共同特点。常用药物有：己烯雌酚（diethylstilbestrol）、炔雌醇（ethinyl estradiol，EE）、炔雌醚（quinestrol）等。己烯雌酚为非甾体化合物。

性激素的分泌和调节

性激素的产生和分泌受下丘脑－垂体前叶的调节。下丘脑分泌促性腺激素释放激素（GnRH），促使腺垂体前叶分泌促卵泡素（FSH）和黄体生成素（LH）。FSH 能促进女性卵泡的发育、成熟，并与 LH 共同促使成熟的卵泡分泌雌激素和孕激素。

性激素对下丘脑及垂体前叶的分泌功能具有反馈调节作用。当排卵前雌激素水平较高时，可直接或通过下丘脑促进腺垂体分泌 LH，导致排卵。而在月经周期的黄体期，雌、孕激素水平均较高，从而减少 GnRH 的分泌，抑制排卵。

链 接

【药理作用】

（1）促进女性性成熟：促进女性性器官的发育和成熟，维持女性第二性征。

（2）促进子宫内膜增殖：促使子宫内膜和肌层增殖变厚，雌激素引起的内膜异常增殖可引起子宫出血；在正常月经周期，和孕激素共同调节子宫内膜的周期性变化。雌激素可刺激阴道上皮增生、浅表层细胞角化，并增加子宫平滑肌对缩宫素的敏感性。

（3）促进排卵：较大剂量（＞200pg/ml）雌激素，在排卵前促进促性腺激素分泌，形成 LH 峰，促进排卵；小剂量雌激素通过负反馈机制减少促性腺激素释放而抑制排卵。

（4）影响乳腺发育和乳汁分泌：小剂量雌激素能刺激乳腺导管及腺泡的生长发育；大剂量能抑制催乳素对乳腺的刺激作用，减少乳汁分泌。

（5）影响代谢：雌激素激活肾素－血管紧张素系统，使醛固酮分泌增加，促进肾小管对水、钠的重吸收，故有轻度的水钠潴留作用，使血压升高；能增加骨骼中的钙盐沉积，促进长骨骨骺闭合；大剂量能升高血清三酰甘油和磷酯、降低血清胆固醇和低密度脂蛋白，但可增加高密度脂蛋白；降低糖耐量。

（6）其他：雌激素可促进血液凝固。此外，雌激素具有抗雄激素作用。

【临床应用】

（1）更年期综合征：更年期妇女卵巢功能减退，雌激素分泌减少，而垂体促性腺激素分泌增加，使下丘脑－垂体－卵巢分泌功能失衡，导致自主神经功能紊乱，表现面颊潮红发热、出汗、恶心、失眠、头痛、烦躁等，称为更年期综合征。雌激素可通过抑制垂体促性腺激素分泌，减轻症状。雌激素可减少骨质丢失，防止骨折发生，减轻关节疼痛，与雄激素合用可明显改善骨质疏松症状。

（2）卵巢功能不全和闭经：用雌激素作替代治疗，可促进外生殖器、子宫及第二性征发育，与孕激素合用可产生人工月经周期。

（3）功能性子宫出血：某些妇女体内雌激素水平较低，子宫内膜创面修复不良所引起的持续性少量出血。雌激素能促进子宫内膜增生，有利于创面修复而止血。适当合用孕激素以调整月经周期。

（4）某些恶性肿瘤：大剂量雌激素抑制垂体促性腺激素的分泌，使睾丸萎缩，抑制雄激素的生成。用于前列腺癌、晚期乳腺癌。应用于绝经 5 年以上的乳腺癌患者，缓解率可达 40%，但绝经期以前禁用，因此时雌激素反而促进其生长。

（5）乳房胀痛及回乳：部分妇女停止授乳后引起乳房胀痛，大剂量雌激素能干扰催乳素对乳腺的刺激作用，使乳汁分泌减少而退乳消痛。

（6）痤疮：青春期痤疮是由于过多的雄激素使皮脂腺分泌增多，堵塞皮脂腺和继发感染所致。雌激素能抑制雄激素分泌，并有抗雄激素作用。

（7）其他：局部应用治疗老年性阴道炎和女阴干枯症有效；预防和治疗骨质疏松症等。与孕激素组成复方制剂用于避孕。

【不良反应和注意事项】 常见食欲缺乏、恶心、呕吐等。从小剂量开始，逐渐增加剂量或改用注射剂，可减轻症状；长期大量应用，可引起子宫内膜过度增生而出血，故患有子宫内膜炎或有出血倾向者慎用；长期大量应用，还可致水钠潴留引起高血压、水肿、加重心力衰竭等。己烯雌酚可增加子宫内膜癌的危险性。

考点： 雌激素类药物的药理作用、不良反应和注意事项

用药过程中应提示患者每年须做乳腺和盆腔检查，每 2 ～ 3 年须做子宫内膜活检。为减少子宫内膜癌的危险，应尽量减少用量和疗程，每半年评估一次继续治疗的必要性。对于偏头痛、高血压、抑郁症及子宫肌病慎用雌激素。妊娠期前 3 个月禁用，由于可引起胆汁淤积性黄疸，故肝功能不全者慎用。对长期或大量使用雌激素者，停药需缓慢、逐渐减量，不可骤停。停用 48 ～ 72 小时内，可出现撤药性子宫出血，应注意及时处理。

（二）抗雌激素类药

本类药物能与雌激素受体结合，发挥竞争性拮抗雌激素作用。常用药物有氯米芬、他莫昔芬和雷诺昔芬等。

氯米芬（clomiphene）有较弱的雌激素活性和中等程度的抗雌激素作用，能和雌激素受体结合而竞争性拮抗雌激素的作用；氯米芬能促进人的促性腺激素释放，诱发排卵，与其竞争雌激素受体，阻断雌激素的负反馈作用有关。用于功能性不孕症、功能性子宫出血、月经不调、晚期乳腺癌及长期应用避孕药后发生的闭经等。大剂量长期应用可引起卵巢肥大，一般停药后能自行恢复。卵巢囊肿者禁用。

他莫昔芬（tamoxifen）能与乳腺癌细胞的雌激素受体结合，抑制依赖雌激素才能持续生长的肿瘤细胞。用于治疗绝经后晚期乳腺癌患者，疗效较好。

雷诺昔芬（raloxifene）是选择性雌激素受体调节药的第二代产品，用于绝经后妇女的骨质疏松症。

二、孕激素类与抗孕激素类药

（一）孕激素类药

天然孕激素主要是由黄体分泌的黄体酮（progesterone，孕酮），含量很低，口服无效，需注射给药。临床应用多为人工合成品及其衍生物，一类为 17α- 羟孕酮类，包括甲羟孕酮（medroxyprogesterone，安宫黄体酮）、甲地孕酮（megestrol）等；另一类为 19- 去甲睾酮类，包括炔诺酮（norethisterone）、炔诺孕酮（norgestrel）、左炔诺孕酮（levonorgestrel）等。

【药理作用】

（1）对生殖系统作用：①在雌激素作用的基础上，促进子宫内膜由增殖期转化为分泌期，有利于受精卵着床和胚胎发育。在妊娠期能降低子宫对缩宫素的敏感性，抑制子宫收缩活动，使胎儿安全发育，故有保胎作用。②大剂量能抑制腺垂体 LH 的分泌，抑制卵巢的排卵过程，有避孕作用。③能促进乳腺腺泡发育，为哺乳作准备。

（2）对代谢的影响：孕激素与醛固酮结构相似，有竞争性抗醛固酮作用，促进 Na^+、Cl^- 排出而利尿。此外，孕激素是肝药酶诱导剂，促进某些药物代谢；孕激素可促进蛋白分解，增加尿素氮的排泄。

（3）升高体温作用：黄体酮通过下丘脑体温调节中枢影响散热过程，使月经周期的黄体相基础体温轻度升高。

【临床应用】

（1）功能性子宫出血：用于黄体功能不足，引起子宫内膜不规则的成熟与脱落所致的子宫持续性出血。应用孕激素可使子宫内膜同步转为分泌期，在月经期有助于子宫内膜全部脱落，使月经趋于正常。

（2）痛经和子宫内膜异位症：能抑制排卵并减轻子宫痉挛性收缩而止痛，还可使异位的子宫内膜萎缩退化。

（3）先兆流产与习惯性流产：主要用于黄体功能不足孕激素分泌过低的先兆流产，可用大剂量孕激素安胎。对习惯性流产，疗效不确切，且由于孕激素有可能增加婴儿先天性畸形的发生率，现已不主张常规使用。

（4）子宫内膜腺癌：大剂量孕激素可使子宫内膜瘤体萎缩，部分患者病情缓解，症状改善。

（5）前列腺增生和前列腺癌：大剂量孕激素可反馈地抑制腺垂体分泌 LH，减少睾酮分泌，促进前列腺细胞萎缩退化，故有一定治疗作用。

（6）避孕：可单用或与雌激素组成复合制剂用于避孕。

考点： 孕激素类药物的不良反应和注意事项

【不良反应】 较少，偶见恶心、呕吐、头晕、头痛和乳房胀痛等。长期应用可引起子宫内膜萎缩，月经量减少，并易诱发阴道真菌感染。炔诺酮伴有明显雄激素活性可引起女性胎儿男性化。肝功能不良者慎用。大剂量有可能致胎儿生殖器畸形、肝功能障碍、肝功能不全、动脉疾患高危者禁用。

（二）抗孕激素类药

抗孕激素类药物可干扰孕酮的合成和影响孕酮的代谢，本类药物有米非司酮（mifepristone）、孕三烯酮（gestrinone）、环氧司坦（epostane）、曲洛司坦（trilostane）和阿扎斯丁（azastene）。

米非司酮

米非司酮是孕激素受体阻断剂，同时具有抗孕激素和抗皮质激素活性，还具有较弱的雄激素活性。由于米非司酮可对抗黄体酮对子宫内膜的作用，具有抗着床作用，可作为房事后避孕的有效措施；具有抗早孕作用，用于终止早期妊娠，可引起子宫出血延长，但一般无须特殊处理。

三、雄激素类和同化激素类药

（一）雄激素类药

天然雄激素为睾酮（testosterone，睾丸酮），临床多用人工合成的睾酮衍生物，如甲睾酮（methyltestosterone）、丙酸睾酮（testosterone propionate）及苯乙酸睾酮（testosterone phenylacetate）等。睾酮不仅有雄激素活性，还有促进蛋白质合成作用（同化作用）。某些人工合成的睾酮衍生物雄激素活性明显减弱，其同化作用保留或增强，这些药物称同化激素，如苯丙酸诺龙（nandrolone phenylpropionate）、美雄酮（metandienone）和司坦唑醇（stanozolol）等。

【药理作用】

（1）对生殖系统的作用：促进男性性器官的发育和成熟，维持男性第二性征，促进精子的生成和成熟。大剂量可抑制垂体前叶促性腺激素的释放，抑制子宫内膜增生，减少雌激素分泌，并有抗雌激素作用。

（2）刺激骨髓造血功能：在骨髓功能低下时，较大剂量的雄激素可刺激肾分泌红细胞生成素，并直接刺激骨髓造血功能。

（3）同化作用：促进蛋白质合成（同化作用），使肌肉发达，体重增加；减少蛋白质分解（异化作用），降低氮质血症。

（4）其他：促进免疫球蛋白的合成，增强机体免疫功能和抗感染能力；有糖皮质激素样抗炎作用；降低胆固醇作用；增加食欲，可明显提高体力等。

【临床应用】

（1）睾丸功能不全：治疗无睾症（先天或后天两侧睾丸缺损）或类无睾症（睾丸功能不足）、男子性功能低下等，可用睾酮类药物作替代治疗。

（2）更年期综合征及功能性子宫出血：通过对抗雌激素作用，使子宫血管收缩，内膜萎缩，对更年期综合征更为适宜。对严重出血病例，单用雄激素效果不佳，临床应用三合激素（己烯雌酚、黄体酮、丙酸睾酮）注射，止血效果较好。但停药后可能会出现撤退性出血。

（3）乳腺癌、卵巢癌和子宫肌瘤：能暂时减轻症状，可能与对抗雌激素作用、抑制垂体促性腺激素释放而减少雌激素分泌有关。此外，丙酸睾酮治疗子宫肌瘤，常能制止肌瘤的继续生长。

（4）贫血：对再生障碍性贫血患者，本类药物可使骨髓功能改善，特别是红细胞生成加速。丙酸睾酮也可用于其他类型贫血的治疗。

（5）慢性消耗性疾病：小剂量雄激素能使患者食欲增加，加快体质恢复。用于营养不良、严重烧伤、手术恢复期、骨折不愈、老年性骨质疏松症、恶性肿瘤晚期、放疗等，也可用于长期大量应用糖皮质激素引起的负氮平衡。常选用同化作用较强、雄激素作用较弱的同化激素类。服用时应同时增加食物中的蛋白质成分。

【不良反应和注意事项】

1. 女性男性化　雄激素长期用于女性患者，可引起多毛、痤疮、声音变粗、闭经等男性化现象，应停止用药。孕妇及前列腺癌患者禁用。

2. 黄疸　可干扰肝内毛细胆管的排泄功能，引起胆汁淤积性黄疸。

肾炎、肾病综合征、肝功能不全、高血压及心力衰竭患者慎用。孕妇及前列腺癌患者禁用。

（二）抗雄激素类药

同化激素是一类以蛋白质同化作用为主的人工合成睾酮衍生物，如苯丙酸诺龙（nandrolone phenylpropionate）、司坦唑醇（stanozolol，康力龙）等。其特点是同化作用较强而雄激素样作用较弱。主要用于蛋白质合成减少或吸收不足、分解增多或损失过多所致的慢性消耗性疾病，也可用于再生障碍性贫血、白细胞减少症等。长期应用可致水钠潴留，女性患者轻度男性化。孕妇、前列腺癌患者禁用。本类药物为体育比赛的违禁药物。

四、促性腺激素及抗性腺激素类药

绒毛膜促性腺激素

【药理作用和临床应用】　绒毛膜促性腺激素（chorionic gonadotrophin，绒促性素、普罗兰，HCG）可由孕妇的尿中提取。是一种促性腺激素，对女性能促使卵泡成熟及排卵；

对男性则促使其产生雄激素，促进性器官和副性征发育、成熟，使睾丸下降并生成精子。临床用于黄体功能不足、功能性子宫出血、先兆流产、习惯性流产、隐睾症、男性性腺功能低下等。

【不良反应和注意事项】 注射前应做皮肤过敏试验；生殖系统有炎症、无性腺（先天性或手术后）患者禁用；如连续应用8周症状无改善或出现性早熟、性功能亢进，应停药；本品不宜长期应用，以免产生抗体和抑制垂体分泌促性腺激素功能。高血压患者慎用。

氯 米 芬

【药理作用和临床应用】 氯米芬（clomiphene）与己烯雌酚的化学结构相似，由人工合成。与雌激素受体结合后，有较弱的雌激素活性，产生较强的竞争性拮抗雌激素作用。可促进腺垂体分泌促性腺激素，诱发排卵。临床用于无排卵或排卵稀少所致不孕症、功能性子宫出血。对月经紊乱及经前紧张、溢乳等有一定疗效。

【不良反应和注意事项】 可见潮热、面红、乳房不适、腹胀痛、恶心、呕吐、脱发等。连续应用可致卵巢增大，应立即停药。肝肾疾病、卵巢囊肿及其他妇科肿瘤患者禁用。

五、抗 生 育 药

生殖是个复杂生理过程，包括精子和卵子的形成与成熟、排卵、受精、着床，以及胚胎发育等多个环节，阻断其中任何一个环节，都可以避孕或终止妊娠。上述环节多发生在女性体内，因而目前常用的是女性避孕药。避孕药是指能阻碍受孕和终止妊娠的药物。对安全性要求高，有效率要求超过99%。目前，临床应用的抗生育药（antifertility drug）主要有抑制排卵药、干扰孕卵着床药、抗早孕药及影响精子生成的男用避孕药。

（一）抑制排卵药

本类药物是最常用的女性避孕药，由不同类型的孕激素和雌激素类药物配伍制成。

【药理作用】 该类制剂中的雌激素通过负反馈机制，抑制下丘脑GnRH的释放，从而减少FSH分泌，使卵泡的生长成熟过程受阻；孕激素则抑制LH释放；两者发挥协同作用抑制排卵。此外，本类药物还有以下作用：①使子宫内膜的正常增生受到抑制，使其萎缩，不利于受精卵着床；②影响子宫和输卵管的正常活动，改变受精卵的运行速度，以致受精卵不能适时到达子宫；③使宫颈黏液的黏稠度增加，不利于精子进入子宫腔等。临床研究证实，如按规定用药，用药期间避孕效果可达99%以上。

【分类】 根据药效长短及使用方法可分为短效口服避孕药、长效口服避孕药和长效注射避孕药。其中，短效口服避孕药的主要成分为孕激素，主要抑制排卵，是目前应用最广的一类避孕药，其显著优点是：①高效避孕作用，几乎100%有效；②使用方便，不影响性功能及快感；③月经类型正常，无明显不良反应；④对月经周期有调节作用；⑤停药后可恢复生育能力；⑥可降低卵巢与子宫内膜癌的发病率；⑦可预防乳房疾病的发生。

【临床应用】

1.短效口服避孕药　复方炔诺酮片（口服避孕片Ⅰ号）、复方甲地孕酮片（口服避孕片Ⅱ号）、复方炔诺孕酮一号片。用法：从月经周期第5天起，每晚服1片，连服22天，不能间断。若有漏服时，应于24小时内补服1片。停药后2～4天发生撤退性出血。下次服药仍从月经周期第5天起。如停药7天仍无月经来潮，则应服下一周期的药物。

2.长效口服避孕药　复方炔诺孕酮二号片（长效避孕片）、复方氯地孕酮片、复方次甲氯地孕酮片。用法：从月经来潮当天算起的第5天口服1片，最初两次间隔20天，以后每月服1次，每次1片。

3. 长效注射避孕药　复方己酸孕酮注射液（避孕针 1 号）、复方甲地孕酮注射液。用法：于月经周期第 5 天深部肌内注射 2 支，以后每隔 28 天或于每次月经周期第 11 ～ 12 天注射 1 支。

【不良反应和注意事项】

1. 类早孕反应　少数人在用药初期可有头晕、乏力、恶心、呕吐、嗜睡、挑食等反应，坚持用药 2 ～ 3 个月后减轻或消失。

2. 少数发生子宫不规则出血　可加服炔雌醇。如连续闭经两个月，应予停药。

3. 可诱发血栓性静脉炎、肺栓塞或脑血管栓塞等栓塞性疾病，应予注意。

4. 可使乳房胀痛、产生肿块；个别可有血压升高；哺乳期妇女用药可使乳汁减少。

【禁忌证】　肝功能不全、血栓栓塞性疾病、子宫肌瘤及宫颈癌患者禁用；充血性心力衰竭及有其他水肿倾向者慎用；糖尿病需用胰岛素者亦慎用。哺乳期及 45 岁以上妇女不宜应用。用药过程中如发现乳房肿块，应立即停药就诊。

【药物相互作用】　与苯巴比妥、苯妥英钠、利福平等药酶诱导剂合用，可加速甾体避孕药在肝内的代谢，降低避孕效果，甚至引起出血。

（二）紧急避孕药

紧急避孕药指在无保护的性生活或避孕失败后 3 ～ 5 天内，妇女为防止意外妊娠而采用的避孕方法，减少不必要的人工流产。紧急避孕应在无保护性生活后 3 天内口服，妊娠率小于 2%。

1. 激素类　①雌、孕激素复方制剂，如复方左旋炔诺孕酮（左旋炔诺孕酮与炔雌醇配伍）；②单纯孕激素制剂，如炔诺孕酮、左旋炔诺孕酮；③非孕激素制剂，如 C53 号避孕药。紧急避孕药的副作用可能有恶心、呕吐、不规则阴道流血。

2. 非激素类　米非司酮是一种高效、安全、简单的紧急避孕药，作为紧急避孕药已展示良好前景。其优点是效果显著而副作用少，优于炔诺酮。米非司酮的避孕作用机制正在研究中，可能主要影响子宫内膜发育，不利于受精卵着床，妊娠率 2%。副作用少而轻，一般无须特殊处理。

（三）抗早孕药

抗早孕药是在妊娠早期的前 12 周内用药，能增强子宫活动，产生完全流产的终止妊娠药物。如早期应用，其结果相当于一次正常月经，故又称催经止孕药。临床常用米非司酮与米索前列醇序贯配伍应用。特点是：完全流产率高；对母体无明显不良反应；流产后月经周期能迅速恢复；对再次妊娠无影响。

米非司酮

米非司酮（mifepristone）为孕酮受体拮抗药，对子宫内膜孕酮受体的亲和力比黄体酮强 5 倍，能拮抗孕酮维持妊娠的作用。能刺激子宫内膜细胞释放前列腺素，使子宫平滑肌对前列腺素的敏感性增加，使子宫收缩同步化，软化和扩张子宫颈，均有利于终止早孕。主要作为非手术性抗早孕药，用于终止停经 49 天内的妊娠。还可用于催经止孕，胎死宫内引产。与前列腺素类药物合用可提高完全流产率。也可用于紧急避孕。

不良反应有恶心、呕吐、头晕、腹痛等。用本品与前列腺素类药物序贯用药抗早孕时，少数妇女发生不全流产，能引起大量出血，故必须在医生监护下使用，及时进行处理。有心、肝、肾疾病及肾上腺皮质功能不全者、过敏者禁用；35 岁以上孕妇避免使用；终止早孕必须与前列腺素序贯用药。

米索前列醇

米索前列醇（misoprostol）为前列腺素 E_1 的衍生物，对妊娠子宫有显著收缩作用。与米非司酮合用抗早孕效果好，且具有使用方便、口服有效、副作用较少等优点。

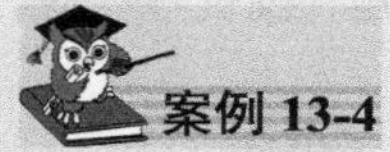

案例 13-4

患者，女，24 岁，已婚，产 1 子，平时月经规律，月经周期 28 ～ 30 天，本次月经过期 12 天，无其他不适体征，自行购买妊娠试纸测定为阳性，遂去医院就诊，测血液 HCG 呈阳性，诊断为早期妊娠，患者要求尽快终止妊娠，医生根据患者的整体情况及妊娠时间，决定采取药物流产，处方如下：①米非司酮一次 25mg，早晚各 1 次，共服 3 天；②米索前列醇片一次 0.6mg，早晨空腹顿服。

问题与思考：

该患者用药是否合理？ 应注意哪些问题。

（四）主要影响精子生成的避孕药

棉　酚

棉酚（gossypol）是从棉花的根、茎和种子中提取的一种黄色酚类物质，能抑制精子生成及活动，使精子数量减少，甚至无精子，因而失去了生育能力。停药后药效可持续 3 ～ 5 周，以后逐渐恢复生育功能。棉酚不损害睾丸的间质细胞，不影响雄激素的分泌，因而对第二性征和性生活无影响。在常用剂量内，不良反应少见，少数人可出现乏力、口干、恶心、食欲下降等；极少数人出现低血钾、肌无力症，可补充钾盐治疗。由于其可引起精子发生障碍，故限制其作为常规避孕药应用。

生棉籽油与男性不育及棉酚中毒

生棉籽油又名黑棉籽油，是一种未经加工处理的棉籽油。1957 年，我国首次报道了在食用粗制生棉籽油的人群中发生不育的现象，并指出这可能与棉籽油含棉酚有关。经过大量研究才发现是生棉籽油造成的。20 世纪 70 年代，从棉籽油中提炼出抗生育的有效成分棉酚，并有实验证明棉酚对男性生精功能有明确的抑制作用，久服可致生精细胞消失，造成终生不育。而研究棉酚作为一种男性避孕药成为国内外的一个研究热门。预防此类不育症的根本措施就是不要吃生棉籽油，生棉籽油必须经碱处理去除棉酚后方可食用。

链 接

制剂和用法

己烯雌酚　片剂：0.5mg；1mg；2mg。闭经或更年期综合征：一天不超过 0.25mg。人工周期：一天 0.25mg，连服 20 天，待月经结束后再服，用法同前，连用 3 个周期。栓剂：0.1mg；0.5mg。老年阴道炎：每晚 0.2mg，阴道用药，连用 7 天。

炔雌醇　片剂：0.02mg；0.05mg；0.5mg。闭经、更年期综合征：口服，一次 0.02 ～ 0.05mg，一天 0.02 ～ 0.15mg。

黄体酮　注射剂：10mg/ml；20mg/ml。习惯性流产：肌内注射，一次 10 ～ 20mg，一天 1 次或一周 2 ～ 3 次，一直用到妊娠第 4 个月。功能性出血：肌内注射，一天 5 ～ 10mg，连用 5 ～ 10 天为一疗程。

甲睾酮 片剂：5mg；10mg。口服或舌下给药，一次 5 ～ 10mg，一天 1 ～ 2 次。

丙酸睾酮 注射剂：10mg；25mg；50mg。肌内注射，一次 10 ～ 50mg，一周 1 ～ 3 次。

苯丙酸诺龙 注射剂（油溶液）：10mg；25mg。肌内注射，一次 25mg，一周 1 ～ 2 次。

复方炔诺酮片（口服避孕片 1 号）每片含炔诺酮 0.6mg，炔雌醇 0.035mg。

复方甲地孕酮片（口服避孕片 2 号）含甲地孕酮 1mg，炔雌醇 0.035mg。

甲地孕酮片（探亲避孕药片 1 号）每片含甲地孕酮 2mg。于同居当天中午服 1 片，当晚服 1 片，以后每晚服 1 片，分居次日晨再加服 1 片。

炔诺酮片（探亲避孕片）每片含炔诺酮 5mg。于同居当晚服 1 片，以后每晚服 1 片，超过半个月者，应继续服 1 号或 2 号避孕药片。

双炔失碳酯片（53 号探亲避孕片）每片含双炔失碳酯 7.5mg，咖啡因 20mg，维生素 $B_6$30mg。于房事后立即服用。

米非司酮 片剂：25mg。

米索前列醇 片剂：200μg，与米非司酮配伍抗早孕。

目标检测

1. 孕激素的生理功能哪项是正确的（ ）
   A. 促进阴道上皮增生角化
   B. 使子宫内膜由增生期转化为分泌期
   C. 促使乳腺管增生
   D. 促进子宫发育
   E. 促进体内水钠潴留
2. 患者，女，经雄激素治疗 5 个月后，首先升高的应是（ ）
   A. 红细胞数 B. 血小板数
   C. 白细胞数 D. 血清白蛋白
   E. 血清球蛋白
3. 有关避孕药使用不正确的是（ ）
   A. 乳房有肿块者忌服
   B. 哺乳期妇女忌服
   C. 肾炎患者忌服
   D. 避孕药片无须特殊保管
   E. 针剂应深部肌内注射
4. 患者，女，26 岁，宫颈黏液分泌增多，黏液变得稀薄，拉丝度长，此种变化受那种激素影响（ ）
   A. 黄体生成素 B. 生乳素
   C. 雌激素 D. 孕激素
   E. 雄激素
5. 青春期功能性子宫出血，止血首选药是（ ）
   A. 雌激素 B. 孕激素
   C. 雄激素 D. 绒毛膜促性腺激素
   E. 三合激素
6. 患者，女，25 岁，阴道上皮增生，角化，糖原增多，阴道酸度增强。此变化受哪种激素影响（ ）
   A. 雄激素 B. 孕激素
   C. 雌激素 D. 绒毛膜促性腺激素
   E. 胎盘生成素
7. 患者，女，27 岁，宫颈黏液分泌减少，而且变得稠厚，此种变化受哪种激素影响（ ）
   A. 雄激素 B. 孕激素
   C. 雌激素 D. 绒毛膜促性腺激素
   E. 生成素

（8、9 题共用提干）

患者，女，49 岁，近年来月经周期不规则，经期长短不一，经量多少不一，面部或胸部皮肤时常阵阵发红，并伴有烘热、出汗烦躁易怒、抑郁多疑，乳房较前萎缩、下垂，偶有尿失禁。

8. 这种病症可考虑为（ ）
   A. 更年期综合征 B. 凝血功能亢进
   C. 卵巢功能不全 D. 抑郁
   E. 以上都不是
9. 下列何药可缓解上述症状（ ）

A. 氯米芬　B. 雌三醇

C. 甲地孕酮　D. 炔诺酮

E. 甲睾酮

（10、11 题共用选项）

A. 炔诺酮　B. 甲睾酮

C. 氯米芬　D. 棉酚

E. 美雄酮

10. 抗着床避孕药为（　）

11. 无排卵或排卵稀少所致不孕症用药为（　）

（李秀丽）

中英文对照

性激素　sex hormone

抗生育药　antifertility drug

苯甲酸雌二醇　benzestrofol

己烯雌酚　diethylstilbestrol

黄体酮　progesterone

乙酸甲羟孕酮　medroxyprogesterone acetate

丙酸睾酮　sterandryl

甲睾酮　methyltestosterone

苯丙酸诺龙　nandrolone phenpropionate

司坦唑醇　stanozolol

米非司酮　mifepristone

米索前列醇　misoprostol

棉酚　gossypol

第 14 章　维生素类药物

学 习 目 标

1. 熟悉脂溶性维生素 A、维生素 D、维生素 E 的药理作用和临床应用。

2. 熟悉水溶性维生素 C、维生素 B_1、维生素 B_2、维生素 B_6 的药理作用与临床应用。

维生素（vitamin）是机体维持正常代谢和生理功能所必需的一类低分子有机化合物，也是某些酶（或辅基）的组成成分，除少数可在体内合成外，主要从食物中获取。临床上主要用于防治维生素缺乏症及某些疾病的辅助治疗。维生素按理化特性分为脂溶性和水溶性两类。

第 1 节　水溶性维生素

水溶性维生素易溶于水，常用的有维生素 C、维生素 B_1、维生素 B_2、维生素 B_6、叶酸、烟酸和烟酰胺等。

维 生 素 C

维生素 C（vitamin C，抗坏血酸）广泛存在于新鲜蔬菜和水果中。药用者为人工合成品。遇光、热、氧等易被氧化而失去活性。其半衰期为 16 天，生理需要量为 25mg/d。

【药理作用】　具有强还原性，参与氧化还原反应，参与胶原蛋白和组织细胞间质的合成，降低毛细血管的通透性；提高机体免疫功能，促进抗体生成，提高巨噬细胞和白细胞的吞噬能力；促进血红蛋白的合成；降低血脂，以及具有抗肿瘤作用。

【临床应用】

（1）坏血病：坏血病为维生素 C 缺乏病，表现为全身皮肤黏膜出血、牙齿松动、牙龈炎等。可用维生素 C 防治。

（2）补充治疗：用于急慢性传染病、病后恢复期、伤口愈合不良、各种贫血、高铁血红蛋白血症等的辅助治疗。

（3）克山病：大剂量维生素 C 用于治疗克山病引起的心源性休克。

（4）肝损害：用于肝硬化、急慢性肝炎、中毒性肝损害等疾病，有解毒、改善肝功能的作用。

抗坏血病与维生素 C

坏血病由维生素 C 缺乏引起。在 18 世纪，坏血病曾在远航海员中广为流行，患者先是感觉浑身无力，走不动路，接着就会全身出血，然后慢慢地死去。船员们都把这种怪病叫做“海上凶神”。1740 年，英国海军上将乔治·安森，率领 2000 人乘坐 6 艘大船，浩浩荡荡进行环球旅行。回来时，仅剩下几百名水手，1000 多名水手死于坏血病，这件事令英帝国十分难堪。国王命令一名叫詹姆斯·林德的外科医生，限期找到治疗这种可怕疾病的方法。1747 年 5 月 20 日，他在“索尔兹伯里”号船上，给水手食用新

链 接

鲜橘子水，结果非常令人吃惊，水手们的症状完全消失，无一人死亡。这是因为新鲜橘子水里含有丰富的维生素C。1928年，匈牙利化学家乔尔吉成功地从柠檬中分离出维生素C，命名为抗坏血酸，因而获得诺贝尔医学奖。

【不良反应和注意事项】 很少见。大剂量时尿液酸化可增加结石的发生，口服大剂量可有恶心等消化道症状，并影响对铜、锌等离子的吸收。

维生素 B_1

维生素 B_1（vitamin B_1，硫胺素）在糙米、麦麸、酵母、大豆、瘦肉中含量丰富。药用者为人工合成品。在碱性环境中易破坏失效。

【药理作用】 维生素 B_1 在体内活化形成焦磷酸硫胺素，后者是糖代谢的重要辅酶，可促进糖类的代谢及能量的产生，维持神经系统、心血管系统和消化系统的正常功能。

【临床应用】 主要防治维生素 B_1 缺乏症（脚气病）。用于多发性神经炎、心肌炎、食欲缺乏、消化不良、高热、感染、甲状腺功能亢进症、营养不良等病的辅助治疗。

脚 气 病

脚气病常发生在以精白米为主食的地区，常由于对维生素 B_1 摄入不足、需要量增高和吸收利用障碍等原因引起。临床上以消化系统、神经系统及心血管系统的症状为主，其症状表现为多发性神经炎，食欲缺乏、恶心、呕吐，严重时可出现心力衰竭，称脚气性心脏病；还可出现水肿及浆液渗出，常见于足踝部，其后发展至膝、大腿至全身，严重者可有心包、胸腔及腹腔积液。

链接

【不良反应】 口服不良反应少见，注射时偶有过敏反应，甚至过敏性休克。

维生素 B_2

维生素 B_2（vitamin B_2，核黄素）广泛存在于谷物、绿色蔬菜、干酵母、牛奶、鸡蛋及肝、肾、心脏等，遇碱或光易被破坏。

【药理作用】 维生素 B_2 在体内转变为黄素腺嘌呤二核苷酸和黄素单核苷酸，在氧化还原反应中起到辅酶作用，参与糖、蛋白质和脂肪的代谢；维持视网膜正常功能。

【临床应用】 用于维生素 B_2 缺乏引起的口角炎、舌炎、阴囊炎、角膜炎、结膜炎、视网膜炎、脂溢性皮炎等。无明显不良反应。

维生素 B_6

维生素 B_6（vitamin B_6，吡多辛）广泛存在于鱼、肉、蛋、豆类和谷物中，在自然界以吡多醛、吡多胺、吡多醇三种形式存在，在高温、日照及碱性环境中易被破坏。

维生素 B_6 在体内生成磷酸吡多醛和磷酸吡多胺，作为氨基酸转氨酶和脱羧酶的辅酶，参与氨基酸、脂肪的代谢及中枢抑制性递质γ-氨基丁酸的合成。临床主要用于维生素 B_6 缺乏症，防治异烟肼引起的中枢神经症状和周围神经炎等。也用于止吐，如妊娠呕吐，抗肿瘤药、口服避孕药及放射病引起的呕吐等。

第2节 脂溶性维生素

脂溶性维生素易溶于大多数有机溶剂，不溶于水。在食物中常与脂类共存，脂类吸收不良时影响其吸收，甚至发生缺乏症。常用的有维生素A、维生素D、维生素E、维生素

K（见 10 章）等。

维 生 素 A

在动物肝、蛋黄、鱼肝油和乳汁中含量丰富，植物，如胡萝卜、番茄等含有较多的β-胡萝卜素，为维生素 A 原，进入人体内转化为维生素 A（vitamin A，视黄醇）。

【药理作用】 参与视网膜内杆状细胞中视紫红质的合成，维持暗视觉。缺乏时暗视觉障碍，导致夜盲症。促进骨骼生长发育，维持上皮组织，如皮肤、结膜、角膜的正常功能和结构的完整性。缺乏时，则生长减慢；上皮细胞角化，表现为干燥或变厚。此外，具有增强机体免疫力和抵抗力作用。

【临床应用】 主要用于防治夜盲症、眼干燥症、角膜软化、皮肤干燥等维生素 A 缺乏症。在幼儿、妊娠、哺乳妇女等需求增大时可给预防量。也可用于恶性肿瘤的辅助治疗。

【不良反应】 长期大剂量应用可致维生素 A 过多症，甚至引起急性或慢性中毒，6 个月至 3 岁小儿最易发生，表现为食欲缺乏、皮肤痛痒、毛发干枯、脱发、颅内压增高等，停药后可自行消失。

维 生 素 D

天然维生素 D（vitamin D）有维生素 D_2 和 D_3。在鱼肝油、蛋黄、牛奶中含有维生素 D_3（胆骨化醇）；植物中含麦角固醇，经紫外线照射转变成维生素 D_2（骨化醇）；人体皮肤中含有 7-脱氢胆固醇，经紫外线照射可转变成维生素 D_3，故多晒太阳可预防维生素 D 缺乏。

【药理作用和临床应用】 维生素 D 无生理活性，需在肝转变成 25- 羟维生素 D_2，再经肾转变成 1，25- 二羟维生素 D_3 才有活性。其主要作用是参与钙磷代谢：①促进钙磷在小肠的吸收；②促进钙磷在骨组织中沉积，使骨钙化；③促进肾小管对钙磷重吸收；④在甲状旁腺素协同下，促进骨钙入血，维持血钙、血磷的平衡。维生素 D 缺乏时，儿童引起佝偻病，成人引起骨软化症。

主要用于防治佝偻病、骨软化症、婴儿抽搐症和骨质疏松等。

【不良反应和注意事项】 长期大剂量应用可引起胃肠道反应、肝脾肿大、高钙血症、软骨组织钙化、肾损害、高血压等。高钙血症、高磷血症伴肾性佝偻病者禁用。肾功能不全者慎用。

维生素 D 缺乏症治疗指南

维生素 D 缺乏症治疗，应根据患者特征、病情状况，同时结合维生素 D 制剂和剂型、维生素 D 检测以及季节等因素，综合考虑治疗方案；应进行相关评估和检测，应用容易得到的维生素 D 制剂配方，具有良好患者治疗依从性，并作为一种慢性疾病根据实际需要进行监测，从而使维生素 D 缺乏症的治疗具有效果；基于目前研究，首选维生素 D_3 作为维生素 D 制剂治疗维生素 D 缺乏症；优先推荐口服补充，然后再考虑胃肠外途径；治疗维生素 D 缺乏症时，滴定给药法可能比固定给药法更为有效，但其复杂性和相关证据缺乏限制了滴定给药法的实际应用；替代治疗方案包括负荷量阶段和维持阶段，负荷量阶段为高剂量的维生素 D_3（或 D_2）达几周，然后进入维持阶段。

链 接

维 生 素 E

维生素 E（vitamin E，生育酚）广泛存在于植物油和绿色蔬菜中，麦胚油和豆油中含量较高。

【药理作用】

（1）抗氧化作用：是体内重要的抗氧化剂。它能增强细胞的抗氧化能力，减少氧化脂质的形成，维持细胞膜的正常结构和功能。维生素E缺乏，生物膜中的脂质易被氧化而受损，引起红细胞破裂而溶血。

（2）维持和促进生育功能：可使促性腺激素分泌增加，促进精子生成和活动，促进排卵和黄体生成，并能对抗前列腺素兴奋子宫的作用。缺乏时不易受精或引起流产。

（3）其他：可延缓细胞衰老；增强免疫力；防治动脉粥样硬化；抑制血小板聚集而防止血栓形成等。

【临床应用】

（1）妇产科疾病：习惯性流产、先兆流产、月经失调、不孕不育症及更年期综合征。

（2）血液系统疾病：如巨幼红细胞性贫血、早产儿溶血性贫血等。

（3）心血管疾病：如动脉硬化、冠心病、高脂血症等。

（4）神经系统疾病：如神经痛、肌营养不良、面部抽搐及肌萎缩性脊髓侧索硬化症等。

（5）其他：调节免疫功能、抗衰老。

【不良反应】 长期大剂量应用可引起恶心、头痛、疲劳、眩晕、视物模糊、月经过多、闭经等。个别有皮肤皲裂、唇炎、口角炎、胃肠功能紊乱、肌无力。停药后，上述症状可逐渐消失。

制剂和用法

维生素 B_1 片剂：5mg、10mg。一次10～30mg，一天3次。注射剂：50mg/ml、100mg/2ml。50～100mg肌内或皮下注射，一天1次。不宜静脉注射。

维生素 B_2 片剂：5mg、10mg。一次5～10mg，一天3次。注射剂：1mg/2ml、5mg/2ml、10mg/2ml。皮下或肌内注射5～10mg，一天1次。

维生素 B_6 片剂：10mg。一次10～20mg，一天3次。注射剂：25mg/ml、50mg/ml、100mg/2ml。一次50～100mg，一天1次。治疗白细胞减少症时，以本品50～100mg，加入5%葡萄糖液20ml中，静脉推注，一天1次。

维生素C 片剂：25mg、50mg、100mg。1次0.05～0.1g，1天2～3次，饭后服用。注射剂：0.1g/2ml、0.25g/2ml、0.5g/5ml、2.5g/20ml。一天0.25～0.5g（小儿0.05～0.3g），必要时可酌增剂量。治疗克山病：首剂5～10g，加入25%葡萄糖液中，缓慢静脉注射。治疗口疮：将本品1片（0.1g）压碎，撒于溃疡面上，令患者闭口片刻，一天2次，一般3～4次即可治愈。

维生素E 片剂：10mg、50mg。一次10～100mg，一天2～3次。胶丸剂：50mg、100mg。注射剂：50mg/ml。肌内注射，一次5～10mg，一天1次。

维生素A 胶丸剂：5000U、2.5万U。严重维生素A缺乏症：口服成人一天10万U，3天后改为一天5万U，给药2周，然后一天1万～2万U，再用药2月。吸收功能障碍或口服困难者可用肌内注射，成人一天5万～10万U，3天改为一天5万U，给药2周；1～8岁儿童，一天0.5万～1.5万U，给药10天；婴儿，一天0.5万～1万U，给药10天。轻度维生素A缺乏症：一天3万～5万U，分2～3次口服，症状改善后减量。补充需要：成人一天4000U，哺乳妇女一天4000U，婴儿一天600～1500U，儿童一天2000～3000U。

维生素 D_2 胶丸剂：1万U。片剂：5000U、10 000U。注射剂：15万U/0.5ml、30万U/ml、60万U/ml。用前及用时需服钙剂。治疗佝偻病：口服一天2500～5000U，1～2月后待症状开始消失时即改用预防量。若不能口服者、重症的患者，肌内注射一次 30 万～ 60 万 U，如需要，一个月后再肌内注射 1 次，两次总量不超过 90 万 U。用大剂量维生素 D 时如缺钙，应口服 10% 氯化钙；一次 5 ～ 10ml，一天 3 次，用 2 ～ 3 天。婴儿手足搐搦症：口服一天 2000 ～ 5000U，一月后改为一天 400U。预防维生素 D 缺乏症：用母乳喂养的婴儿一天 400U，妊娠期必要时一天 400U。

维生素 AD 胶丸剂：含维生素 A 3000U，维生素 D 300U。预防一天 1 粒，治疗一天 1 粒。滴剂：每 1g 含维生素 A 5000U，维生素 D 500U；每 1g 含维生素 A 5 万 U，维生素 D 5000U；每 1g 含维生素 A 9000U，维生素 D 3000U。预防一天 3 ～ 6 滴，治疗一天 15 ～ 60 滴。另有小儿胶囊伊可新：＜ 1 岁用绿色胶囊，每胶囊含维生素 A 1500U、维生素 D 500U；＞ 1 岁用粉色胶囊，每胶囊含维生素 A 2000U、维生素 D 700U；贝特令：＞ 1 岁用，每胶囊含维生素 A 1800U、维生素 D 600U、DHA 50mg。均为一天 1 粒。

目标检测

1. 促进小肠黏膜对钙的吸收及骨组织钙化的维生素是（ ）
   A. 维生素 A　B. 维生素 B_6
   C. 维生素 C　D. 维生素 D
   E. 维生素 E
2. 具有抗氧化作用、防止过氧化脂质形成而延缓衰老的维生素是（ ）
   A. 维生素 B_2　B. 维生素 A
   C. 维生素 C　D. 维生素 E
   E. 维生素 D
3. 用以防治异烟肼对神经系统毒性反应的维生素是（ ）
   A. 维生素 B_1　B. 维生素 B_2
   C. 维生素 B_6　D. 维生素 E
   E. 维生素 B_{12}
4. 王某近来患口角炎伴有舌炎，应补充（ ）
   A. 维生素 B_1　B. 维生素 B_2
   C. 维生素 B_6　D. 维生素 E
   E. 维生素 A
5. 患者，男，12 岁，因长期玩电脑游戏，眼睛干涩需要补充的维生素是（ ）
   A. 维生素 B_6　B. 维生素 D
   C. 维生素 C　D. 维生素 A
   E. 维生素 E
6. 患者，女，30 岁，因工作紧张，常感疲乏无力，食欲差，消化不良，最应该补充的维生素是（ ）
   A. 维生素 A　B. 维生素 B_2
   C. 维生素 C　D. 维生素 D
   E. 维生素 B_1
7. 具有抗氧化作用，维持生物膜正常结构与功能的维生素是（ ）
   A. 维生素 A　B. 维生素 C
   C. 维生素 E　D. 维生素 D
   E. 维生素 B_1

（8 ～ 10 题共用题干）

患儿，男，3 岁。半年前因急性腹泻，经治疗后好转，但常有轻度腹泻，食欲差，夜睡不宁，每至傍晚走路跌跌撞撞，视物不清。经查，头呈方形，枕部头发稀疏，肋缘外翻。医生诊断为夜盲症、佝偻病。

8. 患儿主要缺乏的维生素是（ ）
   A. 维生素 A 和维生素 E
   B. 维生素 A 和维生素 E
   C. 维生素 A 和维生素 D
   D. 维生素 D 和维生素 C
   E. 维生素 D 和维生素 E
9. 夜盲症主要应选用（ ）
   A. 维生素 A　B. 维生素 C
   C. 维生素 B_6　D. 维生素 E
   E. 维生素 D
10. 防治佝偻病除补充钙剂外还应（ ）

A. 补充维生素 C

B. 补充维生素 E

C. 应加强日光照射

D. 增加活动和日光照射并补充适量的鱼肝油

E. 用紫外光照射

（蒋红艳）

中英文对照

维生素 vitamin

维生素 C vitamin C

维生素 B_1 vitamin B_1

维生素 B_2 vitamin B_2

维生素 B_6 vitamin B_6

维生素 A vitamin A

维生素 D vitamin D

维生素 E vitamin E

第15章 抗微生物药

第1节 抗微生物药概论

学习目标

1. 掌握抗微生物药、化学治疗药、抗生素、抗菌谱、耐药性、化疗指数、抗生素后效应、抑菌药和杀菌药的概念。

2. 熟悉抗菌药的作用机制。

3. 了解耐药性的产生机制。

一、基本概念

对病原微生物具有抑制或杀灭作用的药物称为抗微生物药。用于体内治疗微生物、寄生虫感染及恶性肿瘤的药物称为化学治疗药，其治疗方法称为化学治疗（简称化疗）。用于抑制或杀灭体表和周围环境微生物的药物称为消毒防腐药。

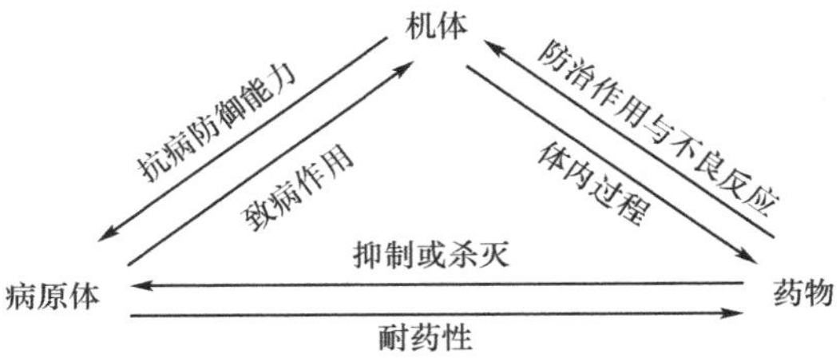

图15-1 机体、病原体和化学治疗药三者之间的关系

在应用化学治疗药物时，需注意机体、病原体和药物三者之间的相互关系（图15-1）。注重调动机体的防御功能，减少或避免药物的不良反应，有效控制病原体的耐药性，以充分发挥药物的治疗作用。

抗菌谱 是指药物的抗菌范围。药物对不同种类的细菌，其作用的选择性不同，某些药物仅作用于单一菌种或局限于一属细菌，其抗菌谱窄，如异烟肼主要对结核分枝杆菌有作用；有些药物抗菌谱广，如四环素不仅对革兰阳性菌和阴性菌有作用，而且对立克次体、支原体、衣原体等也有效，故称为广谱抗菌药。抗菌谱是临床选择用药的重要依据。

抗生素 是指某些微生物（放线菌、真菌、细菌）在代谢过程中产生的具有抑制或杀灭其他微生物作用的化学物质。

抑菌药 是指仅有抑制微生物生长繁殖而无杀灭作用的药物，如红霉素等。

杀菌药 是指不仅能抑制微生物生长繁殖，且具有杀灭作用的药物，如青霉素类等。

抗菌活性 是指抗菌药抑制或杀灭病原微生物的能力。抗菌活性常用最低抑菌浓度（minimal inhibitory concentration，MIC，能够抑制培养基内细菌生长的最低浓度）和最低杀菌浓度（minimal bactericidal concentration，MBC，能够杀灭培养基内细菌的最低浓度）来表示。

化疗指数 是衡量化疗药物临床应用价值和评价化疗药物安全性的重要参数。一般可用动物半数致死量（LD_{50}）与半数有效量（ED_{50}）的比值来表示。通常，化疗指数越大，表明药物的安全性越大。

抗生素后效应 又称抗菌后效应。是指抗生素发挥抗菌作用后，血药浓度低于最低抑菌浓度或被消除之后，细菌生长仍受到持续抑制的效应。后效应长的药物可延长用药间隔时间，且疗效不减。

二、抗菌药作用机制

抗菌药主要是通过干扰病原体的生化代谢过程而呈现抑菌或杀菌作用。

1. 抑制细菌细胞壁的合成 细菌具有坚韧的细胞壁，其基础成分是肽聚糖（黏肽），具有维持细菌正常形态及功能的作用。有的抗菌药，如青霉素类及头孢菌素类抗生素可抑制转肽酶的功能，妨碍病原菌细胞壁黏肽的合成，造成细胞壁破损而死亡。

2. 抑制菌体蛋白质合成 细菌的核糖体为70S，由30S和50S亚基构成。氨基苷类、四环素类、大环内酯类等抗菌药可作用于病原体的核糖体，有效抑制菌体蛋白质合成的不同环节而呈现抗菌作用。

3. 影响细胞膜通透性 细菌的细胞膜位于细胞壁内侧，紧包着细胞质，具有物质转运、生物合成、分泌和呼吸等功能。某些抗菌药，如多黏菌素类和抗真菌药等能通过选择性与细菌细胞膜中的磷脂结合，使细菌细胞膜通透性增加，导致菌体内蛋白质、核苷酸、氨基酸等重要成分外漏，造成细菌死亡。

4. 影响核酸和叶酸代谢 喹诺酮类、利福霉素类可分别抑制DNA回旋酶与依赖DNA的RNA多聚酶，从而抑制菌体核酸合成而呈现抗菌作用。磺胺类、甲氧苄啶能分别抑制二氢叶酸合成酶和二氢叶酸还原酶，从而抑制四氢叶酸合成，导致核酸合成障碍而抑制细菌的生长繁殖。

三、细菌耐药性

耐药性分为天然耐药性和获得性耐药性两种，少数为天然耐药性，这里指的是获得性耐药性，是指经长期或反复用药，特别是滥用药物后，使化学治疗药物的抗菌作用减弱或消失，这种现象称为耐药性或抗药性。当病原体对某种化学治疗药物产生耐药性后，对其他同类或不同类化学治疗药物也同样耐药时，称为交叉耐药性。

细菌耐药性

细菌耐药性分为天然耐药性和获得性耐药性。天然耐药性属遗传特征之一，一般不会改变。通常所指的耐药性是获得性耐药性。获得性耐药性上因为细菌体内具有了耐药基因才对药物耐药。耐药基因（指获得性的耐药基因）存在于细菌的染色体或胞质的质粒中，后者又称为染色体外耐药基因（R因子）。染色体耐药基因是由某些因素使DNA突变产生，是由其他细菌传递而来，其可使细菌细胞的结构改变，使抗微生物药不能渗透至细菌体内，或使抗微生物药对耙位作用失效。R因子控制的耐药性多由灭活酶的产生所形成，也可使细菌细胞质或细胞壁改变，使抗微生物药无法透入。不同的耐药基因稳定性不同，有些经过一定时间后自行消失，有些可遗传给子代甚至多代。

链 接

产生耐药性的机制如下。

1. 产生灭活酶 细菌可产生改变药物结构的酶，包括水解酶和钝化酶。水解酶，如β-内酰胺酶可使青霉素和头孢菌素的β-内酰胺环水解而失活；钝化酶，如乙酰化酶、磷酸化酶和核苷化酶可催化某些基团结合到氨基苷类抗生素的羟基或氨基上导致结构改变，使其失活。

2. 降低细菌胞质膜通透性　细菌可通过多种方式阻止抗菌药物透过胞质膜进入菌体内。例如，铜绿假单胞菌可改变胞壁、胞膜非特异性的功能，使广谱青霉素类、头孢菌素类产生耐药性。

3. 细菌改变药物作用的靶位蛋白　细菌通过改变靶位蛋白的结构，降低与抗菌药的亲和力，使抗生素不能与其结合；或通过增加靶蛋白数量，使未结合的靶位蛋白仍能维持细菌的正常结构和功能。例如，利福霉素类耐药菌株，就是通过改变抗生素作用靶位 RNA 多聚酶的 β 亚基结构而产生耐药性。

4. 细菌改变自身代谢途径　通过改变自身代谢途径而改变对营养物质的需要。例如，对磺胺类耐药的菌株，可直接利用外源性叶酸或产生较多的磺胺药拮抗物对氨基苯甲酸而使磺胺药耐药。

超级细菌

一般把对几乎所有抗生素有抗药性的细菌统称为超级细菌。这种病菌的可怕之处并不在于它对人的杀伤力，而是它对普通杀菌药物——抗生素的抵抗能力，对这种病菌，人们几乎无药可用。

1920 年，医院感染的主要病原菌是链球菌。

1960 年，产生了耐甲氧西林的金黄色葡萄球菌（MRSA），MRSA 取代链球菌成为医院感染的主要菌种。耐青霉素的肺炎链球菌同时出现。

1990 年，耐万古霉素的肠球菌、耐链霉素的“食肉链球菌”被发现。

2000 年至今（2014 年），出现绿脓杆菌，对氨苄西林、阿莫西林、头孢呋辛等 8 种抗生素的耐药性达 100%；肺炎克雷伯氏菌，对头孢呋辛、头孢拉啶等 16 种高档抗生素的耐药性高达 52% ～ 100%。滥用抗生素是超级病菌产生的最主要原因。

链接

四、抗菌药的合理应用

（一）严格按适应证选药

抗菌药物各有不同的抗菌谱，即使同类药物还存在着药效学和药动学的差异，因此，各种抗菌药的临床适应证各不相同。选药时应考虑到患者的生理特点、病理特点、药物的体内过程、不良反应、禁忌证及感染细菌对拟选药物产生耐药性的可能性等诸多因素。

（二）选用适当的剂量和疗程

在应用抗菌药物时，必须给予足够的剂量，使药物在感染部位达到有效的抗菌浓度，并选择适当的疗程，才能有效地控制感染，防止或延缓病原菌对药物产生耐药性。对药物分布较少的组织器官感染，应尽量选择可在这些部位达到有效浓度的抗菌药物。

（三）抗菌药的预防性应用

预防性用药应具有严格而明确的指征，仅限于经临床证明确实有效的少数情况。例如，风湿性心脏病患者进行口腔或泌尿道手术时，预防感染性心内膜炎；烧伤患者预防败血症；胸腹部手术后用药预防感染等。感冒、病毒感染、昏迷、休克等患者不宜常规预防性应用抗菌药物。

（四）抗菌药物的联合应用

适当的联合用药可减少用药剂量，提高疗效，扩大抗菌范围，降低药物的毒性及不良反应，防止或延缓耐药性产生。联合用药的适应证如下。

1. 病原体不明的严重感染　如败血症、化脓性脑膜炎等。

2. 单一药物不能有效控制的混合感染　如胸腹严重创伤后并发的感染等。

考点： 抗生素合理使用的基本原则

3. 单一药物不能有效控制的严重细菌感染　如肠球菌或草绿色链球菌引起的心内膜炎等。

4. 结核病等需长期用药治疗者　抗结核病药单独使用时易产生耐药性，联合用药可以减少并延缓耐药性的发生。

目标检测

1. 药物抑制或杀灭病原微生物的能力称（　　）
   A. 抗菌药物　B. 抗菌谱
   C. 抗菌活性　D. 耐受性
   E. 后效应
2. 仅具有抑制微生物生长繁殖，而无杀菌作用的药物称为（　　）
   A. 消毒防腐药　B. 杀菌剂
   C. 抑菌剂　D. 抗菌谱
   E. 抗生素
3. 药物的抗菌范围称为（　　）
   A. 抗菌谱　B. 抗菌活性
   C. 耐药性　D. 抗菌机制
   E. 化疗指数
4. 某些微生物代谢过程中产生的，可抑制或杀灭其他病原微生物的化学物质称为（　　）
   A. 化疗药物　B. 消毒药
   C. 防腐药　D. 抗生素
   E. 抗菌药
5. 下列有关药物、机体、病原体三者之间关系的叙述，错误的是（　　）
   A. 药物对机体有防治作用和不良反应
   B. 机体对病原体有抵抗能力
   C. 机体对药物有耐药性
   D. 药物对病原体有抑制或杀灭作用
   E. 以上皆否

（6、7 题共用选项）

A. 抑制细菌细胞壁的合成
B. 抑制菌体蛋白质合成
C. 影响细菌胞质膜通透性
D. 抑制细菌核酸合成
E. 以上均不是

6. 青霉素（　　）
7. 喹诺酮类（　　）

（苏溪淇）

中英文对照

最低抑菌浓度	minimal inhibitory concentration MIC	半数致死量	LD_{50}
最低杀菌浓度	minimal bactericidal concentration MBC	半数有效量	ED_{50}

第 2 节　β- 内酰胺类抗生素

学习目标

1. 掌握青霉素的抗菌谱、抗菌机制、临床应用、主要不良反应及防治措施。

2. 熟悉半合成青霉素的种类、作用特点及各代头孢菌素的作用特点、临床应用及不良反应。

3. 了解其他β- 内酰胺类抗生素的作用特点、临床应用、β- 内酰胺酶抑制剂及其复方制剂的作用特点。

β- 内酰胺类抗生素是临床常用的抗生素，包括青霉素类、头孢菌素类、其他β- 内酰胺类、β- 内酰胺酶抑制剂及其复方制剂。该类抗生素的作用机制是与细菌胞质膜上的青霉素结合蛋白结合，抑制细菌细胞壁黏肽的生物合成，导致细胞壁缺损，菌体膨胀裂解。属于繁殖期杀菌剂。

一、青霉素类

青霉素类的基本结构是由母核6- 氨基青霉烷酸（6-aminopenicillanic acid，6-APA）和侧链组成（图 15- 2）。母核由噻唑环（A）和β- 内酰胺环（B）组成，为抗菌活性重要成分，β- 内酰胺环破坏后抗菌活性消失。本类药物按其来源不同，可分为天然青霉素和部分合成青霉素两类。

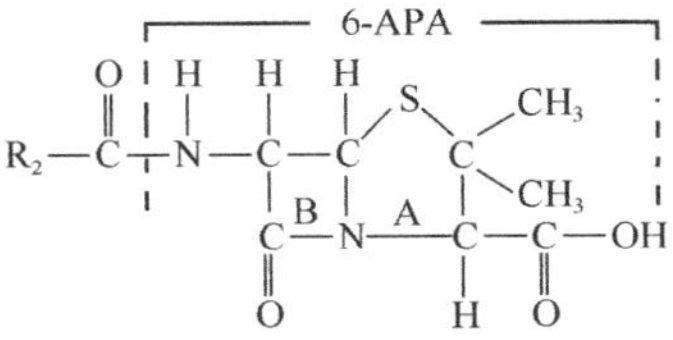

图 15-2　青霉素类的基本结构

（一）天然青霉素

青霉素 G（penicillin，benzylpenicillin，苄青霉素）常用其钠盐或钾盐，易溶于水。但水溶液不稳定，20℃放置 24 小时大部分失效，并产生有抗原性的物质，如青霉烯酸等，必须临用前配制。不耐热，也易被酸、碱、醇、氧化剂、重金属及青霉素酶（β- 内酰胺酶）所破坏。

【体内过程】　口服青霉素遇胃酸易分解，故不宜口服。肌内注射吸收迅速完全，约 30 分钟血药浓度即达峰值。广泛分布于细胞外液，不易透过血脑屏障、骨组织和脓液腔中，脑膜炎时使用大剂量可使脑脊液中达有效浓度。约 90% 由肾小管排泌，10% 由肾小球滤过。血浆半衰期为 0.5 ～ 1 小时，一次给药有效作用时间可维持 4 ～ 6 小时。

【抗菌作用】　青霉素作为杀菌药，主要作用于大多数革兰阳性菌、革兰阴性球菌、螺旋体和放线菌。敏感菌主要有：溶血性链球菌、肺炎链球菌、草绿色链球菌、脑膜炎奈瑟菌、白喉棒状杆菌、炭疽芽孢杆菌及不产酶的金黄色葡萄球菌（金葡菌）和表皮葡萄球菌；厌氧菌中的产气荚膜芽孢梭菌、破伤风芽孢梭菌等；梅毒螺旋体、钩端螺旋体及放线菌等。对淋病奈瑟菌敏感性较差，对阿米巴原虫、立克次体、真菌、病毒无效。

青霉素高活性的β- 内酰胺环与敏感菌胞质膜上靶分子青霉素结合蛋白（penicillin binding protein，PBPs）结合，抑制转肽酶的转肽作用，阻抑黏肽合成的交叉联结过程，造成细胞壁缺损。由于敏感菌菌体内渗透压高，使水分不断内渗，以致菌体膨胀，促使细菌裂解、死亡。

多数细菌对青霉素不易产生耐药性，但金葡菌较易产生。细菌可产生破坏β- 内酰胺环的青霉素酶（属β-内酰胺酶），或抗生素与大量β-内酰胺酶结合，无法进入胞内与靶位结合。

青霉素的发现

1928年，英国微生物学家亚历山大·弗莱明偶然发现金葡菌培养皿中被污染了青绿色的霉菌，在此霉菌菌落周围的葡萄球菌菌落已被溶解，而离得较远的葡萄球菌菌落则完好无损。弗莱明立刻意识到这个霉菌可能分泌了一种能够裂解葡萄球菌的物质，并将这种物质命名为"青霉素"。1939年，英国牛津大学病理学家弗洛里和德国生物化学家钱恩用青霉素重新做了实验，进一步研究了青霉素的生产、提纯与临床应用。于1941年在伦敦成功地治疗了第一例葡萄球菌和链球菌混合感染的患者，由此开创了抗生素治疗的新纪元。1945年，弗莱明、弗洛里和钱恩因"发现青霉素及其临床效用"而共同荣获了诺贝尔奖。

链 接

【临床应用】 由于其高效、低毒、价廉，目前仍为敏感菌感染的首选药。

（1）革兰阳性球菌感染：溶血性链球菌感染，如扁桃体炎、咽炎、中耳炎、丹毒、猩红热、蜂窝组织炎等；肺炎链球菌感染，如急性支气管炎、支气管肺炎、大叶性肺炎、脓胸等；草绿色链球菌所致的心内膜炎；金葡菌感染，如败血症、疖、痈、脓肿、骨髓炎等。

（2）革兰阳性杆菌感染：如白喉、破伤风、气性坏疽等，治疗时应配合相应的抗毒素。

（3）革兰阴性球菌感染：淋病奈瑟菌感染，如淋病；脑膜炎奈瑟菌感染，如流脑，可与磺胺嘧啶等合用。

（4）其他感染：螺旋体感染，如梅毒、回归热、钩端螺旋体病等；多数放线菌属对青霉素敏感，临床应用宜大剂量、长疗程。

【不良反应】

（1）过敏反应：为青霉素最主要的不良反应。以皮肤过敏反应和血清病样反应较多见，停药或服用H_1受体拮抗药可消失；严重者可出现过敏性休克，在抗生素中发生率最高，若抢救不及时，可致呼吸困难和循环衰竭，死亡率可达10%。为防止过敏反应的发生，应用青霉素时应采取以下措施。①详细询问患者有无药物过敏史，对青霉素有过敏史者禁用。②凡初次注射或3天以上未使用青霉素者以及用药过程中更换不同批号或不同厂家生产的青霉素均需作皮肤过敏试验（皮试）。皮试阳性者应禁用。皮试阴性者注射青霉素后也偶可发生过敏性休克，故注射后须观察20分钟后方可离去。有极少数患者在连续用药过程中发生过敏性休克，所以在使用青霉素时应做好抢救准备。③过敏性休克的抢救：一旦发生，必须及时抢救，立即给予0.1%肾上腺素0.5～1ml肌内注射，临床症状无改善者，半小时后重复一次。严重者可稀释后静脉注射或静脉滴注肾上腺素；心搏停止者，可心内注射，需要时可加用糖皮质激素、H_1受体拮抗药，以增强疗效和防止复发；呼吸困难者给予吸氧或人工呼吸，必要时作气管切开。④因青霉素最适pH为5～7.5，pH过高或过低都会加速青霉素的降解，故静脉滴注时最好置于0.9%氯化钠注射液中（pH4.5～7.0）。⑤应避免在过度饥饿状态下注射青霉素，并避免局部应用，因易发生过敏反应。

（2）青霉素脑病：静脉快速滴注大剂量青霉素，可引起肌肉痉挛、抽搐、昏迷等反应，偶可引起精神失常，称为青霉素脑病。用药时应注意控制用量和滴速，如发现上述症状，立即停药，并进行对症处理，同时可给予高渗葡萄糖和糖皮质激素以防治脑水肿。

青霉素脑病

鞘内注射或静脉滴注大剂量青霉素、氨苄西林、羧苄西林或甲氧苯青霉素时，因药物在脑脊液中浓度过多，可引起肌肉阵挛、抽搐、昏迷等反应，类似癫痫发作，称

链 接

为青霉素脑病。因此，鞘内注射或静脉滴注时，剂量不宜过大。因老年人的耐受性降低，肾功能不全的患者排泄延缓，更易发生青霉素脑病，临床用药时尤应注意。

（3）赫氏反应：青霉素治疗梅毒等螺旋体病或炭疽等感染时，可出现全身不适、寒战、发热、咽痛、心跳加快等，症状突然加重，甚至危及生命，此现象称赫氏反应。

（4）其他：肌内注射时可出现局部红肿、疼痛、硬结，甚至引起周围神经炎，钾盐尤甚；大剂量静脉给予青霉素钾盐和钠盐时，尤其在肾功能不全或心功能不全　时，可引起高钾、高钠血症。

考点：天然青霉素的抗菌作用、临床作用和不良反应

（二）半合成青霉素

青霉素虽具有高效、低毒等特点，但抗菌谱窄、不耐酸（胃酸）、不耐酶（β- 内酰胺酶），为此，在其母核 6- APA 引入不同侧链，分别得到具有耐酸、耐酶、广谱、抗铜绿假单胞菌、抗革兰阴性菌等特点的半合成青霉素。其抗菌机制、不良反应与青霉素相同，并与青霉素有交叉过敏反应，故用药前需要用青霉素做皮试。表 15-1 为常用的半合成青霉素。

表 15-1　半合成青霉素作用特点及临床应用

分类及药名	作用特点及临床应用
耐酸不耐酶青霉素 青霉素 V（penicillin V，苯氧甲青霉素）	①耐酸，口服吸收好；②不耐酶；③抗菌谱类似青霉素 G，抗菌活性不及青霉素 G 主要用于革兰阳性菌引起的轻度感染
耐酶青霉素 苯唑西林（oxacillin，新青霉素Ⅱ） 氯唑西林（cloxacillin，邻氯青霉素） 双氯西林（dicloxacillin，双氯青霉素） 氟氯西林（flucloxacillin，氟氯青霉素） 萘夫西林（nafcillin，新青霉素Ⅲ）	①耐酸，口服吸收好；②耐酶，对耐青霉素的金葡菌有效，对甲氧西林耐药的金葡菌（MRSA）无效；③不易通过血脑屏障，对中枢神经系统感染无效 主要用于耐青霉素 G 的金葡菌感染
广谱青霉素 氨苄西林（ampicillin，氨苄青霉素） 阿莫西林（amoxicillin，羟氨苄青霉素）	①耐酸，可以口服；②不耐酶，对耐药金葡菌无效；③对革兰阴性菌和革兰阳性菌都有效；④阿莫西林对幽门螺杆菌作用较强；⑤对革兰阳性菌作用比青霉素弱，但对肠球菌和草绿色链球菌作用比青霉素强；⑥氨苄西林可影响含雌激素的避孕药的作用 用于敏感菌所致尿路和呼吸道感染、伤寒、副伤寒的治疗；氨苄西林用于脑膜炎奈瑟菌、肺炎链球菌及流感嗜血杆菌引起的脑膜炎治疗；可用于消化性溃疡和胃炎
抗铜绿假单胞菌广谱青霉素 羧苄西林（carbenicillin，羧苄青霉素） 替卡西林（ticarcillin，羧噻吩青霉素） 哌拉西林（piperacillin，氧哌嗪青霉素） 美洛西林（mezlocillin，磺唑氨苄青霉素） 磺苄西林（sulbenicillin，磺苄青霉素）	①不耐酸、不耐酶，只能静脉给药；②此类制剂对革兰阴性菌抗菌谱广，作用强，对铜绿假单胞菌有效；③哌拉西林和美洛西林对克雷白杆菌作用也较强 主要用于铜绿假单胞菌感染的治疗；哌拉西林抗铜绿假单胞菌强度为羧苄西林的 4 ～ 16 倍
抗革兰阴性菌青霉素 美西林（mecillinam） 替莫西林（temocillin） 匹美西林（pivmecillinam）	对部分革兰阴性杆菌如大肠埃希菌、沙门菌、痢疾志贺菌、克雷白杆菌等作用强。替莫西林对产酶耐药的肠杆菌科细菌有效 用于敏感菌所致的尿路感染；替莫西林也用于敏感菌所致的软组织感染

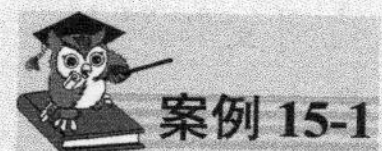

案例 15-1

患儿，男，3 岁，近几天咽痛、发热、乏力，咽、喉等处黏膜充血、肿胀并有灰白色伪膜形成，细菌学检查为白喉棒状杆菌。

诊断：①普通型咽白喉；②给予青霉素和白喉抗毒素治疗。

问题与思考：

1. 为什么要将两药合用？
2. 青霉素最主要的不良反应是什么？应如何防治？

二、头孢菌素类

头孢菌素类（先锋霉素）抗生素是由头孢菌素的母核 7- 氨基头孢烷酸（7-ACA）连接不同侧链而制成的半合成抗生素。其化学结构含有与青霉素相同的β- 内酰胺环。

【抗菌作用】 抗菌机制与青霉素相似，通过与细胞膜上另一种 PBPs 结合而呈现杀菌作用，具有抗菌谱广、杀菌力强、对胃酸及β- 内酰胺酶稳定、过敏反应发生率低等优点。根据临床应用先后及抗菌特点不同，可分为四代（表 15-2）。细菌对头孢菌素可产生耐药性，耐药机制同青霉素类。

表 15-2 头孢菌素类作用特点及临床应用比较表

分类及药名	作用特点及临床应用
第一代 头孢噻吩（cefalotin，先锋霉素Ⅰ） 头孢噻啶（cefaloridine，先锋霉素Ⅱ） 头孢氨苄（cefalexin，先锋霉素Ⅳ） 头孢唑啉（cefazolin，先锋霉素Ⅴ） 头孢拉定（cefradine，先锋霉素Ⅵ） 头孢羟氨苄（cefadroxil）	①革兰阳性菌（包括耐青霉素的金葡菌）作用强，对革兰阴性菌多不敏感；②对β- 内酰胺酶较稳定，但不如第二、三代；③肾毒性较第二、三代大 主要用于耐青霉素的金葡菌感染及敏感菌引起的呼吸道及泌尿道感染、败血症等
第二代 头孢孟多（cefamandole，头孢羟唑） 头孢呋辛（cefuroxime，西力欣，头孢呋肟） 头孢克洛（cefaclor，头孢氯氨苄） 头孢替安酯（cefotiam hexetil） 头孢替安（cefotiam）	①对革兰阳性菌较第一代略差，对革兰阴性菌作用明显增强，对部分厌氧菌有高效；②对β- 内酰胺酶比第一代稳定，不如第三代；③肾毒性较第一代小 主要用于敏感菌所致的呼吸道、胆道、皮肤软组织感染、败血症、腹膜炎、泌尿道及盆腔感染等
第三代 头孢噻肟（cefotaxime） 头孢曲松（ceftriaxone，菌必治） 头孢他啶（ceftazidime，复达欣） 头孢哌酮（cefoperazone，先锋必素）	①对厌氧菌及革兰阴性菌作用较强（包括铜绿假单胞菌），对革兰阳性菌作用不如第一、二代；②对β- 内酰胺酶更稳定；③对肾基本无毒性 主要用于敏感菌引起的尿路感染以及危及生命的败血症、脑膜炎、肺炎等严重感染
第四代 头孢匹罗（cefpirome） 头孢吡肟（cefepime）	①广谱、高效，对某些革兰阴性和革兰阳性菌均有强大的抗菌作用；②对β- 内酰胺酶稳定性最高；③对肾无毒性。主要用于难治性感染

【不良反应】

（1）过敏反应：可见皮疹、药热、血管神经性水肿或血清病样反应，偶见过敏性休克。与青霉素类有部分交叉过敏反应，必要时应做皮试。

（2）肾损害：第一代头孢菌素大剂量应用时可出现肾毒性，表现为间质性肾炎、肾小管坏死、血中尿素氮和肌酐升高。若与氨基苷类抗生素或强效利尿药同用时，肾毒性增强，应避免同用。肾功能不全者禁用。

（3）胃肠反应：口服可引起恶心、呕吐、食欲缺乏等反应，饭后服可减轻。

（4）其他：长期应用第三代头孢菌素偶见二重感染，如肠球菌、铜绿假单胞菌和念珠菌的增殖现象；长期大量应用头孢哌酮、头孢孟多，可致低凝血酶原血症，可补充维生素 K 防治；若与抗凝血药合用时，可致出血倾向，应予注意。肌内注射局部有疼痛、硬结等，宜采用深部肌内注射。静脉注射时可见静脉炎。用药期间饮酒可出现双硫仑样反应，故须禁酒。

考点：四代头孢菌类的作用特点及临床应用

双硫仑样反应

双硫仑样反应又称酒醉样反应。双硫仑是一种戒酒药物，服用后即使饮用少量的酒，身体也会产生严重不适，而达到戒酒的目的。许多药物具有与双硫仑相似的作用，用药后若饮酒，也会引起面部潮红、头昏、头痛、视觉模糊、出汗，重者可出现呼吸困难、血压下降、心律失常、心力衰竭、休克，甚至死亡等。引起双硫仑样反应的药物主要有头孢类和咪唑衍生物，如头孢曲松钠、头孢哌酮、头孢噻肟等；另外还有甲硝唑、替硝唑、异烟肼、酮康唑、呋喃唑酮、氯霉素、甲苯磺丁脲、格列本脲、苯乙双胍等。用药期间必须禁酒。

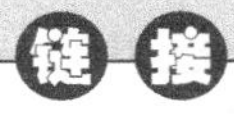

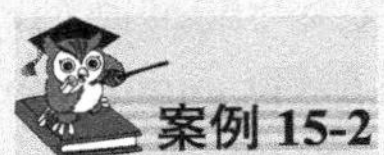

案例 15-2

患者，女，3 岁。因发热、咽痛在某社区医院诊治，医生给予头孢噻肟钠 0.8g 溶于 5% 葡萄糖溶液 150ml 静脉滴注，每日 1 次。患者用药后第三天患儿仍有发热、咽痛，扁桃体表面出现点状脓苔，遂到某三甲医院就诊，细菌学检查为化脓性链球菌。

问题与思考：

1. 该病例选用头孢噻肟是否合理？为什么？
2. 头孢菌素类应用时应注意什么？该病例选用何药治疗为佳？

三、其他 β- 内酰胺类

本类抗生素的化学结构中虽有 β- 内酰胺环，但无青霉素类与头孢菌素类的基本结构。包括头孢霉素类 / 氧头孢烯类、碳青酶烯类和单环类（表 15-3）。

表 15-3　其他 β- 内酰胺类抗生素作用特点及临床应用

分类及药名	作用特点及临床应用
碳青霉烯类 亚胺培南（imipenem） 帕尼培南（panipenem） 美罗培南（meropenem）	①抗菌谱最广、作用最强、对 β - 内酰胺酶高度稳定；②对革兰阴性菌有一定抗菌后效应，与第三代头孢菌素无交叉耐药性；③亚胺培南在体内易被肾脱氢肽酶水解而灭活失效，故需与抑制肾脱氢肽酶的西司他丁按 1 ∶ 1（泰能）联合应用才能发挥作用；帕尼培南和美罗培南对肾脱氢肽酶稳定，无须与肾脱氢肽酶抑制剂联合应用 主要用于多重耐药菌引起的严重感染、医院内感染、严重需氧菌和厌氧菌混合感染 大剂量应用可引起惊厥、抽搐、头痛等中枢神经系统不良反应

续表

分类及药名	作用特点及临床应用
头孢霉素类 头孢西丁（cefoxitin） 头孢美唑（cefmetazole）	①两者抗菌谱及活性与第二代头孢菌素相同；②用于敏感菌所致的下呼吸道、泌尿道、胆道、腹腔及软组织感染；③头孢西丁还对厌氧菌有良好作用 适用于腹腔、盆腔等需氧菌和厌氧菌的混合感染 不良反应与头孢菌素类相似
氧头孢烯类 拉氧头孢（latamoxef） 氟氧头孢（flomoxef）	①本类抗生素为广谱抗生素，对革兰阴性球菌、革兰阴性杆菌和厌氧菌均有强大的抗菌活性；②对多种 β- 内酰胺酶稳定。 临床用于敏感菌所致的呼吸道和泌尿道感染、脑膜炎、胸膜炎、腹膜炎、子宫附件炎等 不良反应以皮疹多见，偶见低凝血酶原血症和出血症状，可用维生素 K 防治
单环 β- 内酰胺类 氨曲南（aztreonam）	①对包括铜绿假单胞菌在内的需氧革兰阴性菌抗菌力强；②具耐酶、低毒、体内分布广、与青霉素和头孢菌素类无交叉过敏的特点，可用于青霉素过敏的患者，或作为氨基苷类的替代品 用于治疗大肠埃希菌、沙雷菌、克雷白杆菌和铜绿假单胞菌等所致的下呼吸道感染、复杂性泌尿道感染、骨髓炎、软组织感染、败血症等 不良反应可见轻度消化道反应、皮疹、瘙痒、紫癜等

四、β- 内酰胺酶抑制剂及其复方制剂

本类药物包括克拉维酸（clavulanic acid，棒酸）、舒巴坦（sulbactam，青霉烷砜）、他唑巴坦（tazobactam，三唑巴坦）等。其本身没有或只有很弱的抗菌活性，但与其他 β- 内酰胺类联合应用，则可发挥抑酶增效作用。对 β- 内酰胺酶不稳定的青霉素类和头孢菌素类与本类药物配伍，可扩大抗菌谱，增强抗菌作用。临床应用的 β- 内酰胺类与酶抑制剂的复方制剂有：氨苄西林 / 舒巴坦（sultamicillin，舒它西林）、阿莫西林 / 克拉维酸钾（augmentin，奥格门汀）、哌拉西林 / 三唑巴坦（tazocin，他巴星）等。

制剂和用法

青霉素钠盐或钾盐　注射剂：40 万 U、80 万 U、100 万 U。临用前配成溶液，一般一次 40 万～ 80 万 U，一天 2 次，肌内注射；小儿一天 2.5 万～ 5 万 U/kg，分 2 ～ 4 次肌内注射。严重感染一天 4 次肌内注射或静脉给药，静脉滴注时，一天 160 万～ 400 万 U；小儿一天 5 万～ 20 万 U/kg。

普鲁卡因青霉素（procaine behzyl penicillin）注射剂：40 万 U、80 万 U（每 40 万 U 含普鲁卡因青霉素 30 万 U 及青霉素钠或钾 10 万 U）。一次 40 万～ 80 万 U，一天 1 ～ 2 次，肌内注射，可产生长效作用。

苄星青霉素（benzathine benzylpenicillin）注射剂：60 万 U、120 万 U、300 万 U。一次 60 万～ 120 万 U，肌内注射，60 万 U，10 ～ 14 天 1 次，120 万 U，14 ～ 21 天 1 次。

青霉素 V　片剂：0.25g（相当于 40 万 U）。一次 0.5g，小儿一次 0.25g，一天 3 ～ 4 次。

苯唑西林　胶囊剂：0.25g。一次 0.5 ～ 1g，一天 4 ～ 6 次；小儿一天 50 ～ 100mg/kg，分 4 ～ 6 次服。宜在饭前 1 小时或饭后 2 小时服用，以免食物影响其吸收。注射剂：0.5g、1g。一次 1g，一天 3 ～ 4 次肌内注射或一次 1 ～ 2g 溶于 100ml 输液内静脉注射 0.5 ～ 1 小时，一天 3 ～ 4 次；小儿一天 50 ～ 100mg/kg，分 3 ～ 4 次静脉滴注。

氯唑西林　胶囊剂：0.25g。一次 0.25 ～ 0.5g，一天 2 ～ 3 次；小儿一天 30 ～ 60mg/kg，分 2 ～ 4 次服。注射剂：0.25g、0.5g。一次 0.5 ～ 1g，一天 3 ～ 4 次，肌内注射或静脉滴注。

双氯西林　片剂：0.25g。一次 0.25～0.5g，一天 4 次；小儿一天 30～50mg/kg，分 4～6 次服。

氨苄西林　片剂：0.25g。一次 0.25～0.5g，一天 4 次；小儿一天 50～80mg/kg，分 4 次服。注射剂：0.5g、1g。一次 0.5～1g，一天 4 次肌内注射；或一次 1～2g 溶于 100ml 输液中滴注，一天 3～4 次，必要时 4 小时 1 次。小儿一天 100～150mg/kg，分次给予。

阿莫西林　胶囊剂：0.25g。一次 0.5～1g，一天 3～4 次；小儿一天 50～100mg/kg，分 3～4 次服。片剂的剂量用法同胶囊剂。

舒它西林（氨苄西林 - 舒巴坦复合制剂）片剂：0.375g。一次 0.375g，一天 2～4 次，饭前 1 小时或饭后 2 小时服。注射剂：0.75g、1.5g。一次 0.75g，一天 2～4 次，肌内注射。一次 1.5g，一天 2～4 次静脉注射或静脉滴注。

奥格门汀（阿莫西林 - 克拉维酸钾复合制剂）片剂：0.375g、0.625g。一次 0.375～0.625g，一天 3～4 次。

羧苄西林　注射剂：0.5g、1g。一次 1g，一天 4 次，肌内注射。严重铜绿假单胞菌感染时，一天 10～20g，静脉注射。小儿一天 100mg/kg，分 4 次肌内注射或一天 100～400mg/kg 静脉注射。

磺苄西林　注射剂：1g、2g。一天 4～8g，分 4 次肌内注射或静脉注射，亦可静脉滴注。肌内注射时需加利多卡因 3ml 以减轻疼痛。小儿一天 40～160mg/kg，分 4 次注射。

替卡西林注　射剂：0.5g、1g。肌内注射或静脉注射，剂量同羧苄西林。

呋苄西林　注射剂：0.5g。一天 4～8g，小儿一天 50～150mg/kg，分 4 次静脉注射或静脉滴注。

哌拉西林　注射剂：1g、2g。一天 4～5g，小儿一天 80～100mg/kg，分 3～4 次肌内注射。一天 8～16g，小儿一天 100～300mg/kg，分 3～4 次静脉注射或静脉滴注。

美西林　注射剂：0.5g、1g。一天 1.6～2.4g，小儿一天 30～50mg/kg，分 4 次静脉注射或肌内注射。

匹美西林　片剂或胶囊剂：0.25g。轻症：一次 0.25g，一天 2 次，必要时可用 4 次，重症加倍。

替莫西林钠　注射剂：0.5g、1g。一次 0.5～2g，一天 2 次，肌内注射，为减轻疼痛，可用 0.25%～0.5% 利多卡因注射液作溶剂。

头孢噻吩钠　注射剂：0.5g、1g。一次 0.5～1g，一天 4 次，肌内注射或静脉注射。严重感染时，一天 2～6g，分 2～3 次稀释后静脉滴注。

头孢噻啶　注射剂：0.5g、1g。一天 1～3g，分 2～3 次肌内注射。一天 2～4g 静脉缓慢注射或静脉滴注。

头孢氨苄　片剂或胶囊剂：0.25g。一天 1～2g，分 3～4 次服；小儿一天 25～50mg/kg，分 3～4 次服。

头孢唑啉钠　注射剂：0.5g。一次 0.5～1g，一天 3～4 次，肌内注射或静脉注射。小儿一天 20～40mg/kg，分 3～4 次给药。

头孢拉定　胶囊剂：0.25g、0.5g。一天 1～2g，分 4 次服。小儿一天 25～50mg/kg，分 3～4 次服。注射剂：0.5g、1g。一天 2～4g，分 4 次肌内注射、静脉注或静脉滴注；小儿一天 50～100mg/kg，分 4 次注射。

头孢羟氨苄　胶囊剂：0.125g、0.25g。一次 1g，一天 2 次；小儿一天 30～60mg/kg，分 2～3 次服。

头孢孟多　注射剂：0.5g、1g、2g。一天 2 ～ 6g，小儿一天 50 ～ 100mg/kg，分 3 ～ 4 次肌内注射。严重感染时一天 8 ～ 12g，小儿一天 100 ～ 200mg/kg，分 2 ～ 4 次静脉注射或静内滴注。

头孢呋辛　注射剂：0.25g、0.5g、0.75g、1.5g。一次 0.75g，一天 3 次，肌内注射。小儿一天 30 ～ 60mg/kg，分 3 ～ 4 次肌内注射。严重感染时一天 4.5 ～ 6g，小儿一天 50 ～ 100mg/kg，分 2 ～ 4 次，静脉注射。

头孢克洛　胶囊剂：0.25g。一天 2 ～ 4g，分 4 次服；小儿一天 20mg/kg，分 3 次服。

头孢替安　注射剂：0.5g、1g。一天 1 ～ 2g，分 2 ～ 4 次，静脉注射或静脉滴注。

头孢噻肟注射剂：0.5g、1g。一天 2 ～ 6g，小儿一天 50 ～ 100mg/kg，分 3 ～ 4 次，肌内注射。一天 2 ～ 8g，小儿一天 50 ～ 150mg/kg，分 2 ～ 4 次静脉注射。

头孢曲松　注射剂：0.5g、1g。一次 1g，一天 1 次，溶于 1% 利多卡因 3.5ml 中深部肌内注射，或一天 0.5 ～ 2g 溶于 0.9% 氯化钠注射液或 5% 葡萄糖注射液中静脉滴注，30 分钟内滴完。

头孢拉定　注射剂：0.5g、1g、2g。一次 0.5 ～ 2g，一天 2 ～ 3 次，小儿一次 25 ～ 50mg/kg，一天 2 次，静脉注射或肌内注射。静脉滴注时以 0.9% 氯化钠注射液 500ml 稀释后 30 分钟滴完，肌内注射一般溶于 1% 利多卡因 0.5ml，深部注射。

头孢哌酮　注射剂：0.5g、1g、2g。一天 2 ～ 4g，小儿一天 50 ～ 150mg/kg，肌内注射、静脉注射或静脉滴注。严重感染时，一天 6 ～ 8g，分 2 ～ 3 次肌内注射或静脉注射。

头孢吡肟　注射剂：一次 1 ～ 2g，一天 2 次，肌内注射或静脉滴注。

头孢匹罗　注射剂：一次 1 ～ 2g，一天 1 ～ 2 次，肌内注射或静脉滴注。

头孢西丁钠　注射剂：1g。一次 1 ～ 2g，一天 3 ～ 4 次，肌内注射或静脉注射。

亚胺培南 / 西司他丁钠　注射剂：0.25g、0.5g、1g（以亚胺培南计量，其中含有等量的西司他丁钠）。一次 0.25 ～ 1g，一天 2 ～ 4 次肌内注射或静脉滴注。

氨曲南　注射剂：0.5g、1g。一天 1.5 ～ 6g，分 3 次肌内注射、静脉注射或静脉滴注，静脉滴注时加入 0.9% 氯化钠注射液 100ml 中，于 30 分钟内滴完。

拉氧头孢钠　注射剂：0.25g、0.5g、1g。一次 0.5 ～ 1g，一天 2 次，肌内注射、静脉注射或静脉滴注，重症加倍。小儿一天 40 ～ 80mg/kg，分 2 ～ 4 次，静脉注射或静脉滴注。

氟氧头孢钠　注射剂：0.5g、1g、2g。一天 1 ～ 2g，小儿一天 60 ～ 80mg/kg，分 2 次静脉注射或静脉滴注；重症一天 4g，小儿一天 150mg/kg，分 2 ～ 4 次静脉注射或静脉滴注。

目标检测

1. 青霉素对下列哪种病原体无效（　　）
   A. 脑膜炎奈瑟菌　　B. 螺旋体
   C. 流感嗜血杆菌　　D. 放线菌
   E. 白喉棒状杆菌
2. 下列有关头孢菌素的叙述，错误的是（　　）
   A. 与青霉素有交叉过敏反应
   B. 耐酶，对抗药金葡菌有效
   C. 第一代头孢菌素有肾毒性
   D. 为抑菌剂
   E. 主用于敏感菌引起的严重感染
3. 对铜绿假单胞菌感染，下列药物中无效的是（　　）
   A. 羧苄西林　　B. 头孢哌酮
   C. 头孢呋辛　　D. 头孢拉定
   E. 第三代头孢菌素
4. 青霉素过敏性休克抢救应首选（　　）

A. 肾上腺素　　B. 去甲肾上腺素
C. 肾上腺皮质激素　　D. 抗组胺药
E. 多巴胺

5. 下列有关青霉素的叙述，错误的是（　　）
A. 青霉素 G 与半合成青霉素之间有交叉过敏反应
B. 青霉素的过敏性休克只发生在首次给药后
C. 对青霉素产生耐药性的金葡菌感染可用苯唑西林或红霉素
D. 多数敏感菌不易对青霉素产生抗药性
E. 青霉素为杀菌剂

6. 下列有关头孢菌素的叙述，错误的是（　　）
A. 抗菌机制与青霉素类相似
B. 与青霉素有部分交叉过敏反应
C. 第一代头孢菌素类对铜绿假单胞菌无效
D. 第三代头孢菌素类对肾有一定毒性
E. 第三代头孢菌素类对酶稳定性高

7. 克拉维酸与阿莫西林配伍应用的主要药理学基础是（　　）
A. 可使阿莫西林口服吸收更好
B. 可使阿莫西林自肾小管分泌减少
C. 克拉维酸可抑制 β- 内酰胺酶
D. 可使阿莫西林用量减少，毒性降低
E. 克拉维酸抗菌谱广，抗菌活性强

8. 患者，男，11 个月。患猩红热，按医嘱应用抗生素，首选的药物是（　　）
A. 青霉素　　B. 氨苄西林
C. 维生素 C　　D. 庆大霉素
E. 糖皮质激素

（9、10 题共用选项）
A. 青霉素 G　　B. 羧苄西林
C. 氨苄西林　　D. 苯唑西林
E. 青霉素 V

9. 对铜绿假单胞菌有效的药物是（　　）
10. 属于耐酶青霉素的药物是（　　）

（党晓伟）

中英文对照

6- 氨基青霉烷酸　6-aminopenicillanic acid，6-APA
青霉素结合蛋白　penicillin binding protein，PBPs
青霉素 V　penicillin V
苯唑西林　oxacillin
氯唑西林　cloxacillin
双氯西林　dicloxacillin
氟氯西林　flucloxacillin
萘夫西林　nafcillin
氨苄西林　ampicillin
阿莫西林　amoxicillin
羧苄西林　carbenicillin
替卡西林　ticarcillin
哌拉西林　piperacillin
美洛西林　mezlocillin
磺苄西林　sulbenicillin
美西林　mecillinam
替莫西林　temocillin
匹美西林　pivmecillinam
7- 氨基头孢烷酸　7-ACA
头孢噻吩　cefalotin
头孢噻啶　cefaloridine
头孢氨苄　cefalexin
头孢唑啉　cefazolin
头孢拉定　cefradine
头孢羟氨苄　cefadroxil
头孢孟多　cefamandole
头孢呋辛　cefuroxime
头孢克洛　cefaclor
头孢替安酯　cefotiam hexetil
头孢替安　cefotiam
头孢噻肟　cefotaxime
头孢曲松　ceftriaxone
头孢拉定　ceftazidime
头孢哌酮　cefoperazone
头孢匹罗　cefpirome
头孢吡肟　cefepime
亚胺培南　imipenem
帕尼培南　panipenem

美罗培南 meropenem
头孢西丁 cefoxitin
头孢美唑 cefmetazole
拉氧头孢 latamoxef
氟氧头孢 flomoxef
氨曲南 aztreonam
克拉维酸 clavulanic acid
舒巴坦 sulbactam
他唑巴坦 tazobactam
舒他西林 sultamicillin
奥格门汀 augmentin
他巴星 tazocin
普鲁卡因青霉素 procaine behzyl penicillin
苄星青霉素 benzathine benzylpenicillin

第3节 大环内酯类、林可霉素类和万古霉素类

学习目标

1. 掌握大环内酯类抗生素的作用、临床应用、不良反应及注意事项。
2. 熟悉林可霉素类抗生素的作用及临床应用。
3. 了解万古霉素类抗生素的作用及临床应用。

一、大环内酯类

大环内酯类抗生素是一类具有14～16元大内酯环结构的抗生素，通过抑制菌体蛋白质合成，迅速发挥抑菌作用。第一代代表药是红霉素，同类药物还有乙酰螺旋霉素(acetylspiramycin)、麦迪霉素(medecamycin)、交沙霉素(josamycin)、吉他霉素(kitasamycin)等。但存在生物利用度低、抗菌谱窄、不良反应多及易产生耐药性等，20世纪70年代以来陆续开发了第二代半合成大环内酯类抗生素，代表药物有罗红霉素、克拉霉素和阿奇霉素等，第二代具有不易被胃酸破坏、血药浓度高、半衰期长等优点，主要用于呼吸道感染。尔后又开发了第三代大环内酯类，代表药有泰利霉素和喹红霉素。

红霉素

红霉素(erythromycin)是从链丝菌培养液中提取的碱性抗生素，在酸性条件下易被破坏，碱性条件下抗菌作用增强。为避免被胃酸破坏，常采用肠溶片、琥乙红霉素、依托 红霉素等制剂。口服易吸收，半衰期约2小时，胆汁中浓度为血药浓度的30倍，脑脊液中浓度较低，可通过胎盘和进入乳汁。大部分经肝破坏，主要经胆汁排出，形成肝肠循环，约有5%以原形由尿排出，作用可维持6～12小时。

【抗菌作用】 红霉素对革兰阳性菌有较强的抗菌活性，对革兰阴性菌，如脑膜奈瑟菌、淋病奈瑟菌、百日咳鲍特菌、流感嗜血杆菌、布鲁菌、弯曲菌及军团菌、衣原体、支原体、立克次体、厌氧菌等也有效。细菌可通过改变细胞壁渗透性、染色体突变或获得耐药质粒、改变核糖体上的结合靶位而出现耐药性。与本类其他抗生素之间有不完全交叉耐药性。

【临床应用】 主要用于对青霉素耐药的革兰阳性菌（尤其是金葡菌）感染及对青霉素过敏患者。本药可作为下列感染的首选药：军团菌肺炎、白喉带菌者、支原体肺炎、沙眼衣原体所致的新生儿结膜炎、弯曲菌所致的肠炎或败血症，也可用于风湿热的长期预防及心内膜炎的预防。

【不良反应】

（1）局部刺激性：以胃肠反应多见，可引起恶心、呕吐、腹痛、腹泻等，饭后服可减

轻；不宜肌内注射，静脉滴注浓度不宜超过 0.1%，速度宜慢，防止发生血栓性静脉炎。

（2）肝毒性：大剂量或长期应用尤其是在应用酯化红霉素时，可致胆汁淤积、肝大和氨基转移酶升高等，一般于停药后可自行恢复。婴幼儿慎用，孕妇　及肝功能不全者禁用。

考点： 红霉素的抗菌作用和临床应用

（3）过敏反应：偶见药热、皮疹等。

罗红霉素

罗红霉素（roxithromycin）为 14 元环半合成大环内酯类抗生素，对胃酸稳定，口服吸收好，吸收后分布广泛，血液与组织中浓度高于红霉素，半衰期长达 12 ～ 15 小时。本药对革兰阳性菌和厌氧菌的作用与红霉素相似，对肺炎支原体、衣原体有较强作用，但对流感嗜血杆菌的作用较红霉素弱。主要用于敏感菌所致的呼吸道、耳鼻喉、生殖器和皮肤软组织感染。也可用于治疗支原体肺炎、沙眼衣原体感染及军团菌病等。胃肠反应比红霉素少，偶见皮疹、皮肤瘙痒、头痛、头晕等。

克拉霉素

克拉霉素（clarithromycin）又名甲红霉素，为 14 元环半合成大环内酯类抗生素。对胃酸极稳定，口服吸收迅速完全，但首过消除明显，生物利用度约为 55%，在肺、扁桃体及皮肤等组织中浓度较高，原形及代谢产物经肾排泄，半衰期约为 4 小时。对革兰阳性菌、流感嗜血杆菌、军团菌和肺炎支原体的作用居大环内酯类之首，对沙眼衣原体、幽门螺杆菌、厌氧菌的作用较红霉素强。主要用于呼吸道、泌尿生殖系统、皮肤软组织感染及消化道幽门螺杆菌感染。不良反应发生率低，主要是胃肠反应，偶见皮疹、皮肤瘙痒等症状。

阿奇霉素

阿奇霉素（azithromycin）为 15 元环半合成大环内酯类抗生素，口服吸收好，分布范围广，组织中药物浓度高，大部分原形自胆汁排泄，小部分由尿排出。半衰期为 2 ～ 3 天，每天仅需给药一次，属长效大环内酯类抗生素。作用特点是对革兰阴性菌的抗菌作用强于红霉素。主要用于敏感菌所致的呼吸道感染、皮肤和软组织感染、泌尿生殖系统感染及性传播疾病。不良反应少，主要是胃肠反应，偶见肝功能异常、皮疹等。

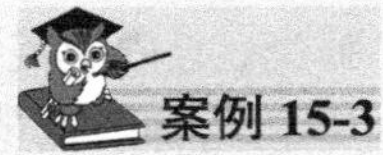

案例 15-3

患儿，女，5 岁。受凉后出现间断发热，伴鼻塞、咳嗽、流涕 3 天，家人认为是普通感冒，口服阿莫西林 + 布洛芬，但服药后病情不见好转，近 1 天又出现咳嗽加剧、少痰，不能平卧，遂来院就诊。经查：肺炎支原体　IgM 抗体（+），X 线显示：右肺上叶及下叶见大片状密度增高影。

诊断：支原体肺炎。

问题与思考：

1. 应选用何药治疗为佳？
2. 应用时需注意什么？

二、林可霉素类

林可霉素类抗生素包括林可霉素（lincomycin）和克林霉素（clindamycin）。其中，克林霉素抗菌作用较强，且毒性较小，故较林可霉素常用。吸收后两药均　分布广泛，在骨组织浓度高。在胆汁和乳汁中浓度也较高，可透过胎盘但不易透过血脑屏障。主要在肝代谢，经胆汁和粪便排泄，小部分由肾排泄。

【抗菌作用】 两药的抗菌谱与红霉素类似，对葡萄球菌、各型链球菌、肺炎球菌等革兰阳性球菌及各类厌氧菌具有强大抗菌作用，对白喉棒状杆菌、产气荚膜杆菌、人型支原体和沙眼衣原体、多数放线菌也有抑制作用。抗菌机制是与核糖体50S亚基结合，阻止肽链延伸，抑制蛋白质合成。两药之间有交叉耐药性。

考点：林可霉素类抗生素的抗菌作用和临床应用

【临床应用】 主要用于对β-内酰胺类无效或对青霉素过敏的金葡菌感染，尤其是金葡菌所致的急、慢性骨髓炎及关节感染，链球菌引起的咽喉炎、中耳炎、肺炎等。也适用于各种敏感厌氧菌感染或厌氧菌与需氧菌引起的混合感染，如盆腔感染、腹膜炎等。

【不良反应】 可致胃肠反应，表现为恶心、呕吐、腹痛、腹泻，但较轻微，也可发生严重的假膜性肠炎，可用万古霉素类与甲硝唑治疗。大剂量静脉注射或静脉滴注过快可引起血压下降，甚至心跳、呼吸暂停，故不宜大量快速静脉给药。

假膜性肠炎与难辨梭菌

除万古霉素类外，几乎所有抗菌药物都可引起假膜性肠炎，多见于抗菌药物应用过程中或停药2～3周内发生。临床表现为大量水泻，每天10余次，大便常含黏液，部分有血便，少量可排出斑块状假膜，伴发热、腹痛、腹胀、恶心及呕吐，重症患者可迅速出现脱水、电解质紊乱、循环衰竭等症状，病死率约30%。过去认为与抗菌药物有关的假膜性肠炎是金葡菌产生的外毒素所致，现已证实为难辨梭菌的外毒素引起，金葡菌也可在假膜性肠炎患者的大便中被检出，但只是伴随菌而已。

链接

三、万古霉素类

万古霉素类是由某些链霉菌培养液提得的一种糖肽类抗生素，包括万古霉素（vancomycin）和去甲万古霉素（norvancomycin）等。口服难吸收，肌内注射可致局部剧痛和组织坏死，只能静脉给药。可分布到各组织和体液，也可透过胎盘，不易透过血脑屏障。主要经肾排泄。

【抗菌作用】 对革兰阳性菌有强大杀菌作用，对厌氧的难辨梭菌亦有较好的抗菌作用，其抗菌机制是与细胞壁肽聚糖结合，抑制细菌细胞壁的合成。

【临床应用】 主要用于耐药革兰阳性菌引起的严重感染，如败血症、肺炎、心内膜炎、结肠炎、脑膜炎、骨髓炎及某些抗生素，如克林霉素引起的假膜性肠炎。本类药物与其他类抗生素之间无交叉耐药性。

【不良反应】 较大剂量应用可出现耳鸣、听力减退、甚至耳聋；也可损伤肾小管，出现蛋白尿、管型尿、少尿、血尿等；尚可出现恶心、寒战、药热、皮疹、皮肤瘙痒及血栓性静脉炎等不良反应。用药期间注意监测听觉功能，一旦出现耳鸣应停药。老年人、孕妇、哺乳期妇女、听力障碍和肾功能不全者慎用。避免与氨基苷类抗生素合用，以免增加耳、肾毒性。万古霉素类与许多药物产生沉淀反应，不得与其他药物在同一输液中混合使用。

制剂和用法

红霉素　肠溶片剂：0.125g、0.25g。一次0.25～0.5g，一天3～4次，小儿一天30～50mg/kg，分3～4次服。注射剂（乳糖酸盐）：0.25g、0.3g。一天1～2g，小儿一天30～50mg/kg，分3～4次静脉滴注。

依托红霉素（erythromycin estolate，无味红霉素）片剂：0.125g（按红霉素计）、胶囊剂：0.05g、0.125g（按红霉素计）、颗粒剂：0.075g。一天1～2g，小儿一天30～50mg/kg，分3～4次服。

琥乙红霉素　片剂：0.1g、0.125g（按红霉素计）。一次 0.25 ～ 0.5g，一天 4 次。小儿一天 30 ～ 40mg/kg，分 3 ～ 4 次服。

乙酰螺旋霉素　片剂或胶囊剂：0.1g、0.2g。一次 0.2 ～ 0.3g，一天 4 次；小儿一天 20 ～ 30mg/kg，分 4 次服。

麦迪霉素　胶囊剂或肠溶片：0.1g、0.2g。一次 0.2 ～ 0.3g，一天 3 ～ 4 次。小儿一天 30mg/kg，分 3 ～ 4 次服。

麦白霉素　片剂：0.1g。一天 0.8 ～ 1.2g，分 3 ～ 4 次服。小儿一天 30mg/kg，分 3 ～ 4 次服。

罗红霉素　片剂：0.15g。一次 0.15g，一天 2 次，餐前服。颗粒剂、悬浮剂：0.05g。一次 0.15g，一天 2 次；小儿一次 2.5 ～ 5mg/kg，一天 2 次。

克拉霉素　片剂：0.2g。一天 0.25 ～ 0.5g，小儿一天 7.5mg/kg，分 2 次服。

阿奇霉素　片剂：125mg、250mg。一次 0.5g，一天 1 次，小儿一次 10mg/kg，一天 1 次。

盐酸林可霉素　片剂或胶囊剂：0.25g、0.5g。一次 0.5g，一天 3 ～ 4 次，饭后服；小儿一天 30 ～ 60mg/kg，分 3 ～ 4 次服。注射剂：0.2g、0.6g。一次 0.6g，一天 2 ～ 3 次，肌内注射，或一次 0.6g 溶于 100 ～ 200ml 输液中缓慢静脉滴注，一天 2 ～ 3 次；小儿一天 15 ～ 40mg/kg，分 2 ～ 3 次肌内注射或静脉滴注。

盐酸克林霉素　胶囊剂：0.075g、0.15g。一次 0.15 ～ 0.3g，一天 3 ～ 4 次，小儿一天 10 ～ 20mg/kg，分 3 ～ 4 次服。注射剂：0.15g。一天 0.6 ～ 1.8g，分 2 ～ 4 次肌内注射或静脉滴注。

万古霉素　粉针剂：0.5g。一天 1 ～ 2g，分 3 ～ 4 次静脉注射或静脉滴注。每天量不超过 4g，小儿一天 40mg/kg，分 3 ～ 4 次静脉注射或静脉滴注。静脉注射速度应慢，持续时间不少于 1 小时。

盐酸去甲万古霉素　粉针剂：0.4g。一天 0.8 ～ 1.6g，一次或分次静脉滴注。小儿一天 16 ～ 24mg/kg 一次或分次静脉滴注。静脉滴注速度应慢。

目标检测

1. 红霉素用 0.9% 氯化钠注射液溶解可发生（　　）
   A. 不易溶解　B. 产生毒性
   C. 产生沉淀　D. 刺激性变大
   E. 失效

2. 对肝功能不全患者慎用下列何种药物（　　）
   A. 青霉素　B. 红霉素
   C. 氨苄西林　D. 头孢氨苄
   E. 林可霉素

3. 治疗急、慢性骨髓炎宜选用（　　）
   A. 林可霉素　B. 青霉素
   C. 红霉素　D. 头孢氨苄
   E. 螺旋霉素

4. 患者，男，28 岁，近日出现尿急、尿频现象，去医院检查，诊断为支原体尿道炎，此时可选择下列何种药物（　　）
   A. 青霉素　B. 头孢曲松
   C. 红霉素　D. 苯唑西林
   E. 林可霉素

5. 患者，女，40 岁，在应用林可霉素抗感染过程中，出现了假膜性肠炎，可选择下列何种药物治疗（　　）
   A. 青霉素　B. 万古霉素
   C. 红霉素　D. 罗红霉素
   E. 苯唑西林

6. 下列有关大环内酯类抗生素的叙述，错误的是（　　）

A. 作用机制为抑制菌体蛋白质合成
B. 属杀菌剂
C. 为广谱抗生素
D. 螺旋霉素、麦迪霉素两者抗菌谱似红霉素而作用较弱
E. 本类抗生素之间有部分交叉抗药性

（7、8 题共用选项）
A. 消化道刺激反应　B. 过敏性休克
C. 神经系统毒性　D. 肾损害
E. 贫血

7. 青霉素主要的不良反应是（　　）
8. 红霉素主要的不良反应是（　　）

（党晓伟）

中英文对照

乙酰螺旋霉素　acetylspiramycin
麦迪霉素　medecamycin
交沙霉素　josamycin
吉他霉素　kitasamycin
红霉素　erythromycin
罗红霉素　roxithromycin
克拉霉素　clarithromycin
阿奇霉素　azithromycin
林可霉素　lincomycin
克林霉素　clindamycin
万古霉素　vancomycin
去甲万古霉素　norvancomycin

第 4 节　氨基苷类和多黏菌素类

学 习 目 标

1. 熟悉氨基苷类抗生素的共同特点。
2. 熟悉常用氨基苷类抗生素的作用特点、临床应用及不良反应。
3. 了解多黏菌素类的作用特点及临床应用。

一、氨 基 苷 类

氨基苷类抗生素是从链霉菌培养液中提取的碱性抗生素，水溶性好，性质稳定。目前，国内常用的氨基苷类抗生素有阿米卡星、庆大霉素、妥布霉素、奈替米星、链霉素及大观霉素等。新霉素因毒性大，主要供局部应用；巴龙霉素毒性大，只供口服用于阿米巴痢疾。因该类药物化学结构基本相似（均为氨基糖分子与非糖部分的苷元结合而成）而具有以下共同特点。

【体内过程】 口服难吸收，仅用于肠道感染。全身感染必须注射给药，本类药物主要分布在细胞外液，脑脊液、胆汁及组织中浓度很低，但肾皮质及内耳淋巴液中浓度很高，与其肾毒性及耳毒性直接相关。可透过胎盘，故孕妇慎用。在体内不被代谢灭活，约 90% 以原形由肾排泄，有利于泌尿道感染的治疗。同服碳酸氢钠，可碱化尿液，增强抗菌活性。

【抗菌作用】 氨基苷类属于静止期杀菌药。抗菌谱较广，对革兰阴性杆菌，如大肠埃希菌、克雷白菌属、肠杆菌属、变形杆菌属、志贺菌属等具有强大抗菌作用，对枸橼酸菌属、沙雷菌属、沙门菌属、产碱杆菌属、不动杆菌属、分枝杆菌属等也有一定抗菌活性；对革兰阴性球菌，如淋病奈瑟菌、脑膜炎奈瑟菌等作用较差；对链球菌作用强；结核分枝

杆菌对链霉素敏感；肠球菌、厌氧菌多数呈现耐药。

【抗菌机制】 本类药物可增加细菌外膜通透性，使更多的药物分子进入菌体细胞内，外膜结构完整性被破坏，影响细菌细胞正常代谢。进入菌体细胞内与核糖体 30S 亚基结合，通过阻碍蛋白质合成的启动及干扰信使核糖核酸的“翻译”与“校对”过程，导致异常的、无功能蛋白质的合成。

【耐药性】 病原菌所产生的乙酰转移酶、磷酸转移酶和核苷转移酶等钝化酶，使氨基苷类抗生素失去抗菌活性；其次是通过改变细胞壁通透性或使细胞转运功能异常，阻止抗生素进入。本类药物之间存在部分或完全交叉耐药性。

【不良反应】

（1）肾毒性：连续应用本类抗生素数天后，约 8% 的患者可发生不同程度的可逆性肾损害。临床可见蛋白尿、血尿、肾小球滤过减少等，甚至发生少尿、急性肾坏死。一般是可逆的，连续用药较间歇给药发生率高。为防止肾毒性发生，用药期间应定期检查肾功能，一旦出现肾功能损害，应调整用量或停药，并避免与磺胺药等有肾毒性的药物合用。老人及肾功能不全者禁用。

（2）耳毒性：本类抗生素对前庭和耳蜗神经均有损害作用，但程度不一。前庭功能损害多见于链霉素和庆大霉素，表现为眩晕、恶心、呕吐、眼球震颤和平衡失调等；耳蜗功能损害多见于阿米卡星和卡那霉素，表现为耳鸣与不同程度的听力减退，严重者可致耳聋。为防止和减少耳毒性的发生，应用本类药物期间应注意询问有无耳鸣、眩晕等早期症状，并进行听力监测，一旦出现早期症状，应立即停药；避免与增加耳毒性的药物，如强效利尿药、甘露醇等合用，也应避免与能掩盖耳毒性的药物，如苯海拉明等抗组胺药合用，也不宜用于原有听力减退患者。

（3）神经肌肉接头的阻滞：本类抗生素大剂量腹膜内、胸膜内给药或静脉滴注速度过快，可阻滞神经肌肉的传导，产生肌肉麻痹作用，表现为四肢无力、呼吸困难甚至呼吸停止。其严重程度顺序依次为：链霉素＞卡那霉素＞奈替米星＞阿米卡星＞庆大霉素＞妥布霉素。可用新斯的明和钙剂抢救。临床用药时避免合用肌肉松弛药、全麻药等。

（4）过敏反应：可引起嗜酸性粒细胞增多、皮疹、发热等症状，甚至发生过敏性休克。其中，链霉素过敏性休克发生率仅次于青霉素，但死亡率高于青霉素。

考点： 氨基苷类抗生素的抗菌作用、抗菌机制、不良反应

链霉素与诺贝尔奖

1946 年 2 月 22 日，美国罗格斯大学教授赛尔曼·瓦克斯曼宣布其实验室发现了第二种应用于临床的抗生素——链霉素，对抗结核杆菌有特效，人类战胜结核病的新纪元自此开始。和青霉素不同的是，链霉素的发现绝非偶然，而是精心设计的、有系统的长期研究的结果。1952 年，瓦克斯曼获得诺贝尔奖。瓦克斯曼此后继续研究抗生素，一生中与其学生一起发现了 20 多种抗生素，以链霉素和新霉素最为成功。瓦克斯曼于 1973 年去世，享年 85 岁，留下了 500 多篇论文和 20 多本著作。

链接

庆大霉素

庆大霉素（gentamicin）水溶液稳定，可供肌内注射和静脉滴注，口服吸收很少。不易透过血脑屏障，炎症时也不能达到有效浓度。主要以原形经肾排泄，半衰期为 2 ～ 3 小时，肾功能不全时可明显延长。

【抗菌作用】 对多数革兰阴性杆菌有杀灭作用，如大肠埃希菌、奇异变形菌、肺炎克雷白杆菌、流感嗜血杆菌、布鲁菌属、沙雷菌属，尤其是铜绿假单胞菌作用较强。对革

兰阳性菌，如耐青霉素的金葡菌及肺炎支原体也有效。庆大霉素耐药性产生较慢，停药后可恢复敏感性。

【临床应用】

（1）革兰阴性杆菌感染，如败血症、骨髓炎、肺炎、腹腔感染、脑膜炎等。

（2）铜绿假单胞菌感染，庆大霉素多与羧苄西林等抗铜绿假单胞菌青霉素或头孢菌素联合应用，以提高疗效。

（3）心内膜炎，应针对不同病因的病原菌与青霉素、羧苄西林、氯霉素、头孢菌素等联合应用，以提高疗效。

（4）肠道感染，口服用于菌痢、伤寒等肠道感染或作结肠手术前准备，可与克林霉素、甲硝唑合用，减少结肠手术后的感染率。

考点： 庆大霉素的临床应用

【不良反应】 易造成前庭功能损害，偶有听力损害，有时也可出现不可逆耳聋；也可发生可逆性肾损害，偶见过敏反应。

阿米卡星

阿米卡星（amikacin）又名丁胺卡那霉素。肌内注射 45 ～ 90 分钟血药浓度达峰值，静脉滴注 15 ～ 30 分钟达峰值。在体内不被代谢，主要经肾排泄，半衰期为 2 ～ 2.5 小时。

考点： 阿米卡星的抗菌作用和临床应用

【抗菌作用】 抗菌谱与庆大霉素相似，突出的优点是对多种氨基苷类抗生素钝化酶稳定。

【临床应用】 主要用于对其他氨基苷类抗生素耐药菌株所致的感染，如对庆大霉素、妥布霉素耐药菌株所致的泌尿道感染、肺部感染，以及铜绿假单胞菌、变形杆菌所致的菌血症；与羧苄西林或头孢噻吩合用，治疗中性粒细胞减少或其他免疫缺陷者感染，疗效满意。

不良反应发生率低，但听力损害较常见，偶见过敏反应。

链 霉 素

链霉素（streptomycin）是 1944 年从链球菌培养液中获得的第一个氨基苷类抗生素，曾广泛用于革兰阴性杆菌所致感染的治疗，但由于毒性较大极易产生耐药性而限制了其应用。目前主要用于：①结核病，最好与其他抗结核药合用，可以延缓耐药性的产生；②鼠疫和兔热病，为首选药物；③布鲁斯菌病，与四环素、氯霉素联合应用有较好疗效；④感染性心内膜炎，与青霉素合用治疗溶血性链球菌、草绿色链球菌及肠球菌等引起的心内膜炎，可增强青霉素的作用。肾毒性为氨基苷类中最轻者。耳毒性常见，严重者可致耳聋。过敏反应在本类药物中发生率最高。

妥布霉素

妥布霉素（tobramycin）抗菌谱与庆大霉素相似，对大多数肠杆菌科细菌及葡萄球菌有良好的抗菌作用，对铜绿假单胞菌的作用比庆大霉素强 2 ～ 4 倍，且对庆大霉素耐药的铜绿假单胞菌仍有效。临床主要用于治疗铜绿假单胞菌引起的心内膜炎、烧伤、败血症、骨髓炎等，对其他敏感革兰阴性杆菌所致的感染也可应用。对肾有一定毒性。耳毒性以前庭神经损害多见，但比庆大霉素轻。

奈替米星

奈替米星（netilmicin）为半合成氨基苷类抗生素。抗菌谱与庆大霉素相似，特点是对多种钝化酶稳定，因而对耐其他氨基苷类抗生素的革兰阴性杆菌及耐青霉素的金黄色葡萄球菌感染有效。主要用于敏感菌引起的呼吸道、消化道、尿路、皮肤软组织、骨和关节、腹腔及创口部位的感染。其耳、肾毒性较小，但仍应注意避免与有耳毒性、肾毒性的药物合用。

大观霉素

大观霉素（spectinomycin）又名淋必治，是链霉菌产生的氨基环醇类抗生素，口服不吸收，肌内注射半衰期为 2.5 小时。仅对淋病奈瑟菌有强大的杀灭作用，只用于淋病的治疗。由于容易产生耐药性，仅限于对青霉素、四环素耐药或对青霉素过敏的淋病患者应用。可有注射部位疼痛、荨麻疹、眩晕、恶心、发热、寒战等不良反应。孕妇、新生儿、肾功能不全者禁用。

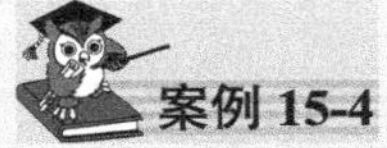

案例 15-4

患儿，男，2 岁。因发热、频繁腹泻在乡村医院诊治，医生给予庆大霉素 120mg+5% 碳酸氢钠注射液 40ml+5% 葡萄糖注射液 120ml 静脉滴注。患者用药后第 2 天患儿仍发高热、腹泻，第 3 天患儿尿液呈酱油色，尿量减少。尿常规检查：尿蛋白（++）、红细胞（+）、潜血（+++）。

问题与思考：

1. 患儿出现了什么情况？为什么会出现这种情况？
2. 应用庆大霉素期间应注意什么？

二、多黏菌素类

多黏菌素类是从多黏杆菌培养液中获得的一组多肽类抗生素。临床常用的是多黏菌素 E（polymyxin E，黏菌素，抗敌素）和多黏菌素 B（polymyxin B）。

【抗菌作用和临床应用】　本类药物对多数革兰阴性杆菌，如铜绿假单胞菌、大肠埃希菌、流感嗜血杆菌、沙门菌属等有强大的杀灭作用，对革兰阴性球菌、革兰阳性菌和真菌无作用。其中，多黏菌素 B 的抗菌作用较 E 略高。因毒性较大，临床多局部用于敏感菌引起的眼、耳、皮肤、黏膜感染及烧伤后铜绿假单胞菌感染。

【不良反应】　主要为肾损害及神经系统毒性，肾损害表现为蛋白尿、血尿等，故肾功能不全者应减量或禁用。神经系统的毒性为眩晕、手足麻木、共济失调等，但停药后可消失。

制剂和用法

硫酸链霉素　片剂：0.1g、0.5g。一次 0.25 ～ 0.5g，一天 3 ～ 4 次。小儿一天 60 ～ 80mg/kg，分 3 ～ 4 次服。注射剂：0.5g、0.75g。一次 0.5g，一天 2 次，或一次 0.75g，一天 1 次。小儿一天 15 ～ 25mg/kg，分 2 次肌内注射。

硫酸庆大霉素　注射剂：20mg/ml（2 万 U）、40mg/ml（4 万 U）、80mg/ml（8 万 U），一次 80mg，一天 2 ～ 3 次，肌内注射或静脉注射。小儿一天 3 ～ 5mg/kg，分 2 ～ 3 次给予。静脉滴注剂量同上。滴眼剂：4 万 U/8ml，一次 1 ～ 2 滴，一天 3 ～ 4 次滴眼。

硫酸阿米卡星　注射剂：0.1g、0.2g。一天 0.2 ～ 0.4g，小儿一天 4 ～ 8mg/kg，分 1 ～ 2 次肌内注射，静脉滴注剂量同肌内注射，不可静脉注射。

硫酸妥布霉素　注射剂：40mg、80mg。成人或小儿一次 1.5mg/kg，每 8 小时一次，肌内注射或静脉滴注，疗程一般不超过 7 ～ 10 天。

硫酸奈替米星　注射剂：150mg。一天 3 ～ 6.5mg/kg，分 2 次肌内注射。小儿一天 5 ～ 8mg/kg，分2～3次肌内注射。

大观霉素 注射剂：2g。一次2g溶于0.9%苯甲醇溶液3.2ml中，深部肌内注射，一般一次即可，必要时一天2次，即总量4g。

硫酸黏菌素 片剂：50万U、100万U、300万U。一天150万～300万U，分3～4次服。

多黏菌素B 注射剂：50万U、100万U（含丁卡因者供肌内注射，不含丁卡因者供静脉滴注用）。一天100万～150万U，小儿一天1.5万～2.5万U/kg，分2～3次肌内注射。静脉滴注时，一天50万～100万U，分2次，小儿一天1.5万～2.5万U/kg，分1～2次静脉滴注。

目标检测

1. 对铜绿假单胞菌及抗药金葡菌均有效的抗生素是（ ）
   A. 庆大霉素 B. 青霉素G
   C. 红霉素 D. 苯唑西林
   E. 氨苄西林
2. 具有耳毒性的抗生素是（ ）
   A. 青霉素 B. 红霉素
   C. 链霉素 D. 林可霉素
   E. 头孢氨苄
3. 有关氨基苷类抗生素的叙述，错误的是（ ）
   A. 对革兰阴性菌作用强大
   B. 口服仅用于肠道感染和肠道术前准备
   C. 为静止期杀菌剂
   D. 各药物之间无交叉抗药性
   E. 抗菌机制是抑制菌体蛋白质合成
4. 下列对铜绿假单胞菌无效的是（ ）
   A. 羧苄西林 B. 庆大霉素
   C. 多黏菌素E D. 红霉素
   E. 妥布霉素
5. 某患者上臂严重烫伤，住院5天后出现铜绿假单孢菌感染，此时宜选用的治疗方案是（ ）
   A. 青霉素＋庆大霉素
   B. 苯唑西林＋庆大霉素
   C. 羧苄西林＋庆大霉素
   D. 氨苄西林＋庆大霉素
   E. 链霉素＋庆大霉素

（6、7题共用选项）

A. 链霉素 B. 庆大霉素
C. 小诺米星 D. 多黏菌素
E. 妥布霉素

6. 口服可用于肠道感染的抗菌药是（ ）
7. 一线抗结核病药是（ ）

（党晓伟）

中英文对照

庆大霉素 gentamicin
阿米卡星 amikacin
链霉素 streptomycin
妥布霉素 tobramycin
奈替米星 netilmicin
大观霉素 spectinomycin
多黏菌素E polymyxin E
多黏菌素B polymyxin B

第 5 节　四环素类及氯霉素类

学习目标

1. 掌握四环素类的抗菌特点、临床作用和主要不良反应。
2. 熟悉氯霉素类的抗菌特点、临床作用和主要不良反应。

一、四环素类

四环素类可分为三代，第一代的代表药是四环素，第二代是多西环素（强力霉素）和米诺环素（二甲胺四环素），第三代为替加环素（丁甘米诺环素）。

本类药物口服易吸收，可与多价阳离子，如 Ca^{2+}、Mg^{2+}、Fe^{2+} 及 Al^{3+} 等形成难溶性络合物而妨碍吸收。因此，不宜与含这些离子的药物，如抗酸药、抗贫血药合用；若必须合用时，应间隔 3 小时以上。

本类药物可通过抑制细菌蛋白质合成而呈现快速抑菌作用，抗菌谱广，对 G^+ 菌、G^- 菌、立克次体、支原体、衣原体、螺旋体、放线菌均有抑制作用，还能间接抑制阿米巴原虫，但对铜绿假单胞菌、结核分枝杆菌、病毒与真菌无效。

本类药物曾广泛应用于临床，因常见病原菌耐药性普遍升高及不良反应多见，临床应用受到限制，但对于立克次体感染、衣原体感染、支原体感染、回归螺旋体所致的回归热、布鲁菌病、霍乱、鼠疫等仍主张作为首选药使用。

临床使用时，应密切观察本类药物的不良反应。

1. 二重感染（菌群失调症）　常见白假丝酵母菌引起的口腔炎、鹅口疮、肠炎等及耐四环素的难辨梭状芽孢杆菌引起的假膜性肠炎，一旦发生应立即停药，并用相应药物治疗。前者可用抗真菌药治疗，后者用万古霉素或甲硝唑治疗。

2. 影响骨骼和牙齿的生长　四环素类能与新形成的骨、牙中所沉积的钙结合，从而影响牙齿发育和骨骼的生长。故孕妇、哺乳期妇女及 8 岁以下的儿童禁用。

3. 其他　口服可引起胃肠道反应；长期大剂量使用有肝肾毒性；偶见药热、皮疹和过敏性皮炎等。

多西环素

多西环素（doxycycline）口服吸收快而完全，受食物影响较小。大部分药物随胆汁进入肠腔排泄，肠道中的药物多以无活性的结合型或络合型存在，故不易引起二重感染。少量药物经肾排泄，肾功能减退时粪便中药物排泄增多，故肾衰竭时也可使用。本药适用于治疗肾外感染伴肾衰竭患者（其他四环素类药物可加重肾衰竭）及胆道感染。也用于酒糟鼻、痤疮、前列腺炎和呼吸道感染，如慢性气管炎、肺炎。常见胃肠道反应，其他不良反应较四环素少见。

米诺环素

米诺环素（minocycline）口服吸收良好，不易受食物影响。组织穿透力强，分布广泛，脑脊液中的浓度高于其他四环素类。消除半衰期为 11 ～ 22 小时。

在本类药物中，该药抗菌作用最强，对四环素耐药的链球菌、金黄色葡萄球菌和大肠埃希菌仍敏感。主要用于治疗耐药菌引起的泌尿生殖系统、呼吸道、胆道、耳鼻喉部感染，也可用于酒糟鼻、痤疮及脓皮病的治疗。不良反应与其他四环素类相似，但可产生特有的前庭反应，出现恶心、呕吐、眩晕、运动失调等症状，首剂服药可迅速出现，女性多于男性，有 12% ～ 52% 的患者因严重的前庭反应而停药，停药 24 ～ 48 小时后症状可消失。用药期间不宜从事高空、驾驶和机器操作。

替加环素

替加环素（tigecycline）是 9- 叔丁基甘氨酸米诺环素衍生物，体内分布广泛，半衰期单次用药约 27 小时，多次用药约 42 小时。对 G^+ 菌、G^- 菌、厌氧菌有广谱抗菌活性，包括多重耐药性的 G^+ 菌 MRSA、MRSE、抗青霉素的肺炎链球菌以及耐万古霉素肠球菌（VRE）。适合于 18 岁及 18 岁以上复杂皮肤和皮肤结构感染或者复杂腹内感染患者。该药临床应用时间短，可能有的不良反应尚未被发现，使用时应慎重。

【用药警戒】

四环素不宜与异维酸 A 同时使用

早在 20 世纪 70 年代中期，四环素对牙齿的毒性（四环素牙）就受到了大家的关注，并因此减少四环素类药物的使用。2004 ～ 2010 年期间，我国对异维酸 A 的不良反应监测中，发现异维酸 A 与四环素类抗菌药物合用可增加良性颅内压升高（假脑瘤）的发生。为了防止假脑瘤的发生，应避免同时使用四环素类药品。

二、氯霉素类

考点： 四环素类抗生素的抗菌作用和临床应用

氯 霉 素

氯霉素（chloramphenicol）口服吸收良好，可广泛分布至全身各组织和体液中，脑脊液中浓度达血药浓度的 45% ～ 99%，半衰期约为 2.5 小时，主要经肝代谢，经肾排泄。因氯霉素的右旋体无抗菌活性且有毒性，目前临床上使用其人工合成左旋体。

【抗菌作用】 本品属广谱抗生素，对革兰阴性菌比革兰阳性菌的作用强，尤其对伤寒沙门菌、流感嗜血杆菌作用强，对立克次体和沙眼衣原体、肺炎衣原体等有效。在低浓度时有抑菌作用，高浓度时有杀菌作用。抗菌机制是抑制细菌蛋白质合成。

【临床应用】 由于对造血系统的严重毒性作用，其临床应用受到严格控制，目前不作为一线用药。全身应用可作为伤寒、副伤寒的用药选择，其他应用已普遍减少。局部滴眼，可用于各种敏感菌所致的眼内感染、全眼球感染、沙眼和结膜炎。

【不良反应】

（1）抑制骨髓造血功能：为氯霉素最严重的毒性反应。有两种类型：一是可逆性的白细胞和血小板减少，并伴有贫血，与剂量和疗程有关，一般停药后可逐渐恢复；二是不可逆的再生障碍性贫血，与剂量和疗程无直接关系，发生率低，死亡率高。用药期间要严密监测血常规，发现异常，立马停药。

考点： 氯霉素的抗菌作用、临床应用和不良反应

（2）灰婴综合征：新生儿、早产儿因肝药酶系统发育不完善，肾排泄能力差，造成药物在体内蓄积中毒，表现为腹胀、呕吐、呼吸不规则、发绀、循环衰竭等。用药可致灰婴综合征，故出生后 2 周内的新生儿尤其是早产儿、妊娠末期、产后一个月的哺乳期妇女禁用。

（3）其他：可发生胃肠反应、二重感染、中毒性精神病、皮疹、药热等。

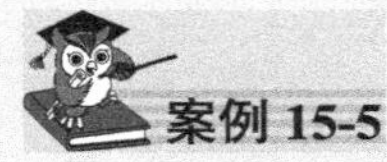

案例 15-5

患者，男，26 岁，因突然高热、咽痛、头痛在当地医院诊治。医生给予青霉素钠注射液 640 万 U+0.9% 氯化钠注射液 250ml 静脉滴注，一天 2 次。患者连续用药 4 天仍持续高热，医生怀疑伤寒，改用氯霉素治疗，但疗效仍不明显。患者急去市传染病医院就诊，经血清学诊断确诊为地方性斑疹伤寒。

问题与思考：

1. 此病例用青霉素和氯霉素为何效果不好？
2. 应首选何药治疗？应用时应注意什么？

制剂和用法

盐酸四环素　片剂或胶囊剂：0.25g。一次 0.5g，一天 3 ～ 4 次。

土霉素　片剂：0.125g、0.25g。一次 0.5g，一天 3 ～ 4 次。8 岁以下小儿 30 ～ 40mg/kg・d，分 3 ～ 4 次服用。

多西环素　片剂或胶囊剂：0.1g。首剂 0.2g，以后一次 0.1 ～ 0.2g，一天一次。儿童首剂 4mg/kg，以后一次 2 ～ 4mg/kg，一天 1 次。

米诺环素　片剂：0.1g。一次 0.1g，一天 2 次，首剂加倍。

氯霉素　片剂或胶囊剂：0.25g。成人，一天 1.5 ～ 3g，分 3 ～ 4 次服用；小儿按体重一天 25 ～ 50mg/kg，分 3 ～ 4 次服用；新生儿一天不超过 25mg/kg，分 4 次服用。

目标检测

1. 四环素类药物对下列哪一种病原体无效（　　）
   A. 立克次体　B. 衣原体
   C. 细菌　D. 真菌
   E. 支原体
2. 治疗立克次体感染所致斑疹伤寒首选（　　）
   A. 青霉素　B. 四环素
   C. 磺胺嘧啶　D. 链霉素
   E. 氧氟沙星
3. 不宜用于铜绿假单胞菌感染的药物是（　　）
   A. 四环素　B. 多黏菌素
   C. 羧苄西林　D. 阿米卡星
   E. 庆大霉素

（4、5 题共用选项）

A. 链霉素　B. 青霉素 G
C. 氯霉素　D. 异烟肼
E. 四环素

4. 某患者因患严重菌痢用何种药物治疗后引起白细胞明显减少（　　）
5. 患者，7 岁，因反复患上呼吸道感染，长期服用以上何种药物导致牙齿黄染（　　）

（苏　岚）

中英文对照

多西环素　doxycycline
美他环素　metacycline
米诺环素　minocycline
替加环素　（tigecycline）
氯霉素　chloramphenicol

第6节 合成抗菌药

学习目标

1. 掌握喹诺酮类的抗菌机制、抗菌特点、临床应用及不良反应。
2. 掌握磺胺类的作用机制、抗菌特点、临床应用及不良反应。
3. 了解硝基呋喃类药物的抗菌特点及临床应用。

一、喹诺酮类

喹诺酮类是一类含有 4- 喹酮母核的人工合成抗菌药，自 1962 年问世以来，开发迅速，现已有多种产品用于临床。按照药物的化学结构、抗菌作用和临床应用先后，分为三代：第一代以萘啶酸（nalidixic acid）为代表，仅对大肠埃希菌等少数革兰阴性杆菌有作用，口服吸收差，现已少用；第二代以吡哌酸（pipemidic acid）为代表，抗菌谱较第一代有所扩大，抗菌作用增强，主要用于消化道和泌尿道感染；第三代为一系列含氟药物，又称氟喹诺酮类，包括诺氟沙星、环丙沙星、氧氟沙星、左氧氟沙星等，其抗菌谱进一步扩大，抗菌作用更强，现临床应用广泛。

【抗菌作用】 氟喹诺酮类对革兰阴性杆菌，如铜绿假单胞菌、大肠埃希菌、伤寒沙门菌、流感嗜血杆菌、军团杆菌属及革兰阴性球菌，如淋病奈瑟菌等均有强大的抗菌作用；对革兰阳性球菌，如金葡菌、肺炎链球菌及厌氧菌也有较强的抗菌作用；某些品种对结核分枝杆菌、支原体、衣原体也有作用。

喹诺酮类药物抗菌机制是抑制 DNA 回旋酶，影响 DNA 的合成而导致细菌死亡。

DNA 回旋酶

喹诺酮类药物的抗菌作用机制是通过抑制细菌的 DNA 回旋酶而抑制 DNA 合成。在 DNA 复制或转录过程中，随着双螺旋地解开，复制叉向前推进，DNA 双股螺旋会出现正超螺旋，这将会妨碍复制叉的移动及 DNA 的复制，此时由回旋酶使双股 DNA 断开（切割），让一段 DNA 穿过，形成负超螺旋，并再封闭断口。喹诺酮类药物抑制回旋酶的断裂与再连接功能，使 DNA 复制受抑，导致敏感菌死亡。DNA 回旋酶属于拓扑异构酶Ⅱ，是细菌完成复制所必需的酶。

链 接

长期应用本类药物，耐药菌株呈增长趋势，以金葡菌、肺炎链球菌、大肠埃希菌、铜绿假单孢菌等耐药菌株多见。本类药物之间有交叉耐药性，与其他抗菌药之间无交叉耐药性。

【临床应用】 用于治疗各种敏感菌所致呼吸系统感染、胃肠道感染、泌尿生殖系统感染、淋病、皮肤和软组织感染等；药物渗入骨组织超过其他抗菌药物，故急、慢性骨髓炎和化脓性关节炎的治疗以本类药物为首选；伤寒沙门菌对本类药物高度敏感，可替代氯霉素作为治疗伤寒的首选药；也可作为青霉素和头孢菌素等的替代药品治疗全身感染；氧氟沙星在我国抗结核的应用已近 10 年，与其他抗结核药联合用，已广泛用于多重耐药结核菌感染的治疗。左氧氟沙星也具有良好的抗结核分枝杆菌活性，且与其他抗结核药之间无交叉耐药，同等剂量其抗结核活性是氧氟沙星的 2 倍。

【不良反应】

（1）胃肠反应：较常见，主要表现为食欲缺乏、恶心、呕吐、腹痛、腹泻等，与药物对胃肠黏膜的直接刺激有关。有胃溃疡史者应慎用。

（2）中枢神经毒性：表现为头痛、失眠、眩晕等，并可致精神症状。以氟罗沙星最严重，左氧氟沙星最轻。多见于用量过大、有中枢神经系统疾患或癫痫史者、与非甾体抗炎药合用者，故不宜用于有精神病或癫痫病史者。

（3）过敏反应：包括光毒性反应和光变态反应。前者是药物吸收紫外线能量并在皮肤中释放，导致皮肤损伤，常发生在 24 小时内；后者是药物吸收光能后变成激活状态，以半抗原的形式与皮肤中的蛋白形成药物 - 蛋白复合物，导致变态反应，常有一定的潜伏期。主要表现为光暴露部位皮肤痒性红斑，严重者皮肤脱落糜烂。因此，在应用具有光毒性喹诺酮类药物进行治疗的过程中，应避免阳光和人造紫外线的直接或间接照射。洛美沙星反应最严重，左氧氟沙星和曲伐沙星最轻。

（4）此类药物在动物实验中发现可能潜在致畸作用及影响幼年动物关节发育，故孕妇、哺乳期妇女及 14 岁以下儿童不宜应用。

（5）其他：包括肝功能异常、跟腱炎、心脏毒性等，停药后可恢复。

【用药警戒】

关注喹诺酮类药品的不良反应

国家食品药品监督管理局《药品不良反应信息通报》（第 35 期）对喹诺酮类药品的不良反应发出通报：喹诺酮类药品是临床使用广泛的抗感染药，因其抗菌谱广、疗效显著、使用方便等原因，在抗菌治疗领域发挥着重要作用。然而，随着此类药品的大量应用，其不良反应及不合理使用带来的危害也日益突出，给患者的身体健康和生命安全带来隐患。根据国家药品不良反应监测中心 2009 年的统计结果，喹诺酮类药品严重病例报告数量位列各类抗感染药的第三位，仅次于头孢菌素类和青霉素类，占所有抗感染药严重病例报告的 14.1%。为使广大医务人员、药品生产企业和公众了解该类药品的安全性问题，指导临床合理用药，特以专刊形式对该类药品的不良反应进行通报。

链接

考点： 喹诺酮类药物的抗菌作用、临床应用、不良反应

（一）常用喹诺酮类药物

吡 哌 酸

吡哌酸（pipemidic acid，PPA）对革兰阴性杆菌作用强，对革兰阳性菌也有效。口服易吸收，主要以原形由肾排泄，尿中浓度高，部分由胆汁排泄。临床主要用于泌尿道、胆道和肠道感染。

诺氟沙星

诺氟沙星（norfloxacin）又名氟哌酸。食物影响其吸收，空腹比饭后服药的血药浓度高 2 ～ 3 倍。该药抗菌谱广、作用强，对革兰阴性菌，如铜绿假单胞菌、大肠埃希菌、肺炎克雷白杆菌、奇异变形菌、沙门菌属、淋病奈瑟菌（包括耐青霉素和不耐青霉素的）等和革兰阳性菌，如金葡菌均有较强的杀灭作用。主要用于泌尿道、肠道、呼吸道感染及淋病等。

氧氟沙星

氧氟沙星（ofloxacin）又名氟嗪酸。口服吸收快而完全，血浆浓度高，维持时间长，尤以痰中浓度较高。对革兰阳性和革兰阴性菌，如铜绿假单胞菌、耐药金葡菌、厌氧菌、奈瑟菌属及结核分枝杆菌等均有较强的抗菌作用。主要用于呼吸道、泌尿道、胆道、皮肤软组织和耳鼻咽喉等部位的感染，也可与异烟肼、利福平合用于结核病。

左氧氟沙星

左氧氟沙星（levofloxacin）又名利氧沙星。口服易吸收，生物利用度接近 100%，抗菌

活性是氧氟沙星的2倍，对耐甲氧西林金葡菌，表皮葡萄球菌，链球菌和肠球菌的抗菌活性强于环丙沙星，对厌氧菌、支原体、衣原体及军团菌也有较强的杀灭作用。可用于敏感菌引起的各种急慢性感染、难治性感染等效果良好。不良反应少。

依诺沙星

依诺沙星（enoxacin）又名氟啶酸。抗菌作用略强于诺氟沙星。主要用于治疗淋病及呼吸道、泌尿道感染等。

培氟沙星

培氟沙星（pefloxacin）又名甲氟哌酸。其抗菌谱与诺氟沙星相似，但抗菌作用较弱。适用于敏感菌引起的败血症、心内膜炎、脑膜炎、骨关节炎及泌尿道、呼吸道、消化道感染。

环丙沙星

环丙沙星（ciprofloxacin）又名环丙氟哌酸。口服生物利用度约50%，血药浓度较低，可采用静脉滴注给药。该药抗菌谱广，对革兰阳性和革兰阴性细菌均有作用，对产酶的金葡菌、铜绿假单胞菌、流感嗜血杆菌、淋病奈瑟菌等均有效，对肺炎军团菌、弯曲菌及支原体、衣原体也有效。对多数厌氧菌无效。主要用于呼吸道、泌尿道、肠道、胆道、盆腔、皮肤软组织、骨与关节及眼、耳鼻咽喉等部位感染。

洛美沙星

洛美沙星（lomefloxacin）抗菌谱广，口服吸收好，生物利用度约98%，主要以原形经肾排泄。对革兰阴性菌的抗菌活性与诺氟沙星、氧氟沙星相似，对耐甲氧西林金葡菌、表皮葡萄球菌、链球菌和肠球菌的抗菌活性与氧氟沙星相似，对多数厌氧菌的抗菌活性不如氧氟沙星。用于敏感菌引起的呼吸道、泌尿道、肠道、骨及皮肤软组织感染。不良反应以光敏反应常见。

氟罗沙星

氟罗沙星（fleroxacin）又名多氟沙星。口服吸收好，生物利用度近100%。具有广谱、高效、长效的特点，体内抗菌活性强于诺氟沙星、氧氟沙星和环丙沙星，半衰期长，主要以原形经肾排泄。临床用于敏感菌所致呼吸系统、泌尿生殖系统等感染，也可用于艾滋病患者的细菌感染。不良反应主要有骨关节损伤、胃肠道反应和神经系统反应。

（二）药物相互作用

(1) 依诺沙星、培氟沙星、环丙沙星等喹诺酮类可减慢茶碱在体内的消除，出现茶碱中毒症状甚至惊厥。临床应尽量避免与茶碱类合用。

(2) 环丙沙星与氨基苷类合用会加重肾毒性。

(3) 可增加多柔比星、呋喃妥因、华法林的毒性反应；也可增加非甾体抗炎药的中枢毒性反应，故不宜合用。

(4) 与抗酸药、抗胆碱药、H_2受体阻断剂合用，可降低胃液酸度，减少本类药物的吸收，应避免同服。利福平、氯霉素可使本类药物的作用降低。

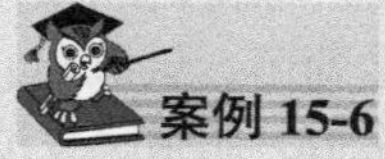
案例 15-6

患者，女，60岁。既往有支气管哮喘病史40年，有青霉素、头孢类药物过敏史。患者3天前受凉后出现咳嗽、咳黄痰、喘息，伴发热，诊断：支气管哮喘合并感染。先后给予左氧氟沙星、氨茶碱静脉滴注，静脉滴注左氧氟沙星过程中患者无不适，静脉滴注氨茶碱约 200ml 时患者突然出现心悸、恶心，继之出现四肢抽搐、意识丧失等氨茶碱中毒症状，立即停用氨茶碱，马上给予地塞米松 10mg 静脉注射、盐酸异丙嗪 25mg 肌内注射、地西泮 10mg 静脉注射，约 20 分钟后上述症状缓解。以后射单独静脉滴注左氧氟沙星未发生上述症状。

问题与思考：

患者输注氨茶碱后为什么出现中毒症状？应用喹诺酮类药物时应注意什么？

二、磺胺药与甲氧苄啶

（一）磺胺药

【抗菌作用】　磺胺药抗菌谱广，对多数致病菌均有抑制作用，对化脓性链球菌、脑膜炎奈瑟菌、肺炎链球菌、痢疾志贺菌较为敏感，对金葡菌、鼠疫耶尔森菌、大肠埃希菌、流感嗜血杆菌、沙眼衣原体也有效。此外，磺胺甲唑对伤寒沙门菌，磺胺嘧啶银对铜绿假单胞菌也有较强抑制作用。敏感细菌在生长繁殖时，必须利用对氨苯甲酸（PABA）和二氢喋啶，在二氢叶酸合成酶催化下，生成二氢叶酸，再经二氢叶酸还原酶的作用生成四氢叶酸，进而参加细菌核酸的合成。本类药通过抑制二氢叶酸合成酶，干扰菌体二氢叶酸的合成，影响核酸的生成，抑制细菌生长繁殖。人和哺乳动物能直接利用外源性叶酸，故不受影响（图 15-3）。

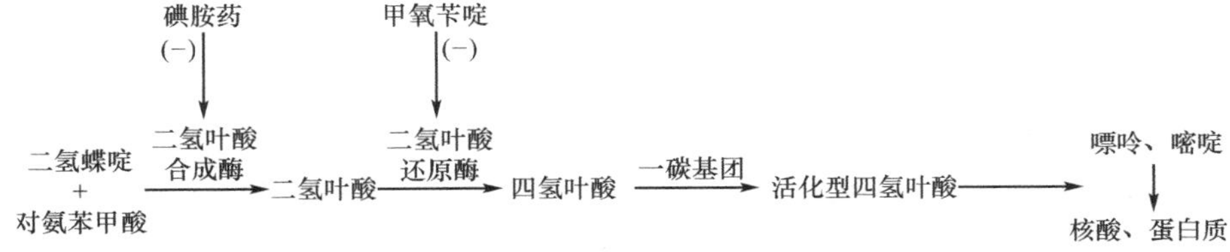

图 15-3　磺胺药和 TMP 抗菌作用机制示意图

细菌对磺胺药易产生耐药性，尤其在用量不足时更易发生。磺胺药之间有交叉耐药性。

【磺胺药的分类、作用特点和临床应用】　根据药物的吸收程度和临床应用将磺胺类分为三类。

(1) 用于全身感染的磺胺药。磺胺嘧啶（sulfadiazine，SD）口服易吸收，血浆半衰期为 10 ～ 13 小时。血浆蛋白结合率为 45%，易透过血脑屏障，脑脊液浓度可达血浆浓度的 40% ～ 80%，抗菌力强。是治疗流行性脑脊髓膜炎的首选药物之一，也适用于治疗尿路感染。

磺胺甲噁唑（sulfamethoxazole，SMZ）血浆半衰期为 10 ～ 12 小时。脑脊液浓度不及 SD，尿中浓度较高，常与甲氧苄啶合用于泌尿道、呼吸道、消化道感染。

(2) 用于肠道感染的磺胺药。柳氮磺吡啶（sulfasalazine，SASP）口服吸收较少，在肠道分解释放出磺胺吡啶和 5- 氨基水杨酸。前者有抗菌作用，后者有抗感染和免疫抑制作用。可用于治疗溃疡性结肠炎、节段性回肠炎或肠道术前预防感染。

(3) 局部外用磺胺药。磺胺嘧啶银（sodiumsulfadiazinesilver，SD-Ag）抗菌谱广，对铜绿假单孢菌抑制作用强大；银盐尚有收敛作用，能促进创面的愈合。适用于烧伤、烫伤创面感染。

磺胺嘧啶锌（sulfadiazinezinc，SD-Zn）抗菌谱同磺胺嘧啶，因含有人体必需的微量元素锌，在促进伤口愈合方面优于磺胺嘧啶银。用于烧伤、烫伤感染的局部用药。

磺胺米隆（sulfamylon，SML）对铜绿假单孢菌、金葡菌及破伤风芽孢梭菌有效。能迅速渗入创面及焦痂中，抗菌作用不受脓液和坏死组织的影响，并能促进创面上皮组织生长。适用于烧伤和大面积创伤后感染。

磺胺醋酰钠(sodium sulfacetamide，SA)局部应用穿透力强，可透入眼部晶体及眼内组织，几乎无刺激性。可用于沙眼、结膜炎和角膜炎等。

【不良反应与注意事项】

（1）肾损害：用于全身感染的磺胺药及其乙酰化产物，在尿中溶解度较低，易析出结晶，出现结晶尿、血尿、尿痛、尿路阻塞和尿闭等，尿液呈酸性时尤甚。对此可采取以下防治措施：①同服等量碳酸氢钠以碱化尿液，增加磺胺药及乙酰化物在尿中的溶解度，并多饮水稀释尿液；②用药期间定期查尿并避免长期用药；③老年人及肝、肾功能不全者慎用或禁用。

考点： 磺胺药的抗菌作用

（2）过敏反应：较多见，可出现药热、皮疹等，严重者可出现剥脱性皮炎。用药前应询问有无药物过敏史，用药期间若发现过敏反应须立即停药，并给予抗过敏治疗。

（3）抑制造血功能：可引起白细胞减少，偶见粒细胞缺乏、再生障碍性贫血及血小板减少症。长期用药应检查血象。对葡萄糖 -6- 磷酸脱氢酶缺乏者可致溶血反应，应禁用。

（4）中枢反应：可见头晕、头痛、乏力、精神不振等，服药期间不宜驾驶及高空作业。

（5）其他：尚可引起恶心、呕吐等消化系统反应。新生儿可引起胆红素脑病和溶血，药物也可透入乳汁中，故新生儿、临产妇及哺乳期妇女禁用。

磺胺药的问世

19 世纪后半叶，微生物学家发明细菌染色法后，有人观察到某些染料具有杀菌作用。1932 年，德国化学家合成了一种名为“百浪多息”（Prontosil）的红色染料，虽获得一些疗效，但它在试管内却无明显的杀菌作用，因此未引起医学界的重视。同年，德国生物化学家杜马克在试验偶氮染料过程中，发现“百浪多息”对于感染了溶血性链球菌的小白鼠，具有很高的疗效。此间，杜氏的小女儿正巧因手被刺破引起感染，不久发生了败血症，虽经名医多方医治，均无济于事。杜氏在焦急不安之中决定用“百浪多息”给女儿一试，结果使女儿从九死一生中得救。从此，研究人员纷纷对“百浪多息”进行研究。不久，法国特利弗尔等研究发现，“百浪多息”的抗菌消炎作用，是由于它在体内分解为氨苯磺胺（磺胺）的缘故。于是，磺胺药随之诞生。

链 接

（二）甲氧苄啶

考点： 甲氧苄啶的抗菌机制和临床应用

甲氧苄啶（trimethoprim，TMP）又名磺胺增效剂。抗菌谱与磺胺药相似，抗菌机制是抑制二氢叶酸还原酶，使二氢叶酸不能还原为四氢叶酸，从而阻止细菌核酸的合成。单用易产生耐药性，与磺胺药同用，可使细菌叶酸代谢受到双重阻断，使磺胺药的抗菌作用增强数倍至数十倍，甚至呈现杀菌作用，且可延缓细菌耐药性的产生。由 TMP 和 SMZ 组成的复方制剂——复方磺胺甲噁唑主要用于呼吸道、泌尿道及肠道感染。对伤寒、副伤寒疗效不低于氨苄西林。甲氧苄啶毒性较小。大剂量长期应用，可影响人体叶酸代谢，出现中性粒细胞减少、巨幼红细胞性贫血等。应注意查血象，必要时可用亚叶酸钙治疗。可能致畸，故妊娠早期禁用。早产儿、新生儿、哺乳期妇女、骨髓造血功能不全及严重肝、肾功能不全者禁用。

三、硝基咪唑类

甲　硝　唑

甲硝唑（metronidazole）又名甲硝哒唑、灭滴灵。

【作用和临床应用】

（1）抗厌氧菌作用：对革兰阳性和阴性厌氧菌都有杀灭作用，疗效高、毒性小、应用方便，可用于治疗厌氧菌引起的口腔、腹腔、女性生殖器、骨和关节等部位的感染。

（2）抗阴道滴虫作用：对阴道滴虫有强大杀灭作用，是治疗阴道滴虫病的首选药。对反复发作者须夫妻双方同时用药以求根治。

（3）抗阿米巴原虫作用：对肠内、肠外阿米巴滋养体有强大杀灭作用，是治疗肠内、外阿米巴病的首选药。

（4）抗贾第鞭毛虫作用：甲硝唑是目前治疗贾第鞭毛虫最有效的药物。

【不良反应】

（1）胃肠反应：可出现食欲缺乏、恶心、呕吐、腹痛、腹泻、舌炎、口腔金属味等，一般不影响治疗。因干扰乙醛代谢，故用药期间及停药一周内禁酒。

（2）过敏反应：少数患者出现荨麻疹、红斑、瘙痒等症状，停药后即可恢复。

（3）神经系统反应：少数患者出现头痛、眩晕、共济失调、肢体麻木及惊厥等症状。一旦出现，应立即停药。妊早期、哺乳期妇女禁用。

替　硝　唑

替硝唑（tinidazole）较甲硝唑半衰期长，口服一次，有效血药浓度可维持 72 小时，对阿米巴痢疾和肠外阿米巴病的疗效与甲硝唑相似而毒性较低，也可用于治疗阴道滴虫病。

同类药物有奥硝唑（ornidazole）和尼莫唑（nimorazole）等。

四、硝基呋喃类

本类药物抗菌谱广，对革兰阳性和阴性菌均有效。抗菌机制是抑制乙酰辅酶 A，干扰菌体代谢而呈现作用。主要不良反应有胃肠道反应，如恶心、呕吐、食欲缺乏；周围神经炎表现为手足麻木、感觉异常等；偶见过敏反应。本类药物临床应用等见表 15-4。

表 15-4　硝基呋喃类药物比较表

药物名称	临床应用	毒性	制剂和用法
呋喃妥因（nitrofurantoin）又名呋喃旦啶	口服吸收完全，血药浓度低，半衰期 20 分钟，40% 原形由肾排出，尿中浓度高，故仅用于泌尿道感染	较小	片剂：0.05g、0.1g。一次 0.05 ～ 0.1g，一天 3 ～ 4 次
呋喃唑酮（furazolidone）又名痢特灵	口服吸收少，肠腔浓度高，适用于肠炎、痢疾、伤寒、副伤寒及胃、十二指肠溃疡	小	片剂：0.1g。一次 0.1g，一天 3 ～ 4 次
呋喃西林（furacilin）	因毒性大，仅作表面消毒剂，用于化脓性中耳炎、伤口感染等	大	溶液剂：0.02% ～ 0.1%。外用

制剂和用法

吡哌酸　片剂或胶囊剂：0.25g、0.5g。一次 0.5g，一天 3 ～ 4 次。小儿一天 15mg/kg，分 2 次服。

诺氟沙星　片剂或胶囊剂：0.1g。一次 0.1 ～ 0.2g，一天 3 ～ 4 次。1% 软膏剂：10g/ 支。外用。0.3% 眼药水：8ml/ 支。点眼。

氧氟沙星　片剂：0.1g。一天 0.2 ～ 0.6g，分 2 次服。注射剂：0.4g。一次 0.4g，一天 2 次静脉滴注。

左氧氟沙星　片剂：0.1g。一次 0.1g，一天 3 次。

依诺沙星　片剂：0.1g、0.2g。一天 0.4 ～ 0.6g，分 2 次服。

培氟沙星　片剂：0.1g、0.4g。一次 0.4g，一天 2 次。注射剂：0.4g。一次 0.4g 稀释于 5% 葡萄糖注射液 250ml 静脉滴注，一天 2 次。

环丙沙星　片剂：0.25g、0.5g、0.75g。一次 0.25 ～ 0.5g，一天 2 次。注射剂：0.1g、0.2g。一次 0.1 ～ 0.2g 溶于 0.9% 氯化钠注射液或 5% 葡萄糖注射液中静脉滴注，静脉滴注时间不少于 30 分钟，一天 2 次。

氟罗沙星　胶囊剂：0.2g、0.4g。一次 0.4g，一天 1 次。

磺胺甲噁唑　片剂：0.5g。一次 0.5 ～ 1g，一天 2 次，首次剂量加倍。大剂量长期应用时，需同服等量的碳酸氢钠。小儿一次 25mg/kg，一天 2 次。

磺胺嘧啶　片剂：0.5g。一次 1g，一天 2g。治疗脑膜炎，一次 1g，一天 4g。注射剂：0.4g、1g。一次 1 ～ 1.5g，一天 3 ～ 4.5g。小儿一般感染一天 50 ～ 75mg/kg，分 2 次用；流行性脑脊髓膜炎时按一天 100 ～ 150mg/kg 用。

柳氮磺吡啶　片剂：0.25g。一次 1 ～ 1.5g，一天 3 ～ 4 次，症状好转后改为一次 0.5g。栓剂：0.5g。一次 0.5g，一天 1 ～ 1.5g，直肠给药。

磺胺嘧啶银　1% 软膏（乳膏）：涂敷创面或用软膏油纱布包扎创面。粉剂可直接撒布于创面。

磺胺嘧啶锌　软膏、散剂。用法同磺胺嘧啶银。

磺胺米隆　5% ～ 10% 软膏：外用。5% ～ 10% 溶液湿敷。

磺胺醋酰钠　15% 眼药水：5ml、10ml。一次 1 ～ 2 滴，一天 3 ～ 5 次滴眼。6% 眼膏：4g。外用。

复方磺胺甲噁唑（复方新诺明）片剂：每片含 SMZ 0.4g、TMP 0.08g。一次 2 片，一天 2 次，首剂 2 ～ 4 片；儿童用片：每片含 SMZ 0.1g，TMP 0.02g，2 ～ 6 岁一次 1 ～ 2 片，6 ～ 12 岁一次 2 ～ 4 片，一天 2 次，服药期间多饮水。

甲硝唑　片剂：0.2g。阿米巴病：一次 0.4 ～ 0.8g，一天 3 次，5 ～ 7 天为一疗程。滴虫病：一次 0.2g，一天 3 次，7 天为一疗程。厌氧菌感染：一次 0.2 ～ 0.4g，一天 3 次。注射剂：50mg/10ml、100mg/20ml、500mg/100ml、1.25g/250ml、500mg/250ml。厌氧菌感染：一次 500mg，静脉滴注，于 20 ～ 30 分钟滴完，8 小时一次，7 天为一疗程。小儿一次 7.5mg/kg。

替硝唑　片剂：0.5g。阿米巴病：一天 2g，服 2 ～ 3 天；小儿一天 50 ～ 60mg/kg，连用 5 天。滴虫病：一次 2g，必要时重复 1 次；或一次 0.15g，一天 3 次，连用 5 天，须男女同治以防再次感染；小儿一次 50 ～ 75mg/kg，必要时重复 1 次。厌氧菌感染：一次 2g，一天 1 次。非特异性阴道炎：一天 2g，连服 2 天。梨形鞭毛虫病：一次 2g。注射剂：400mg/200ml、800mg/400ml（含葡萄糖 5.5%）。重症厌氧菌感染：一天 1.6g，分 1 ～ 2 次静脉滴注，于 20 ～ 30 分钟滴完。

目标检测

1. 氟喹诺酮类药物对下列哪一病原体无效（　　）
   A. 大肠埃希菌　　B. 真菌
   C. 肺炎链球菌　　D. 铜绿假单胞菌
   E. 结核分枝杆菌
2. 下列对磺胺药的叙述，错误的是（　　）
   A. 磺胺类药物之间无交叉抗药性
   B. 抗菌谱广
   C. 为抑菌剂
   D. 易引起肾毒性
   E. 常与 TMP 合用
3. 预防磺胺药产生肾毒性的措施不包括（　　）
   A. 长期用药应定期作尿液检查
   B. 多饮水
   C. 老年人及肾功能不全者慎用或禁用
   D. 与碳酸氢钠同服
   E. 酸化尿液
4. 患者，因尿频、尿急、尿痛、发热就诊，用青霉素 G 治疗 3 天，疗效不好，可改用的药物是（　　）
   A. 林可霉素　　B. 红霉素
   C. 万古霉素　　D. 磺胺醋酰钠
   E. 氧氟沙星
5. 下列哪项不是喹诺酮类药物的特点（　　）
   A. 与其他抗菌药物之间无交叉抗药性
   B. 吡哌酸主要用于尿路和肠道感染
   C. 第三代具有广谱、高效的优点
   D. 环丙沙星对铜绿假单胞菌有效
   E. 属广谱抗生素

（6、7 题共用选项）
   A. 磺胺嘧啶　B. 甲硝唑　C. 甲氧苄啶
   D. 诺氟沙星　E. 磺胺米隆
6. 抗滴虫的特效药是（　　）
7. 被称为磺胺增效剂的是（　　）

（陈津禾）

中英文对照

萘啶酸　nalidixic acid
吡哌酸　pipemidic acid，PPA
诺氟沙星　norfloxacin
氧氟沙星　ofloxacin
左氧氟沙星　levofloxacin
依诺沙星　enoxacin
培氟沙星　pefloxacin
环丙沙星　ciprofloxacin
洛美沙星　lomefloxacin
氟罗沙星　fleroxacin
磺胺嘧啶　sulfadiazine，SD
磺胺甲唑　sulfamethoxazole，SMZ
柳氮磺吡啶　sulfasalazine，SASP
磺胺嘧啶银　sulfadiazinesilver，SD-Ag
磺胺嘧啶锌　sulfadiazinezinc，SD-Zn
磺胺米隆　sulfamylon，SML
磺胺醋酰钠　sodiumsulfacetamide，SA
甲氧苄啶　trimethoprim，TMP
甲硝唑　metronidazole
替硝唑　tinidazole
奥硝唑　ornidazole
尼莫唑　nimorazole

第7节 抗结核病药和抗麻风病药

学习目标

1. 掌握异烟肼与利福平的抗结核作用特点和临床应用。
2. 熟悉其他常用抗结核病药的抗结核作用特点和临床应用。
3. 掌握抗结核病药的应用原则。
4. 了解常用抗麻风病药的作用特点及临床应用。

一、抗结核病药

结核病是由结核分枝杆菌感染引起的慢性传染病，可累及全身各个组织和器官，最常见的是肺结核，其次为肺外结核，如肾结核、骨结核、肠结核、淋巴结核、结核性胸膜炎和结核性腹膜炎等。抗结核病药能抑制或杀灭结核分枝杆菌，临床将其分为一线抗结核病药和二线抗结核病药两类。前者包括异烟肼、利福平、链霉素、乙胺丁醇和吡嗪酰胺等，其特点是疗效好、不良反应少、患者较易接受；后者包括对氨基水杨酸、丙硫异烟胺和氧氟沙星等，主要用于对一线药物产生耐药性的结核病的替换治疗。

结核病的危害

从化石证据来看，早在50万年前，结核病就开始危害人类健康。无论贫富长幼、无论冒险爱好者还是禁欲自制者，都无法免受这种疾病的侵袭——结核病菌通过咳嗽、吐痰、说话等极为常见和简单的方式，就能在人群间传播。在世界传染病致死率排行榜上，结核病位列第二，仅次于艾滋病。尽管现有药物能治愈大多数结核病患者，但每年仍有200多万人因此丧生。主要原因是很多人未得到有效治疗，而那些获得药物的人又常常不能坚持治疗。同时，结核病本身也在迅速“进化”，甚至比医学技术进步的速度更快。最近几年，科学家发现了一个令人担忧的现象：越来越多的结核病患者对多种抗结核药物都产生了耐药性。更可怕的是，能抵抗所有抗生素的结核分枝杆菌已经出现。

链 接

（一）常用抗结核病药

异 烟 肼

异烟肼（isoniazid）又名雷米封（rimifon）。口服吸收快而完全，分布广，穿透力强，易透过血脑屏障和质膜腔，也可透入巨噬细胞、纤维化或干酪样病灶中，主要在肝内被乙酰化而灭活。代谢产物及部分原形药物从尿中排泄。受遗传因素影响，乙酰化速度有明显的种族和个体差异，分快、慢两种代谢类型，后者系肝内乙酰化酶缺乏所致，服药后血药浓度较高、显效快，但易发生毒性反应。

【抗菌作用】 异烟肼对结核分枝杆菌具有高度的选择性，抗菌机制是抑制细菌分枝菌酸的合成。低浓度抑菌，高浓度有杀菌作用。具有疗效高、毒性小、口服方便、价格低廉等优点。单用易产生耐药性，但细菌致病力也下降，停药后可恢复敏感性，与其他抗结核药联用，可延缓耐药性产生，彼此间无交叉耐药性。

【临床应用】 该药为结核病的首选药，适用于全身各部位、各类型的结核病，对渗出性病灶疗效尤佳。对急性粟粒性结核和结核性脑膜炎需增大剂量，必要时采用静脉滴注。

【不良反应】

（1）神经系统毒性：长期或大剂量应用可引起周围神经炎和中枢神经症状，表现为肌肉痉挛、四肢麻木、烧灼感、刺痛以及兴奋、头痛、精神异常、惊厥等，多见于用药时间长及慢乙酰化型患者，其发生原因可能与维生素 B_6 缺乏有关，可同服维生素 B_6 防治。癫痫和精神病患者慎用。

（2）肝毒性：可见氨基转移酶升高、黄疸，甚至肝细胞坏死，多见于 50 岁以上患者、快代谢型和嗜酒者。若与利福平合用可增强肝毒性。故用药期间应定期检查肝功能，肝功能不全者慎用。

（3）其他：偶见皮疹、药热、粒细胞缺乏等。因可抑制乙醇代谢，故用药期间不宜饮酒。孕妇慎用。

【药物相互作用】 异烟肼为肝药酶抑制剂，可抑制香豆素类、苯妥英钠等药物的代谢；饮酒或与利福平合用加重肝毒性；糖皮质激素可加快异烟肼的代谢及排泄，使血药浓度降低。

考点：异烟肼的临床应用和不良反应

利　福　平

利福平（rifampicin）又名甲哌利福霉素，为人工合成的口服广谱抗菌药。口服吸收迅速，但食物影响其吸收，故应空腹服用。本药穿透力强，可分布于全身各组织和体液中。主要经肝代谢，代谢产物可使尿、粪、泪液、痰液和汗液染成橘红色。

【抗菌作用】 本药对结核分枝杆菌有强大的抗菌作用，抗菌作用与异烟肼相似；对革兰阳性菌特别是耐药金葡菌有很强的抗菌作用，对麻风分枝杆菌、革兰阴性菌，如大肠埃希菌、变形杆菌、流感嗜血杆菌及沙眼衣原体也有效。抗菌机制是抑制细菌依赖 DNA 的 RNA 多聚酶，阻碍 mRNA 的合成，从而产生抗菌作用。单用易产生抗药性，与异烟肼、乙胺丁醇合用有协同作用，并能延缓耐药性的产生。

【临床应用】 主要与其他抗结核病药合用，治疗各种类型的结核病。对耐药金葡菌及其他敏感菌引起的感染也有效，也可用于麻风病、沙眼及敏感菌所致的眼部感染。

【不良反应】

（1）胃肠反应：表现为恶心、呕吐、腹胀等。一般不影响吸收。

（2）肝损害：少数患者可出现黄疸、氨基转移酶升高、肝大等，原有肝病患者、嗜酒者或与异烟肼合用时较易发生。用药期间应定期检查肝功能。

（3）过敏反应：少数患者可出现皮疹、药热，偶见白细胞减少和血小板减少等。

（4）其他：可见头痛、全身酸痛等流感样综合征及类赫氏反应等。

严重肝功能不全、胆道阻塞、对本药过敏者、妊娠早期及哺乳期妇女禁用。

【药物相互作用】 利福平可诱导肝药酶，加速皮质激素、香豆素类、洋地黄类、巴比妥类、口服降血糖药、口服避孕药、普萘洛尔等药物及自身的代谢。同服对氨基水杨酸可延缓利福平的吸收。与异烟肼或对氨基水杨酸合用可增加肝毒性。

考点：利福平的临床应用、不良反应及药物相关作用

利福定与利福喷丁

利福定（rifandin）又名异丁哌利福霉素，利福喷丁（rifapentine）又名环戊哌利福霉素。作用和临床应用与利福平相似，对结核分枝杆菌的作用比利福平强 3 倍以上，与利福平之间有交叉耐药性。肝功能不全及孕妇禁用。

乙 胺 丁 醇

【抗菌作用和临床应用】 乙胺丁醇（ethambutol）对结核分枝杆菌有较强的杀菌作用，对其他细菌无效。抗菌机制可能与干扰菌体 RNA 的合成有关。单用也可产生耐药性，与其

考点：乙胺丁醇的抗菌作用和临床应用

他抗结核病药无交叉耐药性，与异烟肼、利福平联用可增强疗效，延缓耐药性产生，用于治疗各种类型结核病。

【不良反应】 较少见。大剂量长期应用时可致球后视神经炎，表现为视力下降、视野缩小、辨色力减弱、红绿色盲等，发现后及时停药可恢复，故用药期间应定期作眼科检查。也可出现胃肠反应，如恶心、呕吐、腹泻等。偶见过敏反应、肝功能损害、周围神经炎及精神症状等。

吡嗪酰胺

吡嗪酰胺（pyrazinamide）口服吸收迅速，广泛分布于全身各组织与体液，经肝代谢，经肾排出。在酸性环境中抗菌作用增强，故对细胞内生长缓慢的结核分枝杆菌有作用。作用较异烟肼、利福平、链霉素弱，单用易产生耐药性，与其他抗结核病药之间无交叉耐药性。常与其他抗结核病药联用，以缩短疗程。可见氨基转移酶升高、黄疸等，用药期间应定期检查肝功能。肝功能不全者慎用，孕妇禁用。

链 霉 素

链霉素的抗结核作用及临床应用前已述及。

对氨基水杨酸钠

对氨基水杨酸钠（sodium aminosalicylate）为二线抗结核病药。仅对结核分枝杆菌有较弱的抑制作用，对其他细菌无效。耐药性产生缓慢，可与异烟肼等其他抗结核病药合用，以延缓耐药性产生。

丙硫异烟胺

丙硫异烟胺（protionamide）仅对结核分枝杆菌有抗菌作用，穿透力强，可透入全身各组织和体液中，呈杀菌作用，对其他抗结核病药耐药的菌株仍有效。常与其他抗结核病药合用于复治患者。常见胃肠道反应，偶致周围神经炎及肝损害。

（二）抗结核病药的临床应用原则

1. 早期用药　结核病早期多为渗出性反应，病灶区域血液循环良好，药物易渗入，此时机体的抗病能力和修复能力也较强，且细菌正处于繁殖期，对药物敏感，故疗效显著。

2. 联合用药　为了增强疗效、降低毒性、延缓耐药性的产生，临床常将两种或两种以上抗结核病药联合应用。

3. 规律用药　目前广泛采用的是短程疗法（6～9个月），为一种强化疗法。主要采用异烟肼和利福平联合，大多用于单纯性结核病的初治。若病灶广泛、病情严重者，则采用三联或四联。目前常用的有如下方法。

考点：抗结核病药的临床应用原则

前2个月每日给予异烟肼（H）、利福平（R）与吡嗪酰胺（Z），后4个月每日给予异烟肼和利福平（即2HRZ/4HR方案）。异烟肼耐药地区在以上三联或二联的基础上分别增加链霉素（S）与乙胺丁醇（E）（即2SHRZ/4HRE方案）。对营养不良、恶性病而免疫功能低下者、复发而有并发症者等情况，可适当延长用药时间。

4. 全程督导　即患者的病情、用药、复查等都应在医务人员地督查之下，这是当今控制结核病的首要策略。

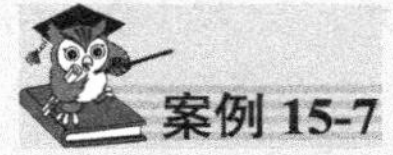

案例 15-7

患者，女，29 岁。17 年前曾患肺结核，因家庭困难，未给予正规治疗，间断服中药治疗。10 天前淋雨后出现发热、头痛、乏力、咳嗽、胸痛等症状，于社区诊所诊治，给予头孢曲松治疗，效果不佳。3 天前咳嗽加重，气急胸闷、胸痛加重，并开始间断性咯血，随来院诊治。X 线检查，诊断为“浸润型肺结核”，给予异烟肼＋利福平＋吡嗪酰胺＋链霉素，按 7SHRZ/7HR 方案治疗。1 月后患者出现了恶心、食欲缺乏、腹胀、皮肤黄染、肝区隐痛，查肝功能出现转氨酶升高。

问题与思考：

该患者可能出现了什么不良反应？应如何防治？

二、抗麻风病药

麻风病是由麻风分枝杆菌所引起的一种慢性传染病。目前临床常选用砜类药物，如氨苯砜和苯丙砜，但后者不易吸收，用量大，须在体内转化才能发挥作用，现已少用。抗结核病药利福平也有较好疗效。

氨　苯　砜

氨苯砜（dapsone）抗菌谱和抗菌机制与磺胺类相似，对麻风分枝杆菌有较强抑制作用，为治疗麻风病的首选药，可单用或与其他抗麻风病药联合治疗各类麻风病。用药 3 个月症状改善，黏膜病变好转；皮肤病变需 1 ～ 3 年才能好转；神经损害恢复更慢，可长达 5 年，因此，必须坚持长期用药。较常见的不良反应是溶血与发绀，葡萄糖 -6- 磷酸脱氢酶缺乏者尤易出现；有时出现胃肠刺激症状，偶见溶血性贫血，剂量过大可致发热、肝损害和剥脱性皮炎等。治疗早期或增量过快，可发生麻风症状加重反应，称为“砜综合征”，表现为发热、全身不适、剥脱性皮炎、肝坏死伴黄疸、淋巴结肿大、贫血等，一般认为是机体对菌体破裂后的磷脂类颗粒的免疫反应，应及时减量或停药，或改用其他抗麻风病药，必要时采用沙利度胺或糖皮质激素治疗。

氯法齐明

氯法齐明（clofazimine）又名氯苯吩嗪。对麻风分枝杆菌有抑制作用，作用较氨苯砜慢，并可阻止麻风结节红斑形成。本药常与氨苯砜或利福平合用治疗各型麻风病或作为抗麻风反应药。主要不良反应是使皮肤及角膜显红棕色，也使尿、痰、汗液显红色，也可透入胎盘及乳汁，使新生儿、乳汁及皮肤染色。

巯苯咪唑

巯苯咪唑（mercaptophenylimidazole）又名麻风宁，是一种新型抗麻风病药。其特点是疗效较砜类好，疗程短，毒性低，无蓄积性，患者易耐受，但也可产生耐药性。不良反应为局限性皮肤瘙痒和诱发“砜综合征”。适用于各型麻风病及对砜类药物过敏者。

制剂和用法

异烟肼　片剂：0.05g、0.1g、0.3g。一次 0.1 ～ 0.3g，一天 0.2 ～ 0.6g；小儿一天 10 ～ 20mg/kg，分 3 ～ 4 次服，对急性粟粒性肺结核或结核性脑膜炎，一次 0.2 ～ 0.3g，一天 3 次。注射剂：0.1g。一次 0.3 ～ 0.6g，加 5% 葡萄糖或 0.9% 氯化钠注射液 20 ～ 40ml

缓慢推注，或加入 250ml 中静脉滴注。

利福平　片剂或胶囊剂：0.15g、0.3 g、0.45g、0.6g。一天 0.45 ～ 0.6g，一天 1 次，清晨空腹顿服。小儿一天 20mg/kg，分 2 次服。眼药水：10ml/ 支。

利福定　胶囊剂：0.1g、0.15g。一次 0.15 ～ 0.2g，清晨空腹顿服。小儿一天 3 ～ 4mg/kg。

利福喷丁　片剂或胶囊剂：0.15g、0.3g。一次 0.6g，一周 1 ～ 2 次，清晨空腹服。

乙胺丁醇　片剂：0.25g。一次 0.25g，一天 2 ～ 3 次；小儿一天 15 ～ 20mg/kg，分 2 ～ 3 次服。

吡嗪酰胺　片剂或胶囊剂：0.25g，0.5g。一天 35mg/kg，分 3 ～ 4 次服。

对氨基水杨酸钠　片剂：0.5g。一次 2 ～ 3g，一天 4 次。小儿一天 0.2 ～ 0.3g/kg，分 4 次服。注射剂：2g、4g、6g。一天 4 ～ 12g 加入 5% 葡萄糖或 0.9% 氯化钠注射液中，稀释为 3% ～ 4% 的溶液，2 小时内滴完。

丙硫异烟胺　片剂：0.1g。一次 0.1 ～ 0.2g，一天 3 次。小儿一天 10 ～ 15mg/kg，分 3 次服。

氨苯砜　片剂：0.05g、0.1g。开始一天 12.5 ～ 25mg，以后每 2 周增加 50 mg，一天剂量为 100 ～ 200mg。服药 6 天，停药 1 天，连服 3 月后，停药 2 周。

苯丙砜　片剂：0.5g。开始一天 0.5g，一天 1 次，以后增至一天 2 ～ 3g，分次服用，最大剂量不超过 3g。服药 3 个月停药半月。注射剂：2g/5ml。第一周一次 1ml，第二周一次 2ml，自第三周起一次 3ml，10 周为一疗程。

麻风宁　片剂：25mg。开始一天 25mg，4 ～ 6 周内增至 100mg。服药 6 天，停药 1 天，连服 3 月后，停药 1 周，最大剂量一天 150mg。

氯法齐明　片剂：100mg。剂量与服法随联合疗法而异。对麻风反应开始每天 3 次，一次 100mg，随后根据反应控制后逐渐减量至每天 100mg。

目标检测

1. 以下有关异烟肼的叙述，错误的是（　　）
   A. 穿透力强
   B. 对革兰阳性及革兰阴性菌均有抗菌作用
   C. 可用于各部位各类型的结核病
   D. 主是在肝内乙酰化而被代谢
   E. 肝功能不全者慎用
2. 下列有关利福平的叙述，错误的是（　　）
   A. 对结核分枝杆菌作用弱
   B. 抑制细菌依赖 DNA 的 RNA 多聚酶
   C. 对耐药金葡菌也有效
   D. 可使尿、粪、泪液、痰液染成橘红色
   E. 可发生肝损害
3. 下列有关抗结核病药的叙述，错误的是（　　）
   A. 利福平对结核分枝杆菌的作用强度似异烟肼
   B. 异烟肼单用易耐药
   C. 利福平具肝药酶诱导作用
   D. 丙硫异烟胺胃肠反应少见
   E. 异烟肼可抑制乙醇代谢，故用药期间不宜饮酒
4. 患者，男，为一结核性腹膜炎患者，在抗结核治疗中，出现了失眠、神经错乱，产生这种不良反应的药物可能是（　　）
   A. 利福平　　B. 对氨基水杨酸钠
   C. 乙胺丁醇　　D. 吡嗪酰胺
   E. 异烟肼
5. 患者为一女性糖尿病患者合并肺浸润性结核，以甲苯磺丁脲控制糖尿，以利福平、链霉素控制结核病，在服用 2 个月后，发现糖尿病加重，而且出现肝功能损害，其原因是（　　）
   A. 患者感染了肝炎　　B. 链霉素损害了肾
   C. 甲苯磺丁脲有肝毒性　D. 利福平诱导肝药酶

E. 以上皆否

（6 ~ 9 题共用选项）

A. 周围神经炎和肝损害

B. 肝损害和过敏反应

C. 球后视神经炎

D. 肝损害

E. 肾损害

6. 吡嗪酰胺的不良反应是（　　）

7. 异烟肼的不良反应是（　　）

8. 乙胺丁醇的不良反应是（　　）

9. 利福平的不良反应是（　　）

（陈津禾）

中英文对照

异烟肼　isoniazid

雷米封　rimifon

利福平　rifampicin

利福定　rifandin

利福喷丁　rifapentine

乙胺丁醇　ethambutol

吡嗪酰胺　pyrazinamide

对氨基水杨酸钠　sodium aminosalicylate

丙硫异烟胺　protionamide

氨苯砜　dapsone

氯法齐明　clofazimine

巯苯咪唑　mercaptophenylimidazole

第 8 节　抗真菌药和抗病毒药

学习目标

1. 熟悉常用抗真菌药的作用特点及应用。
2. 熟悉常用抗病毒药的作用特点及应用。

一、抗真菌药

真菌感染分为浅部真菌感染和深部真菌感染两类。浅部真菌感染较多见，常侵犯皮肤、毛发、指（趾）甲，引起各种癣症，治疗药物常用灰黄霉素、制霉菌素等及供局部使用的克霉唑等。深部真菌感染常由白色念珠菌和新型隐球菌等引起，主要侵犯内脏器官和深部组织，发病率低，但危害性大，治疗药物常用两性霉素 B 及唑类抗真菌药等。

两性霉素 B

两性霉素 B（amphotericin B）又名庐山霉素。因口服和肌内注射吸收差，一般采用静脉滴注给药。不易透过血脑屏障，脑膜炎时需鞘内注射。本药对多种深部真菌，如新型隐球菌、荚膜组织胞质菌、粗球孢子菌及白色念珠菌等均有强大抗菌作用，对浅部真菌无效。主要用于真菌性肺炎、心包膜炎、脑膜炎、败血症及尿道感染等。因脑脊液中浓度低，脑膜炎时需鞘内注射。

不良反应较多见且严重，静脉滴注时可出现寒战、高热、头痛、恶心、呕吐、眩晕等；有肾毒性，表现为蛋白尿、无尿、管型尿、血尿素氮升高等；也可出现白细胞减少、肝损害、复视、皮疹等。用药期间应定期作血钾、血、尿常规、肝、肾功能和心电图检查。

制霉菌素

制霉菌素（nystatin）体内过程和抗菌作用与两性霉素 B 基本相同，但毒性更大，故不作注射给药，口服难吸收，可用于防治消化道念珠菌病，局部用药可治疗口腔、皮肤、阴道念珠菌感染。口服可致恶心、呕吐等胃肠反应，阴道用药可致白带增多。

克 霉 唑

克霉唑（clotrimazole）又名三苯甲咪唑。对皮肤真菌作用较强，但对头癣无效；对深部真菌作用不及两性霉素 B。主要供外用治疗体癣、手足癣和耳道、阴道真菌感染。因毒性较大，仅局部用药，故无明显不良反应。

咪 康 唑

咪康唑（miconazole）又名双氯苯咪唑。口服难吸收，深部真菌感染需静脉给药。对皮肤真菌感染和念珠菌感染优于克霉唑，对阴道念珠菌优于制霉菌素。当两性霉素 B 不能耐受或疗效差时，可作为替代药治疗多种深部真菌病，也可局部用药，治疗皮肤、黏膜真菌感染。本品可引起血栓性静脉炎、恶心、呕吐及过敏反应等不良反应。

酮 康 唑

酮康唑（ketoconazole）为新型口服广谱抗真菌药，对多种深部真菌和浅部真菌均有强大抗菌活性，疗效相当或优于两性霉素 B。主要用于白色念珠菌病，也可治疗皮肤癣菌感染。不良反应有胃肠反应；肝损害较重，可表现为氨基转移酶升高、肝炎等，应慎用。

氟 康 唑

考点：氟康唑的临床应用

氟康唑（fluconazole）又名大扶康。抗菌谱似酮康唑，抗菌作用比酮康唑强 10 ～ 20 倍。主要用于：①白色念珠菌感染、球孢子菌感染和新型隐球菌性脑膜炎；②各种皮肤癣及甲癣的治疗；③预防器官移植、白血病、白细胞减少等患者发生真菌感染。不良反应在本类药物中最低，可见轻度消化道反应、皮疹及无症状的氨基转移酶升高。过敏者禁用，孕妇慎用，肾功能不全者减量。

伊曲康唑

伊曲康唑（itraconazole）抗菌谱及作用与氟康唑相似，主要用于隐球菌病、全身性念珠菌病、急性或复发性阴道念珠菌病及免疫功能低下者预防真菌感染。不良反应较轻，可出现消化道反应，少见头痛、头晕、红斑、瘙痒、血管性水肿等，偶有一过性氨基转移酶升高。肝炎、心肾功能不全者及孕妇禁用。

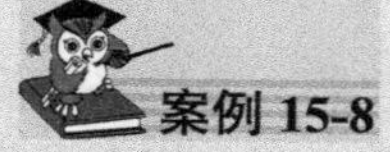

案例 15-8

患者，女，56 岁。糖尿病史 8 年，近期因合并感染应用头孢哌酮 15 天，2 天前发现口腔出现白色薄膜，细菌学检查为白色念珠菌感染，医生诊断为鹅口疮，给予制霉菌素治疗。

问题与思考：

该治疗方案合理否？为什么？

二、抗病毒药

病毒是一种严格的胞内寄生菌，需寄生于宿主细胞内，并借助宿主细胞的代谢系统而进行繁殖。病毒感染性疾病的发病率高、传播快。抗病毒药可通过干扰病毒吸附、阻止病毒穿入和脱壳、阻碍病毒在细胞内复制、抑制病毒释放或增强宿主抗病毒能力等方式呈现作用。

阿昔洛韦

阿昔洛韦（acyclovir）又名无环鸟苷。具有广谱抗疱疹病毒作用，对单纯性疱疹病毒、带状疱疹病毒、巨细胞病毒等均有较强的抑制作用，对乙型肝炎病毒（Hepatitis B virus，HBV）也有一定作用。主要用于防治单纯疱疹病毒的皮肤或黏膜感染及带状疱疹病毒感染等；也可用于乙型肝炎。不良反应较少，可见皮疹、恶心、厌食等。静脉给药者可见静脉炎。肾功能不全、小儿及哺乳期妇女慎用，孕妇禁用。

利巴韦林

利巴韦林（ribavirin）又名病毒唑、三氮唑核苷。为广谱抗病毒药，对流感病毒、单纯疱疹病毒、腺病毒、肠病毒、鼻病毒和痘病毒等均有抑制作用。主要用于防治流感、腺病毒肺炎、疱疹病毒引起的角膜炎、结膜炎、疱疹性口腔炎、带状疱疹等，对甲、乙型肝炎及麻疹也有效。口服可引起食欲缺乏、呕吐、腹泻等，用量过大可致心脏损害。有较强的致畸作用，孕妇禁用。

阿糖腺苷

阿糖腺苷（adenine arabinoside，Vira-A）对多种病毒均有抑制作用。主要用于单纯疱疹病毒引起的感染、免疫缺陷合并带状疱疹感染及慢性乙型病毒性肝炎。不良反应有恶心、呕吐、腹泻、眩晕和体重减轻，也可致白细胞减少、血小板减少等，肝、肾功能不全及孕妇禁用。

干扰素

干扰素（interferon，IFN）是机体细胞受病毒感染或其他诱导剂刺激产生的一类具有生物活性的糖蛋白，具有高度的种属特异性，药用的干扰素是从人的白细胞、成纤维细胞、免疫淋巴细胞株中提取。干扰素具有广谱抗病毒作用，通过使未受感染的细胞产生抗病毒蛋白而干扰病毒的复制和增殖，对 RNA 和 DNA 病毒均有效，此外，还有免疫调节和抗恶性肿瘤作用。临床主要用于防治呼吸道病毒感染、疱疹性角膜炎、带状疱疹、单纯疱疹、乙型肝炎、巨细胞病毒感染、恶性肿瘤等。

不良反应少，注射部位可出现硬结，偶见可逆性骨髓抑制。

聚肌胞

聚肌胞（polyI：C）为干扰素诱导剂，在体内诱生干扰素而发挥抗病毒和免疫调节作用。局部用于治疗疱疹性角膜炎、带状疱疹性皮肤感染和扁平苔癣；滴鼻用于预防流感；肌内注射用于流行性出血热、乙型脑炎、肝炎。此外，聚肌胞对鼻咽癌及妇科肿瘤等也有一定的疗效。因具有抗原性，可致过敏反应。孕妇禁用。

齐多夫定

齐多夫定（zidovudine，AZT）为胸腺嘧啶核苷酸衍生物，1987 年被美国 FDA 第一个批准为抗 HIV 感染药。其进入细胞后经逐步磷酸化，生成单磷酸、二磷酸和三磷酸 AZT，后者竞争性抑制 RNA 反转录酶，并能插入到病毒 DNA 链中而抑制 DNA 链的延长。该药为治疗艾滋病的首选药，与其他核苷类和非核苷类 HIV 反转录酶抑制剂合用可获较好疗效。不良反应主要为骨髓抑制，表现为贫血、白细胞减少等，发生率与剂量和疗程有关；也可出现喉痛、无力、发热、恶心、头痛、皮疹、失眠、肝功能异常及味觉改变等。

拉米夫定

拉米夫定（lamivudine，3TC）在被 HIV 和 HBV 感染的细胞和正常细胞内，可生成活性代谢产物——拉米夫定三磷酸（3TC-TP），后者与正常底物脱氧胞苷三磷酸竞争与酶的结合而抑制 HIV、HBV 的反转录酶，并插入到病毒 DNA 链中而抑制 DNA 链的延长，为 DNA 终止药。可与齐多夫定合用治疗 HIV 感染；也可用于乙型肝炎，合用 IFN 有协同作用。可出现上呼吸道感染样症状、乏力、疲倦、发热、头痛、恶心、身体不适、腹痛、腹泻、咽部和扁桃体疼痛或不适等。

“四免一关怀”政策

“四免一关怀”政策是我国艾滋病防治最有力的政策措施。“四免”是指：①未参加医保的经济困难人员中的艾滋病患者，可服用免费的抗病毒药物，接受抗病毒治疗；②所有自愿接受艾滋病咨询和病毒检测的人员，都可得到免费咨询和艾滋病病毒抗体初筛检测；③对艾滋病孕妇，提供健康咨询、产前指导和分娩服务，及时免费提供母婴阻断药物和婴儿检测试剂；④ 方各级人民政府要对艾滋病遗孤开展心理康复，为其提供免费义务教育。“一关怀”是指国家对 HIV 感染者和患者提供救治关怀，各级政府将经济困难的艾滋病患者及其家属，纳入政府补助范围，按有关社会救济政策的规定给予生活补助；扶助有生产能力的 HIV 感染者和患者从事力所能及的生产活动，增加其收入。

链接

制剂和用法

两性霉素 B　注射剂：5mg、25mg、50mg。静脉滴注时先用注射用水溶解后加入 5% 葡萄糖注射液中，稀释成 0.1mg/ml，从一天 0.1mg/kg 开始渐增至一天 1mg/kg。鞘内注射：首剂：0.05 ～ 0.1mg，渐增至一次 0.5mg，浓度不超过 0.3mg/ml。

制霉菌素　片剂：25 万 U、50 万 U。一次 50 万～ 100 万 U，一天 3 次，7 天为一疗程；小儿一天 5 万～10 万 U/kg，分 3 ～ 4 次服。软膏剂：10 万 U/g；阴道栓剂：10 万 U；混悬剂：10 万 U/ml，供局部外用。

克霉唑　软膏：1%、3%。外用。口腔药膜：4mg。一次 4mg，一天 3 次，贴于口腔。栓剂：0.15g，一次 0.15g，一天 1 次，阴道给药。溶液剂：1.5%。涂患处，一天 2 ～ 3 次。

咪康唑　注射剂：0.2g。一次 0.2 ～ 0.4g，一天 3 次，一天最大量为 2g，用 0.9% 氯化钠注射液或 5% 葡萄糖注射液稀释成 200ml 于 30 ～ 60 分钟滴完。霜剂：2%。外用。栓剂：0.1g。阴道用。

酮康唑　片剂：0.2g。一次 0.2 ～ 0.4g，一天 1 次。深部真菌感染，连服 1 ～ 6 天；浅部真菌感染连服 1 ～ 6 周。栓剂：0.1g、0.2g。

氟康唑　片剂或胶囊剂：50mg、100mg、150mg、200mg。一次 50 ～ 100mg，一天一次，必要时一天 150 ～ 300mg。注射剂：100mg/5ml、200mg/10ml。剂量同口服，静脉滴注。

伊曲康唑　胶囊剂：100mg、100mg。一天 100 ～ 200mg，一天 1 次。

阿昔洛韦　片剂或胶囊剂：0.2g。一次 0.2g，每 4 小时 1 次，或一天 1g，分 5 次服。注射剂：0.5g。一次 5mg/kg，一天 3 次，7 天为一疗程，先用注射用水配成 2% 的溶液后加入输液中静脉滴注。滴眼液：0.1%8ml。眼膏剂：3%3g。霜剂和软膏剂：3%10g，供局部应用。

利巴韦林　片剂：0.1g、0.2g。一天 0.8 ～ 1g，分 3 ～ 4 次服。注射剂：0.1g。一天 10 ～ 15mg/kg，分 2 次肌内注射或静脉注射。

阿糖腺苷　注射剂：1g。一天 10 ～ 15mg/kg，加入输液中静脉滴注。眼膏剂：3%。局部应用。

干扰素　注射剂：100 万 U、300 万 U。一次 100 万～ 300 万 U，一天 1 次，肌内注射，5 ～ 10 天为一疗程，疗程间隔 2 ～ 3 天或每周肌内注射 1 ～ 2 次。

聚肌胞　注射剂：1mg、2mg。一次 1 ～ 2mg，隔 2 ～ 3 天 1 次，肌内注射。治疗肝炎：一周 2 次，肌内注射，2 ～ 3 个月为一疗程。滴眼液：0.1%。一天 8 ～ 14 次。滴鼻液：0.1%。一天 3 ～ 5 次，用于预防流感。

拉米夫定　片剂：0.1g。用于慢性肝炎，一次 0.1g，一天 1 次，疗程 52 周。

目标检测

1. 下列对抗真菌药的叙述，错误的是（　　）
   A. 酮康唑为广谱抗真菌药
   B. 克霉唑多局部用药
   C. 咪康唑对浅部真菌和深部真菌均有效
   D. 两性霉素 B 的不良反应少见
   E. 酮康唑主要是口服给药
2. 下列有关利巴韦林的说法，错误的是（　　）
   A. 又名病毒唑　　B. 为一广谱抗病毒药
   C. 对流感病毒有效　　D. 对病毒性肝炎无效
   E. 孕妇禁用
3. 下列有关两性霉素 B 的叙述，错误的是（　　）
   A. 因口服和肌内注射吸收差，多静脉滴注给药
   B. 主要用于深部真菌感染
   C. 脑膜炎时需鞘内注射
   D. 无肾毒性和耳毒性
   E. 又名庐山霉素
4. 患者，男，60 岁，因糖尿病合并皮肤感染长期服用四环素、磺胺药，后咽部出现白色薄膜，不曾在意，近来消化不良、腹泻而就诊，怀疑为白色念珠菌病，宜用（　　）
   A. 制霉菌素　　B. 多黏菌素
   C. 两性霉素 B　　D. 阿昔洛韦
   E. 利巴韦林

（5、6 题共用选项）
   A. 阿昔洛韦　　B. 左旋咪唑
   C. 两性霉素 B　　D. 阿糖腺苷
   E. 克霉唑

5. 真菌性肺炎、心包膜炎可选用（　　）
6. 体癣、手足癣可选用（　　）

（陈津禾）

中英文对照

两性霉素　amphotericin B
制霉菌素　nystatin
克霉唑　clotrimazole
咪康唑　miconazole
酮康唑　ketoconazole
氟康唑　fluconazole
伊曲康唑　itraconazole
阿昔洛韦　acyclovir
利巴韦林　ribavirin
阿糖腺苷　adenine arabinoside，Vira-A
干扰素　interferon
聚肌胞　polyI：C
齐多夫定　zidovudine，AZT
拉米夫定　lamivudine，3TC

第9节　消毒防腐药

学 习 目 标

1. 熟悉消毒药、防腐药的概念。

2. 熟悉乙醇、碘伏、过氧化氢溶液、甲紫、苯扎溴铵等常用消毒防腐药的作用特点、临床应用及注意事项。

消毒防腐药是指用化学方法来达到杀菌、抑菌和防腐目的的抗菌药，它具有杀灭（消毒）或抑制（防腐）病原微生物生长的作用。消毒药是指局部能迅速杀灭病原微生物的药物，防腐药是指能抑制微生物生长繁殖的药物，这两者之间无严格界限，消毒药在较低浓度时可显示抑菌作用，反之防腐药在较高浓度时也有杀菌作用。所以，两者统称消毒防腐药。

本类药物作用机制多种多样，有的可致使病原微生物蛋白质凝固变性；有的与微生物酶系统结合，能干扰其功能；有的能对细菌表面张力有降低作用，增加其细胞膜通透性，从而致使崩溃或溶解，最终导致病原微生物生长受阻或死亡。

本类药物在卫生防疫、临床、食品等方面都有广泛使用，在选用时应结合消毒防腐药自身性质、被消毒对象以及污染的病原微生物种类等情况综合考虑。现将常用的消毒防腐药根据其主要的使用途径分为以下两类。

一、主要用于环境、用具、器械的消毒防腐药

（一）酚类

苯　　酚

苯酚（phenol，石炭酸）主要用于器械、用具以及房屋消毒，也可用于皮肤消毒。1%以上浓度可以杀灭一般细菌。随着浓度的增高对皮肤、黏膜呈现止痒、刺激和腐蚀作用。口腔科常配制成酚制剂使用，如樟脑酚、碘酚。也可制成酚甘油用于中耳炎的治疗。

甲　　酚

通常使用含甲酚（cresol）50% 的甲酚皂溶液（又名来苏儿），其作用与苯酚相似，但比苯酚强 3 倍，毒性、腐蚀性较小。

（二）醛类

甲醛（formaldehyde，福尔马林）杀菌能力较强，对细菌、芽孢、病毒皆有效。但对人体的毒性和皮肤、黏膜的刺激性也较大，因此应用受限。通常使用 2% 的甲醛溶液浸泡器械 1 ～ 2 小时达到消毒目的；10% 的甲醛溶液用于标本固定。也可用 15ml 甲醛加水 20ml，加热蒸发可消毒空气 $1m^3$。

戊 二 醛

戊二醛（glutaraldehyde）对多种细菌、结核分枝杆菌、真菌、乙肝病毒等有杀灭作用。2% 戊二醛水溶液用于口腔科器械、内镜、温度计、橡胶制品、塑料制品及不能加热的器械的消毒，金属器械消毒加入 0.5% 亚硝酸银可防锈蚀；5% ～ 10% 戊二醛溶液可用于除面部以外的寻常疣；10% 戊二醛溶液治疗多汗症。因有刺激性，不宜用于黏膜。

（三）卤素类

含氯石灰

含氯石灰（Calx Chlorinata，漂白粉）杀菌作用强大，抗菌谱广，对某些芽孢及病毒也有效。可使用其干粉对排泄物消毒；也可使用 0.5% 溶液对餐具、饮水消毒；1% ～ 3% 的溶液对环境消毒。使用其溶液消毒时应临用新制，以防分解失效。

二、主要用于皮肤、黏膜的消毒防腐药

这类药主要用于局部皮肤、黏膜、创伤表面的感染预防和治疗，如外科的清创及手臂皮肤的消毒等。

（一）醇类

乙　醇

乙醇（alcohol，酒精）对芽孢、病毒、真菌无效。通常有效浓度范围为 20% ～ 75%，杀菌作用随浓度增高而增强。浓度过高会使菌体表层蛋白质凝固，阻碍乙醇向内渗透，杀菌效果反而减弱。浓度过低，达不到杀菌目的。20% ～ 30% 溶液用于物理降温；40% ～ 50% 溶液可预防褥疮；70% 或 75% 溶液用于皮肤、温度计的一般消毒，但不宜用于破损皮肤。

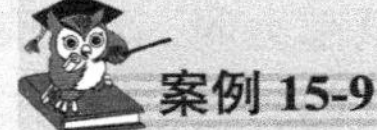
案例 15-9

患者，女，78 岁。6 个月前因雪天出门滑倒致股骨颈骨折，一直卧床休息治疗，为防止压疮，医嘱用 50% 乙醇局部按摩进行预防。

问题与思考：

该处方合理与否？为什么？

（二）酸类

硼　酸

硼酸（boric acid）对真菌、细菌有弱防腐作用，刺激性小。通常使用 2% ～ 5% 的水溶液漱口、洗眼等，4% 的醇溶液治疗外耳炎、中耳炎。5% 软膏剂用于皮肤黏膜患处。

苯　甲　酸

苯甲酸（benzoic acid，安息香酸）为食品和药物的防腐剂，有抗真菌作用，pH 越低，抗菌作用越强。0.05% ～ 0.1% 浓度的苯甲酸用于食品和药物的防腐；6% ～ 12% 苯甲酸常与水杨酸配成酊剂或软膏，治疗皮肤浅部真菌感染，如手癣、体癣、足癣。外用局部有轻微刺激性。

乙　酸

乙酸（acetic acid）刺激性小，其 0.1% ～ 0.5% 溶液用于冲洗阴道配合其他药物治疗滴虫病；0.5% ～ 2% 用于洗涤铜绿假单胞菌感染伤口；5% 溶液 $2ml/m^3$ 熏蒸用于房屋消毒，可预防流感和普通感冒。

（三）卤素类

碘 伏

碘伏（iodophor）为中效消毒药，杀菌谱广，可杀灭细菌繁殖体、真菌、原虫和部分病毒等。有效含碘量0.25%～0.5%可用于皮肤、术前刷洗手；0.5%～1%用于手术部位、各种注射部位皮肤消毒；0.025%～0.05%用于泌尿道、生殖道黏膜冲洗。对碘过敏者禁用。

碘 仿

碘仿（iodoform）呈现消毒防腐的作用。消毒杀菌作用维持时间长，对组织无刺激性，能吸收渗出液而保持创面干燥，促进肉芽组织新生和伤口愈合。临床常用10%碘仿软膏或4%～6%碘仿纱布填充于化脓性创面、深部坏死组织，可有效控制炎症加速愈合，碘仿糊可用于牙齿根管感染的填充剂，减少炎症渗出、促进炎症消退，也可用于阴道滴虫、烫伤、餐具消毒。不良反应较少，长期大面积应用可产生碘中毒。

（四）氧化剂

高锰酸钾

高锰酸钾（potassium permanganate）为强氧化剂，具有抑菌和杀菌作用，高浓度具有刺激、腐蚀作用。0.01%～0.02%高锰酸钾溶液用于药物中毒时的洗胃；0.125%用于坐浴及阴道冲洗；0.1%高锰酸钾溶液用于水果、食物、食具等消毒；0.1%～0.5%用于创面冲洗。

过氧化氢

过氧化氢（hydrogen peroxide，双氧水）为强氧化剂，作用时间短，杀菌力弱，对厌氧菌尤其敏感，具有消毒、防腐、除臭及清洁作用。1%～3%溶液用于冲洗创面、松懈伤口痂皮；1%溶液用于扁桃体炎、口腔炎等含漱。对舌及口腔黏膜有轻度刺激性。

（五）表面活性剂

苯扎溴铵

苯扎溴铵（benzalkonium bromide，新吉尔灭）为阳离子表面活性剂类广谱杀菌药，毒性小，0.1%浓度以下对皮肤黏膜无刺激。通常0.02%以下用于黏膜消毒；0.05～0.1%用于手术前洗手；0.1%用于皮肤消毒、手术器械消毒（内加0.5%亚硝酸钠以防锈）。不用于排泄物消毒，不与阴离子清洁剂，如肥皂等合用。

（六）燃料类

甲 紫

甲紫（methylrosanilinium chloride）主要对革兰阳性细菌尤其是葡萄球菌有杀菌作用，对真菌、念珠菌及铜绿假单胞菌也有效，能与坏死组织结合形成保护膜并起收敛作用。1%～2%的甲紫水溶液或乙醇溶液可用于皮肤、黏膜、溃疡；0.1%～1%的甲紫水溶液用于烧伤、烫伤局部涂搽。动物实验表明有致癌作用，故伤口破溃处禁用，本药不宜长期使用。

三、其 他 类

环氧乙烷

环氧乙烷（ethylene oxide）是一种广谱、高效的气体消毒剂，对细菌、芽孢、立克次体、病毒和真菌都有杀灭作用。常用于其他方法不能消毒的，如皮革、棉制品、化纤织物、精密仪器、生物制品、纸张、书籍、文件、某些药物、橡皮制品及非食用塑料制品等消毒。消毒时必须在密闭容器内进行，常用的有固定容器消毒法、消毒袋消毒法等。

目标检测

1. 口腔铜绿假单胞菌感染时漱口液首选（　　）
   A. 2% ～ 3% 硼酸
   B. 1% ～ 3% 过氧化氢
   C. 1% ～ 4% 碳酸氢钠
   D. 0.1% 乙酸
   E. 0.02% 呋喃西林
2. 配制 0.2% 的过氧乙酸 5000ml，需用 50% 过氧乙酸（　　）
   A. 10ml　B.20ml
   C.30ml　D.40ml
   E.50ml
3. 下列哪些消毒剂可用来空气消毒（　　）
   A. 高锰酸钾　B. 戊二醛
   C. 甲醛　D. 过氧化氢溶液
   E. 环氧乙烷

（苏　岚）

中英文对照

乙醇　alcohol
甲醛　formaldehyde
戊二醛　glutaraldehyde
苯酚　phenol
甲酚　cresol
硼酸　boric acid
苯甲酸　benzoic acid
乙酸　acetic acid
碘伏　iodophor
碘仿　iodoform
含氯石灰　calx chlorinata
高锰酸钾　potassium permanganate
过氧化氢　hydrogen peroxide
苯扎溴铵　benzalkonium bromide
甲紫　methylrosanilinium chloride
环氧乙烷 ethylene oxide

第16章　抗寄生虫病药

抗寄生虫药物是指能够驱除和杀灭体内外寄生虫的药物。寄生虫主要分为原虫和蠕虫两大类，因此，抗寄生虫药物可以分为抗原虫药和抗蠕虫药。抗原虫药主要包括抗疟药、抗阿米巴原虫药和其他抗原虫药。抗蠕虫药主要包括抗线虫药、抗绦虫药、抗吸虫类药等。

第1节　抗　疟　药

学习目标

1. 掌握氯喹、伯氨喹、乙胺嘧啶的药理作用、临床应用、不良反应及选药原则。
2. 熟悉青蒿素、奎宁的药理作用、临床应用及不良反应。
3. 了解其他抗疟药物。

疟疾是疟原虫引起的由雌性按蚊传播的传染病。寄生于人体内的疟原虫主要有恶性疟原虫、间日疟原虫、三日疟原虫和卵形疟原虫，分别引起恶性疟、间日疟、三日疟和卵形疟。四种疟原虫的生活史基本相同，分为在雌性按蚊体内的有性生殖阶段和人体内的无性生殖阶段。抗疟药通过作用于疟原虫生活史的不同环节，发挥治疗或预防疟疾的作用。

一、疟原虫的生活史和抗疟药的作用环节

（一）人体内无性生殖阶段

1. 红细胞外期　受感染的雌性按蚊叮吸人血时，子孢子随唾液进入人体，随血流侵入肝细胞发育，经10～14天发育为成熟裂殖体（可产生数以万计的裂殖子）。此期无临床症状，为疟疾的潜伏期。乙胺嘧啶能杀灭此期的裂殖体，有病因性预防作用。间日疟原虫和卵形疟原虫的部分子孢子（迟发型子孢子）侵入肝细胞后，在肝细胞内经数月休眠（称休眠子）后再裂体增殖，成为疟疾远期复发的根源。恶性疟原虫和三日疟原虫无迟发型子孢子，不引起疟疾复发。伯氨喹能杀灭迟发型子孢子，有阻止复发的作用。

2. 红细胞内期　红细胞外期的裂殖子胀破肝细胞释出，侵入红细胞，发育为滋养体并进一步发育为成熟裂殖体，破坏红细胞后，释放出大量裂殖子、疟色素及其他代谢产物，刺激机体，引起高热、寒战等症状，即疟疾发作。释放出的裂殖子再侵入其他正常红细胞重复裂体增殖，引起临床症状反复发作。氯喹、奎宁、青蒿素等能杀灭红细胞内期的裂殖体，有控制症状的作用。

（二）雌性按蚊体内的有性生殖阶段

红细胞内的疟原虫裂体增殖3～5代后，部分裂殖子发育成雌、雄配子体。在按蚊叮吸患者的血液时，雌、雄配子体随血液进入蚊胃并发育成子孢子，移行至唾液腺内，成为疟疾传播的根源。伯氨喹能杀灭各种疟原虫的配子体，乙胺嘧啶能抑制雌、雄配子体在蚊胃内发育，两者均有控制疟疾传播和流行的作用。

疟疾在全世界的流行状况

疟疾是世界上流行最广、发病率和致死率最高的热带寄生虫传染病。世界卫生组织的报告指出，全球近 25 亿人生活在疫区，临床病例数达 3 亿～ 5 亿人，年死亡人数超过 300 万，其中一半为 5 岁以下儿童，其中非洲死亡人数占 70%。由于全球气候的明显变暖，疟疾正以高速度蔓延。疟疾的流行给发展中国家带来了巨大的经济负担，防治疟疾成为这些国家消除贫困的重要组成部分。

链接

二、常用抗疟药

（一）主要用于控制症状药

氯　喹

氯喹（chloroquine）为人工合成的 4- 氨基喹啉类衍生物。口服吸收快而完全，广泛分布于全身组织。红细胞内药物浓度是血浆浓度的 10 ～ 20 倍，受感染的红细胞内浓度又比正常红细胞高约 25 倍。主要在肝代谢，代谢产物及小部分原形药经肾排出，氯喹在体内消除缓慢，半衰期持续数天至数周，酸化尿液可加速排泄。

【药理作用和临床应用】

（1）抗疟作用：氯喹对各种疟原虫的红细胞内期裂殖体有较强的杀灭作用，能迅速有效地控制疟疾的临床发作，通常用药后 24 ～ 48 小时症状消退，48 ～ 72 小时血中疟原虫消失，是控制症状的首选药。也可用于预防性抑制症状发作，对红细胞外期疟原虫无作用，不用于病因性预防以及控制复发和传播。

（2）抗肠外阿米巴病作用：可杀灭阿米巴滋养体，用于阿米巴肝脓肿的治疗。

（3）免疫抑制作用：大剂量氯喹能抑制免疫反应，可用于类风湿关节炎、系统性红斑狼疮等自身免疫性疾病的治疗。

【不良反应及用药注意事项】　治疗疟疾时不良反应少，有头痛、头晕、恶心、皮疹等，长期大剂量使用可致视网膜病变、听力障碍、心律失常。使用氯喹期间应定期检查视力、听力、肝肾功能和血象等，发现异常立即停药。另外静脉滴注速度过快会引起严重低血压和心律失常，故应慢速滴注，并密切观察患者的心脏和血压的变化。

奎　宁

【药理作用和临床应用】　奎宁（quinine）对各种疟原虫的红细胞内期裂殖体有杀灭作用，能迅速控制临床症状，对红细胞外期疟原虫无影响。因其疗效较氯喹差且毒性大，一般不作首选药。临床主要用于耐氯喹或耐多种药物的恶性疟原虫感染，特别是脑型疟疾。奎宁尚有解热镇痛、心肌抑制、兴奋子宫平滑肌等作用。

【不良反应】

（1）金鸡纳反应：恶心、呕吐、耳鸣、视力减退等，重复给药时多见。停药后可恢复。

（2）心血管系统反应：大剂量抑制心肌，可导致低血压、心律失常等。静脉滴注速度过快会引起严重低血压和心律失常，故应慢速滴注，并密切观察患者的心脏和血压的变化。心肌病患者不宜用。

（3）特异质反应：葡萄糖 -6- 磷酸脱氢酶（G6PD）缺乏者，用药后可出现急性溶血。

（4）其他：刺激胰岛素释放，可引起低血糖。对子宫平滑肌有兴奋作用，月经期慎用，孕妇禁用。

青 蒿 素

青蒿素（artemisinin）是我国科学家从菊科植物黄花蒿中提取的抗疟药，受到世界医药界的高度评价。青蒿素口服吸收迅速，1 小时血药浓度达峰值。广泛分布于各组织，在肝、肠、肾等组织中含量高，易透过血脑屏障。体内代谢快，代谢产物经肾排出。

【药理作用和临床应用】 青蒿素对各种疟原虫红细胞内期滋养体及裂殖体均有快速杀灭作用，对红细胞外期疟原虫无效。临床主要用于恶性疟的症状控制，尤其对凶险的脑型疟疾有良好的抢救效果，也可用于治疗耐氯喹或对多种药物耐药的虫株感染。由于青蒿素代谢快，有效血药浓度维持时间短，杀死疟原虫不彻底，故治疗疟疾复发率高，与伯氨喹合用能降低复发率。

【不良反应】 不良反应少。偶见胃肠道反应、白细胞减少、一过性心脏传导阻滞、发热等，可自行恢复。有致畸作用，孕妇禁用。

屠呦呦与青蒿素

1969 年，屠呦呦所在的中医研究院接到了一个“中草药抗疟”的研发任务，代号“523”，成了当时研究防治疟疾新药项目的代号。屠呦呦加入了中医药协作组，与军事医学科学院的研究人员一同查阅历代医药记载，挑选其中出现频率较高的抗疟疾药方，并实验这些药方的效果。1971 年下半年，屠呦呦由用乙醇提取改为用沸点比乙醇低的乙醚提取，1971 年 10 月 4 日成功提取到青蒿中性提取物，获得对鼠疟、猴疟疟原虫 100% 的抑制率。1977 年，她首次以“青蒿素结构研究协作组”名义撰写的论文《一种新型的倍半萜内酯——青蒿素》发表于《科学通报》，引起世界各国的密切关注。作为“中国神药”，青蒿素在世界各地抗击疟疾显示了奇效，挽救了数以百万人的生命。2004 年 5 月，世卫组织正式将青蒿素复方药物列为治疗疟疾的首选药物，英国权威医学刊物《柳叶刀》的统计显示，青蒿素复方药物对恶性疟疾的治愈率达到 97%。

2015 年 10 月 5 日，诺贝尔奖评选委员会瑞典卡罗琳医学院在斯德哥尔摩宣布 2015 年诺贝尔生理学或医学奖授予中国科学家屠呦呦。她是第一位获得诺贝尔科学奖的中国本土科学家，也是第一位获得诺贝尔生理医学奖的华人科学家。

链 接

青蒿醚和青蒿琥酯

青蒿醚（artemether）和青蒿琥酯（artesunate）分别是青蒿素的脂溶性和水溶性衍生物，作用与青蒿素相同，但抗疟效果优于青蒿素。临床主要用于耐氯喹的恶性疟疾及危重病例的抢救。

咯 萘 啶

咯萘啶（malaridine）杀灭红细胞内期裂殖体，特别是对耐氯喹的疟原虫仍有较强作用。主要用于治疗耐氯喹的恶性疟疾及脑型疟疾，不良反应少。

（二）主要用于复发和传播的药物

伯 氨 喹

伯氨喹（primaquine，伯喹）口服吸收迅速而完全，体内代谢快，代谢产物经肾排泄。血中有效浓度维持时间短，须每日连续用药。

【药理作用和临床应用】 伯氨喹对间日疟原虫和卵形疟原虫的休眠子有较强的杀灭作用，是防治疟疾复发的主要药物，与氯喹等红细胞内期的抗疟药合用，可根治间日疟和卵形疟并减少耐药虫株的产生。本药也可杀灭各种疟原虫的配子体，阻止疟疾传播。

【不良反应及用药注意事项】 毒性较大。治疗量可有头晕、恶心、呕吐、腹痛、粒细胞减少等。大剂量引起高铁血红蛋白血症。G6PD 缺乏者，用药后可发生急性溶血，用药期间发现酱油样尿、严重贫血时应立即停药。孕妇、1 岁以下婴儿、有溶血史者或其家属中有溶血史者禁用。

（三）主要用于病因性预防药

乙胺嘧啶

【药理作用和临床应用】 乙胺嘧啶（pyrimethamine，息疟定）为二氢叶酸还原酶抑制剂，能阻止四氢叶酸的形成，抑制疟原虫的裂体增殖，对已发育成熟的裂殖体无作用。本药主要抑制疟原虫红细胞外期子孢子的发育增殖，是病因性预防的首选药，由于排泄缓慢，一次给药作用可持续一周以上。对红细胞内期未成熟裂殖体也有效，但常需在用药后第二个无性增殖周期发挥作用，故控制症状起效缓慢。含药血液被按蚊吸食后，抑制配子体在蚊胃内发育，能阻断疟疾的传播。本药与磺胺类药或砜类药合用，对疟原虫叶酸代谢产生双重阻断，有协同作用。

【不良反应】 治疗剂量不良反应少。长期大剂量服用可干扰人体叶酸代谢，引起巨幼红细胞性贫血、粒细胞减少等，故长期用药应定期检查血象，一旦发生，及早停药，可自行恢复。过量导致急性中毒，表现为恶心、呕吐、发热、惊厥甚至死亡。可透过胎盘屏障并可进入乳汁，引进胎儿畸形和干扰叶酸代谢，孕妇和哺乳妇禁用。

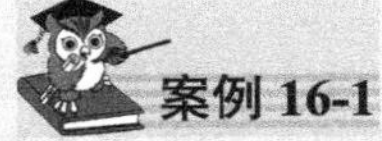

案例 16-1

患者，女，35 岁。因寒战、高热等症状周期性发作入院治疗，询问病史时发现该患者发病前曾到非洲某地旅游。随后在血涂片中查到疟原虫。

诊断：三日疟。

问题与思考：

1. 应采用何种治疗方案？为什么？
2. 用药时应注意哪些事项？

第 2 节　抗阿米巴病药与抗滴虫病药

学习目标

1. 掌握甲硝唑的作用特点和临床应用。
2. 了解其他抗阿米巴病药和抗滴虫药的药理作用、临床应用及主要不良反应。

一、抗阿米巴病药

凡由溶组织阿米巴原虫感染人体所致的疾病称为阿米巴病。溶组织阿米巴原虫的发育过程包括小滋养体、包囊和大滋养体三种类型，小滋养体与结肠内菌群共生，一般不产生症状，但在不同的条件下分别转变成传染源包囊和具有较强侵袭力的大滋养体。包囊可随粪便排出体外，成为阿米巴病的传染源。滋养体可溶解宿主细胞，引起肠阿米巴病，表现为阿米巴痢疾；也可随血流侵入肝或其他部位，引起肠外阿米巴病，表现为阿米巴脓肿。目前应用的抗阿米巴病药主要杀灭滋养体，但消灭小滋养体即可杜绝包囊的来源。根据药物作用部位，将抗阿米巴病药分为：①抗肠内、肠外阿米巴病药，如甲硝唑、依米丁等；②抗肠外阿米巴病药，如氯喹等；③抗肠内阿米巴病药，如二氯尼特、卤化喹啉类等。

甲 硝 唑

甲硝唑（metronidazole）吸收迅速完全，分布广泛，体液、分泌液和脑脊液中可达有效浓度。对阿米巴滋养体、阴道毛滴虫、贾第鞭毛虫有强大的杀灭作用，具有高效、低毒的特点，是治疗急性阿米巴痢疾、肠外阿米巴病、阴道滴虫和贾第鞭毛虫感染的首选药。由于肠腔内药物浓度低，不能杀灭包囊，故单独用于治疗肠道阿米巴痢疾时，复发率较高，且无根治作用（详见第 15 章）。

氯 喹

由于分布特点，氯喹（chloroquine）仅用于肠道外阿米巴感染的治疗（见本章第 1 节）。

二氯尼特

二氯尼特氯喹（diloxanide）为目前最有效的杀包囊药。单用是无症状或有轻微症状的包囊携带者的首选药；急性阿米巴痢疾患者，使用甲硝唑控制症状后，再用本药可肃清肠腔内包囊，有效防止复发；对肠外阿米巴病无效。有轻微的恶心、呕吐、皮疹等不良反应。动物实验证明大剂量可导致流产。

卤化喹啉类

本类药物包括双碘喹啉（diiodohydroxyquinoline）、喹碘方（chiniofon）、氯碘羟喹（clioquinol）。口服吸收少，肠内浓度高，能直接杀灭肠腔内滋养体及包囊，用于慢性阿米巴痢疾及无症状排包囊者的治疗。常见不良反应为腹泻，碘过敏者用后出现发热、皮疹、唾液腺肿大等。氯碘羟喹大剂量可引起亚急性脊髓 - 视神经病，许多国家已禁止或限制使用。

二、抗滴虫病药

抗滴虫病药用于治疗阴道毛滴虫感染引起的阴道炎、尿道炎和前列腺炎。甲硝唑是治疗滴虫病的首选药。耐甲硝唑虫株感染时，可改用乙酰胂胺（acetarso1）。本药能杀灭阴道毛滴虫及阿米巴原虫，治疗滴虫病时采用局部给药。有轻度的局部刺激作用，可使阴道分泌物增多。

第 3 节　抗血吸虫病药与抗丝虫病药

学 习 目 标

1. 熟悉吡喹酮的作用特点、临床应用及不良反应。
2. 了解乙胺嗪的作用特点、临床应用及不良反应。

一、抗血吸虫病药

血吸虫的成虫寄生在人或其他哺乳动物的肠系膜静脉和门静脉的血液中，可严重危害人类健康。在我国流行的是日本血吸虫，主要分布于长江流域及其以南地区。吡喹酮是治疗血吸虫病的首选药物。

吡 喹 酮

吡喹酮（praziquantel，环吡异喹酮）为广谱抗吸虫药，兼有抗绦虫作用。具有疗效高、不良反应少、疗程短和口服方便等特点，在治疗血吸虫病时，可使虫体失去吸附能力而肝移或死亡。口服可出现短暂的腹痛、腹泻、头痛、眩晕、嗜睡等，也可引起发热、皮疹、癫痫样发作、中毒性肝炎、心电图异常，这与虫体被杀死后释放异体蛋白有关。大剂量致大鼠流产率增高，孕妇禁用。

二、抗丝虫病药

丝虫病是由丝虫寄生于人体淋巴系统引起的疾病，在我国流行的有班氏丝虫和马来丝虫两种。丝虫病急性期表现为淋巴管炎、淋巴结炎和发热，慢性期会出现淋巴水肿和象皮肿。乙胺嗪是治疗丝虫病的首选药。

乙 胺 嗪

乙胺嗪（diethylcarbamazine，海群生）仅用于丝虫病的治疗，对微丝蚴和成虫无直接杀灭作用，但可抑制微丝蚴的活动能力，使其从宿主的周围血液迅速聚集到肝微血管中，被网状内皮细胞吞噬，起到阻止传播和减轻症状的效果。对成虫作用弱，需连续数年反复治疗方能彻底杀灭。

药物本身引起的不良反应轻，有恶心、呕吐、头痛、乏力等。但成虫和微丝蚴死亡时释出的异体蛋白可引起皮疹、淋巴结肿大、畏寒、发热、哮喘、肌肉酸痛、心率加快等，加用地塞米松可缓解症状。

第 4 节　抗肠蠕虫病药

学 习 目 标

1. 掌握阿苯达唑、甲苯达唑的驱虫谱及临床应用。
2. 了解其他抗肠蠕虫药的驱虫谱及临床应用。

一、抗线虫病药

寄生在人体的线虫包括钩虫、蛔虫、蛲虫、鞭虫等肠道线虫和旋毛虫、丝虫等肠道外线虫。近年来，随着广谱、高效、低毒的驱虫药不断问世，已使这类寄生虫病的防治变得更为简便易行。

阿 苯 达 唑

【药理作用和临床应用】　阿苯达唑（albendazole，肠虫清）可选择性抑制虫体的糖代谢过程，减少 ATP 生成，最终导致虫体能量耗竭而死亡。实验证明，由于该药口服吸收后在组织内可达相当高的浓度，不仅对寄生在肠道内的钩虫、蛔虫、蛲虫、鞭虫等多种线虫和绦虫有强大的杀灭作用，还对囊虫病、华支睾吸虫病、旋毛虫病、包虫病、肺吸虫病等肠道外寄生虫病也有很好的疗效。与吡喹酮相比，治疗脑囊虫病时不良反应相对较轻，对华支睾吸虫病的疗效稍逊于吡喹酮。

【不良反应】　有轻微的消化道症状和头晕、头痛、嗜睡和皮肤瘙痒等，多在数小时内缓解。大剂量偶见白细胞减少和肝功能异常，停药后可逐渐恢复。治脑囊虫病时可引起癫痫发作、颅内压升高甚至脑疝。本品有致畸和胚胎毒作用，对 2 岁以下小儿的安全性未确定，故孕妇及 2 岁以下小儿禁用。

甲苯达唑

甲苯达唑（mebendazole）杀虫机制、疗效和不良反应同阿苯达唑。由于首过消除明显，仅用于钩虫、蛔虫、蛲虫、鞭虫和绦虫等肠道内寄生虫病的治疗。

左旋咪唑

左旋咪唑（levamisole，LMS）为广谱驱肠虫药，驱蛔虫效果最好，对钩虫和微丝蚴有效，对其他肠虫作用弱，无临床意义。驱虫机制为选择性抑制虫体糖代谢和能量代谢，导致痉挛性麻痹而丧失附着力后随粪便排出。此外，尚有免疫调节作用。治疗量不良反应短暂而轻微，偶见恶心、呕吐、腹痛、乏力、失眠及皮疹等。大剂量或长期应用则可出现流感样症状（发热、关节肌肉疼痛）、白细胞和血小板减少、视神经炎、光敏性皮炎、血清氨基转移酶升高等。孕妇和活动性肝炎患者禁用。

噻嘧啶

噻嘧啶（pyrantel，驱虫灵）为广谱驱肠虫药，有胆碱样作用，可选择性兴奋虫体肌，导致痉挛性麻痹而丧失附着力后随粪便排出，对鞭虫和绦虫无效。不良反应短暂而轻微，主要为胃肠不适，其次为头昏、发热，可导致一过性的门冬氨酸氨基转移酶增高，肝功能不全者禁用。

哌嗪

哌嗪（piperazine，驱蛔灵）是一种高效的驱蛔虫、蛲虫药物，对其他寄生虫无效。驱虫机制是选择性阻断蛔虫、蛲虫体肌的胆碱受体，使肌肉产生弛缓性麻痹而不能附着于宿主 肠壁而随肠蠕动排出体外，故不可与噻嘧啶合用。偶见流泪、流涕、皮疹、支气管痉挛等过敏反应和恶心、呕吐、上腹不适等消化道反应。中毒剂量时可见眩晕、肌颤、共济失调、癫痫小发作等神经系统反应，有癫痫病史者禁用。为避免药物迅速排泄，一般不联用泻药。

二、驱绦虫药

寄生在人体的绦虫有猪肉绦虫和牛肉绦虫两种。吡喹酮是首选的抗绦虫药（见本章第 3 节），其他可供选用的药物有甲苯达唑（参见抗线虫药）和氯硝柳胺。

氯硝柳胺

氯硝柳胺（niclosamide，灭绦灵）对各种绦虫均有杀灭作用，尤以牛肉绦虫最敏感。由于不能杀死虫卵，为防绦虫死亡节片被消化后，释出虫卵逆流入胃继发囊虫病的危险，服药 1 ～ 3 小时内应服硫酸镁导泻。

该药口服不易吸收，故不良反应少，偶见消化道反应。氯硝柳胺对虫卵无效，为了防止由于呕吐虫卵逆流入胃及十二指肠引起囊虫病，用药前应先服镇吐药，如甲氧氯普胺。服药时嘱咐患者尽量少饮水。如果服药 7 天后大便中无虫卵和节片，应再加服一个疗程，治疗 3 个月以上大便检测阴性，方可认为治愈。

常用的抗肠蠕虫药合理选用可参见表 16-1。

表 16-1 常用抗肠蠕虫药的合理选药

种类	首选	次选
蛔虫	甲苯达唑、阿苯达唑	噻嘧啶、哌嗪、左旋咪唑
蛲虫	甲苯达唑、阿苯达唑	噻嘧啶、哌嗪
钩虫	甲苯达唑、阿苯达唑	噻嘧啶
鞭虫	甲苯达唑	
囊虫	吡喹酮、阿苯达唑	
包虫	阿苯达唑	吡喹酮、甲苯达唑
绦虫	吡喹酮	氯硝柳胺

制剂和用法

磷酸氯喹　片剂：0.25g。治疗间日疟：第一天先服 1g，8 小时后再服 0.5g，第 2、3 天各服 0.5g。抑制性预防疟疾：一次 0.5g，一周 1 次。治疗阿米巴病：一次 0.25g，一天 1 次，连服 2 天后改为每天 0.5g，总疗程为 3 周。

硫酸奎宁　片剂：0.3g。一次 0.3 ～ 0.6g，一天 3 次，连服 5 ～ 7 天。

二盐酸奎宁　注射剂：0.25g/ml。成人用量按体重 5 ～ 10mg/kg（最高量 500mg），加入氯化钠注射液 500ml 静脉滴注，4 小时滴完。12 小时后重复 1 次。病情好转后改口服。

青蒿素　片剂：0.1g。首剂 1g，6 小时后服 0.5g，第 2、3 天各服 0.5g。

蒿甲醚　油注射剂：80mg/ml。胶囊：40mg。片剂：40mg。成人常用量，首剂 160mg，第 2 天起每天 1 次，每次 80mg，连用 5 天。小儿常用量，首剂按体重 3.2mg/kg；第 2 ～ 5 天，每次按体重 1.6mg/kg，每天 1 次。

青蒿琥酯　片剂：50mg。口服，首剂 100mg，第二天起每次 50mg，每天 2 次，连服 5 天。注射剂：60mg。静脉注射，临用前加入所附的 5% 碳酸氢钠注射液 0.6ml，振摇 2 分钟，待完全溶解后，加 5% 葡萄糖注射液或葡萄糖氯化钠注射液 5.4ml，使每 1ml 溶液含青蒿琥酯 10mg，缓慢静脉注射。首次剂量注射后 4、24、48 小时各重复注射 1 次，极度严重者，首剂量可加至 120mg，3 天为一疗程，总剂量 240 ～ 300mg。

伯氨喹　片剂：13.2mg。4 天疗法：一天 4 片，连服 4 天。8 天疗法：一天 3 片，连服 8 天。14 天疗法：一天 2 片，连服 14 天。

乙胺嘧啶　片剂：6.25mg、25mg。口服：预防疟疾，一天 25mg，一周 1 次。

二氯尼特　片剂：0.25g、0.5g。一次 0.5g，一天 3 次，共 10 天。

吡喹酮　片剂：0.25g。各种慢性血吸虫病采用总剂量 60mg/kg 的 1 ～ 2 天疗法，每天量分 2 ～ 3 次餐间服。急性血吸虫病总剂量为 120mg/kg，每天量分 2 ～ 3 次服，连服 4 天。体重超过 60kg 者按 60kg 计算。华支睾吸虫病：总剂量为 210mg/kg，每天 3 次，连服 3 天。肺吸虫病：25mg/kg，每天 3 次，连服 3 天。姜片虫病：15mg/kg，顿服。牛肉和猪肉绦虫病：10mg/kg，清晨顿服，1 小时后服用硫酸镁。短小膜壳绦虫和阔节裂头绦虫病：25mg/kg，顿服。治疗囊虫病总剂量 120 ～ 180mg/kg，分 3 ～ 5 天服，每天量分 2 ～ 3 次服。

阿苯达唑　片剂：0.1g、0.2g。蛔虫、钩虫、蛲虫感染：0.4g，顿服。绦虫感染：一天 0.8g，共 3 天。囊虫病：0.2 ～ 0.3g，一天 3 次，10 天为 1 疗程，间隔 15 ～ 21 天，共 2 ～ 3 疗程。包虫病：一次 5 ～ 7mg/kg，一天 2 次，30 天为 1 疗程，重复数疗程，间隔 2 周。

甲苯达唑　片剂：0.1g。钩虫、鞭虫感染：一次 0.2g，早晚各 1 次，连服 3 天。蛔虫、蛲虫感染：0.2g，顿服。绦虫病：一次 0.3g，一天 3 次，连服 3 天。

左旋咪唑　片剂：25mg、50mg。蛔虫感染：0.1 ～ 0.2g 顿服。钩虫感染：一天 0.2g，连服 3 天。丝虫病：一天 0.2 ～ 0.3g，分 2 ～ 3 次服，连服 2 ～ 3 天。

噻嘧啶　片剂：0.3g。蛔虫、钩虫、蛲虫感染：一次 1.2 ～ 1.5g，一天 1 次睡前顿服。小儿一天 30mg/kg，睡前顿服。

枸橼酸哌嗪　片剂：0.25g、0.5g。蛔虫感染：一天 75mg/kg，极量 4g，儿童一天 75 ～ 150mg/kg，极量 3g，睡前顿服，连服 2 天。蛲虫感染：一次 1.0 ～ 1.2g，一天 2 次、儿童一天 60mg/kg，分 2 次服，连服 7 天。

乙胺嗪　片剂：50mg、100mg。1 天疗法：1.5g，1 次或分 2 次服。7 天疗法：一次 0.2g，一天 3 次，连服 7 天。

氯硝柳胺　片剂：0.5g。猪肉、牛肉绦虫病：1g，晨空腹顿服，1 小时后再服 1g，1 ～ 2 小时后服硫酸镁导泻。短膜壳绦虫病：清晨空腹嚼服 2g，1 小时后再服 1g，连服 7 ～ 8 天。

目标检测

1. 氯喹不良反应的叙述，错误的是（　　）
   A. 缓慢性心律失常　B. 听力障碍
   C. 心动过速　D. 视力障碍
   E. 肝损害
2. 通过抑制二氢叶酸还原酶抑制疟原虫的药物是（　　）
   A. 乙胺嘧啶　B. 奎宁
   C. 青蒿素　D. 氯喹
   E. 伯氨喹
3. 对肠内外阿米巴病都有效的药物是（　　）
   A. 甲硝唑　B. 氯喹
   C. 二氯尼特　D. 卤化喹啉类
   E. 青蒿素
4. 以下药物不能用于蛔虫病治疗的是（　　）
   A. 甲苯达唑　B. 阿苯达唑
   C. 左旋咪唑　D. 哌嗪
   E. 甲硝唑
5. 治疗血吸虫病疗效高、不良反应少、疗程短、口服方便的药物是（　　）
   A. 吡喹酮　B. 氯喹
   C. 呋喃丙胺　D. 甲硝唑
   E. 硝硫氰胺
6. 患者，男，36 岁。到非洲考察归国后，出现了寒战、高热等症状，血涂片中查到疟原虫，确诊为三日疟。下列哪个治疗方案最佳（　　）
   A. 氯喹　B. 伯氨喹
   C. 氯喹 + 伯氨喹　D. 青蒿素
   E. 乙胺嘧啶
7. 患者，女，38 岁。近日阴道分泌物增多，瘙痒，经查为阴道滴虫病。该病的首选药物为（　　）
   A. 哌嗪　B. 甲硝唑
   C. 阿苯达唑　D. 氯硝柳胺
   E. 甲苯达唑

（8、9 题共用题干）

患者，男，45 岁。曾食用未煮熟的猪肉，结果大便中出现绦虫节片，确诊为猪绦虫病。

8. 可选下列哪种药物治疗（　　）
   A. 甲硝唑　B. 哌嗪
   C. 阿苯达唑　D. 氯硝柳胺
   E. 甲苯达唑
9. 此病的首选药物是哪种（　　）
   A. 甲苯达唑　B. 哌嗪
   C. 阿苯达唑　D. 吡喹酮
   E. 甲硝唑

（10 ～ 12 题共用选项）

A. 青蒿素　B. 乙胺嘧啶
C. 氯喹　D. 奎宁
E. 伯氨喹

10. 主要用于控制疟疾症状的首选药是（　　）
11. 主要用于控制疟疾复发与传播的首选药是（　　）
12. 主要用于疟疾病因性预防的首选药是（　　）

（苏　岚）

中英文对照

氯喹　chloroquine
奎宁　quinine
青蒿素　artemisinin
青蒿醚　artemether
青蒿琥酯　artesunate
咯萘啶　malaridine
伯氨喹　primaquine
乙胺嘧啶　pyrimethamine
甲硝唑　metronidazole
二氯尼特　diloxanide
双碘喹啉　diiodohydroxyquinoline
喹碘方　chiniofon
氯碘羟喹　clioquinol
乙酰砷胺　acetarsol
吡喹酮　praziquantel
乙胺嗪　diethylcarbamazine
阿苯达唑　albendazole
甲苯达唑　mebendazole
左旋咪唑　levamisole，LMS
噻嘧啶　pyrantel
哌嗪　piperazine
氯硝柳胺　niclosamide

第 17 章　抗恶性肿瘤药

学 习 目 标

1. 掌握抗恶性肿瘤药的常见不良反应及用药注意事项。
2. 熟悉抗恶性肿瘤药物的作用机制及其分类。
3. 了解常用抗恶性肿瘤药的作用、临床应用及应用原则。

恶性肿瘤是严重威胁人类健康的常见病、多发病。目前，治疗恶性肿瘤主要采取综合疗法，将手术治疗、放射治疗、化学治疗、免疫治疗及中医中药等方法结合起来，显著提高了疗效及患者的生活质量，延缓病情发展并减少了恶性肿瘤患者的死亡率。其中，肿瘤化疗作为临床综合治疗的重要组成部分，可明显改善癌症患者的生存时间和生活质量。随着分子生物学、细胞动力学和免疫学研究的进展，免疫治疗、基因治疗、分化诱导剂、生物反应调节剂、肿瘤疫苗及抗侵袭抗转移药等新的治疗手段和有效药物在临床的应用，不但开拓了肿瘤治疗新途径，也为肿瘤化疗概念注入了新内涵。

第 1 节　抗恶性肿瘤药物的作用机制及其分类

根据抗肿瘤药物的作用机制，可将其分为以下五类（图 17-1）。

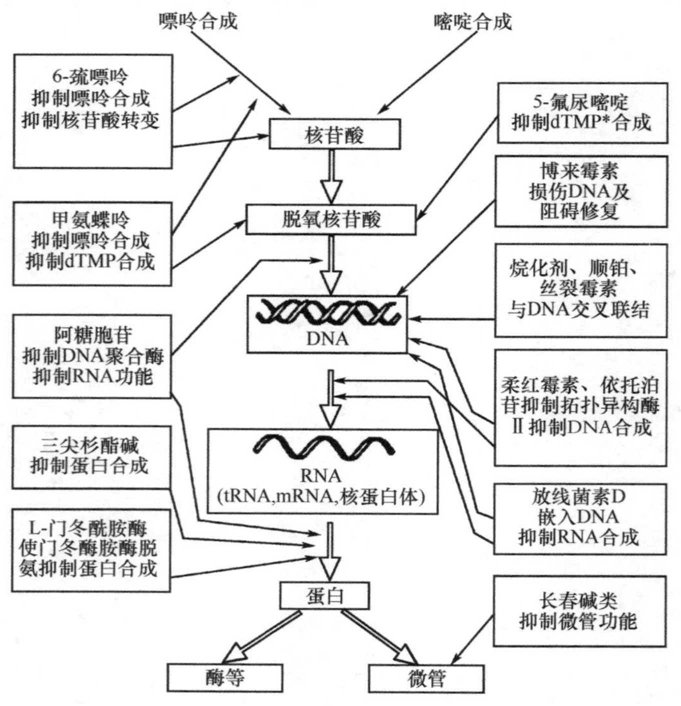

图 17-1　抗恶性肿瘤药物的作用示意图

1. 干扰核酸合成药　又称抗代谢药。本类药物分别在不同环节阻止核酸合成，抑制蛋白质的合成，影响细胞分裂增殖。根据其影响生化过程的不同，又可分为以下几类。

（1）二氢叶酸还原酶抑制药（抗叶酸制剂），如甲氨蝶呤等。

（2）阻止嘧啶类核苷酸生成药（抗嘧啶药），如氟尿嘧啶等。

（3）阻止嘌呤类核苷酸生成药（抗嘌呤药），如巯嘌呤等。

（4）抑制 DNA 多聚酶药，如阿糖胞苷等。

（5）抑制核苷酸还原酶药，如羟基脲。

2. 破坏 DNA 结构和功能的药物　如烷化剂、丝裂霉素、博来霉素、顺铂及喜树碱等。

3. 干扰转录过程阻止 RNA 合成的药　如放线菌素 D、柔红霉素、多柔比星等。

4. 干扰蛋白质合成的药物

（1）影响纺锤丝形成和功能的药物，如长春碱类、鬼臼毒素类、紫杉醇等。

（2）干扰核糖体功能的药物，如三尖杉碱。

（3）影响氨基酸供应的药物，如门冬酰胺酶。

5. 影响体内激素平衡药　如肾上腺皮质激素、雄激素、雌激素、他莫昔芬等。

第 2 节　细胞增殖周期动力学

细胞从一次分裂结束到下一次细胞分裂完成，称为细胞增殖周期。根据细胞生长增殖特点将肿瘤细胞群分为两类（图 17-2）。

1. 增殖细胞群　为肿瘤细胞中按指数分裂增殖的细胞，生长代谢活跃。肿瘤增殖细胞群与全部肿瘤细胞群之比称为生长比率（growth fraction，GF）。增长迅速的肿瘤，GF 大，对化疗药物敏感，如急性白血病、霍奇金病；增长缓慢的肿瘤，GF 较小，对化疗药物敏感性低，如慢性白血病和多数实体瘤。按细胞内 DNA 含量变化，细胞增殖周期可分为四期：DNA 合成前期（G_1 期）、DNA 合成期（S 期）、DNA 合成后期（G_2 期）和有丝分裂期（M 期）。

2. 非增殖细胞群　有增殖能力但暂不分裂，处于静止期（G_0 期），对药物不敏感。当增殖细胞群被大量杀灭后，处于 G_0 期的非增殖细胞可进入增殖期，是肿瘤复发的根源。

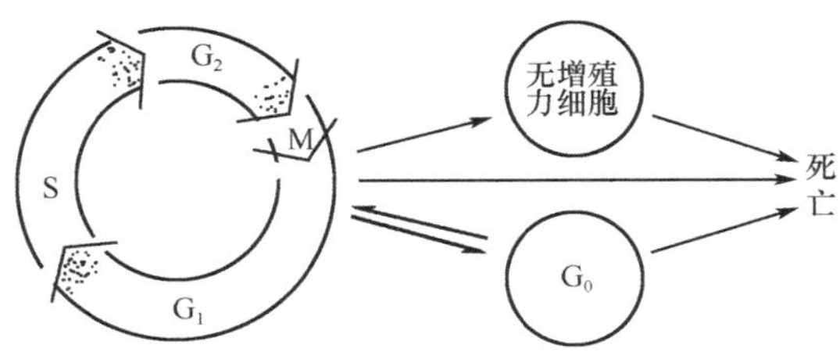

图 17-2　细胞增殖周期示意图

第 3 节　抗恶性肿瘤药的主要不良反应及用药注意事项

大多数抗肿瘤药的治疗指数较小，且选择性低，在杀伤肿瘤细胞的同时，也损伤正常组织，尤其是增殖迅速的组织，故在治疗量时即可引起不良反应。

1. 抑制骨髓　常见白细胞、血小板及红细胞减少，可导致出血、贫血、感染等。见于大多数抗恶性肿瘤药，但长春新碱、博来霉素此毒性较小，而激素类、门冬酰胺酶无骨髓抑制作用。应定期监测血象，如白细胞低于 4×10^9/L，血小板低于 80×10^9/L，应停止用药。

2. 胃肠反应　多数抗肿瘤药可引起恶心、呕吐、食欲减退，也能直接损害消化道黏膜引起口腔炎、溃疡、腹痛、腹泻及消化道出血等。应给予高蛋白、高热能的饮食，避免进食过硬、过热及刺激性食物；因严重恶心、呕吐而影响进食者，可给予止吐药。

3. 损害皮肤及毛发　多数抗肿瘤药可损伤毛囊上皮细胞，引起脱发；损害皮肤引起红斑、水肿等。应保持患者皮肤及毛发清洁，经常检查皮肤有无瘀点、红斑，定时翻身以防止压疮。

考点：抗恶性肿瘤药的主要不良反应及用药注意事项

4. 肝、肾毒性　多数抗肿瘤药经肝代谢、由肾排泄，可引起肝损害，出现肝大、黄疸、肝功能异常等；肾损害可引起血尿、蛋白尿、血尿素氮升高等。应定期检查肝、肾功能，肝、肾功能不全者应避免使用有肝、肾损害的药物，如环磷酰胺、顺铂等。

5. 免疫抑制　多数抗肿瘤药可抑制机体的免疫功能，杀伤和抑制免疫细胞，使机体抵抗力下降而易招致感染。应注意预防感染，避免和消除引起感染的途径，如静脉穿刺、导尿等操作应严格消毒；病房及房内物品也应定期消毒；如有感染，应及早加用抗生素。

6. 其他　多柔比星、顺铂等有心脏毒性；甲氨蝶呤、博来霉素等可引起肺纤维化；环磷酰胺可致出血性膀胱炎；长春碱类可引起周围神经炎；顺铂有耳毒性等。

第4节　常用抗恶性肿瘤药

一、干扰核酸合成的药物

本类药物的化学结构和核酸代谢的必需物质，如叶酸、嘌呤碱、嘧啶碱等相似，能与体内代谢物发生特异性结合，从而影响代谢功能。尤其是干扰 DNA 的生物合成，阻止瘤细胞的分裂繁殖，它们是细胞周期特异性药物，主要作用于 S 期细胞。

（一）叶酸拮抗药

甲氨蝶呤

甲氨蝶呤（methotrexate，MTX）的化学结构与二氢叶酸类似，与其竞争二氢叶酸还原酶，干扰叶酸的代谢，主要抑制脱氧胸苷酸（dTMP）的合成，继而影响 DNA 合成代谢，属周期特异性药物。用于治疗儿童急性白血病，疗效显著；也用于治疗绒毛膜上皮癌。此外，本药是细胞免疫强抑制剂，用于同种骨髓移植、器官移植、类风湿关节炎等。

不良反应常见口腔及肠道黏膜损伤，如口腔炎、胃炎、腹泻、便血甚至死亡等；对骨髓抑制较明显，表现为白细胞、血小板减少及全血细胞下降；长期大量使用有肝、肾毒性；有致畸作用。用药前应监测肝、肾及骨髓功能。

（二）嘌呤拮抗药

巯嘌呤

巯嘌呤（mercaptopurine，6-MP）抑制腺嘌呤的合成代谢或直接掺入 DNA、RNA 发挥细胞毒作用。对 S 期作用最显著，对 G_1 期有延缓作用。临床主要用于急性淋巴细胞白血病、绒毛膜上皮癌和恶性葡萄胎的治疗。不良反应主要为消化道黏膜损害和骨髓抑制，部分患者出现黄疸，停药后可消失。

（三）嘧啶拮抗药

氟尿嘧啶

氟尿嘧啶（fluorouracil，5-FU）可与脱氧尿苷酸（dUMP）竞争脱氧胸苷酸 dTMP 合成酶，影响 S 期的 DNA 合成代谢，是常用的周期特异性药物。用于治疗消化道癌，如食管癌、胃癌、结肠癌、直肠癌、胰腺癌及肝癌，疗效好；也用于乳腺癌、子宫癌、卵巢癌、绒毛膜上皮癌、膀胱癌、鼻咽癌及前列腺癌的治疗。

不良反应：消化道反应有恶心、口腔炎、吞咽困难，重者出现血性腹泻，应立即停药；骨髓抑制、脱发及皮肤色素沉着等。

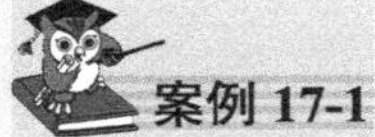

案例 17-1

患者，男，55 岁。近 1 个月来常感腹胀、腹痛，排大便次数增加，并有腹泻及便秘症状，粪便中偶带血，无明显发热、乏力、消瘦等症状，经纤维结肠镜检查发现结肠肿物。

诊断：结肠癌。

问题与思考：

1. 对该患者应采取以何种方法为主的综合治疗？
2. 在行结肠癌根治性手术后，可选用何抗肿瘤药进行化学治疗？

（四）DNA 多聚酶抑制药

阿糖胞苷

阿糖胞苷（cytarabine，Ara-C）口服易被破坏，通常注射给药。在体内经脱氧胞苷激酶催化成二或三磷酸阿糖胞苷后，进而抑制 DNA 多聚酶的活性而影响 DNA 的合成；也可掺入 DNA 中干扰其复制，使细胞死亡。主要作用于 S 期细胞，对 G_1/S、S/G_2 期的过渡也有抑制作用。临床主要用于成人急性粒细胞性白血病或单核细胞性白血病。不良反应主要为骨髓抑制和胃肠反应，静脉注射可致静脉炎。

（五）核苷二磷酸还原酶抑制药

羟基脲

羟基脲（hydroxycarbamide，HU）通过抑制脱氧核苷酸还原酶而阻止胞苷酸还原为脱氧胞苷酸，从而抑制 DNA 的合成，杀伤 S 期细胞。用药后可使肿瘤细胞集中于 G_1 期，促使肿瘤细胞同步化，然后选用对 G_1 期敏感的药物或放射治疗可提高疗效。主要用于慢性粒细胞白血病，疗效显著；对黑色素瘤有暂时缓解作用。不良反应主要为骨髓抑制，并有轻度胃肠反应；可致畸，孕妇禁用。

二、破坏 DNA 结构和功能的药物

（一）烷化剂

烷化剂（alkylating agents）是一类分子中有烷化功能基团、化学性质活泼的化合物，其烷化基团易与细胞中功能基团，如 DNA 或蛋白质分子中的氨基、巯基、羧基、羟基和磷酸基起烷化反应，以烷基取代上述基团的氢原子，常可形成交叉联结或引起脱嘌呤，使 DNA 链断裂，或使复制时碱基配对错码，造成 DNA 结构和功能的损害，重者可使细胞死亡。

环磷酰胺

【药理作用】　环磷酰胺（cyclophosphamide，CTX）在体外无抗肿瘤作用，进入体内后经肝微粒体酶系氧化生成中间产物醛磷酰胺，在肿瘤细胞内，分解出磷酰胺氮芥，与 DNA 发生烷化并形成交叉联结，影响 DNA 功能，从而显著抑制肿瘤细胞的生长繁殖。对

各期细胞均有杀伤作用，属周期非特异性药物。另外，本药还有免疫抑制作用，能抑制 T 及 B 淋巴细胞的功能。

【临床应用】 对恶性淋巴瘤疗效好。对其他多种肿瘤，如肺癌、乳腺癌、卵巢癌、多发性骨髓瘤、急性淋巴细胞白血病、神经母细胞瘤等均有一定疗效。

【不良反应和注意事项】 常见骨髓抑制，如白细胞、血小板减少；消化道反应，如恶心、呕吐、胃肠黏膜出血；脱发及出血性膀胱炎。出血性膀胱炎表现为尿频、尿急、血尿及蛋白尿等，多饮水或给予美司钠可减轻、预防。

塞 替 派

塞替派（thiotepa，thiophosphoramide，TSPA）为细胞周期非特异性药，属乙撑亚胺类。其化学结构中有三个乙撑亚胺基，能与细胞内的 DNA 组成的碱基结合，抑制瘤细胞分裂。特点为选择性高，抗瘤谱广，作用快而强。主要用于治疗乳腺癌、卵巢癌、膀胱癌（膀胱内灌注）、肝癌等。不良反应主要为骨髓抑制。

白 消 安

白消安（busulfan，myleran，马利兰）属磺酸酯类，为细胞周期非特异性药。其在体内解离后起烷化作用，其烷化作用发生在 DNA 双螺旋链内的鸟嘌呤上，明显抑制粒细胞的生成。用于慢性粒细胞白血病疗效显著，对急性白血病无效。主要不良反应为骨髓抑制和消化道反应，长期应用可致肺纤维化、闭经、睾丸萎缩等。

亚硝脲类

亚硝脲（nitrosourea）类有卡莫司汀（carmustine，BCNU，卡氮芥）、洛莫司汀（lomustine，CCNU，环己亚硝脲）和司莫司汀（semustine）。本类药脂溶性高，易透过血脑屏障，其活性代谢物对增殖细胞各期均有作用，属细胞周期非特异性药。抗瘤谱广，作用快而强。主要用于治疗中枢神经系统肿瘤，如脑瘤；对黑色素瘤及胃肠道瘤等也有效。不良反应主要为骨髓抑制及消化道反应，偶见肝肾毒性及神经炎。

（二）抗生素类

博来霉素

博来霉素（bleomycin，BLM，争光霉素）为广谱抗肿瘤药，属于直接破坏 DNA 的抗生素。可与铜或铁离子络合，使氧分子大量转化为氧自由基，通过与 DNA 结合，引起 DNA 单链或双链断裂，阻止 DNA 复制。主要用于各种鳞状上皮细胞癌（头颈部癌、口腔癌、食管癌、阴茎癌、宫颈癌）的治疗。不良反应有发热、脱发等；骨髓抑制轻微；肺毒性最为严重，可引起间质性肺炎和肺纤维化。

丝裂霉素

丝裂霉素（mitomycin，MMC，丝裂霉素 C，自力霉素）抗瘤谱广，化学结构中有乙撑亚胺基团和氨甲酰酯基团，具有烷化作用，可与 DNA 双链交叉联接，抑制 DNA 复制，也可使部分 DNA 断裂，属细胞周期非特异性药，可用于胃癌、肺癌、乳腺癌、慢性粒细胞性白血病、恶性淋巴瘤等。不良反应主要是明显而持久的骨髓抑制，其次为消化道反应，偶有心、肝、肾损伤及间质性肺炎发生，注射局部刺激性大。

（三）铂类配合物

铂类配合物包括顺铂（cisplatin，顺氯氨铂）、卡铂、异丙铂及奥沙利铂，为细胞周期非特异性药物，主要通过破坏 DNA 结构和功能而发挥抗肿瘤作用。

顺　铂

二价铂与两个氯原子、两个氨基结合的重金属化合物。进入体内将氯解离后，二价铂与 DNA 上的碱基鸟嘌呤、腺嘌呤和胞嘧啶形成交叉联结，破坏 DNA 的结构和功能。对多种实体肿瘤有效，如睾丸肿瘤、卵巢癌、膀胱癌、乳腺癌、肺癌、头颈部癌、前列腺癌等，尤对非精原细胞性睾丸瘤最为有效。也可用于治疗恶性淋巴瘤及肺癌，为联合化学治疗较常用的药物，常与环磷酰胺、长春碱和博来霉素等合用。不良反应主要为消化道反应、肾脏毒性、骨髓抑制及听力减退。

卡　铂

卡铂(carboplatin，碳铂)为第二代铂类抗恶性肿瘤药，其抗癌作用与顺铂相似，但消化道、肾及耳毒性比顺铂低，主要毒性反应是骨髓抑制。用于小细胞及非小细胞肺癌、卵巢 癌、睾丸癌及头颈部肿瘤等。与顺铂有交叉抗药性。

（四）喜树碱类

喜树碱类

喜树碱（camptothecin，CPT）是从我国特有的植物喜树中提取的一种生物碱。其衍生物有羟喜树碱（OPT）、拓扑特肯（TPT）和依林特肯（CPT- Ⅱ）。该类药物能特异性抑制 DNA 拓扑异构酶Ⅰ，干扰 DNA 的复制、转录和修复功能，为细胞周期特异性药物。对胃癌、绒毛膜上皮癌、恶性葡萄胎、急性及慢性粒细胞性白血病等有一定疗效，对膀胱癌、大肠癌及肝癌等也有一定疗效。CPT 毒性较大，可出现泌尿道刺激症状、消化道反应、骨髓抑制等，其衍生物毒性反应则较轻。

三、干扰转录过程阻止 RNA 合成的药物

放线菌素 D

放线菌素 D（actinomycin D，更生霉素）能嵌入到 DNA 双螺旋中相邻的鸟嘌呤和胞嘧啶（G-C）碱基之间，与 DNA 结合成复合体，干扰转录过程，阻止 RNA 的合成。属细胞周期非特异性药物。抗瘤谱较窄，主要用于恶性葡萄胎、绒毛膜上皮癌、霍奇金病和恶性淋巴瘤、肾母细胞瘤、骨骼肌肉瘤及神经母细胞瘤的治疗。但口腔黏膜、消化道反应多见，骨髓抑制较明显。

柔红霉素

柔红霉素（daunorubicin，DNR）与多柔比星同属蒽环类抗生素，抗恶性肿瘤作用和机制与多柔米星相似。主要用于对常用抗肿瘤药耐药的淋巴细胞白血病和粒细胞白血病，但缓解期短。主要不良反应与多柔比星类似，心脏毒性较大。

多柔比星

多柔比星（doxorubicin，阿霉素，adriamycin，ADM）直接嵌入 DNA 碱基对之间，并与 DNA 紧密结合，阻止 RNA 转录和 DNA 复制。属于细胞周期非特异性药物，S 期细胞尤其敏感。抗瘤谱广，疗效高，主要用于对常用抗恶性肿瘤药耐药的急性淋巴细胞白血病或粒细胞白血病、恶性淋巴肉瘤、乳腺癌、卵巢癌、小细胞肺癌、胃癌、肝癌及膀胱癌等。不良反应主要为心脏毒性、骨髓抑制、消化道反应等。

四、干扰蛋白质合成的药物

长春碱类

长春碱（vinblastine，VLB）及长春新碱（vincristine，VCR）为夹竹桃科植物长春花所含的生物碱。长春地辛（vindesine，VDS）和长春瑞滨（vi-norelbine，NVB）为长春碱的半合成衍生物。

【药理作用】 长春碱类主要作用于肿瘤的 M 期细胞，抑制微管聚合和纺锤丝的形成，使细胞有丝分裂终止；长春碱的作用较长春新碱强。还可干扰蛋白质合成和 RNA 多聚酶，对 G_1 期细胞也有作用。

【临床应用】 VLB 主要用于治疗急性白血病、恶性淋巴瘤及绒毛膜上皮癌。VCR 对儿童急性淋巴细胞白血病疗效好、起效快，常与泼尼松合用作诱导缓解药。VDS 主要用于治疗肺癌、恶性淋巴瘤、乳腺癌、食管癌、黑色素瘤和白血病等。NVB 主要用于治疗肺癌、乳腺癌、卵巢癌和淋巴瘤等。

【不良反应】 主要包括骨髓抑制、神经毒性、消化道反应、脱发及注射局部刺激等。VCR 对骨髓毒性不明显，但外周神经系统毒性较大。

鬼臼毒素类衍生物

鬼臼毒素能与微管蛋白结合，抑制微管聚合，使细胞的有丝分裂停止。其衍生物依托泊苷（etoposide，VP-16）和替尼泊苷（teniposide，VM-26）则主要抑制 DNA 拓扑异构酶Ⅱ，从而干扰 DNA 复制、转录和修复功能。属细胞周期非特异性药物。依托泊苷在同类药物中毒性最低，临床用于肺癌、睾丸肿瘤及恶性淋巴瘤有良效。替尼泊苷的作用为依托泊苷的 5 ～ 10 倍，对儿童白血病和脑瘤有较好疗效。

紫 杉 醇

紫杉醇（paclitaxel）为一结构新颖作用机制独特的新型抗癌药。它能选择性地促进微管蛋白聚合并抑制其解聚，从而影响纺锤体的功能、抑制瘤细胞的有丝分裂。适用于转移性卵巢癌和乳腺癌，尤其是对顺铂耐药的卵巢癌仍有较好疗效；也用于食管癌、肺癌、头颈部癌及脑肿瘤等。不良反应主要为骨髓抑制，其次是周围神经性病变，肌肉痛及心脏毒性等，肠穿孔罕见。

三尖杉生物碱类

三尖杉碱（cephalotaxin）和高三尖杉酯碱（homo harringtonine）是三尖杉属植物提取的生物碱。可抑制蛋白合成的起始阶段，并使核糖体分解，蛋白质合成及有丝分裂停止，属细胞周期非特异性药物。对急性粒细胞白血病疗效较好，也可用于急性单核细胞性白血病及慢性粒细胞白血病等。不良反应包括骨髓抑制、胃肠反应、脱发等，偶有心脏毒性。

门冬酰胺酶

某些肿瘤细胞不能自行合成其生长必需的门冬酰胺，需从细胞外摄取。门冬酰胺酶（asparaginase，ASP，L- 门冬酰胺酶，L-asparaginase，L-ASP）可水解血清中的门冬酰胺，使肿瘤细胞缺乏门冬酰胺供应，生长受到抑制，而正常组织细胞能自行合成门冬酰胺，故影响较小。主要用于急性淋巴细胞性白血病。常见不良反应有消化道反应及精神症状等，偶见过敏反应，同时需作皮试。

五、激 素 类

某些肿瘤，如乳腺癌、前列腺癌、甲状腺癌、宫颈癌、卵巢癌和睾丸肿瘤，其生长与相应的激素失调有关。应用某些激素或其拮抗药可改变平衡失调状态，抑制肿瘤生长。本类药物不抑制骨髓，但使用不当也会诱发其他不良反应。

糖皮质激素

糖皮质激素常用药物有泼尼松、泼尼松龙等，属细胞周期非特异性药物。能抑制淋巴细胞，使淋巴细胞溶解。对急性淋巴细胞白血病和恶性淋巴瘤的疗效较好，缓解快但不持久，易产生耐药性。对其他恶性肿瘤无效，但与其他抗癌药少量短期合用，可减少血液系统并发症及癌肿引起的发热等毒血症反应。但可能因抑制机体免疫功能而促进肿瘤的扩散或并发感染等。

雌激素类

雄激素类常用药物为己烯雌酚（diethylstilbestrol），其不仅直接对抗雄激素，尚可反馈性抑制下丘脑和垂体释放促间质细胞激素，从而减少雄激素的分泌。主要用于前列腺癌和绝经期乳腺癌的治疗。

雄激素类

雄激素类常用药物为丙酸睾酮（testosterone propionate）、甲睾酮（methyltestosterone）和氟羟甲酮（fluoxymesterone）。本类药物不仅可直接对抗雌激素，也可抑制脑垂体前叶分泌促卵泡激素，减少卵巢雌激素的分泌；还可对抗催乳素的乳腺刺激作用，从而抑制肿瘤的生长。主要用于晚期乳腺癌，尤其对骨转移者疗效较佳。

抗雌激素药

抗雌激素药有氯米芬（clomifene，）、他莫昔芬（tamoxifen，三苯氧胺）及雷洛昔芬（raloxifen），为人工合成的雌激素竞争性拮抗剂。它们有较强的抗雌激素作用，能阻断雌激素对乳腺癌的促进作用，抑制乳腺癌生长。主要用于治疗乳腺癌，其疗效与雌激素相当，但无雌激素的男性化不良反应。

第 5 节　抗恶性肿瘤药的应用原则

目前，临床常用的抗恶性肿瘤药对肿瘤细胞的选择性差，对人体毒性大，且肿瘤细胞容易产生耐药性，应根据患者的机体状况、肿瘤的病理类型、侵犯范围和发展趋向，制定合理的用药方案，以提高疗效、降低毒性、延缓耐药性的发生。临床化疗时一般主张 2 ～ 3 种药物联合应用，主要原则如下。

1. 根据细胞增殖周期用药　增长缓慢的实体瘤，其 G_0 期细胞较多，可先用细胞周期非特异性药物，杀灭增殖期及部分 G_0 期细胞，使瘤体缩小而驱动 G_0 期细胞进入增殖周期；再用细胞周期特异性药物杀灭。与此相反，对生长比率高的肿瘤，如急性白血病，则先使用杀灭 S 期或 M 期的周期特异性药物，然后再用周期非特异性药物杀灭其他各期细胞。待 G_0 期细胞进入增殖周期时，再重复上述疗程。此种给药方法称为序贯疗法。

2. 根据抗恶性肿瘤药的作用机制用药　不同作用机制的药物联合应用，一般都可增强疗效。①序贯阻断：用两种以上药物阻断同一代谢途径的不同环节或阶段，可提高疗效，如羟基脲与阿糖胞苷合用，前者抑制核苷酸还原酶，后者抑制 DNA 多聚酶，从而阻止

DNA 的生物合成。②同时阻断：即阻断同一代谢的不同途径，如阿糖胞苷和巯嘌呤，前者抑制 DNA 多聚酶，后者抑制嘌呤核苷酸合成，从而共同抑制 DNA 合成。③互补性阻断：将抑制核苷酸合成的药物与直接损伤生物大分子的药物合用，阻止 DNA 的修复，如多柔比星与环磷酰胺的合用。

3. 根据抗恶性肿瘤药的抗瘤谱用药　消化道癌症宜用氟尿嘧啶，也可用塞替派、环磷酰胺、丝裂霉素等；鳞癌宜用博来霉素、甲氨蝶呤等；肉瘤类宜用环磷酰胺、喜树碱、多柔比星等。

4. 根据抗恶性肿瘤药的毒性用药　一般将毒性不同的药物合用，既可增强疗效，又可减小毒性。多数抗肿瘤药可抑制骨髓，而长春新碱、博来霉素、激素类药则无明显的骨髓抑制作用，合用可降低毒性，增强疗效。

5. 选择合理给药方法　有些药物，如环磷酰胺、甲氨蝶呤、多柔比星、喜树碱等一般采用大剂量间歇给药，比小剂量连续用药的效果好，因为前者既可发挥药物抗肿瘤的最大疗效，又有利于机体造血系统及免疫功能的恢复，减轻抗恶性肿瘤药的毒性反应，提高机体的抗恶性肿瘤能力及减少耐药性的产生。

制剂和用法

环磷酰胺　片剂：50mg。一次 50 ～ 100mg，一天 2 ～ 3 次，一疗程总量 10 ～ 15g。粉针剂：100mg、200mg，临用药前加氯化钠注射液溶解后立即静脉注射，一次 0.2g，一天或隔天 1 次，一疗程 8 ～ 10g。大剂量冲击疗法为一次 0.6 ～ 0.8g，一周一次，8g 为一疗程。

塞替哌 注射剂：10mg/ml。一次 10mg，一天 1 次，肌内或静脉注射，5 天后改为每周 3 次，总量为 200 ～ 400mg。一次 20 ～ 40mg，一周 1 ～ 2 次，腔内注射，一疗程 3 ～ 4 周。

白消安 片剂：0.5mg，2mg。一天 2 ～ 8mg，分 3 次空腹服用，有效后用维持量一天 0.5 ～ 2mg，一天 1 次。

甲氨蝶呤　片剂：2.5mg。一次 55 ～ 20mg，一天或隔天 1 次。注射剂：5mg。一次 5 ～ 20mg，一天或隔天 1 次，肌内或静脉注射。

氟尿嘧啶　注射剂：0.25g/10ml。一次 0.25 ～ 0.5g，一天或隔天一次，静脉注射，一疗程总量 5 ～ 10g。一次 0.25 ～ 0.75g，一天或隔天 1 次，静脉滴注，一疗程总量 8 ～ 10g。

巯嘌呤　片剂：25mg、50mg、100mg。白血病：一天 1.5 ～ 2.5mg/kg，分 2 ～ 3 次服，病情缓解后用原量 1/3 ～ 1/2 维持。绒癌：一天 6.0 ～ 6.5mg/kg，10 天一疗程。

羟基脲　片剂：500mg。胶囊剂：400mg。一次 0.5g，一天 2 ～ 3 次，4 ～ 6 周为一疗程。

盐酸阿糖胞苷　注射剂：50mg/ml。一次 1 ～ 2mg/ kg，一天 1 次，静脉注射或静脉滴注，一疗程 10 ～ 14 天。一次 25mg，一周 2 ～ 3 次，鞘内注射，连用 3 次，6 周后重复。

丝裂霉素　片剂：1mg。一天 2 ～ 6mg，一疗程总量 100 ～ 150mg。粉针剂：2mg、4mg。静脉注射，一次 2mg，一天 1 次；或一次 10mg，一周 1 次，总量为 60mg。

博来霉素　粉针剂：15mg、30mg。一次 15 ～ 30mg，一天或隔天 1 次，缓慢静脉注射，总量 450mg。

放线菌素 D　注射剂：0.2mg。一次 0.2 ～ 0.4mg，一天或隔天 1 次，静脉注射或静脉滴注，一疗程 4 ～ 6mg。

多柔比米星　粉针剂：10mg、50mg。一天 30mg/m^2，连用 2 天，静脉注射，间隔 3 周后可重复应用；或一次 60 ～ 75mg/m^2，每 3 周 1 次。累积总量不超过 550mg/m^2。

柔红霉素　粉针剂：10mg、50mg。开始一天 0.2mg/kg，静脉注射或静脉滴注，渐增至一天 0.4mg/kg，一天或隔天 1 次，3 ～ 5 次为一疗程，间隔 5 ～ 7 天再给下一个疗程，最大总量 600mg/m^2。

长春碱 粉针剂：10mg。一次 10mg，一周 1 次，静脉注射，一疗程总量 60 ～ 80mg。

长春新碱 粉针剂：1mg。一次 1 ～ 2mg，一周 1 次，静脉注射，一疗程总量 6 ～ 10mg。

紫杉醇 注射剂：30mg/5ml。一次 150 ～ 175mg/m^2，静脉滴注时间 3 小时，3 ～ 4 周 1 次。

高三尖杉酯碱 注射剂：1mg/ml、2mg/2ml。一次 1 ～ 4mg，一天 1 次，静脉滴注，4 ～ 6 天为一疗程，隔 1 ～ 2 周 重复用药。

门冬酰胺酶 粉针剂：1000U、2000U。一次 20 ～ 200U/kg，用 0.9% 氯化钠注射液水稀释，一天或隔天 1 次，静脉注射，10 ～ 20 次为一疗程。

顺铂 粉针剂：10mg、20mg、30mg。一次 20mg，一天或隔天一次，静脉注射或静脉滴注，一疗程总量 100mg。

卡铂 粉针剂：100mg。一次 0.1 ～ 0.4g/m^2，用 5% 葡萄糖注射液稀释后静脉滴注，连用 5 天为一疗程，四周后重复给药。

依托泊苷 胶囊剂：50mg、100mg。一天 100 ～ 120mg/m^2，连服 5 天，三周后重复用药。注射剂：100mg/5ml。一次 60 ～ 100mg/m^2，一天 1 次，加入 0.9% 氯化钠注射液 500ml 中稀释，静脉滴注，连用 5 天。

目标检测

1. 多数抗恶性肿瘤药的常见不良反应为（ ）
   A. 过敏反应 B. 肝损害
   C. 肾损害 D. 骨髓抑制
   E. 胃肠反应
2. 主要影响核酸生物合成的抗恶性肿瘤药是（ ）
   A. 环磷酰胺 B. 氟尿嘧啶
   C. 放线菌素 D D. 糖皮质激素
   E. 长春新碱
3. 患者，男，68 岁，患恶性淋巴瘤，用环磷酰胺治疗一周后出现尿频、尿急、血尿，此为环磷酰胺引起的（ ）
   A. 白细胞减少 B. 血小板减少
   C. 过敏反应 D. 出血性膀胱炎
   E. 肾损害
4. 患儿，5 岁，患急性淋巴细胞性白血病，用柔红霉素治疗，应特别注意该药的何不良反应（ ）
   A. 消化系统反应 B. 血小板减少
   C. 白细胞减少 D. 心脏毒性
   E. 脱发

（范军军）

中英文对照

甲氨蝶呤 methotrexate，MTX
巯嘌呤 mercaptopurine，6-MP
氟尿嘧啶 fluorouracil，5-FU
阿糖胞苷 cytarabine，Ara-C
羟基脲 hydroxycarbamide，HU
烷化剂 alkylating agents
环磷酰胺 cyclophosphamide，CTX
塞替派 thiotepa，thiophosphoramide，TSPA
白消安 busulfan，Myleran
亚硝脲类 nitrosoureas
卡莫司汀 carmustine，BCNU
洛莫司汀 lomustine，CCNU
司莫司汀 semustine
博来霉素 bleomycin，BLM

丝裂霉素　mitomycin，MMC
顺铂　cisplatin
卡铂　carboplatin
喜树碱　camptothecin，CPT
羟喜树碱　OPT
拓扑特肯　TPT
依林特肯　CPT-Ⅱ
放线菌素 D　actinomycin D
柔红霉素　daunorubicin，DNR
多柔比星　doxorubicin
多柔比星　adriamycin，ADM
长春碱　vinblastine，VLB
长春新碱　vincristine，VCR
长春地辛　vindesine，VDS
长春瑞滨　vinorelbine，NVB
依托泊苷　etoposide，VP-16
替尼泊苷　teniposide，VM-26
紫杉醇　paclitaxel
三尖杉碱　cephalotaxin
高三尖杉酯碱　homoharringtonine
门冬酰胺酶　asparaginase，ASP
己烯雌酚　diethylstilbestrol
丙睾酮　testosterone propionate
甲睾酮　methyltestosterone
氟羟甲酮　fluoxymesterone
氯米芬　clomifene
他莫昔芬　tamoxifen
雷洛昔芬　raloxifen

第18章　影响免疫功能药物

学习目标

1. 掌握环孢素、糖皮质激素、环磷酰胺、硫唑嘌呤的药理作用及临床应用。
2. 熟悉左旋咪唑、白细胞介素-2、干扰素的药理作用、临床应用及不良反应。
3. 了解其他免疫抑制药和免疫增强药的作用及临床应用。

免疫系统包括参与免疫反应的各种细胞、组织和器官，如胸腺、淋巴结、脾、扁桃体及分布在全身体液和组织中的淋巴细胞和浆细胞，具有免疫防护（抗病原微生物的入侵）、免疫稳定（清除损伤和衰老细胞）和免疫监视（清除癌细胞）三大功能。任何因素的异常都可导致免疫功能障碍，包括变态反应、自身免疫性疾病、免疫缺陷病和免疫增殖病等，此时应用影响免疫功能的药物以调节机体的免疫过程。

第1节　免疫抑制药

免疫抑制药（immunosuppressive drugs）是指能抑制有关免疫细胞的增殖和功能，降低机体免疫反应的药物。主要用于治疗自身免疫性疾病和防治器官移植后的排斥反应。由于对正常免疫反应也有抑制作用，还易出现机体的抵抗力降低而诱发感染、恶性肿瘤发生率增高及影响生殖系统功能等不良反应。

环　孢　素

环孢素（ciclosporin A，CsA）口服吸收个体差异大，生物利用度仅20%～50%，也可静脉注射。本药分布广泛，在血液中，约50%集中分布于红细胞，10%～20%分布于白细胞，存在于血浆中的结合型药物占95%，半衰期为24小时，主要经肝代谢，由胆汁排泄。

【药理作用】　本药可选择性抑制辅助性T细胞产生细胞因子，如白细胞介素-2，从而阻断T细胞对抗原的分化增殖性反应，抑制自然杀伤细胞的杀伤能力；还可抑制T细胞产生干扰素。由于环孢素仅抑制T细胞介导的细胞免疫而不致显著影响机体的一般防御能力。

【临床应用】　临床广泛用于防治异体器官或骨髓移植时的排斥反应；也可用于治疗红斑狼疮、牛皮癣等自身免疫性疾病。

移植排斥反应的类型

1. 超急性排斥反应　一般在移植后数分钟或数小时内发生。超急性排斥反应无法治疗，只能切除移植物，但它可通过术前严格的ABO血型配合及淋巴细胞毒试验而有效地预防。

2. 急性排斥反应　是最常见的类型，多发生在移植术后1周以后，绝大多数发生在术后6个月之内。急性排斥反应一旦诊断明确，应尽早治疗。大剂量皮质类固醇激

链接

素冲击治疗或调整免疫抑制药物及方案对急性排斥反应通常有效。

3. 慢性排斥反应　表现为移植术数月或数年后逐渐出现的同种移植物功能减退直至衰竭，其确切机制尚不清楚。慢性排斥反应用现有的免疫抑制剂治疗一般无效，是目前器官移植的最大障碍之一。

【不良反应】

考点：环孢素的药理作用、临床应用

（1）肝、肾毒性：剂量过大可见一过性肝损害、肌酐和尿素氮升高。用药时应定期监测肝、肾功能，肌酐较原基础水平增高 30% 以上者就要减量。减量一个月后不降则停药。

（2）高血压：发生率大于 30%，用药时需每日监测血压，必要时加用降压药。

（3）其他：可有食欲缺乏、恶心、呕吐等胃肠道反应，久用后出现多毛、牙龈增生等。

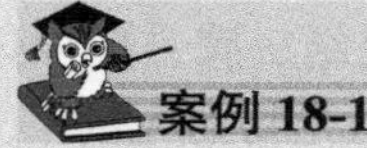
案例 18-1

患者，男，49 岁。因“肝肉芽肿、肝衰竭”进行肝移植手术，术后 2 周患者出现发热、乏力、嗜睡、食欲缺乏、肝区压痛、腹水增加；胆汁引流可见胆汁变稀薄、色变浅、量减少；血液生化检查见胆红素、转氨酶和碱性磷酸酶升高；外周血和移植肝嗜酸性粒细胞及淋巴细胞增多等反应。

诊断：肝移植术后排斥反应。

问题与思考：

为防止此种情况再发生，预防性应用环孢素，是否正确？为什么？如有不妥，应怎么处理？

他克莫司

他克莫司（tacrolimus，FK506）是大环内酯类免疫抑制剂。能特异性抑制 Th 细胞释放 IL-2、INF-γ，以及阻止 IL-2 受体的表达，发挥强大的免疫抑制作用，较 CsA 强 100 倍。可用于抑制器官移植的排斥反应和治疗其他自身免疫性疾病，对肝移植的疗效尤为显著。不良反应与环孢素相似。

吗替麦考酚酯

吗替麦考酚酯（mycophenolate mofetil，MMF）具有独特的免疫抑制作用和较高的安全性。其作用机制包括选择性阻断 T、B 淋巴细胞的鸟嘌呤合成；诱导已活化的 T 细胞凋亡；抑制单核细胞及淋巴细胞对靶器官的趋化和黏附。主要用于肾移植和其他器官移植。主要不良反应为腹泻，减量或对症治疗可消除，无明显肝、肾毒性。

肾上腺皮质激素类

常用的有泼尼松（prednisone）、泼尼松龙（prednisolone）、地塞米松（dexamethasone）等。三者对免疫反应的多个环节均有影响。可抑制巨噬细胞对抗原的吞噬和处理、阻止淋巴细胞增殖、破坏淋巴细胞、抑制淋巴因子产生、减少抗体生成等。临床主要用于变态反应性疾病、器官移植的排斥反应、自身免疫性疾病及肿瘤的治疗。

硫唑嘌呤、甲氨蝶呤和巯嘌呤

硫唑嘌呤、甲氨蝶呤和巯嘌呤均通过干扰嘌呤代谢进而抑制 DNA、RNA 和蛋白质合成。对 T 淋巴细胞的抑制作用较明显，并可抑制 T、B 母细胞，故兼抑制细胞免疫和体液免疫作用，

但不抑制巨噬细胞的功能。主要用于肾移植的排斥反应和自身免疫性疾病，如类风湿关节炎和系统性红斑狼疮等。

环磷酰胺、白消安和塞替派

环磷酰胺、白消安和塞替派均能选择性地杀伤增殖期淋巴细胞，并抑制其转化为淋巴母细胞。主要选择性抑制 B 淋巴细胞，大剂量也能抑制 T 淋巴细胞；对自然杀伤细胞也有抑制作用。主要用于类风湿关节炎、肾小球肾炎等自身免疫性疾病及器官移植后的排斥反应。

抗淋巴细胞球蛋白

抗淋巴细胞球蛋白（antilymphocyte globulin，ALG）属于强免疫抑制剂，是用人的淋巴细胞免疫马、兔等动物后，从动物血清中分离制成的抗人淋巴细胞的免疫球蛋白。主要作用于 T 细胞，对细胞免疫有较强的抑制作用。其特点是无骨髓毒性。主要用于防治器官移植的排斥反应，因变态反应发生率高，多在其他免疫抑制药无效时应用。

单克隆抗体

目前，应用的单克隆抗体（monoclonal antibody）有巴利昔单抗、达珠单抗、单克隆抗体 -CD3 等，是经过杂交技术制备的一类特殊抗体，作为一种新型免疫抑制剂已广泛应用于临床。主要用于防治肾移植后的急性排斥反应及防治同种骨髓移植时移植抗宿主效应。也可用于自身免疫性疾病的治疗。

不良反应有寒战、高热，发生率较高。其他有呼吸困难、胸痛、恶心、呕吐、腹泻、震颤等，个别患者有致命性严重水肿，可能与患者体内超负荷有关。

第 2 节　免疫增强药

免疫增强药（immunopotentiating drugs）是指单独或与抗原同时使用时增强机体免疫应答反应的药物。临床主要用于免疫缺陷病、慢性感染及恶性肿瘤的辅助治疗。

左旋咪唑

左旋咪唑（levamisole，LMS）对抗体产生具有双向调节作用，既可促进免疫功能低下者抗体生成，增强巨噬细胞的趋化和吞噬功能；又能减少自身免疫性疾病患者抗体的生成。但对正常人抗体的产生几无影响，且口服有效。临床主要用于免疫功能低下者恢复免疫功能，提高机体抗病能力；与抗癌药合用治疗肿瘤可减少复发或转移，延长缓解期；对多种自身免疫性疾病，如类风湿关节炎、系统性红斑狼疮等症状有改善作用。由于该药单剂免疫药理效应可持续 5 ～ 7 天，故目前一般采用每周一次的给药方案。

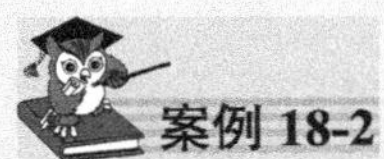

案例 18-2

患儿，男，6 岁，出生后 4 个月起就经常发热、腹泻，每月 1 ～ 2 次，反复出现上呼吸道感染，如咽喉炎、扁桃体炎、支气管炎，每年患 3 ～ 4 次肺炎。经多次检查血液免疫球蛋白，发现其自身免疫系统几乎不能发挥功能。

诊断：先天性免疫缺陷病。

问题与思考：

该患儿可用哪些方法治疗？为什么？

白细胞介素 -2

白细胞介素 -2（interleukin-2，IL-2）由 T 细胞和 NK 细胞产生，也称为 T 细胞生长因子（T cell growth factor，TCGF）。主要功能是促进辅助性 T 细胞（Th）、细胞毒性 T 细胞（Tc）、自然杀伤细胞（NK）及 B 细胞的活化与增殖；诱导激活杀伤细胞（LAK）、肿瘤浸润淋巴细胞（TIL）的增生及增强其活性；诱导淋巴毒素（TNF-β）、γ- 干扰素（INF-γ）等产生，具有广泛的免疫增强和调节功能。临床主要用于恶性肿瘤的生物治疗，对肾细胞瘤、黑色素瘤、结肠和直肠癌效果较好，可控制肿瘤发展，减小肿瘤体积及延长生存时间。

不良反应可见“流感”样症状和胃肠道反应，如发热、寒战、厌食、肌痛及关节痛等，合用非甾体抗炎药或减少剂量可缓解。

干 扰 素

干扰素（interferon，IFN）除具有抗病毒、抑制肿瘤细胞增殖作用外，还具有免疫调节作用。其中，致敏前或大剂量给药可抑制体液免疫和细胞免疫；相反，致敏后或小剂量给药可增强体液免疫和细胞免疫功能。主要用于免疫功能低下或免疫缺陷所致复发性或慢性感染；也可用于肿瘤化疗、放疗、手术后的辅助用药；还可用于自身免疫性疾病，如类风湿关节炎、红斑性狼疮等。不良反应较少，偶有头晕、恶心、呕吐、腹痛、乏力等，偶见白细胞减少、血小板减少等。

转移因子

转移因子（transfer factor，TF）是从健康人白细胞中提取的一种多核苷酸和低分子量多肽，可以将供体的细胞免疫信息转移给未致敏受体，使之获得与供体同样的特异和非特异的细胞免疫功能，其作用可持续 6 个月，本品具有免疫佐剂作用。临床用于先天性和获得性免疫缺陷病的治疗，也试用于难以控制的病毒性和霉菌感染及肿瘤辅助治疗。

胸 腺 素

胸腺素（thymosin）是从胸腺分离的一组活性多肽，可诱导 T 细胞分化成熟。还可调节成熟 T 细胞的多种功能，从而调节胸腺依赖性免疫应答反应。用于治疗胸腺依赖性免疫缺陷性疾病（包括艾滋病）、肿瘤、某些自身免疫性疾病和病毒感染。偶见过敏反应。

卡 介 苗

卡介苗（bacillus calmette-guerin，BCG）是牛结核杆菌的减毒活菌苗，除用于预防结核病外，还具有免疫佐剂作用，为非特异性免疫增强剂，能增强与其合用的各种抗原的免疫原性，刺激多种免疫细胞的活性，促进细胞免疫和体液免疫，提高巨噬细胞杀伤肿瘤细胞和细菌的能力。可用于肿瘤的辅助治疗。不良反应较多见，严重程度和发生率与剂量、给药方法及免疫治疗的次数有关。注射局部可见红斑、硬结和溃疡；瘤内注射、胸腔内注射及皮肤划痕均可引起寒战、高热等全身反应。偶见过敏性休克和死亡。

卡介苗的发现

20 世纪初的一个下午，法国两位细菌学家卡默德和介兰走在巴黎近郊的马波泰农场的一条小路上，走着走着，他们发现田里的玉米秆儿很矮，穗儿又小，便关心地问旁边的农场主：“这些玉米是不是缺乏肥料呢？”农场主说：“不是，先生。这玉米引种到这里已经十几代了，可能有些退化了”。卡默德和介兰从玉米的退化马上联想到：如果把毒性强烈的结核杆菌一代代培养下去，它的毒性是否也会退化呢？用已退化了

链 接

毒性的结核杆菌再注射到人体中，不就可以既不伤害人体，也能使人体产生免疫力了吗？两位科学家足足花了 13 年的时间，终于成功培育了第 230 代被驯服的结核杆菌，作为预防结核菌的人工疫苗，又称“卡介苗”。

制剂和用法

环孢素　口服液：5g/50ml。注射剂：50mg/ml、250mg/ml。器官移植前 12 小时起一天服 8 ～ 10mg/kg，维持至术后 1 ～ 2 周，根据血药浓度减至一天 2 ～ 6mg/kg 的维持量。可用 0.9% 氯化钠或 5% 葡萄糖注射液 1 ： 20 ～ 1 ： 100 稀释，每天 2 ～ 5ml/kg，稀释后用 2 ～ 6 小时缓慢静脉滴注或持续 24 小时连续静脉滴注，病情稳定后改口服。

他克莫司　胶囊剂：0.5mg、1g。注射剂：5mg/ml。通常开始采用每天 0.05 ～ 0.1mg/kg（肾移植），或 0.01 ～ 0.05mg/kg（肝移植）持续静脉滴注。能进行口服时，改为口服胶囊，开始剂量为每天 0.15 ～ 0.3mg/kg，分 2 次服；再逐渐减至维持量，每天 0.1mg/kg，分 2 次服。

吗替麦考酚酯　片剂：500mg。胶囊剂：250mg。抗移植排异：开始剂量 1.5g，一天 2 次，逐渐调整至一次 0.75 ～ 1.0g，一天 2 次。

抗淋巴细胞球蛋白　兔抗淋巴细胞球蛋白一次 0.5 ～ 1mg/kg，马抗淋巴细胞球蛋白一次 4 ～ 20mg/kg，肌内注射，一天 1 次或隔天 1 次，14 天为一疗程。

冻干卡介苗　注射剂：75mg/2ml。皮内注射：临用前用注射用水稀释成每毫升含 0.5 ～ 0.75mg（苗体），一次 0.1ml；划痕：稀释成每毫升含 22.5 ～ 75mg（苗体），一次 0.05ml。

左旋咪唑　片剂：25mg、50mg。抗肿瘤辅助用药：一次 150mg，一周 1 次，连用 3 ～ 6 个月。自身免疫性疾病：一天 150mg，一周 2 ～ 3 天。慢性及复发性感染：一天 100 ～ 150mg，分次服，一周用药 2 天。

转移因子　注射剂：2ml。一次 2ml，一周 2 次，皮下注射，1 月后改为一周 1 次。

胸腺素　注射剂：2mg、5mg、10mg。乙型肝炎：一次 5 ～ 10mg，一天 1 次，肌内注射。急性重症肝炎：一次 20 ～ 30mg，一天 1 次，静脉滴注，2 ～ 3 个月一疗程。各种重型感染：一次 5 ～ 10mg，一天 1 次，肌内注射。病毒感染：一次 5 ～ 10mg，一天 1 次，肌内注射，2 ～ 3 个月为一疗程。辅助放、化疗：一次 20 ～ 40mg，一天 1 次，肌内注射，3 ～ 6 个月为一疗程。

白介素 -2　注射剂：10 万 U、20 万 U、40 万 U、100 万 U。一次 50 万～ 200 万 U，一天 1 次，静脉注射，一周 5 次，连续用药 2 ～ 4 周。体腔给药，一周 2 次，一次 50 万～ 200 万 U。

干扰素 注射剂：100 万 U、300 万 U。一次 100 万～ 300 万 U，一天 1 次，肌内注射，5 ～ 10 天为一疗程，疗程间隔 2 ～ 3 天或每周肌内注射 1 ～ 2 次。

目标检测

1. 不属于免疫抑制药物的是（　　）
   A. 巯嘌呤　B. 肾上腺皮质激素类
   C. 卡介苗　D. 环磷酰胺
   E. 环孢素
2. 不属于免疫增强药物的是（　　）
   A. 干扰素　B. 转移因子
   C. 左旋咪唑　D. 抗淋巴细胞球蛋白
   E. 胸腺素
3. 器官移植后最常用的免疫抑制剂是（　　）
   A. 泼尼松　B. 地塞米松
   C. 环孢素　D. 硫唑嘌呤
   E. 环磷酰胺

4. 主要抑制巨噬细胞对抗原吞噬处理的免疫抑制药是（ ）
A. 环孢素 B. 左旋咪唑
C. 泼尼松龙 D. 干扰素
E. 硫嘌呤

5. 小剂量增强免疫功能，大剂量则抑制免疫功能的药物是（ ）
A. 环孢素 B. 干扰素
C. 左旋咪唑 D. 泼尼松龙
E. 硫唑嘌呤

6. 转移因子的主要适应证（ ）
A. 免疫力低下 B. 免疫缺陷性疾病
C. 血小板减少性紫癜 D. 肾移植
E. 白血病辅助性免疫疗法

7. 患儿，女，12 岁。患有类风湿关节炎伴有免疫功能低下，宜选用的药物是（ ）
A. 泼尼松龙 B. 白消安
C. 巯嘌呤 D. 左旋咪唑
E. 干扰素

8. 患儿，女，7 个月。1 月前受凉后出现咳嗽、近日加重，5 天前无明显诱因；头面部、躯干出现许多鲜红色丘疹，皮疹很快波及全身，并形成水疱，病程进行性加重，入院后经检查诊断为先天性胸腺发育不良综合征。治疗该病儿宜选用（ ）
A. 环孢素 B. 胸腺素
C. 巯嘌呤 D. 抗淋巴细胞球蛋白
E. 糖皮质激素

（9、10 题共用题干）

患者，男，60 岁。因“肝功能严重衰竭”行肝切除、肝移植手术，术后 1 周患者出现肝移植手术排异反应。

9. 该患者宜选用（ ）
A. 胸腺素 B. 干扰素
C. 环孢素 + 地塞米松 D. 环孢素 + 干扰素
E. 左旋咪唑

10. 预防该患者自发性骨折最好采取（ ）
A. 补充维生素 D 和钙剂
B. 补充维生素 D
C. 补钙
D. 补充钾盐
E. 低盐、高糖饮食

（11、12 题共用选项）
A. 胸腺素 B. 干扰素
C. 环孢素 D. 糖皮质激素类
E. 左旋咪唑

11. 主要用于抑制异体器官移植排斥反应的药物是（ ）

12. 具有抗肠虫病作用的免疫增强药是（ ）

（范军军）

中英文对照

免疫抑制药 immunosuppressive drugs
环孢素 ciclosporin A
他克莫司 tacrolimus
来氟米特 leflunomide
泼尼松 prednisone
泼尼松龙 prednisolone
地塞米松 dexamethasone
6- 巯嘌呤 6-Mercaptopurine
硫唑嘌呤 azathioprine，Aza
甲氨蝶呤 methotrexate，MTX
吗替麦考酚酯 mycophenolate mofetil，MMF
抗淋巴细胞球蛋白 antilymphocyte globulin，ALG
单克隆抗体 monoclonal antibody
免疫增强药 immunopotentiating drugs
左旋咪唑 levamisole，LMS
白细胞介素 -2 interleukin-2，IL-2
干扰素 interferon，IFN
转移因子 transfer factor，TF
胸腺素 thymosin
胸腺五肽 thymopentin，TP-5
异丙肌苷 Isoprinosine
免疫核糖核苷酸 immunogenic RNA，iRNA
卡介苗 bacillus calmette-guerin，BCG
短小棒状杆菌菌苗 corynebacterium parvum vaccine，CP

第19章　解　毒　药

学习目标

1. 掌握有机磷酸酯类中毒解毒药阿托品、氯解磷定、碘解磷定的药理作用和临床应用。

2. 了解金属与类金属中毒解毒药、氰化物中毒解毒药、蛇毒中毒及灭鼠药中毒解毒药的临床应用。

解毒药（antidotes）是指能直接对抗毒物或解除毒物所致毒性反应的一类药物。急性中毒的处理原则是排除毒物、给予特效解毒药和进行对症治疗。特效解毒药是一类具有高度专一性的药物，在中毒的抢救中占重要地位。

第1节　有机磷酸酯类中毒解毒药

有机磷酸酯类化合物主要用作农业和环境卫生杀虫剂，对昆虫和人类都有强烈的毒性，使用过程中如管理和防护不当，易致人畜中毒。常用的有对硫磷（1605）、内吸磷（1059）、甲拌磷（3911）、马拉硫磷（4049）、乐果、敌敌畏（DDVP）、美曲膦酯（敌百虫）等。

一、有机磷酸酯类中毒机制及中毒症状

（一）有机磷中毒机制

有机磷酸酯类可通过消化道、呼吸道、皮肤及黏膜等多种途径进入机体，与胆碱酯酶结合，形成磷酰化胆碱酯酶而失去活性，导致乙酰胆碱不能被水解而堆积，激动胆碱受体，引起一系列胆碱能神经系统功能亢进的中毒症状。若不及时使用胆碱酯酶复活药，磷酰化胆碱酯酶则不容易被解离，胆碱酯酶难以复活，形成酶的“老化”现象。此时，即使再用胆碱酯酶复活药，也不能使胆碱酯酶恢复活性，需等待新生的胆碱酯酶出现，才能恢复水解乙酰胆碱的活性。

（二）有机磷中毒表现

1. 急性中毒　轻度中毒以M样症状为主，中度中毒同时出现明显的M样及N样症状，重度中毒时除M样和N样症状加重外，还有明显的中枢症状。致死的原因主要为呼吸中枢麻痹及循环衰竭。

（1）M样症状：表现为恶心、呕吐、腹痛、腹泻、大小便失禁、瞳孔缩小、视物模糊、心动过缓、血压下降、出汗、流涕、呼吸道分泌物增加、肺部湿啰音、胸闷、呼吸困难、发绀等。

（2）N样症状：激动N_2受体引起肌肉震颤、抽搐，严重者导致呼吸肌麻痹；激动N_1受体引起心动过速、血压升高。

（3）中枢症状：先兴奋后抑制，表现为躁动不安、失眠、谵语、昏迷、窒息、血压下

降、呼吸抑制等。

2. 慢性中毒　多发生在长期从事有机磷酸酯农药生产的工人或长期密切接触有机磷酸酯类的人员中。突出表现是血浆胆碱酯酶活性持续下降，而临床症状不明显。主要症状有头痛、头晕、视力模糊、记忆力减退、思想不集中、多汗、失眠、乏力等；偶见肌束颤动和瞳孔缩小等。主要采取对症治疗和预防措施，如避免与有机磷类长期接触、加强劳动防护等。

3. 迟发性神经损害　部分急性有机磷中毒患者症状消失后数周乃至月余，由于神经轴突的脱髓鞘变性，可出现进行性上肢或下肢麻痹，产生机制未明，目前认为可能与胆碱酯酶抑制作用无直接联系。

二、常用解毒药

有机磷酸酯类急性中毒后首先应立即消除毒物，防止继续吸收。对皮肤吸收中毒者，应用温水或肥皂水清洗皮肤。经消化道中毒者，可用2% 碳酸氢钠溶液或 0.9% 氯化钠注射液或 0.02% 高锰酸钾溶液洗胃，直至洗出液中不含农药味，然后再用硫酸钠导泻，以消除肠道内毒物。但要注意美曲膦酯中毒时禁用碱性溶液洗胃，因美曲膦酯在碱性溶液中可转化为毒性更强的敌敌畏；对硫磷中毒禁用高锰酸钾溶液洗胃，否则可使对硫磷氧化成毒性更强的对氧磷。同时，应立即用特效的解毒药进行解救。

有机磷急性中毒的现场处理

有机磷急性中毒时，首先应采取的措施是制止毒物继续被吸收，对直接接触中毒者须立即转移中毒现场，脱去受污染的衣物，用肥皂水（禁用乙醇和热水）或生理盐水洗涤；口服中毒者应迅速彻底洗胃，常用 2% ～ 5% 碳酸氢钠溶液、稀肥皂水或清水洗胃，反复冲洗至无特殊蒜臭味为止，无条件洗胃的，可令其饮大量洗胃液，再对其催吐，方法是用筷子或手指刺激舌后根及咽后壁引起剧烈呕吐。必须注意，美曲膦酯（敌百虫）中毒时禁用高锰酸钾洗胃液。

链 接

（一）M 受体拮抗药

阿 托 品

阿托品为治疗急性有机磷酸酯类中毒的特异性解毒药，能迅速解除 M 样症状，并能部分对抗中枢症状。阿托品应用的原则为及早、足量、反复给药直至阿托品化，然后改用维持量。阿托品化的指征为：瞳孔较前扩大、颜面潮红、皮肤变干、肺部湿啰音显著减少或消失、四肢转暖、由昏迷转为清醒或有轻度躁动不安等。但阿托品不能阻断 N_2 受体，对肌束颤动无效，也不能使胆碱酯酶复活，故对中度和重度中毒者，必须与胆碱酯酶复活药合用。有机磷中毒患者对阿托品的耐受量比一般患者要大，其用量可不受药典规定的极量限制。

其他 M 受体拮抗药，如东莨菪碱、山莨菪碱、樟柳碱等也可使用。

（二）胆碱酯酶复活药

氯 解 磷 定

氯解磷定（pralidoxime choride，氯磷定，氯化派姆）溶解度大，溶液稳定，使用方便，可静脉给药，也可肌内注射。

【药理作用和临床应用】　氯解磷定进入机体后，既可与磷酰化胆碱酯酶中的磷酰基结合使胆碱酯酶游离，恢复水解乙酰胆碱的活性；又可直接与游离的有机磷酸酯类结合，形成无毒的磷酰化氯解磷定由肾排出，阻止毒物继续抑制胆碱酯酶。用于各种急性有机磷中毒，能迅速解除N样症状，消除肌束颤动，但对M样症状效果差，故应与阿托品同时应用。氯解磷定应尽早给药，首剂足量，重复应用，疗程延长至各种中毒症状消失，病情稳定48小时后停药。

【不良反应】 肌内注射时局部有轻微疼痛；静脉注射过快可出现头痛、乏力、眩晕、视力模糊、恶心及心动过速等；用量过大可抑制胆碱酯酶，导致神经-肌肉传导阻滞，甚至导致呼吸抑制。

碘解磷定

碘解磷定（pralidoxime iodide，派姆）作用和临床应用与氯解磷定相似，但作用弱，不良反应多，只作静脉给药，不能肌内注射。

氯解磷定、碘解磷定禁与碱性药物混合使用，因其在碱性溶液中易水解成有毒的氰化物，故对服用氨茶碱、吗啡、利血平、琥珀胆碱、吩噻嗪等药物的患者禁用。

案例 19-1

患者，女，26岁。1个小时前因与家人不和，自服农药1小瓶，把药瓶打碎扔掉，家人发现后5分钟患者腹痛、恶心，并呕吐一次，吐出物有大蒜味，逐渐神志不清，急送医院就诊，来院后出现大小便失禁、出汗多。查体：T 36.5℃，P 60次/分，R 30次/分，BP 110/80mmHg，平卧位，神志不清，呼之不应，压眶上有反应，皮肤湿冷，肌肉颤动，巩膜不黄，瞳孔针尖样，对光反射弱，口腔流涎，肺叩清，两肺较多哮鸣音和散在湿啰音，心界不大，心率60次/分，律齐，无杂音，腹平软，肝脾未触及，下肢不肿。

诊断：重度有机磷中毒。

问题与思考：

1. 应选用何药治疗？为什么？
2. 用药时应注意哪些问题？

第2节 金属和类金属中毒解毒药

金属和类金属主要包括铜、铅、锑、汞、砷等。毒性是由于抑制机体内含巯基酶的活性所致。

一、含巯基解毒药

二巯丙醇

二巯丙醇（dimercaprol，巴尔）分子中含有巯基，能与金属或类金属结合形成难以解离的无毒络合物由肾排出。主要用于砷、汞、铬、铋、铜等中毒，对砷中毒疗效较好。本药为一种竞争性解毒药，必须及早、足量和反复给药，中毒后1～2小时使用疗效最好。不良反应较多，大剂量时可使血压升高，心跳加快。还可致恶心、呕吐、腹痛、木僵、昏迷等。肝、肾功能不全者慎用。

二巯丙磺酸钠

二巯丙磺酸钠（sodium dimercapto-sulfonate）作用与二巯丙醇相同，但不良反应较少，少数人可出现过敏反应，甚至发生过敏性休克、剥脱性皮炎。

二巯丁二钠

二巯丁二钠（sodium dimercaptosuccinate，二巯琥钠）为我国研制的解毒药。其解毒作用及机制与二巯丙醇相似，但对锑剂的解毒效力比二巯丙醇强10倍，且毒性小。可用于锑、汞、铅、砷、铜的中毒，也用于预防镉、钴、镍中毒，并对肝豆状核变性病有明显的排铜和改善症状的作用。其水溶液性质不稳定，应用时配制。可引起口臭、头痛、恶心、乏力、四肢酸痛等，注射速度越快，以上不良反应越重。

青 霉 胺

青霉胺（penicillamine）为青霉素的水解产物，对铜、汞、铅有较强的络合作用，适用于铜、汞、铅中毒的解救，对铜中毒疗效较好，亦用于类风湿关节炎、硬皮病、原发性胆汁性肝硬化及肝豆状核变性病等，还可用于类风湿关节炎和慢性活动性肝炎等。毒性小，可口服，使用方便。

与青霉素有交叉过敏反应，用前必须做青霉素过敏试验，对青霉素过敏者禁用。

肝豆状核变性病

肝豆状核变性病是一种常染色体隐性遗传性铜代谢障碍性疾病。因铜在体内蓄积损害肝及大脑等而致病，临床主要表现为进行性加剧的肢体震颤、肌张力增高、智力减退、肝大等，可首选二巯丁二钠治疗。

链接

二、金属络合物

依地酸钙钠

【药理作用和临床应用】 依地酸钙钠（calcium disodium edetate）能与多种金属离子形成稳定而可溶性的络合物，与铅、镉、钴、镍、铵、铜等离子形成更为稳定的络合物。尤其是对无机铅中毒解救效果好。主要用于治疗急、慢性铅中毒及镉、钴、铵、铜、锰、镍中毒，对镭、铀、钚、钍等放射性元素对机体的损害亦有一定的防治效果。

【不良反应】 部分患者有短暂的头晕、恶心、关节酸痛、腹痛、乏力等，静脉注射过快会引起低钙性抽搐，大剂量能损害肾。用药期间应检查尿常规，如出现蛋白尿、血尿或无尿时应及时停药。禁用于严重肾病、无尿者。慎用于肾功能不全、有痛风史的患者。

去 铁 胺

去铁胺（deferoxamine）是特效的铁络合剂，可与组织中的铁络合成无毒物从尿中排出。主要用于铁中毒，但口服吸收差，必须肌内注射或静脉注射。

第3节 氰化物中毒解毒药

一、氰化物中毒及解毒机制

氰化物是作用迅速的剧毒物质。氰化钾、氰化钠，桃仁、苦杏仁、枇杷核仁等均含有氰苷，水解后产生氢氰酸，大量误食也可致中毒。其中毒机制是氰化物进人体内释放出氰离子，能与机体内细胞色素氧化酶结合形成氰化细胞色素氧化酶，使细胞色素氧化酶失去传递电子的功能，组织细胞不能利用血液中的氧，引起细胞内窒息导致机体中毒。如救治不及时，可很快死亡。

对氰化物中毒者，首先给予高铁血红蛋白形成药，迅速将体内部分血红蛋白氧化形成高铁血红蛋白，后者可与细胞色素氧化酶竞争游离的氰离子或已结合的氰离子形成氰化高铁血红蛋白，使细胞色素氧化酶复活。供硫药硫代硫酸钠中含有活泼的硫原子，硫原子可和体内游离的或已结合的氰离子相结合，形成稳定性强、无毒的硫氰酸盐，由尿排出而解毒。

二、氰化物中毒解毒药

亚硝酸钠

亚硝酸钠（sodium nitrite）作用慢而持久，能产生足量的高铁血红蛋白，故可有效地解救氰化物中毒。静脉注射速度过快因扩张血管而引起血压骤降。肾功能不全者慎用。

硫代硫酸钠

硫代硫酸钠（sodium thiosulfate，大苏打，海波）起效慢，与亚硝酸钠合用可显著提高疗效。但应注意不宜混合注射，以免血压过度下降。此外，本品也可用于砷、汞、铋和碘中毒。

亚　甲　蓝

【药理作用和临床应用】 亚甲蓝（methylene blue）系氧化-还原剂，在体内的浓度不同，对血红蛋白作用不同。低浓度时，使高铁血红蛋白还原为血红蛋白；高浓度时，直接使血红蛋白氧化成高铁血红蛋白，能暂时减轻 CN^- 对组织中酶的毒性，若要将氰化物从体内消除，则需与硫代硫酸钠合用。临床上小剂量亚甲蓝用于治疗高铁血红蛋白症，大剂量时治疗轻度氰化物中毒。

【不良反应】 静脉注射剂量过大（> 0.5g）时，可引起恶心、腹痛、头痛、心前区痛、出汗和神志不清等反应。本品禁用于皮下注射，以免引起组织坏死。用药后尿液呈蓝色，排尿时可有尿道口刺痛。禁与强碱性药物、重铬酸钾、还原剂和碘化物配伍使用。禁用于遗传性葡萄糖-6-磷酸脱氢酶缺乏者。慎用于肾功能不全者。

硫代硫酸钠

硫代硫酸钠（sodium thiosulfate）结构中具有活泼的硫原子，在转硫酶的作用下，能与体内游离的或已与高铁血红蛋白结合的氰离子相结合，形成稳定性强、毒性低的硫氰酸盐，随尿排出。主要用于氰化物中毒，也可用于砷、汞、铋、碘等中毒。不良反应偶见头晕、乏力、恶心、呕吐等，静脉注射过快可引起血压下降。不宜与亚甲蓝、亚硝酸钠混合同时静脉注射。

第 4 节　灭鼠药中毒解救药

灭鼠药的种类很多，发生中毒后，首先要确认中毒鼠药的种类，然后应用解毒药物并对症治疗。

一、抗凝血类灭鼠药中毒解毒药

抗凝血类灭鼠药常用的有敌鼠钠、杀鼠灵、鼠得克、大隆等，其毒理主要是破坏机体凝血功能及损伤小血管、引起出血等。人误服后，中毒症状多缓慢出现，一般在食后第 3 天（数小时乃至 20 天）开始出现恶心、呕吐、食欲减退及精神不振，其后可发生鼻出血、齿龈出血、皮肤紫癜、咯血、便血、尿血等，并可有关节痛、腹痛及低热等。严重者发生休克。

患者可有贫血、出血、凝血时间及凝血酶原时间延长。特效解毒药是维生素 K_1。

维 生 素 K_1

维生素 K_1（vitamine K_1）与抗凝血类灭鼠药化学结构相似，可对抗并解除这类药物对凝血酶原活性的抑制，使凝血过程正常。可同时给予足量维生素 C 及糖皮质激素辅助治疗。

二、磷毒鼠药中毒解毒药

磷毒鼠药包括磷化锌和毒鼠磷。

（一）磷化锌中毒及解救

磷化锌作用于神经系统，轻度中毒时可出现头痛、头晕、乏力、恶心、呕吐、腹痛、腹泻、胸闷、咳嗽、心动过缓等。中度中毒时，除上述症状外，可有意识障碍、抽搐、呼吸困难、轻度心肌损害、心电图 ST 段降低、T 波低平、传导阻滞。重度中毒时，尚有昏迷、惊厥、肺水肿、呼吸衰竭、明显的心肌损害及肝损害等。

磷化锌口服中毒者应立即催吐、洗胃。洗胃用 0.5% 硫酸铜溶液，每次 200 ～ 500ml 口服，使磷转变为无毒磷化铜沉淀，直至洗出液无磷臭味为止。再用 0.3% 过氧化氢溶液或 0.05% 高锰酸钾溶液持续洗胃，直至洗出液澄清为止。然后口服硫酸钠 15 ～ 30g 导泻。禁用油类泻药。禁食鸡蛋、牛奶、动植物油类，因磷能溶于脂肪中而吸收。呼吸困难、休克、急性肾衰竭及肺水肿时，应及时对症治疗。

（二）毒鼠磷中毒及解救

毒鼠磷可抑制胆碱酯酶活性，使突触处乙酰胆碱过量积聚，胆碱能神经节后纤维支配的效应器出现一系列改变，如平滑肌兴奋、腺体分泌增加、瞳孔缩小、骨骼肌兴奋等中毒症状。

毒鼠磷是有机磷化合物，其中毒症状主要由于抑制胆碱酯酶所致，故解救基本上与有机磷酸酯类农药中毒相同，主要应用阿托品及胆碱酯酶复活药解救。

三、其他灭鼠药中毒解毒药

（一）有机氟灭鼠药中毒解毒药

有机氟灭鼠药包括氟乙酸钠、氟乙酰胺、甘氟等。中毒主要表现为中枢神经系统及心脏受累。由于毒性强，无特效解毒剂，很容易引起人、畜中毒死亡，国家已明令禁用。其中毒解救药主要用乙酰胺（acetamide，解氟灵）。灭鼠药种类不同，乙酰胺解救效果不同，对氟乙酰胺、甘氟中毒的救治效果较好，能延长氟乙酰胺中毒的潜伏期、解除氟乙酰胺中毒症状而挽救患者的生命。

（二）毒鼠强中毒解毒药

毒鼠强（tetramine）为国家禁止使用的灭鼠药。人口服的致死量约为 12mg。本药对中枢神经系统，尤其是脑干有兴奋作用。其中毒解救措施有：①首先应清除胃内毒物，可采取催吐、洗胃、灌肠、导泻等方法；②对症处理，抗惊厥药苯巴比妥的疗效较地西泮好；呕吐、腹痛时可用山莨菪碱；心率慢于 40 次 / 分，考虑体外临时起搏器，发生阿 - 斯综合征时进行人工起搏等；③中毒较重者采用药用炭血液灌流；④应用特异性解毒药二巯丙磺酸钠。

（三）亚砷酸、安妥、灭鼠优中毒解救药

亚砷酸、安妥、灭鼠优均为国家禁止使用的灭鼠药。其中，亚砷酸中毒可选用二巯丙醇或二巯丙磺酸钠解救；灭鼠优中毒选用烟酰胺和胰岛素；安妥中毒选用硫代硫酸钠。

第 5 节 蛇毒中毒解毒药

蛇毒是毒蛇所分泌的有毒物质，主要有神经毒、心脏毒、血液毒等。人被毒蛇咬伤后，蛇毒可侵入人体而引起一系列中毒症状，可表现为肌肉瘫痪、呼吸麻痹、室性期前收缩、房室传导阻滞甚至心衰、出血甚至失血性休克等。抢救不及时，可因呼吸麻痹或休克而死亡。因此，被毒蛇咬伤必须及时治疗，除进行一般处理外，还要用抗蛇毒药进行治疗。抗蛇毒药包括抗蛇毒血清及由中草药配制而成的抗蛇毒药两类，常用药物及临床应用见表 19-1。

表 19-1 常用抗蛇毒药种类及临床应用

药物	临床应用
精制抗五步蛇毒血清	主要用于五步蛇咬伤
精制抗眼镜蛇毒血清	主要用于眼镜蛇咬伤
精制抗蝮蛇毒血清	主要用于蝮蛇咬伤
精制抗银环蛇毒血清	主要用于银环蛇咬伤
多价抗蛇毒血清	用于蛇种不明的毒蛇咬伤
南通蛇药	用于各种毒蛇、毒虫咬伤
群生蛇药	用于蝮蛇、五步蛇、眼镜蛇等咬伤
群用蛇药	主要用于治疗眼镜蛇咬伤效果较好，对银环蛇、蝮蛇、五步蛇、竹叶青蛇等咬伤亦有效
上海蛇药	用于治疗蝮蛇、竹叶青蛇、眼镜蛇、银环蛇、尖吻蛇等咬伤

制剂和用法

阿托品　注射剂：0.5mg/ml、1mg/ml、5mg/ml。轻度中毒：每 1 ～ 2 小时用 1 ～ 2mg，阿托品化后每 4 ～ 6 小时用 0.5mg，皮下注射。中度中毒：每 15 ～ 30 分钟用 2 ～ 4mg，阿托品化后每 4 ～ 6 小时 0.5 ～ 1mg，肌内注射或静脉注射。重度中毒：每 10 ～ 30 分钟用 5 ～ 10mg，阿托品化后每 2 ～ 4 小时用 0.5 ～ 1mg，静脉注射。

碘解磷定　注射剂：0.5g/20ml、0.4g/10ml。轻度中毒：一次 0.5g，缓慢静脉注射。中度中毒：首次 0.8 ～ 1g，缓慢静脉注射，以后每 2 小时重复注射 0.5 ～ 0.8g，或每小时静脉滴注 0.4g，共用 4 ～ 6 小时。重度中毒：一次 1 ～ 1.2g 静脉注射，30 分钟后如效果不明显，再重复注射一次，以后每小时静脉滴注 0.4g，好转后逐渐停药。

氯解磷定　注射剂：0.25g/2ml、0.5g/2ml。轻度中毒：一次 0.25 ～ 0.5g，肌内注射，必要时 2 小时后重复注射 1 次。中度中毒：首次 0.5 ～ 0.75g，肌内注射或静脉注射，必要时 2 小时重复肌内注射 0.5g。重度中毒：首次 1g，静脉注射，30 ～ 60 分钟后如效果不明显可重复注射 0.75 ～ 1g，以后每小时静脉滴注 0.25 ～ 0.5g，好转后减量或停药。

二巯丁二钠　注射剂：0.5g、1g。一次 1g，用注射用水溶解后，立即静脉注射。视病情需要可重复注射。

青霉胺　片剂：0.1g。一天 0.5 ～ 1.5g，分 3 ～ 4 次。

依地酸二钠钙　注射剂：1g/5ml，片剂：0.5g。治疗铅中毒：一天 0.5 ～ 1g，静脉注射、静脉滴注或肌内注射，连用 3 ～ 4 天，再停用 3 ～ 4 天，为一疗程。一般可用 3 ～ 5 个疗程。

亚硝酸钠　注射剂：0.3g/10ml。一次 0.3g，缓慢静脉注射。

亚甲蓝　注射剂：20mg/2ml、50mg/5ml、100mg/10ml。治疗高铁血红蛋白血症：一次

1～2mg/kg，静脉注射。治疗氰化物中毒，一次 10～20mg/kg，静脉注射。

硫代硫酸钠　注射剂：0.5g/10ml、1g/20ml。氰化物中毒：一次 12.5～25g，静脉注射。其他中毒：一次 0.5～1g，一天 1 次，静脉注射。安妥中毒：10% 硫代硫酸钠 5ml 静脉注射，中毒严重时给予吸氧、咖啡因皮下注射。普罗米特中毒：50% 硫代硫酸钠 20ml 静脉注射。

目标检测

1. 有机磷酸酯类急性中毒时不应出现下列哪种症状（　　）
   A. 瞳孔扩大　B. 心率减慢
   C. 恶心、呕吐　D. 肌肉震颤
   E. 流涎
2. 单用解磷定解救有机磷酸酯类中毒的缺点是（　　）
   A. 不能消除肌颤
   B. 不能复活胆碱酯酶
   C. 不能直接对抗 M 样中毒症状
   D. 不能消除腹痛
   E. 不能抑制呼吸道分泌大量黏液
3. 氰化物中毒的特效解毒药是（　　）
   A. 二巯丙醇　B. 依地酸钙钠
   C. 亚硝酸钠　D. 青霉胺
   E. 二巯丁二钠
4. 急性砷、汞中毒，金、铋、锑等重金属中毒的解救药是（　　）
   A. 亚硝酸钠　B. 亚甲蓝
   C. 硫代硫酸钠　D. 二巯丙醇
   E. 依地酸钙钠
5. 有机磷酸酯类中毒处理原则不包括（　　）
   A. 足量应用阿托品
   B. 尽早使用胆碱酯酶复活药
   C. 对症治疗
   D. 若误服美曲膦酯时最好用 2%$NaHCO_3$ 洗胃
   E. 及时吸氧，使用升压药
6. 抗凝血类灭鼠药中毒的特效解毒药是（　　）
   A. 阿托品　B. 乙酰胺
   C. 维生素 K_1　D. 维生素 K_3
   E. 维生素 K_4

（范军军）

中英文对照

解毒药　antidotes
氯解磷定　pralidoxime chloride
碘解磷定　pralidoxime iodide
二巯丙醇　dimercaprol
二巯丙磺酸钠　sodium dimercapto-sulfonate
二巯丁二钠　sodium dimercaptosuccinate
青霉胺　penicillamine
依地酸钙钠　calcium disodium edetate
去铁胺　deferoxamine
亚硝酸钠　sodium nitrite
亚甲蓝　methylene blue
硫代硫酸钠　sodium thiosulfate
维生素 K_1　vitamine K_1
毒鼠强　tetramine

实践教程

第一部分　药物的一般知识

一、药物名称及分类

药物的名称分为通用名、商品名、化学名及别名。

1. 通用名　是指中国药品通用名称（China Approved Drug Names，CADN），由药典委员会按照《药品通用名称命名原则》组织制定并报卫生部备案的药品的法定名称，是同一种成分或相同配方组成的药品在中国境内的通用名称，具有强制性和约束性。因此，凡上市流通的药品的标签、说明书或包装上必须要用通用名称。其命名应当符合《药品通用名称命名原则》的规定，不可用作商标注册，如普萘洛尔（propranolol）。

2. 商品名　商品名（proprietary name）是指药厂生产新药时，向政府管理部门申请许可证所用的的专属名称。在一个通用名下，由于生产厂家的不同，可有多个商品名称，如普萘洛尔的商品名为心得安（inderal），在学术刊物和著作中不能使用商品名。

3. 化学名　化学名（chemical name）指依药物的化学组成按公认的命名法命名，如普萘洛尔的化学名为 1- 异丙氨基 -3（1- 萘氧基）-2- 丙醇基。因为过于繁琐，很少被医护人员所采用。

4. 别名　有些药品还有习惯上的称谓，叫做别名（alias name）。别名不受使用的约束和法律的保护，如对乙酰氨基酚又称扑热息痛、阿司匹林又称乙酰水杨酸、苯妥英钠又称大仑丁。

二、药物的制剂与剂型

（一）基本概念

1. 制剂　是根据国家药典或药政管理部门批准的标准，将药物按照临床医疗的需要，按一定的生产工艺经过加工而形成的各种剂型，称为制剂。

2. 剂型　剂型是指将药物加工制成适合患者需要的给药形式，即形态各异的制剂。便于应用、保存和携带。良好的剂型可使药物发挥良好的疗效，剂型可以改变药物的作用性质，可以改变药物的作用速度。改变剂型可影响药物的疗效，也可以降低药物的不良反应。

（二）常用剂型

1. 液体制剂　以液体形态用于各种治疗目的的剂型。

（1）溶液剂：系一种或多种可溶性药物，溶解成溶液供口服或外用的制剂。口服溶液剂一般装在带格的瓶中，瓶签上注明用药的数量和次数等，外用溶液剂应在瓶签上注明“不能内服”字样或采用“外用瓶签”。

（2）注射剂：是指供注射用的药物灭菌溶液、混悬液或乳剂及供临用时溶解或稀释的无菌粉末或浓缩液。常封装在玻璃安瓿中称注射剂。大容积的注射剂封装在玻璃瓶或塑料瓶内称输液剂，如葡萄糖注射液。

（3）乳剂：是油脂或树脂质与水的乳状混浊液。分油包水乳剂和水包油乳剂。水包油乳剂多供内服；油包水乳剂多供外用。

（4）混悬剂：常用的口服混悬剂系指难溶性固体药物的微粒分散在液体介质中而形成的液体制剂，还有供外用或滴眼用的混悬剂。用时需摇匀。

（5）合剂：指两种或两种以上药物用水作溶媒，配制成的澄明液或混悬液。其中混悬液合剂瓶签上须注明“服时摇匀”。

（6）糖浆剂：为含有药物或芳香物质的近饱和浓度的蔗糖水溶液，供口服，如远志糖浆。

（7）洗剂：多是一种含有不溶性药物的悬浊液，专供外用，如炉甘石洗剂。

（8）酊剂：是指药物用规定浓度的乙醇浸出或溶解而制得的溶液，如碘酊。

（9）其他：如流浸膏、搽剂、醑剂、凝胶剂、气雾剂、滴眼剂、滴耳剂、浸剂等。

2. 固体制剂

（1）片剂：是指药物与适宜的辅料通过制剂技术制成片状或异形片状的制剂。以口服为主，也可供外用或植入。凡味道欠佳或具有刺激性的药物，制成片剂后可包糖衣或薄膜衣；对胃有刺激性或遇胃酸易被破坏及需在肠内释放的药物，制成片剂后应包肠溶衣。此外，还有泡腾片、缓释片、微囊片、包衣片、咀嚼片、植入片、口含片、舌下含片、纸型片等。

（2）胶囊剂：分硬胶囊剂、软胶囊剂和肠溶胶囊剂三种，供口服用。硬胶囊剂系将一定量的药物加适宜的辅料制成均匀的粉末或颗粒，充填于空心胶囊中制成，如头孢氨苄胶囊；软胶囊剂又称胶丸，系将一定量的液体密封在球形或椭圆形的软质囊材中制成，如维生素胶丸；肠溶胶囊囊壳不易被胃酸破坏，但可在肠液中崩解而释出有效成分。

（3）散剂：又称粉剂，系一种或多种药物均匀混合而成的干燥粉末，可供内服或外用，如冰硼散、消化散等。易潮解的药物不易制成散剂。

（4）颗粒剂：或称冲剂，是指药物与适宜的辅料制成的干燥颗粒状的制剂。分为可溶颗粒剂、混悬颗粒剂和泡腾颗粒剂等，口服时用开水或温开水冲服，如感冒冲剂。

（5）膜剂：又称薄片剂，是指药物与适宜的成膜材料加工制成的膜状制剂。供口服或皮肤黏膜外用，如克霉唑口腔药膜。

（6）海绵剂：系用亲水性胶体溶液经加工制成的海绵状灭菌制剂，如海绵明胶、淀粉海绵等。海绵剂具有质软、多孔、有弹性、吸水性能强等特点。常用的原料为碳水化合物和蛋白质，有的还加入一些必要的药物。海绵剂常用于局部止血，其多孔可促进血栓形成，是外科常用的辅助止血剂。

3. 软体剂型　由药物与适宜基质混匀制成。多用于局部呈现局部作用，也有能透过皮肤吸收发挥全身作用。

（1）软膏剂：系药物与适宜的基质均匀混合制成的膏状外用制剂。多用于皮肤、黏膜，如氧化氨基汞软膏。而专供眼科使用的细腻灭菌软膏，称眼膏剂，如红霉素软膏。

（2）栓剂：是指药物与适宜基质混合制成的专供腔道给药的制剂，具有适宜的硬度和韧性，熔点接近体温，塞入腔道后能迅速软化或熔化，逐渐释出药物产生局部作用或被吸收而产生全身作用，如甘油明胶栓塞入肛门具有缓泻作用。

（3）硬膏剂：是由药物与基质混匀后，涂于纸、布或其他薄片上的硬质膏药，遇体温则软化而黏敷在皮肤上，如伤湿止痛膏。

（4）糊剂：为大量粉状药物与脂肪性或水溶性基质混合支撑的制剂，如复方锌糊。

4. 气雾剂　是指药物与适宜的抛射剂（液化气体或压缩空气）装于耐压密封容器中的液体制剂，当阀门打开后，借助气化的抛射剂的压力，将药液呈雾状定量或非定量地喷射出来。气雾剂吸入后，药物可达肺部深处，显效快，如异丙肾上腺素气雾剂。皮肤和黏膜用气雾剂，大都能在皮肤黏膜表面形成一层薄膜，有保护创面、消毒、局麻、止痛、消炎、消肿等作用；空间消毒用气雾剂主要用于杀虫和室内空气消毒。

5. 新型制剂

（1）微囊剂：系利用天然的或合成的高分子物质将固体或液体药物包于囊心，使成为半透明的封闭的微小胶囊。其优点是释放缓慢，药效较长，封闭性可提高药物稳定性和减少胃肠道的副作用等。

（2）长效剂：长效剂以制成溶解度小的盐或酯、与高分子化合物生成难溶性复盐、控制颗粒大小等方法减慢溶出速度或通过包衣、微囊化、乳化等方法减慢扩散速度达到延长药物作用的目的。

（3）控释剂：是指药物能在设定的时间内自动以设定速度释放，使血药浓度长时间恒定地维持在有效浓度范围内的制剂。控释剂可制成供口服、透皮吸收、腔道使用的不同剂型，如片剂、胶囊、注射剂、植入剂等。

（4）缓释剂：是指用药后能在较长时间内持续释放药物以达到延长药效目的的制剂。

（5）定向制剂：是一类能选择性分布于靶器官和靶组织的高新技术制剂，常用作抗癌药物的载体。通过各种给药途径，可将药物导向靶区，对全身其他部位则无明显影响，可明显提高药物的选择性，使药物剂量减少，疗效提高，毒副作用减少。该类制剂包括静脉用复合乳剂、脂质体、毫微胶囊、微球剂、磁性微球剂、单克隆抗体等。他们靶向的方式主要通过淋巴系统定向、提高对靶细胞的亲和力、磁性定位及酶对前体药物的作用等方式来实现。

三、药品管理基本知识

（一）药典和药品管理法

药典是国家对药品规格所定标准的法规文件。它规定了比较常用而有一定防治效果的药品和制剂的标准规格和检验方法，是国家管理药品生产、供应、使用与检验的依据。目前我国药典分为一、二两部，一部收载中药材、中药成方制剂，二部收载化学药品、抗生素、生物制品等各类药物和制剂。对于我国药品的生产、药品质量的提高和人民用药安全有效等方面均起了很大的作用。

为加强药品监督管理，保证药品质量，增进药品疗效，保障人民用药，国家于1984年公布了《中华人民共和国药品管理法》，2001年2月28日，中华人民共和国第九届全国人民代表大会通过了修订的《中华人民共和国药品管理法》，并于2001年12月1日起实施。《中华人民共和国药品管理法》规定药品生产企业按照《药品生产质量规范》（GMP）组织生产；医疗机构配制制剂时，必须有《医疗机构制剂许可证》；药品经营企业必须遵循《药品经营管理规范》（GSP）。

（二）处方药与非处方药

按照药品的药理性质，临床应用范围及安全性等特性，将药品分为处方药和非处方药两类。处方药（prescription-only medicine，POM）是指必须凭执业医师处方才可在正规药房或药店调配、购买和使用的药品；非处方药（over-the-counter drugs，OTC）是指经过国家药品监督管理部门按一定原则遴选认定，不需凭执业医师处方，消费者可自行购买和使用的药品。我国把实施药品分类管理作为实行医疗制度改革、促进药政管理与国际模式接轨的一项重要措施。

（三）国家基本药物

是指一个国家根据各自的国情，按照符合实际的科学标准从临床各类药品中遴选出的疗效可靠、不良反应较轻、质量稳定、价格合理、使用方便的药品。实施国家基本药物政策，保障基本药物的生产和供应，将有效地指导临床合理用药，杜绝药品的滥用和浪费，为我国实行医疗保险制度和药品分类管理奠定基础。

（四）药物批号、有效期、失效期的识别

药物的批号是药厂按照各批药品生产的日期而编排的号码。一般采用6位数字表示，前两位表示年份，中间两位表示月份，后两位表示日期，如某药的生产日期为2009年2月18日，则该药的批号是090218。

有效期是指在一定储存条件下能够保持药品质量的期限。如某药品标明有效期为2010年3月，即表示该药可以使用至2010年3月31日。有的药物只标明有效期为两年，则可根据该药品的批号推算出其有效期限，如某药品的批号为090218，则说明该药品可使用至2011年2月17日。

失效期是指药品在规定的储存条件下其质量开始下降，达不到原质量标准要求的时间期限。如某药品已标明其失效期为2009年10月，即表示该药只能用到2009年9月30日，10月1日起开始失效。

（五）药品说明书

药品说明书是载明药品的重要信息的法定文件，是选用药品的法定指南。内容应包括药品的品名、规格、生产企业、药品批准文号、产品批号、有效期、主要成分、适应证或功能主治、用法、用量、禁忌、不良反应和注意事项、药品的储存条件、生产厂家、通讯地址等。中药制剂说明书还应包括主要药味（成分）性状、作用、储藏等。药品说明书能提供用药信息，是医护人员、患者了解药品的重要途径。说明书的规范程度与医疗质量密切相关。

四、特殊药品管理

根据《中华人民共和国药品管理法》规定，对于麻醉药品、精神药品、毒性药品、放射性药品实行严格的特殊管理，既要保证医疗需要，又要防止产生流弊。

（一）麻醉药品管理

麻醉药品是指连续应用后，易产生生理依赖性的药物。包括阿片类、吗啡类、盐酸乙基吗啡类、可待因类、福尔可定类、合成麻醉药类等。

执业医师需经培训、考核合格后，取得麻醉药品、第一类精神药品处方资格。麻醉药品的注射剂处方为1次用量；其他剂型处方不得超过3天用量；控缓释制剂处方不得超过7天用量。为癌痛、慢性中、重度非癌痛患者开具的麻醉药品注射剂处方不得超过3天用量；其他剂型处方不得超过7天用量。麻醉药品开具应使用专用处方，要求书写完整，字迹清楚，对签字开方医生姓名严格核对，配方和核对人员均应签名，并建立麻醉药品处方登记册。医务人员不得为自己开处方使用麻醉药品。

（二）精神药品管理

精神药品是指直接作用于中枢神经系统，使之兴奋或抑制，连续使用后可产生依赖性的药物。根据使人体产生精神依赖性的难易程度和危害程度，分为两类。一类包括布桂嗪、复方樟脑酊、咖啡因、司可巴比妥等；二类主要包括巴比妥类（司可巴比妥除外）、苯二氮䓬类及氨酚待因等。

医生应根据医疗需要合理使用精神药品，严禁滥用。第一类精神药品处方开具规定同麻醉药品；第二类精神药品处方每次不超过7天常用量，对于某些特殊情况，处方用量可适当延长，但医师应当注明理由。精神药品开具须使用专用处方，处方必须写明患者的姓名、年龄、性别、药品名称、剂量、用法等。经营单位和医疗单位对精神药品的购买证明和处方不得有任何涂改。

（三）医疗用毒性药品管理

医疗用毒性药品是指毒性强烈、治疗量与中毒剂量相近，使用不当会致人中毒或死亡的药物。分为两类：①毒性中药，如砒霜、雄黄、水银等；②毒性西药，如洋地黄毒苷、阿托品、毛果芸香碱等。

每次处方剂量不得超过2天极量。对处方未注明“生用”的毒性中药，应当付炮制品。如发现处方有疑问时，须经原处方医生重新审定后再行调配。处方一次有效，取药后处方保存二年备查。

（四）放射性药品管理

放射性药品管理是指用于临床诊断或者治疗的放射性核素制剂或者其标记物。必须由经核医学技术培训的技术人员从事放射性药品使用工作。使用规定参考说明书。

（五）兴奋剂管理

兴奋剂是指兴奋剂目录所列的禁用物质等。共有7大类、216种，包括蛋白同化制剂（74种）、肽类激素（7种）、麻醉药品（11种）、刺激剂（59种）、药品类易制毒化品（2种）、医疗用毒性药品（1种）和其他（62种）。严格按《反兴奋剂条例》控制使用。

第二部分　处方和医嘱的一般知识

一、处　　方

处方是指由注册的执业医师和执业助理医师（以下简称医师）根据患者的病情需要开写给药房要求配方和发药的书面文件，并作为患者用药凭证的医疗文书。处方直接关系到患者健康，所以必须严肃认真地开写处方和调配处方，以保证患者用药安全有效。处方并具有法律上的意义，一旦出现用药差错事故时，处方可作为法律凭证。《处方管理办法》已于2006年11月27日经卫生部部务会议讨论通过，自2007年5月1日起施行。

（一）处方的内容

1. 前记　包括医疗机构名称、患者姓名、性别、年龄、门诊或住院病历号，科别或病区和床位号、临床诊断、开具日期等。可添列特殊要求的项目。

麻醉药品和第一类精神药品处方还应当包括患者身份证明编号，代办人姓名、身份证明编号。

2. 正文　以Rp或R标示，分列药品名称、剂型、规格、数量、用法用量。

3. 后记　医师签名或者加盖专用签章，药品金额以及审核、调配，核对、发药药师签名或者加盖专用签章。

（二）处方颜色

1. 普通处方的印刷用纸为白色。

2. 急诊处方印刷用纸为淡黄色，右上角标注“急诊”。

3. 儿科处方印刷用纸为淡绿色，右上角标注 “儿科”。

4. 麻醉药品和第一类精神药品处方印刷用纸为淡红色，右上角标注“麻、精一”。

5. 第二类精神药品处方印刷用纸为白色，右上角标注“精二”。

（三）处方的开写规则及注意事项

1. 处方必须在专用的处方笺上用钢笔或圆珠笔书写，要求字迹清楚、剂量准确、内容完整，一般不能涂改，如有涂改，医生必须在涂改处签字，以示负责。

2. 每张处方限于一名患者的用药。

3. 处方中每一药占一行，制剂规格和数量写在药名后面，用药方法写在药名下面。开写药物较多时，应按药物所起作用的主次顺序书写。

4. 西药和中成药可以分别开具处方，也可以开具一张处方，中药饮片应当单独开具处方。

5. 处方中药物的剂量常采用药典规定的常用量，一般不应超过极量，如因病情需要超过极量时，医生应在剂量旁签字或加“!”，以示负责。

6. 处方中的药物剂量与数量一律用阿拉伯数字表示，并采用法定计量单位。重量以克（g）、毫克（mg）、微克（μg）、纳克（ng）为单位；容量以升（L）、毫升（ml）为单位；国际单位（IU）、单位（U）；中药饮片以克（g）为单位。

7. 处方中的药物总量，一般以 3 天为宜，7 天为限。慢性病或特殊情况可适当增加。麻醉药品和毒性药品不得超过 1 天量。一类精神药品每处方不超过 3 天常用量，二类精神药品每处方不超过 7 天常用量。有些地区规定开写麻醉药品一定要用红色处方，以示区别，引起注意。

8. 急需用药时，应使用急症处方笺，若用普通处方，应在其左上角写上“急”或“cito”字样，以便药剂人员优先发药。

二、医　嘱

医嘱是医生拟订，由护理人员执行的治疗计划。其内容包括医嘱日期、时间、护理常规、护理级别、饮食种类、体位、药物的名称、剂量和用法、各种检查及治疗、医生和护士签名。医嘱又分为长期医嘱、临时医嘱、备用医嘱和停止医嘱四种。此处仅介绍医嘱中药物开写基本格式。

1. 开写格式

药名　剂型　每次剂量　给药次数　给药途径　时间　部位等

2. 示例

例 1：青霉素钠盐注射剂　80 万 U　一天 2 次　肌内注射

例 2：利福平片剂　一次 0.45 ～ 0.6g　一天 1 次　清晨空腹顿服

三、处方、医嘱常用外文缩写词与中文对照表

见附表

附表　处方、医嘱常用外文缩写词与中文对照表

外文缩写词	中文	外文缩写词	中文
q.d.	每日 1 次	aa	各
b.i.d.	每日 2 次	ad	加至
t.i.d.	每日 3 次	a.m.	上午
q.i.d.	每日 4 次	p.m.	下午

续表

外文缩写词	中文	外文缩写词	中文
q.h.	每小时	a.c.	饭前
q.n.	每晚	p.c.	饭后
q.m. 或 o.m.	每晨	h.s.	睡前
q.6h.	每 6 小时 1 次	p.r.n.	必要时
q.2d	每二日 1 次	s.o.s.	需要时
p.o. 或 o.s.	口服	stat!	立即
i.h.	皮下注射	cito!	急速地
pr.dos	顿服，一次量	Rp	请取
i.m.	肌内注射	co.	复方的
i.v.	静脉注射	sig. 或 s.	用法
i.v.gtt	静脉滴注	lent!	慢慢的
i.p.	腹腔注射	U	单位
i.d.	皮内注射	I.U.	国际单位

（徐　红）

第三部分　常用实验动物的捉拿和给药方法

【目的】 结合实验内容逐步学会常用实验动物的捉拿方法和给药方法。

【材料】 家兔、小白鼠、蟾蜍或蛙。

【方法】

一、小白鼠的捉拿法和给药方法

1. 捉拿法　用右手捏住小白鼠尾巴将尾提起，放置于鼠笼上或其他易攀抓处，轻轻向后牵拉鼠尾，趁其不备，用左手拇指和食指捏住其两耳间及头部皮肤，使腹部向上，屈曲左手中指使鼠尾靠在上面，然后以无名指及小指压住鼠尾，使小鼠完全固定（实验图 1）。

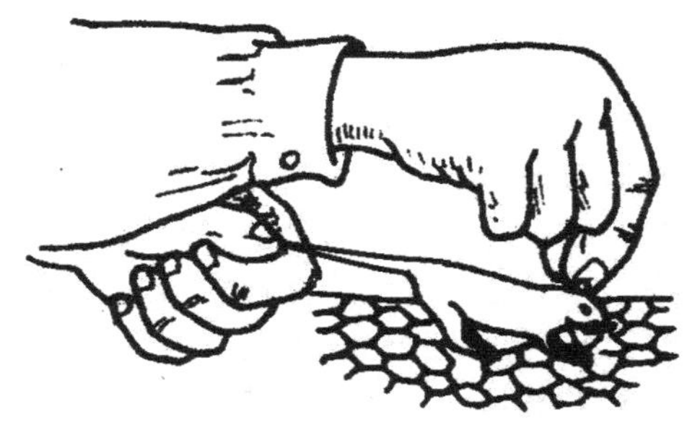

实验图 1　小白鼠的捉拿方法

2. 给药方法

（1）灌胃：将小白鼠固定后，使口部向上，将颈部拉直，右手持灌胃器自口角插入口腔，沿上颚轻轻进入食管，如动物安静、呼吸无异常、口唇无发绀现象，即可注入药液（实验图 2）。灌胃量一般为 0.1 ～ 0.25ml/10g。

（2）腹腔注射：将小白鼠固定后，右手持注射器自下腹部一侧向头部方向以 45° 刺入腹腔（角度太小易刺入皮下）。针头刺入不宜太深或太接近上腹部，以免损伤内脏。注射量一般为 0.1 ～ 0.2ml/10g。

（3）皮下注射：将小白鼠固定后，右手持注射器，将针头刺入背部皮下注入药液。注射量一般不超过 0.25ml。

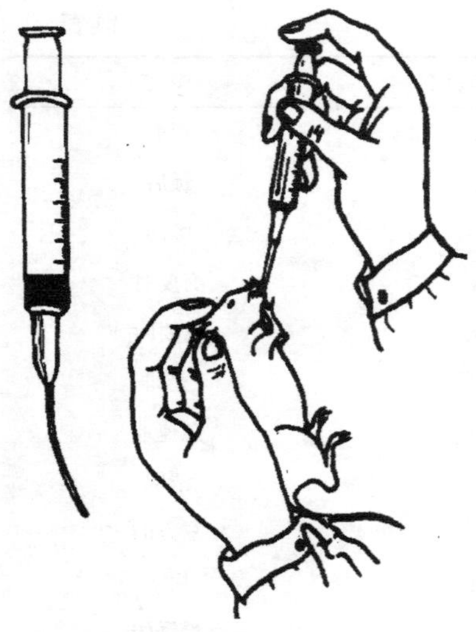

实验图 2　小白鼠灌胃器及灌胃法

（4）肌内注射：一人固定小鼠后，另一人持注射器，将针头刺入后肢外侧肌肉内注入药液。注射量一般不超过 0.1ml。

（5）静脉注射法：先将小白鼠固定于固定器内，将尾巴露在外面，以右手食指轻轻弹尾尖部，必要时用 45 ～ 50℃的温水浸泡或用 75% 乙醇擦尾部，使全部血管扩张充血、表皮角质软化，以拇指与食指捏住尾部两侧，使尾静脉充盈明显，以无名指和小指夹持尾尖部，中指从下托起尾巴固定。一般选择鼠尾两侧静脉，用 4 号针头，令针头与尾部呈 30° 刺入静脉，推动药液无阻力，且可见沿静脉血管出现一条白线，说明针头在血管内，可缓慢注药（实验图 3）。一次注射量为 0.05 ～ 0.1ml/10g。

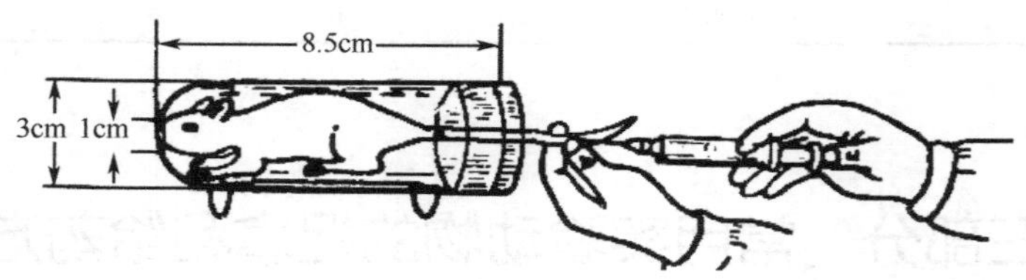

实验图 3　小白鼠静脉注射法

二、蟾蜍或蛙的捉拿法和给药方法

1. 捉拿法　一般用左手握蛙，用食指和中指夹住蛙的两上肢，无名指和小指夹住蛙的两下肢，将蛙固定于手中。

2. 给药方法　多采用淋巴囊注射。蛙的皮下有许多淋巴囊（实验图 4），注入药液易吸收，一般选用腹囊给药。由于蛙的皮肤弹性差，被针头刺破后，针眼不易闭合会使药液外溢，故注射针头必须通过一层隔膜，再进入淋巴囊。例如，腹囊给药时，针头应自大腿上端刺入，经过大腿肌层入腹壁肌层，再浅出进入腹壁皮下入腹囊。注射量一般为 0.25 ～ 1.0ml。

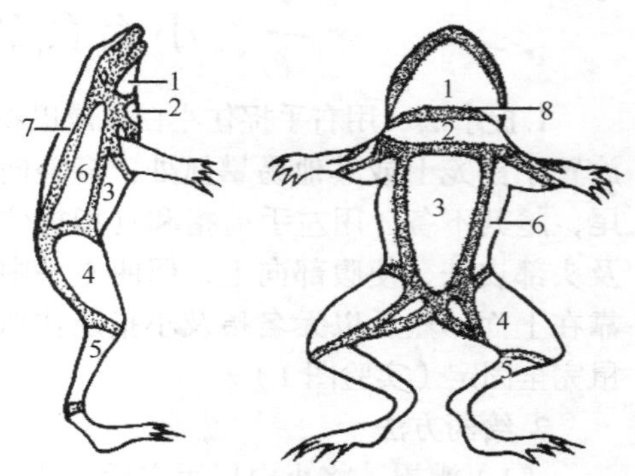

实验图 4　蛙的皮下淋巴囊

三、家兔的捉拿方法和给药方法

1. 捉拿方法　用左手抓住颈背部皮肤将兔提起，以右手托住其臀部，使兔呈坐位姿势。

2. 给药方法

（1）灌胃：由两人合作，一人固定兔身（或用固定器将兔固定），另一人用兔开口器将兔口张开（实验图 5），并将兔舌压在开口器下边横放于兔口中。取适当的导尿管涂以液状石蜡，从开口器中央孔插入，沿上颚后壁缓缓送入食管，15cm 左右即可进入胃内。注意导尿管切勿插入气管，可将导尿管的外端放入水中，如未见气泡出现，亦未见兔挣扎或呼吸困难，则证明导尿管已在胃中。此时，可连接已吸好药液的注射器，将药液缓缓推入，再推入少量空气，使管内药液全部注入胃中，然后将导尿管轻轻抽出。灌胃量一般不超过 20ml/kg。

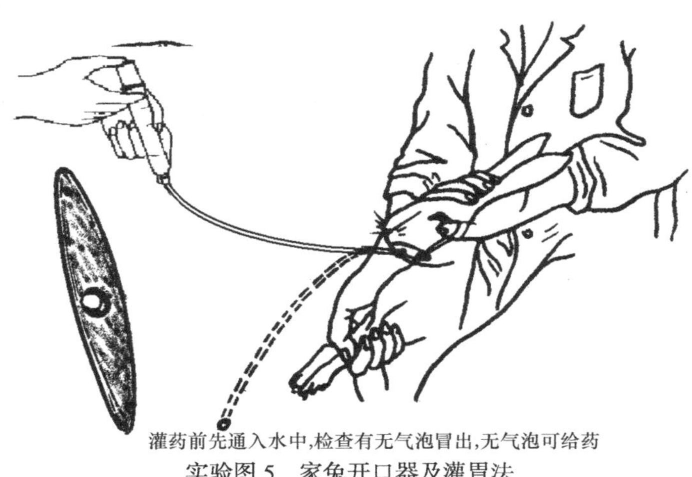

灌药前先通入水中,检查有无气泡冒出,无气泡可给药

实验图 5　家兔开口器及灌胃法

（2）耳静脉注射：将兔放置于固定器内或另一人将兔固定于胸壁之间，拔去兔耳外缘的毛，并用 75% 酒精棉球涂擦该部位皮肤，使血管扩张（兔耳外缘血管为静脉），再以手指压住耳根部的静脉，阻止血液回流并使其充血。注射者以左手拇指和中指固定兔耳，食指放在耳缘下作垫，右手持注射器从静脉末端刺入血管，当针头进入血管约 0.5cm，即以拇指和中指将针头与兔耳固定住，同时解除静脉根部的压力。右手推动针栓开始注射，如无阻力感，并见血管立即变白，表明针头在血管内；如有阻力感并见局部组织发白，表示针头未刺入血管内，应将针头退回重刺（实验图 6）。注射完毕，压住针眼拔出针头，继续压迫片刻以免出血。注射量一般为 0.2 ～ 2ml/kg。

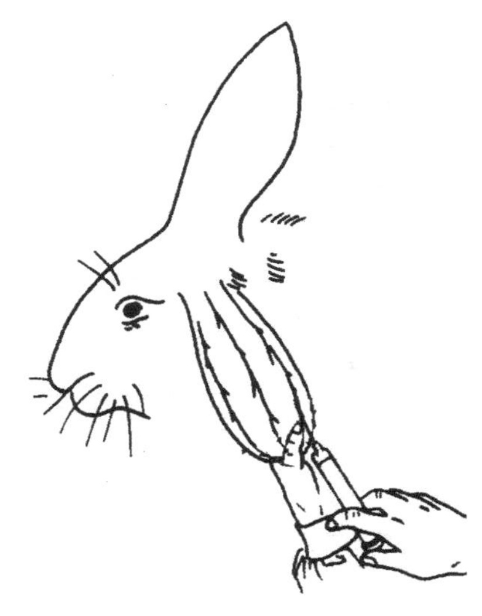

实验图 6　家兔耳静脉注射法

（3）肌内注射：固定动物，右手持注射器，令其与肌肉呈 60° 一次刺入肌肉中，先回抽针栓，无回血时将药液注入，注射后按摩注射部位，帮助药液吸收。

（4）皮下注射、腹腔注射：其部位同小白鼠。

第四部分　药理学实验

实验 1　药物的基本作用

【目的】　了解药物的兴奋作用和抑制作用、局部作用和吸收作用。

【材料】 婴儿秤 1 台、5ml 注射器 1 支、10ml 注射器 1 支、5% 盐酸普鲁卡因溶液、2.5% 硫喷妥钠溶液、家兔 1 只。

【方法】 取家兔 1 只，称重，观察其正常活动（四肢站立、行走姿势等）后，用大头针刺激后肢，检查有无痛觉反射。然后在一侧坐骨神经周围（使兔作自然状俯卧式，在尾部坐骨嵴与股骨头间摸到一凹陷处）肌内注射 5% 盐酸普鲁卡因 1ml/kg（100mg/kg），观察同侧后肢有无运动和感觉障碍，2 ～ 3 分钟后，再将 5% 普鲁卡因 1ml/kg 注入肌肉。待出现中毒症状（惊厥）时，立即耳缘静脉注射 2.5% 硫喷妥钠溶液 0.5ml/kg 直到肌肉松弛。

【结果】

药物	四肢站立和行走	痛觉反射	惊厥
给药前			
给药后			
第一次注射普鲁卡因			
第二次注射普鲁卡因			
静脉注射硫喷妥钠			

【注意事项】

1. 测试痛觉反射应针刺后肢踝关节处，轻重适中。
2. 注射硫喷妥钠时速度要慢，过快可引起呼吸抑制而死亡。

（徐　红）

实验 2　给药剂量对药物作用的影响

【目的】 观察药物剂量对药物作用的影响。

【材料】 大烧杯 2 个、托盘天平 1 台、1ml 注射器 2 支、0.2% 安钠咖（苯甲酸钠咖啡因）注射液、2% 苯甲酸钠咖啡因注射液、小白鼠 2 只。

【方法】 取小白鼠 2 只，称其体重，编号后分别放入大烧杯中，观察两鼠的正常活动，再分别腹腔注射：甲鼠给 0.2% 安钠咖注射液 0.2ml/10g；乙鼠给 2% 安钠咖注射液 0.2ml/10g，观察有无兴奋、竖尾、惊厥，甚至死亡等现象，记录发生的时间，并比较两鼠有何不同？

【结果】

鼠号	体重	药物及剂量	用药后反应及发生时间
甲			
乙			

注：本实验也可用 2% 水合氯醛溶液 0.05ml/10g、0.15ml/10g 分别腹腔注射。

（徐　红）

实验 3　给药途径对药物作用的影响

【目的】 观察药物的不同给药途径对药物作用的影响。

【材料】 大烧杯 2 个、托盘天平 1 台、1ml 注射器 2 支、小白鼠灌胃器 1 个、10% 硫酸镁注射液、小白鼠 2 只。

【方法】 取小白鼠 2 只，称其体重并编号，分别放于大烧杯内，观察正常活动后，以 10% 硫酸镁注射液 0.2ml/10g 分别给药：甲鼠灌胃、乙鼠肌内注射。观察两鼠的反应有何不同。

【结果】

鼠号	体重	给药前情况	药物及剂量	给药途径	用药后反应
甲				灌胃	
乙				肌内注射	

（徐　红）

实验4　肝功能对药物作用的影响

【目的】　观察肝功能损伤对药物作用的影响。

【材料】　婴儿秤1台、兔开口器1个、5ml注射器1支、导尿管1根、3%异戊巴比妥钠溶液、四氯化碳、家兔2只。

【方法】　取家兔2只，称其体重并编号。家兔于实验前24小时给予四氯化碳1.5～2.0ml/kg灌胃，以破坏部分肝细胞造成肝功能损伤。然后甲、乙两兔分别由耳静脉注射3%异戊巴比妥钠溶液1ml/kg，记录给药时间并观察家兔的活动情况，记录翻正反射消失和恢复的时间，比较两兔的差异。

【结果】

兔体重（kg）	实验前用药	3%异戊巴比妥钠溶液	翻正反射消失时间
甲兔			
乙兔			

（徐　红）

实验5　传出神经系统药物对动物血压的影响

【目的】　观察传出神经药物对兔血压、呼吸及心跳的影响，并掌握其作用原理及临床意义。

【材料】　1%戊巴比妥钠溶液、肝素、0.001%盐酸肾上腺素、0.01%重酒石酸去甲肾上腺素、0.1%盐酸普萘洛尔溶液、0.5%甲基磺酸酚妥拉明溶液、0.01%硫酸异丙肾上腺素溶液、0.01%毛果芸香碱溶液、1%硫酸阿托品溶液，兔手术台、多媒体生物信号处理系统、手术器械（普通剪刀1、虹膜剪1、血管钳4、手术刀1、手术剪1）、动脉套管、静脉套管、动脉夹、气管套管、输液器、注射器（1ml）、丝线、线绳、纱布块，家兔1只。

【方法】

1. 取健康兔1只，称重，用1%戊巴比妥钠溶液3ml/kg静脉麻醉，背位固定于手术台。

2. 线绳套住兔门牙固定于兔手术台轴杆上，用止血钳将舌头拉出，剪去颈部兔毛，于颈部正中线切开皮肤，找出气管。

3. 于气管一侧分离出颈动脉，结扎远心端距结扎处3cm用动脉夹夹紧，然后于靠近结扎处2cm剪一V型切口，向心插入充满肝素溶液的动脉套管，用丝线结扎固定，一端与血压换能器相连。

4. 在一侧做兔耳缘静脉穿刺输液备用。

5. 放开动脉夹，记录正常血压。

6. 给药：按以下顺序依次给药，每次给药后注入生理盐水 2 ～ 5ml，观察每次给药后各指标的变化并分析其原理。

（1）0.001% 肾上腺素溶液 0.1ml/kg

（2）0.01% 去甲肾上腺素 0.1ml/kg

（3）0.01% 异丙肾上腺素 0.1ml/kg

（4）0.01% 毛果芸香碱 0.1ml/kg

（5）1% 阿托品溶液 0.1ml/kg

（6）0.001% 肾上腺素溶液 0.1ml/kg

（7）0.01% 毛果芸香碱 0.1ml/kg

（8）0.5% 酚妥拉明 0.2ml/kg

（9）0.01% 去甲肾上腺素 0.1ml/kg

（10）0.1% 普萘洛尔溶液 0.3mL/kg

（11）0.01% 异丙肾上腺素 0.1ml/kg

【结果】

药物	结果	分析
肾上腺素		
去甲肾上腺素		
异丙肾上腺素		
毛果芸香碱		
阿托品		
肾上腺素		
毛果芸香碱		
酚妥拉明		
去甲肾上腺素		
普萘洛尔		
异丙肾上腺素		

【注意事项】

分离颈动脉时动作要轻柔谨慎，不可损伤神经组织。

每次给药后应注入 2 ～ 5ml 生理盐水冲洗套管。

实验用药物溶液应在临用前配制并应使用近期出厂药品，以免影响实验结果。

（狄婷婷）

实验 6　传出神经药物对家兔瞳孔的影响

【目的】 观察传出神经药物对家兔瞳孔的作用，掌握瞳孔的测量方法。

【材料】 1% 硝酸毛果芸香碱溶液、1% 硫酸阿托品溶液，方盘、滴管（大小相等）、手术剪刀、瞳孔尺、家兔固定箱，家兔 1 只。

【方法】

1. 取家兔 1 只，放入兔固定箱内，剪去睫毛，测量并记录正常瞳孔直径。

2. 1 号兔左眼滴入 1% 毛果芸香碱溶液 2 滴，右眼滴 1% 硫酸阿托品溶液 2 滴。滴眼时先将下眼睑拉成杯状再滴药，并使药液在结膜囊内持续停留 2 分钟，然后放开任其自溢。

3. 滴眼15分钟后，再用测瞳尺分别测量并记录各眼的瞳孔直径。

【结果】

药物	瞳孔直径（mm）	
	给药前	给药后
毛果芸香碱		
阿托品		

【注意事项】

1. 家兔应无眼疾。测量瞳孔时光线强度、角度和方向均应前后一致。操作时不可刺激角膜以免影响瞳孔大小。

2. 滴药时应在内眦部按压住鼻泪管，防止药液进入鼻腔，从鼻黏膜吸收中毒。

3. 滴药量要准确，在眼内停留时间要一致并使药液与角膜充分接触，以利吸收入眼。

（徐　红）

实验7　普鲁卡因和丁卡因的毒性比较

【目的】　比较普鲁卡因与丁卡因的毒性。

【材料】　普通天平1台、1ml注射器2支及针头2个、鼠笼或烧杯2个，1%普鲁卡因溶液、1%丁卡因溶液，小白鼠2只。

【方法】　取2只体重相近的小白鼠，称重、编号并观察正常活动后，甲鼠腹腔注射1%普鲁卡因溶液0.1ml/20g，乙鼠腹腔注射1%丁卡因溶液0.1ml/20g，观察两鼠用药后的反应有何不同。

【结果】

鼠号	药物	惊厥的程度	发生惊厥时间
甲鼠			
乙鼠			

（毛玉霞）

实验8　普鲁卡因的椎管麻醉作用

【目的】　观察普鲁卡因的椎管麻醉作用。

【材料】　婴儿秤1台、剪刀1把、1ml注射器1支、七号针1支，2%普鲁卡因溶液、2%碘酒、75%乙醇，家兔1只。

【方法】

1. 取家兔1只，称重，观察并记录其正常活动，用针刺其后肢测试有无痛觉反应，用剪刀剪去其腰骶部约20cm^{2}内的兔毛，再用2%碘酒和75%乙醇进行消毒。

2. 让兔自然俯卧，将兔头夹在腋下，用手拖起兔的臀部，将兔与实验者的手及前臂固定于胸前，让兔的臀部尽量向腹侧靠近，使其脊柱凸起。

3. 在兔背部髂骨嵴连线中点稍下方摸到第7腰椎间隙，即第7腰椎与第1骶椎之间，用另一只手持针，针头沿第7腰椎间隙略向头部方向刺入，当针进到椎管内时，可感到兔后肢跳动一下，此时即可注入2%普鲁卡因溶液1ml/kg，观察兔后肢活动情况及对疼痛刺激的反应与用药前有何不同。

【结果】

家兔体重（kg）	药物剂量（ml/kg）	用药前情况	用药后情况

（毛玉霞）

实验 9 苯巴比妥的抗惊厥作用

【目的】

1. 观察苯巴比妥的抗惊厥作用。

2. 了解惊厥模型的制备。

【材料】 1000ml 大烧杯、1ml 注射器、小动物电子秤，1% 苯巴比妥钠、5% 尼可刹米、生理盐水，小白鼠 2 只。

【方法】

1. 取小白鼠 2 只，称重标记，分别放入大烧杯内观察正常活动。

2. 1 号鼠腹腔注射 1% 苯巴比妥钠溶液 0.2ml/10g，2 号鼠腹腔注射生理盐水 0.2ml/10g。

3. 15 分钟后，2 鼠分别腹腔注射 5% 尼可刹米 0.1ml/10g，放入大烧杯中，比较两鼠有无惊厥发生，记录惊厥发生的时间、程度。

【结果】

鼠号	体重（g）	药物及剂量	惊厥情况
1		1% 苯巴比妥钠（ml）+5% 尼可刹米	
2		生理盐水（ml）+5% 尼可刹米	

【注意事项】 注意观察小白鼠给药后的反应，如出现竖尾、洗脸、剧烈奔跑、撞击烧杯、跳跃等为惊厥先兆。

（狄婷婷）

实验 10 氯丙嗪的镇静作用

（一）小鼠激怒实验法

【目的】

1. 观察氯丙嗪对小鼠的镇静安定作用。

2. 观察电刺激引起的小鼠激怒反应。

【材料】药理生理多用仪、1ml 注射器、5 号针头、鼠笼、小动物电子秤、0.08% 盐酸氯丙嗪溶液、生理盐水。

【方法】

1. 调试药理生理多用仪 将前面板上的刺激方式拨在“连续 B”档上；“A 频率”拨在 2 ～ 4Hz（即持续时间为 1/4 ～ 1/2s）；“B 时间”拨到 1s（即 1s 输出脉冲 1 次）。把后面板开关钮拨在“激怒”位置处，将导线插入后面板插座内，此导线与刺激激怒盒（导电铜丝盒）相连。

2. 标记分组　选异笼喂养的雄性小鼠4只，称重标记，每两只小鼠为一组，分为甲、乙2组。每次取一组小鼠放入刺激激怒盒内。接通多用仪电源，打开电源开关，调节后面板“激怒”开关右下方电位器，由低到高调节电压，直至小鼠出现激怒反应（竖立、两前肢离开铜网、尖叫、对峙、撕咬）发生为止，此电压为该组鼠出现激怒反应所需的阈电压。

3. 给药　给甲组小鼠腹腔注射0.08%氯丙嗪溶液0.1ml/10g；乙组小鼠腹腔注射生理盐水0.1ml/10g。给药20分钟后分别以给药前的阈值电压刺激小鼠，观察给药前后对电刺激的反应有何不同。

【结果】

组别	鼠号	体重（g）	药物剂量（mg/kg）	阈电压（V）	激怒反应	
					给药前	给药后
甲组	1		氯丙嗪			
	2		氯丙嗪			
乙组	1		生理盐水			
	2		生理盐水			

【注意事项】

1. 刺激电压应由小到大，过高则致小鼠逃避，过低不会引起激怒反应。

2. 实验过程中应及时清除盒内的尿与粪便，以免造成短路。

3. 选异笼喂养的小鼠，以使激怒反应明显。

（二）小鼠活动计数实验法

【材料】药理生理实验多用仪、鼠笼、1ml注射器、5号针头、0.08%盐酸氯丙嗪溶液、生理盐水。

【方法】

1. 调试多用仪　将面板右面的开关向下拨到计数位上，把动物实验盒的导线插头插入“计数输入”插口。

2. 取活跃小鼠2只（20±2g），称重标记，放入实验盒内测定10分钟正常活动次数。

3. 给甲鼠腹腔注射0.08%盐酸氯丙嗪0.1ml/10g，乙鼠腹腔注射生理盐水0.1ml/10g。在给药后30分钟、60分钟和90分钟分别测定每个小鼠的活动次数（每次10分钟）。

【实验结果】

鼠号	体重（g）	用药前活动次数	药物	剂量（ml/10g）	用药后活动次数		
					30分钟	60分钟	90分钟
甲			氯丙嗪				
乙			生理盐水				

实验11　氯丙嗪的降温作用

（一）家兔实验法

【目的】

1. 观察氯丙嗪的降温作用，并掌握其降温作用特点。

2. 学习家兔肛温测量的方法。

【材料】 婴儿秤、肛温计、5ml 注射器、冰袋、2.5% 盐酸氯丙嗪溶液、生理盐水、液状石蜡。

【方法】

1. 取家兔 4 只，称重标记，观察正常活动情况。待家兔安静后，将家兔夹于腋下（兔头位于肘关节后方），左手抬起兔尾，暴露肛门，右手将涂有液体石蜡的肛温计缓慢插入肛门内约 4 ～ 5cm 左右，放置 3 ～ 5 分钟后取出，记录肛温（实验选取体温在 38.5 ～ 39.5℃的家兔）。

2. 1 号与 2 号家兔分别耳缘静脉注射 2.5% 盐酸氯丙嗪溶液 0.3ml/kg，3 号与 4 号家兔分别肌内注射生理盐水 0.3ml/kg，记录给药时间。

3. 将 1 号与 3 号家兔腹部放置冰袋，2 号与 4 号家兔置于室温下，分别于给药后 20 分钟、40 分钟和 60 分钟各测肛温 1 次，观察家兔的体温变化及活动情况。

【结果】

兔号	体重（kg）	药物及剂量（ml）	条件	给药前肛温（℃）	给药后肛温			温差（℃）	精神状态及活动情况
					20 分钟	40 分钟	60 分钟		
1		2.5% 氯丙嗪	冰袋						
2		2.5% 氯丙嗪	室温						
3		生理盐水	冰袋						
4		生理盐水	室温						

【注意事项】

1. 测体温时，应避免动物过度躁动，造成体温升高。

2. 测量深度和时间要始终保持一致，每只家兔最好固定一支肛表。

3. 选取体重相近似的家兔。

（二）小鼠实验法

【目的】

1. 观察氯丙嗪对小鼠的体温调节作用及环境对其作用的影响。

2. 学习小鼠肛温的测量方法。

【材料】 小动物电子秤、冰袋、1000ml 烧杯、半导体体温计、1ml 注射器、0.08% 氯丙嗪溶液、生理盐水、液状石蜡。

【方法】

1. 取小鼠 4 只，称重标记，观察各鼠正常活动及精神状态，测量正常肛温。左手固定小白鼠，右手将半导体体温计插入小鼠肛门内，每只测 2 次，取平均值并记录。

2. 给 1 号和 2 号小鼠腹腔注射 0.08% 氯丙嗪溶液 0.1ml/10g；3 号和 4 号小鼠腹腔注射等量生理盐水，记录给药时间。

3. 将 1 号和 3 号小鼠置于周围放置冰袋的烧杯中，2 号和 4 号小鼠置于室温下烧杯中，记录烧杯内温度，在给药 30 分钟后再测量各鼠肛温 2 次，取平均值，并观察其体温变化及活动情况。

【结果】

鼠号	体重（g）	药物及用量（ml）	给药前肛温（℃）	给药后肛温			温差（℃）	精神状态及活动情况
				20 分钟	40 分钟	60 分钟		
1		1% 氯丙嗪（冰袋）						
2		1% 氯丙嗪（室温）						
3		生理盐水（冰袋）						
4		生理盐水（室温）						

【注意事项】 每次测量体温时，温度计插入肛门的深度和时间要相同，以免造成误差。

实验 12 镇痛药的镇痛作用

【目的】

1. 观察镇痛药的镇痛作用，并联系其临床应用。
2. 学习镇痛实验化学刺激法及筛选镇痛药的实验方法。

（一）化学刺激法

【材料】 小动物电子秤、1ml 注射器、5 号针头、1000ml 烧杯、0.4% 盐酸哌替啶溶液、0.2% 罗通定溶液、0.8% 乙酸（或 1% 酒石酸锑钾）溶液、生理盐水。

【方法】

1. 取小鼠 6 只，称重标记，随机分为 3 组，每组 2 只，观察每组动物正常活动情况。
2. 甲组小鼠腹腔注射 0.4% 盐酸哌替啶 0.1ml/10g，乙组小鼠腹腔注射 0.2% 罗通定 0.1ml/10g，丙组小鼠腹腔注射生理盐水 0.1ml/10g，作为对照。
3. 给药后 30 分钟，3 组小鼠分别腹腔注射 0.8% 乙酸 0.1ml/10g，观察 15 分钟内各组出现扭体反应（伸展后肢、腹部收缩内凹，同时躯体扭曲、臀部抬高）动物数。
4. 实验结束后，汇总各组实验结果，记于下表内，并依照下列公式计算药物镇痛百分率。

【结果】

组别	鼠数	药物及剂量	扭体反应鼠数	无扭体反应鼠数	镇痛百分率（%）
甲	2	0.4% 盐酸哌替啶			
乙	2	0.2% 罗通定			
丙	2	生理盐水			

$$\text{镇痛百分率}=\frac{\text{实验组无扭体反应动物数}-\text{对照组无扭体反应动物数}}{\text{对照组扭体反应数}}\times 100\%$$

【注意事项】

1. 实验室温度低于 10℃则不易产生扭体反应。
2. 乙酸应临时配制，以免挥发后浓度不准。
3. 药物用量要准确，剂量过大可致呼吸抑制，过小则作用不明显。
4. 如计算镇痛百分率，要综合全班实验结果，否则小鼠数目太少，不具有普遍意义。

（二）热板法

【材料】 恒温水浴箱、热板槽、天平、1ml 注射器、秒表、0.2% 哌替啶溶液、生理盐水。

【方法】

1. 给恒温水浴箱内加热水，使水面接触热板，调节水温至55℃。

2. 测定正常痛阈 将小鼠放入恒温水浴箱的热板上，密切观察小鼠反应，以舔后足为痛觉指标，用秒表记录痛阈时间值（从小鼠放入热板盒到出现舔后足）。每只小鼠测痛阈2次（间隔3分钟），取其均值为正常痛阈（s）。

3. 取痛阈值10～30s小鼠2只，称重标记。甲鼠腹腔注射0.2%哌替啶溶液0.1ml/10g，乙鼠腹腔注射生理盐水0.1ml/10g。

4. 给药后每15分钟各测痛阈2次，取其平均值，共测4次。统计全班结果，按下列公式计算痛阈提高百分率。

$$痛阈提高百分率=\frac{给药后痛阈（s）-正常痛阈（s）}{正常痛阈（s）}\times 100\%$$

【实验结果】

鼠号	正常痛阈（S）	药物	痛阈值（S）			痛阈提高百分率（%）
			15分钟	30分钟	45分钟	
给药组						
对照组						

【注意事项】

1. 本实验应选用雌性小鼠，因雄性小鼠遇热时阴囊松弛下垂，与热板接触后影响实验结果。

2. 室温应控制在13～18℃，此温度小鼠对痛刺激的反应较稳定。

3. 正常痛阈≥30s或≤10s及喜跳跃的小鼠均应弃用。

4. 测痛阈时若≥60s仍无反应，应立即取出小鼠，以免烫伤足趾，且痛阈按60s计。

实验13 尼可刹米对呼吸抑制的解救

【目的】 观察吗啡对呼吸的抑制作用和尼可刹米对呼吸抑制的解救作用，联系其临床应用。

【材料】 婴儿秤、铁支架、张力换能器、计算机信号采集系统、兔解剖台、5ml注射器、10ml注射器、5号针头、酒精棉球、干棉球、胶布、静脉夹、1%盐酸吗啡溶液、5%尼可刹米溶液、20%乌拉坦溶液。

【方法】

1. 取家兔1只，称重，以20%乌拉坦溶液5ml/kg耳缘静脉麻醉，背位固定于兔解剖台上。

2. 沿剑突切开皮肤约1cm，游离剑突，将膈肌连接于张力换能器上，将换能器连于计算机生物信号采集系统，描记一段正常呼吸曲线。

3. 由耳缘静脉较快地注入1%盐酸吗啡溶液1～2ml/kg，观察并记录呼吸频率和幅度的变化。

4. 待出现明显呼吸抑制（呼吸频率明显减慢和幅度显著降低）时，立即由耳缘静脉缓慢注射5%尼可刹米溶液1ml/kg，观察并记录呼吸有何变化。

5. 待呼吸抑制缓解后，以稍快的速度追加尼可刹米0.5ml，观察惊厥是否出现。

本实验也可用0.4%二甲弗林替代尼可刹米。

【结果】 将所记录呼吸曲线进行选取剪贴，注明正常曲线和所用药物的起始部位，解释呼吸曲线变化与药物作用的关系。

家兔反应	给乌拉坦后	给吗啡后	给尼可刹米后	加推尼可刹米后
呼吸次数（次/分钟）				
有无惊厥				

【注意事项】注射吗啡的速度要快，否则呼吸抑制不明显；尼可刹米应事先准备好，当呼吸出现明显抑制时，立即由耳缘静脉注入，解救不及时易致动物死亡。尼可刹米静脉注射的速度要慢，否则易致惊厥。

（李志毅）

实验 14 普萘洛尔的抗缺氧作用

【目的】 观察普萘洛尔提高动物对缺氧耐受力的作用，了解小白鼠耐缺氧实验方法。

【材料】 天平、秒表、250ml 广口瓶、1ml 注射器，0.1% 盐酸普萘洛尔、0.1% 硫酸异丙肾上腺素、0.9% 氯化钠溶液、钠石灰、凡士林，小白鼠 3 只。

【方法】

1. 取小鼠 3 只，称重标记（1 ～ 3 号）。1 号鼠腹腔注射 0.1% 普萘洛尔 0.2ml/10g（即 0.2mg/10g），2 号鼠腹腔注射 0.1% 异丙肾上腺素 0.2ml/10g（即 0.2mg/10g），3 号鼠腹腔注射等量 0.9% 氯化钠溶液作对照。

2. 给药 15 分钟后，将小鼠置于装有 20g 钠石灰的 250ml 广口瓶中（每个广口瓶内放 1 只小鼠），瓶口涂适量凡士林后加盖密闭，并记录封盖时间。以呼吸停止为死亡指标，观察并记录小鼠活动变化及存活时间。

【结果】 将实验结果记录于下表，综合全班各组实验结果，根据公式计算：

$$存活时间延长百分率=\frac{给药组平均存活时间-对照组平均存活时间}{对照组平均存活时间}\times 100\%$$

鼠号	体重（g）	药物	剂量（ml）	存入广口瓶内存活时间（分钟）	存活时间（分钟）百分率（%）
1		0.1% 盐酸普萘洛尔			
2		0.1% 异丙肾上腺素			
3		0.9% 氯化钠液			

【注意事项】

1. 广口瓶盖一定要密闭封严，以防漏气，否则影响实验结果。

2. 实验前应检查钠石灰的质量，如变色表明已吸收水和 CO_2，应立即更换。

（徐 红）

实验 15 强心苷对离体蛙心的作用

【目的】学习斯氏离体蛙心灌注法，观察强心苷对离体蛙心收缩强度、心率和节律的影响，同时注意观察钙离子与强心苷的协同作用。

【材料】

1. 动物 青蛙。

2. 药品 1% 氯化钙，0.025% 毒毛花苷 K（或 0.02% 毛花苷丙），林格（Ringer’s）液，低钙林格液（钙含量为林格液的 1/4）。

3. 器材 二道生理记录仪，张力传感器；蛙板，蛙心夹，斯氏蛙心插管，铁支架，双凹夹，试管夹，手术器械，烧杯（50ml，5ml），注射器（1ml），吸管。

【方法】

1. 离体蛙心标本制备（斯氏法）

（1）取青蛙一只，用探针损毁脑及脊髓，仰位固定于蛙板上，开胸充分暴露心脏，剪破心包膜，结扎右主动脉，在左主动脉下穿线打一松结备用。

（2）于左主动脉上剪一“V”形口，插入盛有林格液的蛙心插管，通过主动脉球转向左后方，同时用镊子轻提动脉球，向插管移动的反方向拉，即可使插管顺利进入心室。见到插管内的液面随着心搏而上下波动后，将松结扎紧固定。

（3）剪断左右主动脉，持插管提起心脏，用线自静脉窦以下把其余血管一并结扎（切勿损伤静脉窦），在结扎处以下剪断血管，制成斯氏离体心脏标本。

（4）用吸管多次吸换插管内林格液，反复冲洗至无色，保留约 1ml 的液量。

2. 给药及记录方法 用系有长线的蛙心夹夹住心尖，线的另一端连接传感器，接通二道生理记录仪，适当调节张力，描记正常的心脏搏动曲线（灵敏度 1mV/cm，纸速 0.5mm/s）然后按下列顺序加药，并注意观察心率、振幅和节律的变化。

（1）换低钙林格液，制作心功能不全病理模型。

（2）待心肌收缩明显减弱时，向插管内滴加 0.025% 毒毛花苷 K 0.1 ～ 0.2ml，观察其强心作用。

（3）作用明显时，再向插管内加入 1% 氯化钙 0.1ml。

（4）待作用稳定后，每隔 30 秒向插管内加 0.025% 毒毛花苷 K 0.1ml，直至心脏停搏。

【结果】 记录实验结果，并计算心脏搏动曲线各段的振幅、频率和节律。

	任氏液	钙任氏液	治疗量毒毛花苷 K	氯化钙	中毒量毒毛花苷 K
心搏振幅（mm）					
心率（次 / 分钟）					
心脏节律					

【注意事项】

1. 换药前后蛙心插管内液体量应保持一致。

2. 强心苷过量中毒时可出现房室传导阻滞、心脏停搏及期前收缩等。

3. 青蛙对强心苷较敏感，故此实验宜选用青蛙，不宜选用蟾蜍。

（张维霞）

实验16 可待因的镇咳作用

【目的】

1. 观察可待因的镇咳作用，分析其作用机制，并联系临床应用。

2. 练习小白鼠皮下注射法。

【材料】 大烧杯、托盘天平、秒表、1ml注射器2支、普通镊子、0.5%磷酸可待因溶液、27%～29%浓氨水溶液、0.9%氯化钠注射液，小白鼠2只。

【方法】 取小白鼠2只，称重，放入倒置的大烧杯内，观察其正常活动。甲鼠皮下注射0.5%磷酸可待因溶液0.1ml/10g；乙鼠皮下注射0.9%氯化钠注射液0.1ml/10g作对照。将两鼠放入倒置的大烧杯内，20分钟后，分别投入浸有浓氨水的棉球，刺激引咳，观察并记录两鼠的咳嗽潜伏期及每分钟咳嗽次数。

【结果】

鼠号	体重（g）	药物	剂量	咳嗽潜伏期（秒）	咳嗽次数/分钟
甲		可待因	0.1ml/10g		
乙		0.9%氯化钠注射液	0.1ml/10g		

【注意事项】

1. 潜伏期指从给氨水开始到出现咳嗽的时间。

2. 咳嗽指征为：缩胸、张口或可闻及咳嗽声。

（毛玉霞）

实验17 呋塞米的利尿作用

【目的】 观察呋塞米的利尿效果，分析其作用机制，并联系临床应用。

【材料】 兔解剖台1个、磅秤1台、8号导尿管1根、缚带4根、100ml量筒1个、胶布、液状石蜡、2ml注射器1支、1%呋塞米注射液、1%丁卡因溶液、雄性家兔1只。

【方法】 取临用前喂食过大量青菜的雄性家兔一只，称体重，将兔背位（仰卧）固定于解剖台上，将灌满水并涂过液状石蜡的导尿管自尿道插入膀胱（共插入约8～9cm），用胶布将导尿管与兔体固定，以防滑脱。导尿管口下接一量筒收集尿液，压迫兔下腹部，排空膀胱（确认再没有尿液排出为止）。先观察并记录正常每分钟尿液滴数及半小时尿量；然后，由耳静脉缓慢注射1%呋塞米溶液0.5ml/kg，观察尿液变化，待尿液开始增多时，记录每分钟尿液滴数及半小时尿量，与给药前比较。

【结果】

给药前		给药后	
每分钟尿液滴数	半小时内尿量	每分钟尿液滴数	半小时内尿量

【注意事项】

1. 实验前家兔应充分喂食富含水的蔬菜或灌水30ml。

2. 插入导尿管时动作应轻缓，以免损伤尿道。若尿道口受刺激红肿，可局部涂搽 1% 丁卡因溶液（也可先在尿道口涂搽丁长因，后插入导尿管）。

3. 给药前应尽量排空膀胱，以免影响实验结果。

（徐　红）

实验 18　镁盐急性中毒及其解救

【目的】 观察硫酸镁急性中毒的症状及钙盐的解救作用。

【材料】 婴儿秤、干棉球、酒精棉球、5ml 注射器、10ml 注射器、10% 硫酸镁溶液、5% 氯化钙溶液、家兔 1 只。

【方法】 取家兔 1 只，称其体重，观察正常活动及肌张力后，由兔耳缘静脉缓慢注射 10% 硫酸镁溶液 2ml/kg，观察所出现的症状，当家兔行动困难，低头卧倒时，立即由耳缘静脉缓慢注射 5% 氯化钙溶液 4 ～ 8ml，直至四肢立起为止。抢救后可能再次出现麻痹、应再次给钙剂。

【结果】

观察项目	双侧瞳孔大小	肌张力情况（正常、下降、恢复）	呼吸（次数 / 分）
给药前			
给硫酸镁后			
给氯化钙后			

【注意事项】

1. 静脉注射 $CaCl_2$ 速度不可过快，否则易致惊厥死亡。

2. 肌内注射 $MgSO_4$ 时，可将药物分成 2 等份，分别肌内注射于左右后肢外侧部肌内，从而加快吸收速度。

（苏湲淇）

实验 19　药物的体外抗凝血作用

【目的】

1. 观察并比较枸橼酸钠、肝素及双香豆素对血凝过程的影响。

2. 分析各药的抗凝作用机制，联系临床应用。

【材料】 磅秤一台、1ml 注射器 5 支、5ml 注射器 1 支、试管 5 支、恒温水浴箱、秒表、0.9% 氯化钠注射液、4% 枸橼酸钠、4U/ml 肝素、0.25% 双香豆素、3% 氯化钙、家兔 1 只。

【方法】

1. 取小试管 4 支，编号，分别加入 0.9% 氯化钠注射液、4% 枸橼酸钠、4U/ml 肝素溶液、0.25% 双香豆素混悬液各 0.1ml。从家兔心脏穿刺取血 4 ～ 5ml，迅速向每支试管内加入新鲜兔血 0.9ml，充分混匀后，放入 37.5±0.5℃恒温水浴中，启动秒表计时，每隔 30 秒将试管轻轻倾斜 1 次，观察血液是否流动，直到出现凝血为止，记下凝血时间。

2. 过 15 分钟后，向未凝血的 2、3 号试管中加入 3% 氯化钙溶液 0.1ml，混匀，再次观察是否出现凝血，并记录其时间。

【结果】

试管号	药物	兔血	凝血时间（秒）	3% 氯化钙	凝血时间（秒）
1	0.9% 氯化钠注射液	0.9ml		—	—
2	4% 枸橼酸钠	0.9ml			
3	4U/ml 肝素	0.9ml			
4	0.25% 双香豆素	0.9ml		—	

【注意事项】

1. 试管须清洁、干燥、管径均匀。

2. 兔心穿刺取血动作要快，以免血液在注射器内凝固。

3. 兔血加入试管后，用食指按住试管口，上下来回倒两次，使其药物混匀，但不能振荡。由动物取血到试管置入恒温水浴的时间不能超过 3 分钟。

（蒋红艳）

实验 20　链霉素的毒性反应及钙剂的对抗作用

【目的】　观察链霉素对的毒性反应及钙剂对其毒性反应的对抗作用。

一、小白鼠实验法

【材料】　天平、1ml 注射器、4 号或 5 号针头 2 个。大烧杯、7.5% 硫酸链霉素溶液、5% 氯化钙溶液、0.9% 氯化钠溶液、小白鼠。

【方法】

1. 取小鼠 2 只，编号，称重，观察并记录其正常体态、呼吸、肌张力等情况。

2. 两鼠分别腹腔注射 7.5% 硫酸链霉素溶液 0.1ml/10g 体重，观察小鼠上述指标变化。

3. 待中毒症状明显后(四肢无力、呼吸困难等)，1 号鼠腹腔注射 5% 氯化钙溶液 0.1ml/10g 体重，2 号鼠腹腔注射等量 0.9% 氯化钠溶液，然后观察两鼠症状有何变化？

【结果】

鼠号	呼吸、肌张力情况			
	用药前	用链霉素后	用氯化钙后	用 0.9% 氯化钠溶液后
1				
2				

二、家兔实验法

【材料】　台式磅秤、10ml 注射器、酒精棉球、25% 硫酸链霉素溶液、5% 氯化钙溶液、0.9% 氯化钠溶液、家兔。

【方法】

1. 取家兔 2 只，编号，称重，观察并记录正常体态、呼吸、肌张力等情况。

2. 两兔分别耳静脉注射 25% 硫酸链霉素溶液 1.6ml/kg 体重，观察家兔上述指标变化。

3. 待中毒症状明显后（四肢无力、呼吸困难等），1 号兔耳缘静脉注射 5% 氯化钙溶液

1.6ml/kg 体重，2 号兔耳缘静脉注射等量 0.9% 氯化钠溶液，观察两兔反应变化的差别。

【结果】

兔号	呼吸、肌张力情况			
	用药前	用链霉素后	用氯化钙后	用 0.9% 氯化钠溶液后
1				
2				

【注意事项】 中毒过深才抢救动物可能会死亡，所以应仔细观察，中毒症状明显后及时救治。

（党晓伟）

实验 21 溶液稀释调配练习

【目的】 掌握浓溶液稀释的计算方法和配制方法，并联系临床进行实际操作。

【材料】 100ml、500ml 量杯各 1 个、玻棒 1 根、95% 乙醇、5% 苯扎溴铵（新洁尔灭）10ml、蒸馏水。

【方法】

1. 配制 75% 乙醇溶液 100ml

根据公式：$C_1V_1 = C_2V_2$，求得配制 75% 乙醇溶液 100ml 所需 95% 乙醇的毫升数。

取 100ml 量杯一个，倒入所需要的 95% 乙醇，然后加入适量的蒸馏水至 100ml，搅拌后即得。

2. 稀释 5% 苯扎溴铵为 0.1% 的溶液

根据稀释公式，先求出 5% 苯扎溴铵 10ml 要配成 0.1% 的溶液需加蒸馏水的毫升数。然后，取 5% 苯扎溴铵 10ml 倒入 500ml 的量杯中，加入所需的蒸馏水即得。

（徐 红）

实验 22 有机磷中毒及解救

【目的】 观察有机磷中毒症状，比较阿托品与解磷定的解救效果。

【材料】 磅秤 1 台、5ml 注射器 1 支、10ml 注射器 2 支、量瞳尺 1 把、75% 酒精棉球、5% 美曲磷酯溶液、2.5% 碘解磷定注射液、0.1% 硫酸阿托品注射液、家兔 3 只。

【方法】 取健康家兔 3 只，分别称重并标记，观察并记录各兔活动情况、唾液分泌、肌紧张度、有无排便（包括粪便形态）、测量瞳孔大小、呼吸频率等各项指标。然后分别由耳静脉给各兔均注射 5% 美曲磷酯溶液 2ml/kg，观察上述指标变化情况（若给药 20 分钟后无任何中毒症状，可再追加 0.5ml/kg）。待家兔瞳孔明显缩小、呼吸浅而快、唾液大量分泌（流出口外或不断吞咽）、骨骼肌震颤和大、小便失禁等中毒症状明显时，甲兔由耳静脉注射 0.1% 硫酸阿托品注射液 1ml/kg、乙兔由耳静脉注射 2.5% 碘解磷定注射液 2ml/kg、丙兔由耳静脉注射 0.1% 硫酸阿托品注射液 1ml/kg 和 2.5% 碘解磷定注射液 2ml/kg。随即观察并记录上述各项指标的变化情况。比较药物对各兔的解救效果，分析各药解毒特点和两药合用于解毒的重要性。

【结果】

兔号	用药前后	瞳孔直径（mm）	呼吸频率（次/分）	唾液分泌	有无排大小便	活动情况	有无肌震颤
甲	给药前						
	给 5% 美曲磷酯后						
	给 0.1% 硫酸阿托品后						
乙	给药前						
	给 5% 美曲磷酯后						
	给 2.5% 解磷定后						
丙	给药前						
	给 5% 美曲磷酯后						
	给 0.1% 硫酸阿托品后						
	给 2.5% 解磷定后						

【注意事项】 给阿托品的甲兔在实验即将结束时，再给 2.5% 碘解磷定注射液 2ml/kg，以防死亡。

（徐 红）

参考文献

陈新谦、金有豫、汤光．2011. 新编药物学．第 17 版．北京：人民卫生出版社．

丁健．2013. 高等药理学．北京：科学出版社．

国家基本药物处方集编委会．2009. 国家基本药物处方集．北京：人民卫生出版社．

国家药典委员会．2010. 中华人民共和国药典．北京：中国医药科技出版社．

胡鹏飞、覃隶莲．2012. 药物学基础．北京：科学出版社．

李俊．2013. 临床药理学．第 5 版．北京：人民卫生出版社．

吕圭源．2004. 药理学．北京：中国中医药出版社．

罗跃娥．2015. 药理学．第 2 版．北京：人民卫生出版社．

全国护士执业资格考试用书编写专家委员会．2014. 2015 年全国护士执业资格考试指导，北京：人民卫生出版．

王开贞、于天贵．2013. 药理学．第 7 版．北京：人民卫生出版社．

王开贞．2012. 药理学．第 3 版．北京：科学出版社．

卫生部医师资格考试委员会、国家医学考试中心．2015. 国家医师资格考试大纲：临床执业助理医师（2015 年版），北京：人民卫生出版社．

卫生部医师资格考试委员会、国家医学考试中心．2015. 国家医师资格考试大纲：临床执业医师（2015 年版），北京：人民卫生出版社．

徐红．2011. 护理药理学．第 2 版．北京：人民卫生出版社．

杨宝峰、苏定冯．2013. 药理学．北京：人民卫生出版社．

杨宝峰．2013. 药理学．第 8 版．北京：人民卫生出版社．

姚永萍．2015. 护用药理学．北京：科学出版社．

药理学（高职、高专）教学基本要求

一、课程性质和任务

《药理学》是高职高专护理及医学相关专业的一门专业核心课程，主要内容包括药物的药理作用、临床应用、制剂和用法、不良反应和用药注意事项等。其主要任务是使学生具备高素质高级技术技能型人才所必需的药理学基本知识和基本技能，为学生学习专业知识和基本技能、提高整体素质、适应职业变革和培养终身学习的能力奠定一定的基础。

二、教学目标

（一）知识目标

1. 理解药理学的基本理论和基本概念。
2. 掌握各类代表药的药理作用、临床应用、常见不良反应及用药注意事项。
3. 了解合理用药、安全用药的有关知识。

（二）能力目标

1. 具有观察临床药物疗效和不良反应的能力。
2. 具有对常用药品外观检查、查阅药物相互作用、检索药物配伍禁忌与准确推算药物剂量的能力。
3. 具有开具或执行处方、医嘱的初步能力。
4. 具有对临床常用药物的用药指导、药物知识咨询和宣教的能力。

（三）教育目标

1. 培养学生严肃认真、一丝不苟、科学求实的态度和对人的生命高度负责的意识。
2. 培养学生热爱本职工作，敬业爱岗，并具有辨证思维的能力。
3. 培养学生救死扶伤，全心全意为患者服务的职业道德素质。

三、教学内容和要求

教学内容	教学要求		
	了解	熟悉	掌握
第1章　总论			
第1节　绪言			
一、药物和药理学的概念			√
二、药理学发展史	√		
三、学习药理学的目的和方法	√		
四、新药开发与研究	√		
第2节　药物效应动力学			
一、药物作用			√
二、药物的量效关系		√	
三、药物作用机制	√		
第3节　药物代谢动力学			
一、药物的跨膜转运	√		
二、药物的体内过程		√	
三、血浆药物浓度的动态变化	√		

续表

教学内容	教学要求			教学内容	教学要求		
	了解	熟悉	掌握		了解	熟悉	掌握
第4节 影响药物作用的因素				一、局麻药的给药方法		√	
一、药物方面			√	二、局麻药的作用		√	
二、机体方面			√	三、常用局麻药		√	
第2章 传出神经系统药物				第2节 全身麻醉药			
第1节 概述				一、吸入性麻醉药	√		
一、传出神经系统的分类与递质	√			二、静脉麻醉药	√		
二、传出神经系统的受体、类型和效应			√	三、复合麻醉		√	
三、传出神经系统的生理功能		√		第4章 中枢神经系统药			
四、传出神经系统药物的作用方式	√			第1节 镇静催眠药和抗惊厥药			
五、传出神经系统药物的分类	√			一、镇静催眠药			√
第2节 拟胆碱药				二、抗惊厥药		√	
一、胆碱受体激动药		√		第2节 抗癫痫药			
二、胆碱酯酶抑制药		√		一、常用抗癫痫药			√
第3节 抗胆碱药				二、抗癫痫药应用原则		√	
一、M受体拮抗药			√	第3节 抗精神失常药			
二、N_N受体拮抗药	√			一、抗精神病药			√
三、N_M受体拮抗药		√		二、抗躁狂抑郁症药		√	
第4节 拟肾上腺素药				三、抗焦虑药		√	
一、α、β受体激动药			√	第4节 抗帕金森病药和治疗阿尔茨海默病药			
二、α受体激动药			√	一、抗帕金森病药	√		
三、β受体激动药			√	二、治疗阿尔茨海默病药	√		
第5节 抗肾上腺素药				第5节 镇痛药			
一、α受体拮抗药		√		一、阿片生物碱类镇痛药			√
二、β受体拮抗药		√		二、人工合成镇痛药			√
三、α、β受体拮抗药	√			三、其他镇痛药		√	
				四、阿片受体拮抗药	√		
第3章 麻醉药				第6节 解热镇痛抗炎药			
第1节 局部麻醉药				一、解热镇痛抗炎药的基本药理作用			√

续表

教学内容	教学要求			教学内容	教学要求		
	了解	熟悉	掌握		了解	熟悉	掌握
二、常用解热镇痛抗炎药			√	第4节　抗心绞痛药			
三、解热镇痛抗炎药的配伍应用		√		一、硝酸酯类			√
四、缓解疼痛药物的合理应用		√		二、β受体拮抗药			√
【附】抗痛风药				三、钙通道阻滞药			√
一、抑制尿酸生成药	√			四、窦房结抑制剂	√		
二、促进尿酸排泄药	√			第5节　调血脂药			
三、抑制痛风炎症药	√			一、他汀类	√		
第7节　中枢兴奋药与促大脑功能恢复药				二、苯氧酸类药	√		
一、中枢兴奋药		√		三、胆汁酸结合树脂	√		
二、促大脑功能恢复药	√			四、其他药物	√		
三、应用中枢兴奋药注意事项	√			第6章　利尿药和脱水药			
第5章　心血管系统药				第1节　利尿药			
第1节　抗高血压药				一、利尿药的分类	√		
一、抗高血压药的分类		√		二、利尿药的作用机制		√	
二、常用抗高血压药			√	三、常用利尿药			√
三、其他抗高血压药		√		第2节　脱水药		√	
四、抗高血压药的合理应用		√		第7章　作用于呼吸系统的药物			
第2节　抗心律失常药				第1节　镇咳药			
一、心律失常的电生理学基础	√			一、中枢性镇咳药		√	
二、抗心律失常药的基本作用和分类	√			二、外周性镇咳药	√		
三、常用抗心律失常药			√	第2节　祛痰药			
四、抗心律失常药用药原则		√		一、恶心性祛痰药		√	
第3节　抗慢性心功能不全药				二、刺激性祛痰药		√	
一、正性肌力药			√	三、黏痰溶解药		√	
二、肾素-血管紧张素-醛固酮系统抑制药			√	四、酶制剂	√		
三、利尿药		√		五、表面活性剂	√		
四、血管扩张药		√		第3节　平喘药			
五、β受体拮抗药		√		一、肾上腺素受体激动药		√	

续表

教学内容	教学要求		
	了解	熟悉	掌握
二、茶碱类			√
三、M受体拮抗药		√	
四、肾上腺皮质激素		√	
五、肥大细胞膜稳定药		√	
六、抗白三烯类药	√		
第8章　作用于消化系统的药物			
第1节　抗消化性溃疡药			
一、抗酸药	√		
二、抑制胃酸分泌药			√
三、胃黏膜保护药	√		
四、抗幽门螺杆菌药		√	
第2节　助消化药	√		
第3节　止吐药及胃肠动力药			
一、H_1受体拮抗药		√	
二、M胆碱受体拮抗药		√	
三、多巴胺(D_2)受体拮抗药	√		
四、5-HT_3受体拮抗药	√		
五、促胃肠动力药	√		
第4节　泻药和止泻药			
一、泻药			√
二、止泻药		√	
第5节　肝胆疾病用药			
一、利胆药与胆石溶解药	√		
二、治疗肝性脑病药	√		
第9章　抗过敏药			
第1节　组胺受体拮抗药			
一、H_1受体拮抗药		√	
二、H_2受体拮抗药	√		
第2节　钙盐		√	
第10章　作用于血液和造血系统的药物			
第1节　促凝血药和抗凝血药			
一、促凝血药			√
二、抗凝血药			√

教学内容	教学要求		
	了解	熟悉	掌握
第2节　抗贫血药			
一、铁剂		√	
二、维生素类		√	
三、基因重组类	√		
第3节　血容量扩充药	√		
第4节　促白细胞增生药	√		
第11章　糖类、盐类及酸碱平衡调节药			
第1节　糖类	√		
第2节　盐类			
一、钠盐	√		
二、钾盐	√		
第3节　酸碱平衡调节药			
一、纠正酸血症药	√		
二、纠正碱血症药	√		
第12章　子宫收缩药及舒张药			
第1节　子宫收缩药			
一、垂体后叶素		√	
二、麦角生物碱类		√	
三、前列腺素类	√		
第2节　子宫舒张药	√		
第13章　激素类药物			
第1节　肾上腺皮质激素类药物			
一、糖皮质激素类药			√
二、盐皮质激素类药	√		
三、促皮质素与皮质激素抑制药	√		
第2节　甲状腺激素和抗甲状腺药			
一、甲状腺激素类药		√	
二、抗甲状腺药			√
第3节　降血糖药			
一、胰岛素			√
二、口服降血糖药			√
第4节　性激素类药与抗生育药			
一、雌激素类药与抗雌激素类药	√		

续表

教学内容	教学要求			教学内容	教学要求		
	了解	熟悉	掌握		了解	熟悉	掌握
二、孕激素类与抗孕激素类药	√			一、四环素类		√	
三、雄激素类和同化激素类药	√			二、氯霉素类		√	
四、促性腺激素及抗性腺激素类药	√			第6节　合成抗菌药			
五、抗生育药		√		一、喹诺酮类			√
第14章　维生素类药物				二、磺胺药与甲氧苄啶		√	
第1节　水溶性维生素	√			三、硝基咪唑类		√	
第2节　脂溶性维生素	√			四、硝基呋喃类	√		
第15章　抗微生物药				第7节　抗结核病药和抗麻风病药			
第1节　抗微生物药概论				一、抗结核病药			√
一、基本概念		√		二、抗麻风病药	√		
二、抗菌药作用机制	√			第8节　抗真菌药和抗病毒药			
三、细菌耐药性	√			一、抗真菌药	√		
四、抗菌药的合理应用		√		二、抗病毒药	√		
第2节　β-内酰胺类抗生素				第9节　消毒防腐药			
一、青霉素类			√	一、主要用于环境、用具、器械消毒防腐药	√		
二、头孢菌素类			√	二、主要用于皮肤、黏膜的消毒防腐药	√		
三、其他β-内酰胺类		√		三、其他类	√		
四、β-内酰胺酶抑制剂及其复方制剂	√			第16章　抗寄生虫病药			
第3节　大环内酯类、林可霉素类和万古霉素类				第1节　抗疟原虫药			
一、大环内酯类			√	一、疟原虫的生活史和抗疟药的作用环节	√		
二、林可霉素类		√		二、常用抗疟药			√
三、万古霉素类	√			第2节　抗阿米巴病药与抗滴虫药			
第4节　氨基苷类和多黏菌素类				一、抗阿米巴病药		√	
一、氨基苷类			√	二、抗滴虫药		√	
二、多黏菌素类	√			第3节　抗血吸虫病药与抗丝虫病药			
第5节　四环素类及氯霉素类				一、抗血吸虫病药	√		

续表

教学内容	教学要求		
	了解	熟悉	掌握
二、抗丝虫病药	√		
第4节 抗肠蠕虫药			
一、抗线虫药		√	
二、驱绦虫药	√		
第17章 抗恶性肿瘤药			
第1节 抗恶性肿瘤药物的作用机制及其分类	√		
第2节 细胞增殖周期动力学	√		
第3节 抗恶性肿瘤药的主要不良反应及用药注意事项			√
第4节 常用抗肿瘤药			
一、干扰核酸合成的药物		√	
二、破坏DNA结构和功能的药物		√	
三、干扰转录过程阻止RNA合成的药物		√	
四、干扰蛋白质合成的药物		√	
五、激素类	√		
第5节 抗肿瘤的应用原则			
第18章 影响免疫功能药物			
第1节 免疫抑制药		√	
第2节 免疫增强药	√		
第19章 解毒药			
第1节 有机磷酸酯类中毒及解毒药			
一、有机磷酸酯类中毒机制及中毒症状		√	
二、常用解毒药			√
第2节 金属和类金属中毒解毒药			
一、含巯基解毒药	√		

教学内容	教学要求		
	了解	熟悉	掌握
二、金属络合物	√		
第3节 氰化物中毒解毒药			
一、氰化物中毒及解毒机制	√		
二、氰化物中毒解毒药	√		
第4节 灭鼠药中毒及解救药	√		
一、抗凝血类灭鼠药中毒解毒药			
二、磷毒鼠药中毒解毒药			
三、其他灭鼠药中毒解毒药			
第5节 蛇毒中毒解毒药	√		
实践教程			
第一部分 药物的一般知识	√		
第二部分 处方和医嘱的一般知识		√	
第三部分 常用实验动物的捉拿和给药方法		√	
第四部分 药理学实验			
实验1 药物的基本作用		掌握	
实验2 给药剂量对药物作用的影响			熟练掌握
实验3 给药途径对药物作用的影响			熟练掌握
实验4 肝功能对药物作用的影响	学会		
实验5 传出神经系统药物对动物血压的影响		掌握	
实验6 传出神经药物对家兔瞳孔的影响		掌握	
实验7 普鲁卡因和丁卡因的毒性比较	学会		
实验8 普鲁卡因的椎管麻醉作用	学会		
实验9 苯巴比妥的抗惊厥作用	学会		熟练掌握
实验10 氯丙嗪的镇静作用		掌握	

续表

教学内容	教学要求			教学内容	教学要求		
	了解	熟悉	掌握		了解	熟悉	掌握
实验 11　氯丙嗪的降温作用		掌握		实验 17　呋塞米的利尿作用			熟练掌握
实验 12　镇痛药的镇痛作用			熟练掌握	实验 18　镁盐急性中毒及其解救		掌握	
实验 13　尼可刹米对呼吸抑制的解救			熟练掌握	实验 19　药物的体外抗凝血作用		掌握	
实验 14　普萘洛尔的抗缺氧作用		掌握		实验 20　链霉素的毒性反应及钙剂的对抗作用			熟练掌握
实验 15　强心苷对离体蛙心的作用		掌握		实验 21　溶液稀释调配练习			熟练掌握
实验 16　可待因的镇咳作用		掌握		实验 22　有机磷中毒及解救			熟练掌握

四、教学大纲说明

（一）适用对象和参考学时

本教学大纲供高职高专护理及医学、药学、药剂、卫生保健、康复、口腔医学、医疗美容技术、社区医学、眼视光、中医、中西医结合、助产、检验、口腔工艺、医学影像技术等医学相关专业使用，总学时 72 学时，其中，理论 54 学时，实践教学 18 学时。

（二）教学要求

1. 理论教学要求分为掌握、熟悉、了解三个层次。“掌握”是指学生对所学的只是熟练应用，能综合分析和解决临床护理工作的实际问题；“熟悉”是指学生对所学知识清楚第知道；“了解”是指学生对学过的知识点能记忆和理解。

2. 实践教学要求分为熟练掌握、掌握和学会三个层次。“熟练掌握”是指学生能独立、正确、规范地完成所学的技能操作，并能熟练应用；“掌握”是指学生能争取、规范地完成所学的技能操作；“学会”是指学生能基本完成操作过程，会应用所学技能。

（三）教学建议

实践教学要充分利用教学资源，结合挂图、标本、多媒体等，采用理论讲授、实验演示、案例分析、讨论等教学形式，充分调动学生积极性和主观能动性，强化学生动手能力和专业实践技能。

五、学时分配

教学内容	学时数		
	理论	实践	合计
第 1 章　总论	6	4	10
第 2 章　传出神经系统药物	6	2	8

续表

教学内容	学时数		
	理论	实践	合计
第3章　麻醉药	2	1	3
第4章　中枢神经系统药	6	3	9
第5章　心血管系统药	6	2	8
第6章　利尿药和脱水药	2	1	3
第7章　作用于呼吸系统的药物	2	1	3
第8章　作用于消化系统的药物	2	1	3
第9章　抗过敏药	1		1
第10章　作用于血液和造血系统的药物	2	1	3
第11章　糖类、盐类及酸碱平衡调节药			
第12章　子宫收缩药及舒张药	1		1
第13章　激素类药物	5		5
第14章　维生素类药物			
第15章　抗微生物药	7	1	8
第16章　抗寄生虫病药	1		1
第17章　抗恶性肿瘤药	1		1
第18章　影响免疫功能药物			
第19章　解毒药	2	1	3
机动	2		
合计	54	18	72

目标检测参考答案

第1章 总 论

第1节 绪 言

1.D 2.A 3.D

第2节 药物效应动力学

1.C 2.B 3.B 4.A 5.C 6.B 7.A 8.D 9.A 10.C

第3节 药物代谢动力学

1.C 2.D 3.C 4.B 5.A 6.A 7.B 8.E 9.A

第4节 影响药物作用的因素

1.A 2.D 3.D 4.D 5.B 6.A 7.E

第2章 传出神经系统药物

第1节 概 述

1.E 2.A 3.D 4.D 5.A 6.E 7.C

第2节 拟胆碱药

1.B 2.B 3.C 4.D 5.A 6.D 7.A 8.E 9.D 10.B 11.B 12.C 13.B 14.A 15.E 16.C 17.A 18.B

第3节 抗胆碱药

1.C 2.C 3.B 4.A 5.E 6.D 7.C 8.A 9.A 10.D 11.C 12.C 13.B 14.D 15.A

第4节 拟肾上腺素药

1.D 2.D 3.A 4.B 5.C 6.C 7.B 8.E 9.A 10.C 11.E 12.C 13.B 14.A 15.D 16.E 17.D 18.C 19.A

第5节 抗肾上腺素药

1.E 2.C 3.C 4.B 5.C 6.A 7.E 8.D 9.A 10.C 11.C 12.D 13.A

第3章 麻醉药

1.B 2.A 3.D 4.A 5.E 6.A 7.B 8.C 9.A 10.B

第4章 中枢神经系统药

第1节 镇静催眠药和抗惊厥药

1.D 2.C 3.E 4.D 5.E 6.C

第2节 抗癫痫药

1.A 2.D 3.A 4.A 5.B 6.C 7.A 8.E 9.D

第3节 抗精神失常药

1.C 2.E 3.D 4. B 5. E 6. E 7.D 8.D 9.B 10.B 11.B 12. A 13.B 14. C 15. A 16. E 17. D

第4节 抗帕金森病药和治疗阿尔茨海默病药

1.C 2.D 3.D 4.D 5.A 6.B 7 .C

第5节 镇痛药

1. D 2. B 3. A 4. A 5. D 6. B 7. E 8. A 9. B 10. A 11. D 12. B 13. B 14. A 15. D 16. C 17. E

第6节 解热镇痛抗炎药

1. B 2. E 3. A 4. A 5. C 6. E 7. C 8. C 9. A 10. D 11. E

第7节 中枢兴奋药与促大脑功能恢复药

1.A 2.C 3.B 4.D 5.B

第5章 心血管系统药

第1节 抗高血压药

1. C 2. B 3. D 4.B 5.B 6.E 7.D 8.E 9.C 10.D 11.B 12.D 13.B 14.B 15.D 16.C 17.E

第2节 抗心律失常药

1. E 2.D 3.B 4.A 5.E 6.E 7.A 8.C 9.E 10.C 11.A 12.C

第3节 抗慢性心功能不全药

1. A 2.E 3.B 4.B 5.D 6.A 7.E. 8.D 9.A

第4节 抗心绞痛药

1.C 2.D 3.C 4.D 5.A 6.E 7.E 8.B 9.A 10.D

第5节 调血脂药

1.B 2.D 3.C 4.B 5.E 6.A 7.C 8. A 9. D 10. B

第 6 章 利尿药和脱水药

1.C 2.C 3.A 4.B 5.A 6.C 7.D 8.A 9.C 10.E 11.B 12.A 13.D 14.C 15.D 16.C 17.B 18.A 19.E 20.D

第 7 章 作用于呼吸系统的药物

1.A 2.B 3.B 4.B 5.C 6.A 7.B 8.C 9.B 10.A 11.C 12.A 13.D

第 8 章 作用于消化系统的药物

1. A 2. D 3. B 4. B 5. D 6. E 7. A 8. B 9. A 10. C 11. B 12. A 13. A 14. E 15. D 16. A 17. A 18. C 19. B

第 9 章 抗过敏药

1.E 2.B 3.B 4.B 5.A 6.C 7. B 8.A 9.D 10.B 11.D

第 10 章 作用于血液和造血系统的药物

1.C 2.D 3.A 4.C 5.B 6.A 7.C 8. B 9. D 10. E 11. A 12.C 13.A 14.C 15.D

第 11 章 糖类、盐类及酸碱平衡调节药

1.C 2.D 3.D 4.C

第 12 章 子宫收缩药及舒张药

1.C 2.E 3.C 4.D 5.E 6.A 7.C

第 13 章 激素类药物

第 1 节 肾上腺皮质激素类药物

1.C 2.E 3.D 4.B 5.B 6.D 7.A 8.B 9.D 10.A 11.B 12.C. 13.A 14.B

第 2 节 甲状腺激素和抗甲状腺药

1.D 2.D 3.C 4.C 5.A 6.C 7.E 8.A 9.A 10.A 11.A 12.D 13.B 14.B 15.C

第 3 节 降血糖药

1.E 2.D 3.E 4.E 5.B 6.D 7.D 8.C 9.B 10.A 11.E 12.A 13.B 14.D 15.E 16.D 17.B 18.E

第 4 节 性激素类药与抗生育药

1.B 2.A 3.D 4.C 5.A 6.C 7.B 8.A 9.B 10.A 11.C

第 14 章 维生素类药物

1.D 2.D 3.C 4.B 5.D 6.E 7.C 8.C 9.A 10.D

第 15 章 抗微生物药

第 1 节 抗微生物药概论

1.C 2.C 3.A 4.D 5.C 6.A 7.E

第 2 节 β-内酰胺类抗生素

1.C 2.D 3.C 4.A 5.B 6.D 7.C 8.A 9.B 10.D

第 3 节 大环内酯类、林可霉素类和万古霉素类

1.C 2.B 3.A 4.C 5.B 6.B 7.B 8.A

第 4 节 氨基苷类和多黏菌素类

1.A 2.C 3.D 4.D 5.C 6.B 7.A

第 5 节 四环素类及氯霉素类

1.D 2.B 3.A 4.C 5.E

第 6 节 合成抗菌药

1.B 2.A 3.E 4.E 5.E 6.B 7.C

第 7 节 抗结核病药和抗麻风病药

1.B 2.A 3.D 4.E 5.D 6.D 7.A 8.C 9.B

第 8 节 抗真菌药和抗病毒药

1.D 2.D 3.D 4.C 5.C 6.E

第 9 节 消毒防腐药

1.D 2.B 3.C

第 16 章 抗寄生虫病药

1.A 2.A 3.A 4.E 5.A 6.A 7.B 8.D 9.D 10.C 11.E 12.B

第 17 章 抗恶性肿瘤药

1.D 2.B 3.D 4.D

第 18 章 影响免疫功能药物

1.C 2.D 3.C 4.C 5.B 6.B 7.D 8.B 9.C 10.A 11.C 12.E

第 19 章 解毒药

1.A 2.C 3.C 4.D 5.D 6.C